Bildatlas der ästhetischen Augmentationsverfahren mit Fillern

Dosierung | Lokalisation | Anwendung

Die Deutsche Nationalbibliothek verzeichnet diese Publikation in der Deutschen Nationalbibliografie; detaillierte bibliografische Daten sind im Internet über *http://dnb.d-nb.de* abrufbar.

Anschrift des Verlags:
KVM – Der Medizinverlag
Dr. Kolster Verlags-GmbH
Ifenpfad 2–4
12107 Berlin

Korrespondenz per E-Mail:
info@kvm-verlag.de

www.kvm-medizinverlag.de

1. Auflage 2010
2., überarbeitete und erweiterte Auflage 2015
3., überarbeitete und erweiterte Auflage 2024

Lektorat: Renate Mannaa, Berlin
Redaktion: Marie Bühler, Köln
Layout & Satz: Gay & Sender, Bremen
Fotos: Sixten Hofmann, Marburg; Stephan Ziehen, Hamburg; Marcus Karsten, Leipzig; Gerhard Sattler, Darmstadt
Grafiken: Karl H. Wesker, David Kühn, Berlin
Gesamtproduktion: KVM – Der Medizinverlag, Berlin
Druck: GZH d.o.o. (www.gzh.hr), Zagreb

Printed in Croatia

ISBN: 978-3-86867-695-2

Wichtige Hinweise:

Wie jede Wissenschaft ist die Medizin ständigen Entwicklungen unterworfen. Forschung und klinische Erfahrung erweitern unsere Erkenntnisse. Soweit in diesem Werk Behandlungsempfehlungen gegeben werden, darf der Leser darauf vertrauen, dass Autoren, Herausgeber und Verlag große Sorgfalt darauf verwandt haben, dass diese Angabe dem Wissensstand bei Fertigstellung des Werkes entspricht.

Für Angaben über Anwendungsformen, -techniken und -häufigkeiten kann vom Verlag jedoch keine Gewähr übernommen werden. Jeder Benutzer ist angehalten, beim Verwenden von Präparaten durch sorgfältige Prüfung der Beipackzettel bzw. Fachinformationen und gegebenenfalls nach Konsultation eines Spezialisten festzustellen, ob die dort gegebene Empfehlung für Dosierungen oder die Beachtung von Kontraindikationen gegenüber der Angabe in diesem Buch abweicht. Eine solche Prüfung ist besonders wichtig bei seltenen Indikationen, Lokalisationen oder selten verwendeten Präparaten oder solchen, die neu auf den Markt gebracht worden sind.

Jede Behandlung erfolgt auf eigene Gefahr und Verantwortung des Benutzers. Autoren und Verlag appellieren an jeden Benutzer, dem Verlag ihm etwa auffallende Ungenauigkeiten mitzuteilen.

Bildatlas der ästhetischen Augmentationsverfahren mit Fillern

Dosierung | Lokalisation | Anwendung

Gerhard Sattler
Fabienne Bradfisch
Boris Sommer

unter Mitarbeit von
Dr. med. Sonja Sattler, Darmstadt
Prof. Dr. med. Uwe Paasch, Leipzig
Dr. med. Dorothee Bergfeld, Darmstadt
Dr. med. Birgit Wörle, Meggen (CH)

3., überarbeitete und erweiterte Auflage

KVM

In dankbarer Erinnerung an Gerhard,
einen Pionier der ästhetischen Medizin,
dessen Beitrag in unseren Herzen
und auf diesen Seiten
immer lebendig bleiben wird.

Vorwort zur 3. Auflage

Es erfüllt mich mit Freude und Stolz, die dritte Auflage des Bildatlas der ästhetischen Augmentationsverfahren mit Fillern vorlegen zu können. Die umfassende Neuauflage ist das Ergebnis von anderthalb Jahren Engagement, den Kenntnisschatz über ästhetische Augmentationstechniken kontinuierlich zu erweitern und den Kolleginnen und Kollegen das aktuelle Wissen auf diesem Gebiet zu vermitteln.

In den letzten neun Jahren seit der Veröffentlichung der vorherigen Ausgabe hat sich die Welt der ästhetischen Medizin rapide weiterentwickelt. Die vorliegende Überarbeitung spiegelt diese Entwicklungen wider und präsentiert ein umfassendes Werk, das die klassischen Augmentationstechniken aus den Anfängen der Volumentherapie mit den modernsten Ansätzen und Behandlungsmethoden unserer Zeit kombiniert.

In der neuen Auflage stehen einige wichtige Erweiterungen im Mittelpunkt:

Das Buch wurde umfassend aktualisiert, um die neuesten Fortschritte in den ästhetischen Augmentationsverfahren mit Fillern widerzuspiegeln. Dazu gehören neue Injektionstechniken für zygomaticomale Augmentation, Gesamtharmonisierung der Wange, Augmentation des präaurikulären Bereichs, posteriore Schläfe, Hautrevitalisierung und Nasenspitzenprojektion. Diese Techniken bieten ein breiteres Spektrum an Möglichkeiten, um individuelle ästhetische Bedürfnisse zu erfüllen.

Ebenfalls auf den neuesten Stand gebracht wurden bewährte Techniken zur Korrektur des Stirnvolumens, der Schläfenvolumisierung, des Augenbrauenliftings sowie der infraorbitalen Korrekturen, der Lippenweiß- und Lippenrotbehandlung und der Behandlung von Kinn, Kinn-Kiefer-Linie und der Halselastose. Die Überarbeitungen reflektieren die neuesten Standards und Best Practices in der ästhetischen Augmentation.

Zudem wurde der Fillernavigator erweitert, um eine aktualisierte Produktübersicht zu bieten und über die neuesten verfügbaren Produkte zu informieren. Ein zusätzlicher Abschnitt behandelt Marketing, Regulatorik und Rechtsprechung im Bereich der Ästhetik.

Neue Abschnitte zu Behandlungsumgebung und Settings stellen sicher, dass die aktuellen Standards und bewährten Verfahren verstanden und umgesetzt werden können. Zudem sind die Anästhesieverfahren optimiert worden, um höchste Sicherheit und Komfortstandards für die Patienten zu gewährleisten.
Zur besseren Verdeutlichung der Behandlungsverfahren in der Praxis bietet das Buch nun auch neue Foto- und Video-Demonstrationen.

An dieser Stelle noch einige persönliche Worte:

Wie so oft im Leben, erleben wir nicht nur Freuden, sondern auch traurige Momente. Während der Arbeiten an dieser Neuauflage wurde die Geburt meiner Tochter Amelie zu einem strahlenden Glücksmoment inmitten des Schaffensprozesses. Bald darauf folgte der viel zu frühe Tod Gerhard Sattlers.

Ich durfte Gerhard als einen großartigen Mentor und Visionär kennenlernen, der stets bereit war, sein umfangreiches Wissen großzügig zu teilen. Seine Kreativität und sein leidenschaftliches Engagement haben nicht nur dieses Buch bereichert, sondern die gesamte ästhetische Medizin nachhaltig und positiv beeinflusst. Seine fröhliche Natur hat uns oft bis spät in die Nacht arbeiten lassen, ohne dass es je langweilig wurde. Dieses Buch soll auch ein lebendiges Andenken an seinen unermüdlichen Einsatz für die Weiterentwicklung unseres Fachgebiets sein.

Zutiefst möchte ich mich bei David Kühn sowie dem medizinischen Illustrator Karl Wesker bedanken, die durch ihre Grafiken und anatomischen Zeichnungen das Buch lebendig und anschaulich machen. Ein herzlicher Dank geht an das Team der Rosenpark Klinik, insbesondere an Sonja Sattler und Yannick Michel für ihre tatkräftige Unterstützung während der Videodrehs. Renate Mannaa, die das Lektorat durchgeführt hat, hat maßgeblich zur Qualität des Buches beigetragen.

Ganz besonders möchte ich mich bei meiner Familie bedanken, die mich während des gesamten Projekts mit unermüdlichem Einsatz unterstützt hat. Ohne sie wäre die Neubearbeitung dieses Buches nicht möglich gewesen.

Ich bin zuversichtlich, dass die dritte Auflage dieses bewährten Standardwerkes das notwendige Wissen bereitstellt, um weiterhin ästhetische Augmentationen mit Fillern erfolgreich und auf bestem Niveau durchführen und langfristige Schönheit und Zufriedenheit bei den Patientinnen und Patienten gewährleisten zu können. Ich wünsche allen Lesern und Praktizierenden viel Erfolg, Freude und glückliche Patienten! Nicht zuletzt freue ich mich auf Ihr Feedback.

Frankfurt, Februar 2024
Fabienne Bradfisch

Inhalt

Abkürzungen und Symbole

In diesem Buch wurden folgende Abkürzungen und Symbole verwendet:

A./Aa.	Arteria/Arteriae
cm	Zentimeter
I.E.	Internationale Einheit
Lig./Ligg.	Ligamentum/Ligamenta
M./Mm.	Musculus/Musculi
mg	Milligramm
ml	Milliliter
mm	Millimeter
N./Nn.	Nervus/Nervi
Proc.	Processus
R./Rr.	Ramus/Rami
ROOF	Retroorbiculares okkuläres Fettpolster
s	Sekunde
SMAS	Superficial musculo-aponeurotic system
SOOF	Suborbiculares okkuläres Fettpolster
⟶	Bewegungsrichtung

Spezielle Abkürzungen und Symbole im Anwendungsteil:

HAK	Horizontal mobilisierende Augmentationstechniken mit der Kanüle
HORA	Hautoberflächenregenerierende Augmentation
MIAC	Minimalinvasive Augmentationschirurgie
OAT	(Klassische) oberflächliche Augmentationstechniken
OHAK	Oberflächliche horizontal mobilisierende Augmentation mit der Kanüle
THAK	Tiefe horizontal mobilisierende Augmentation mit der Kanüle
TMA	Tiefe Mesoaugmentation
TT	Tower-Technik
VAT	Vertikale Augmentationstechniken
VSDT	Vertikale supraperiostale Depottechnik

○	Injektionspunkt, Insertionsstelle
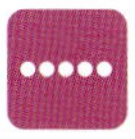	Punkttechnik
	Lineare Technik, Tunneltechnik
	Vertikale supraperiostale/supramukosale Depottechnik (VSDT)
	Horizontale Augmentation mit der Kanüle (THAK)
	Kompressionstechnik
	Dehnungstechnik
	Spitze Nadel
	Stumpfe Kanüle

1 Die Haut

Uwe Paasch

1 Die Haut

1.1 Aufbau und Funktion der Haut

Die Haut des Menschen stellt das größte Organ dar. Sie wird **Integument** genannt (Integumentum commune): äußere Haut.

Die Funktion der Haut ist vielfältig. Zunächst stellt sie eine Barriere gegen äußere Einflüsse dar. Diese können mechanischer, chemischer, physikalischer oder mikrobieller Natur sein. Zudem spielt die Haut eine bedeutende Rolle bei der Thermoregulation, der Homöostase des Wasserhaushaltes sowie der Übertragung sensorischer Sinneseindrücke und bei der Hormonbildung (Vitamin D). Ferner übernimmt sie vielfältige immunologische Aktivitäten.

Diesem komplexen Funktionsumfang liegt eine ebenso differenzierte Architektur zellulärer und azellulärer Komponenten zugrunde.

Die Haut besteht aus insgesamt drei Schichten. Die oberen zwei Schichten, die Oberhaut, auch Epidermis genannt, und die Lederhaut, auch Dermis genannt, sind über die Basalmembran miteinander verbunden. Unterhalb der Dermis befindet sich die Subkutis, ein Polster aus Fettgewebe.

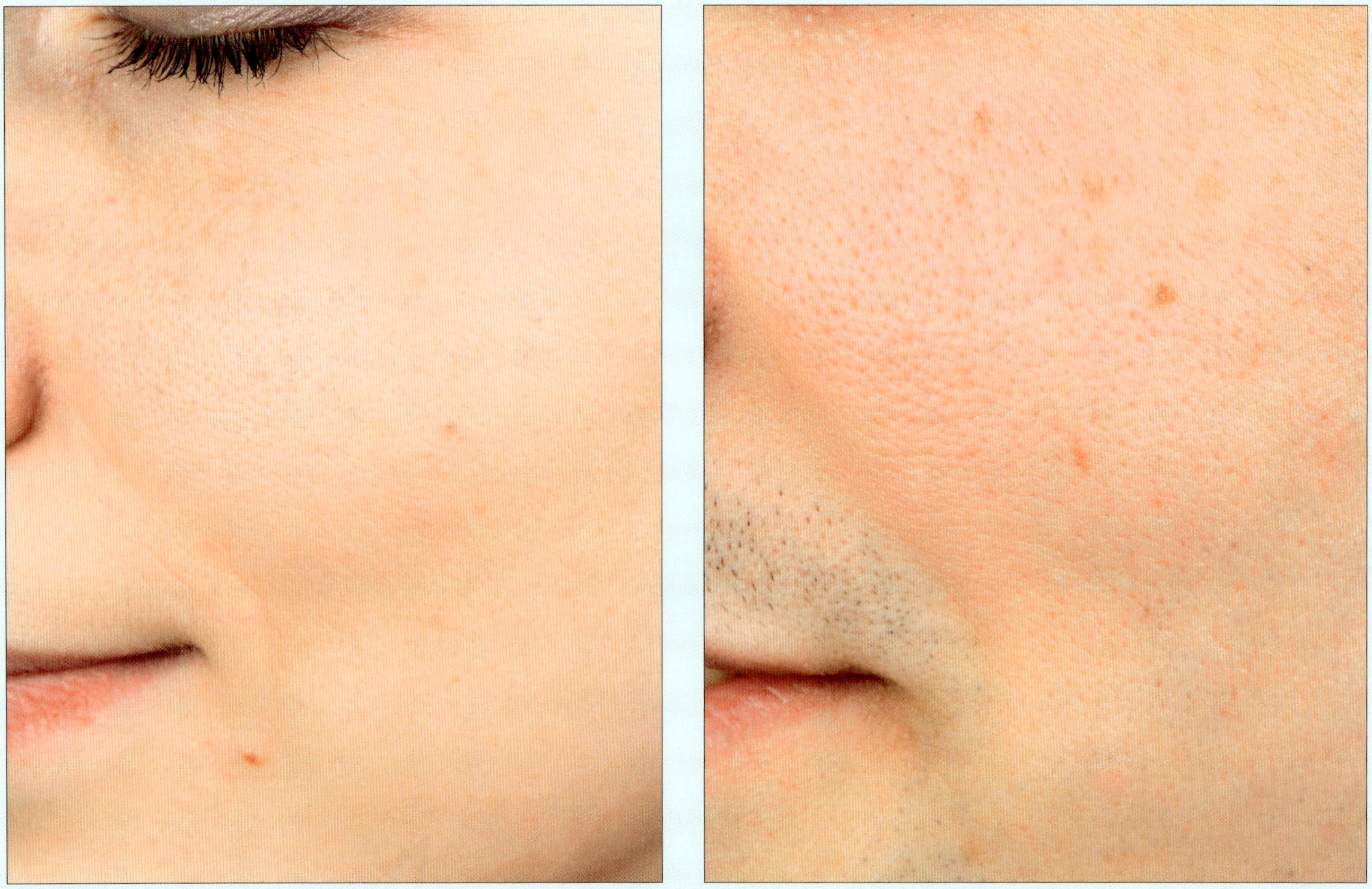

Abb. 1.1 Obwohl der prinzipielle Aufbau der Haut bei allen Menschen gleich ist, bestehen signifikante Unterschiede der epidermalen Architektur der Gesichtshaut verschiedener Geschlechter (links weiblich, rechts männlich) und Ethnien, die sich in Größe und Anzahl der Poren, im Wassergehalt und der Elastizität bemerkbar machen.

1.1.1 Die Epidermis

Die mehrschichtige Epidermis ist die oberste Schicht der Haut und besteht zu rund 90 Prozent aus Keratinozyten. Im Prozess ihrer Differenzierung durchwandern die Keratinozyten alle Schichten der Epidermis bis an die Oberfläche, wo sie, umgewandelt zu Korneozyten, die äußerste Begrenzung der Haut, die Hornschicht, darstellen und abgestoßen werden. Die unterschiedlichen Zellen der Epidermis sind entsprechend nur unterschiedliche Differenzierungsstadien ein und derselben Zelle innerhalb eines Zeitraums von etwa 26–42 Tagen bis zu ihrer Abstoßung als tote Hautzelle.

Die restlichen 10 Prozent der Epidermis nehmen u. a. Fette, Zellen der Immunabwehr und Nervenendigungen ein. Blutgefäße enthält die Epidermis nicht. Ihre Ernährung erfolgt durch Diffusion aus der Dermis.

Funktion und Aufbau der Epidermis

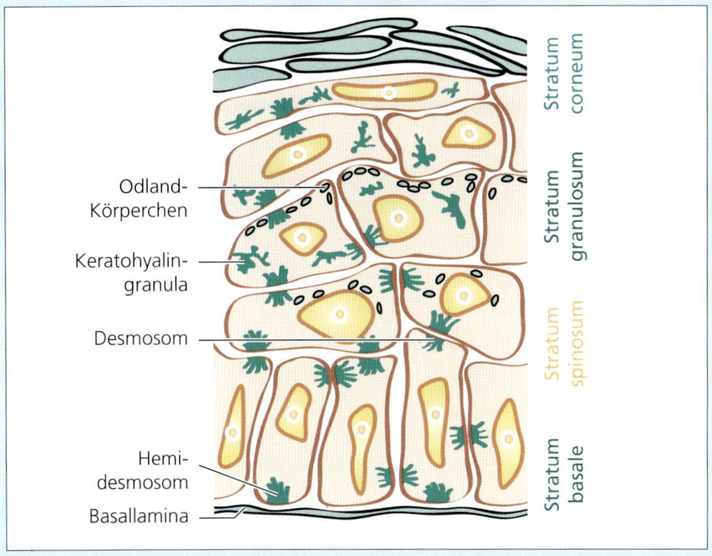

Abb.1.2 Schematischer Aufbau der Haut. In Höhe des Stratum granulosum verändert sich die Anordnung der Keratinozyten in eine regelmäßige Säulenarchitektur der Hornschicht im Zuge der Differenzierung. Die Hornzellen zählen mit ca. 30 µm Durchmesser zu den größten Zellen des menschlichen Körpers. Adhäsionsorganellen vermitteln die Verbindung von Keratinozyten untereinander (Desmosomen) und zur Basalmembran (Hemidesmosomen).

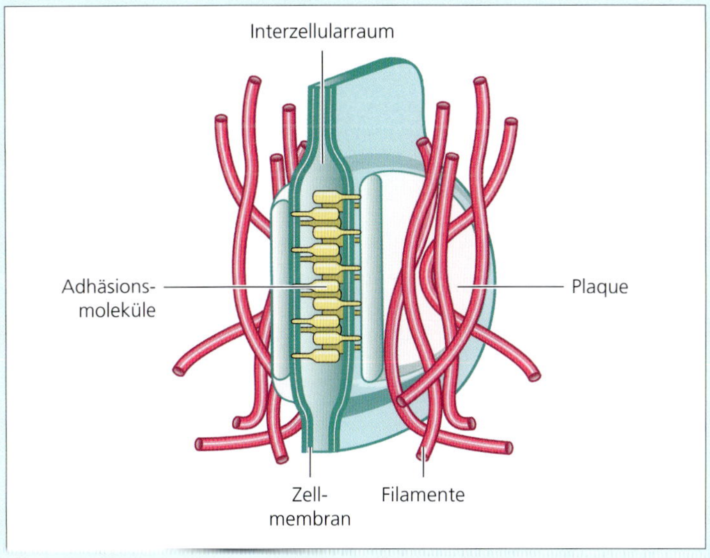

Abb. 1.3 Adhäsionsorganellen vermitteln die Zellkontakte und den Halt. Sie sind keine statischen Gebilde. Ständiger Auf- und Abbau ermöglichen die Zellmigration. Daneben bestehen Kommunikationskanäle zwischen den Zellen in Form von sogenannten *gap junctions*.

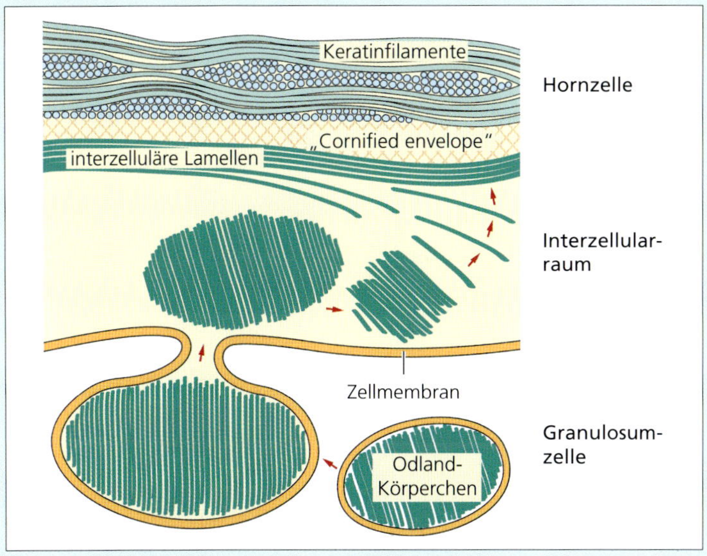

Abb. 1.4 Bildung des Lipidzements. Die wesentliche Differenzierung der Keratinozyten geschieht im Stratum granulosum. Mit der Rückbildung des Zellkerns und der Organellen findet die morphologische Änderung zu hexagonalen Korneozyten statt. Aus den im Korneozyten befindlichen Odland-Körperchen werden diverse Lipide in den Interzellularraum freigesetzt, welche durch eine zeitgleiche Dehydration eine zementartige Lidpidsubstanz bilden. Da sich die zementartige Lipidsubstanz auch an der Plasmamembran der Hornzellen („cornified envelope") anlagert, entsteht eine beträchtliche chemische Resistenz (*covalently bound envelope*) gegenüber Alkalien, Detergenzien und reduzierten Substanzen.

Funktion und Aufbau der Epidermis

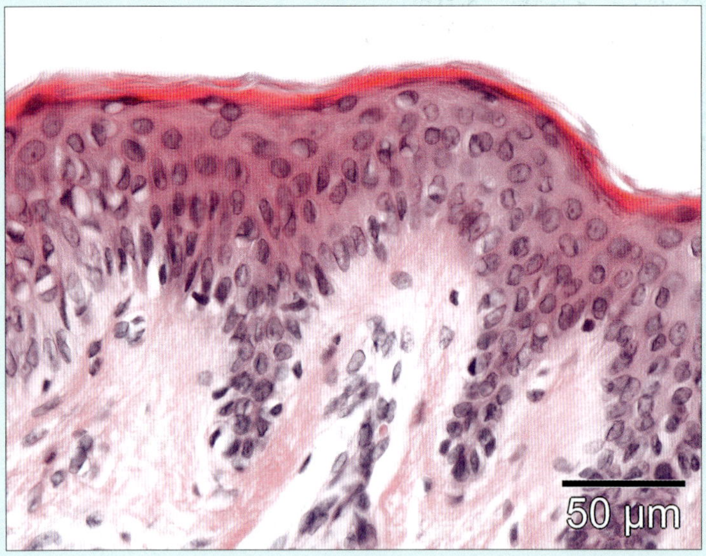

Abb. 1.5 Keratinozyten bilden fünf Schichten aus. Auf der Basalmembran aufsitzend bildet das Stratum basale die unterste epidermale Schicht. Darüber befindet sich das Stratum spinosum (Stachelzellschicht). Danach kommt die Körnerschicht (Stratum granulosum). Es folgt eine schmale Schicht mit dem hypereosinophil gefärbten Stratum lucidum. Zuoberst liegt das Stratum corneum (HE 60×).

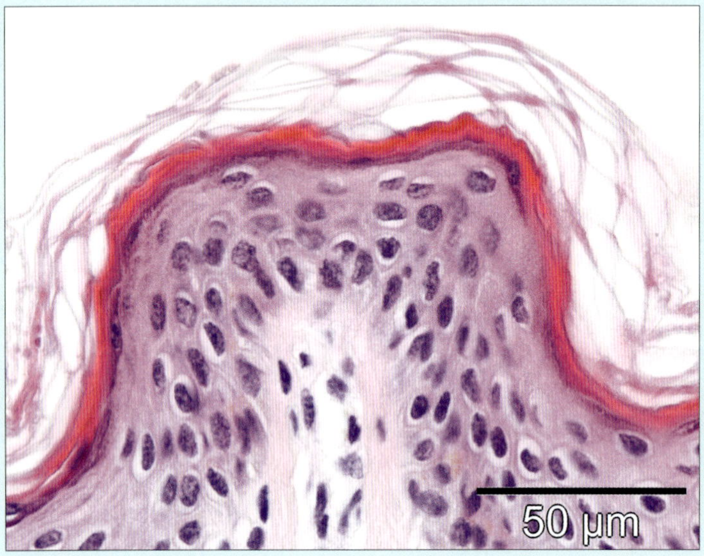

Abb. 1.6 Die korbgeflechtartige Orthohyperkeratose kennzeichnet die klinisch glatte, nicht schuppende Haut. Unmittelbar darunter stellt sich das Stratum lucidum dar (HE 60×). Die Keratinozyten reifen innerhalb von 26–42 Tagen und verlieren dabei ihren Zellkern. In der Epidermis finden sich zusätzlich zwei symbiotische Dendritenzellen: Melanozyten basal und Langerhans-Zellen suprabasal.

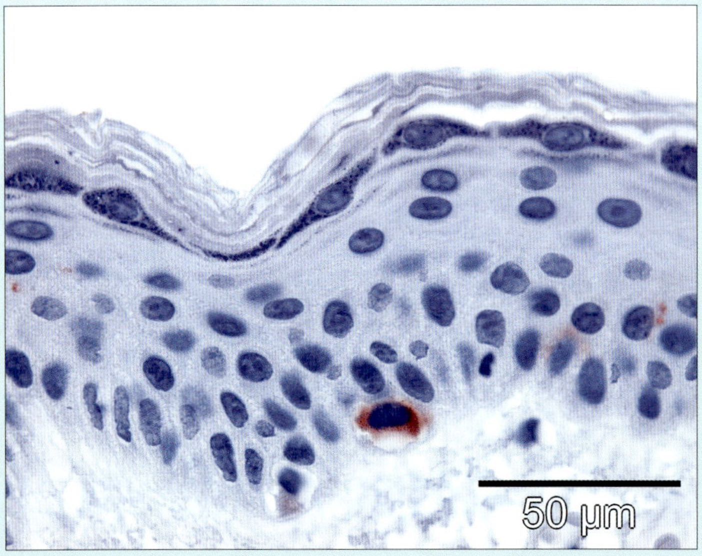

Abb. 1.7 Die Melanozyten befinden sich zwischen den basalen Keratinozyten in der Epidermis (S100 100×; Melanozyt rot markiert) und übernehmen mithilfe der Produktion und Abgabe von Melanin an die benachbarten Keratinozyten eine sehr wichtige Schutzfunktion. Ein Melanozyt steht mit etwa 30 Keratinozyten in Kontakt.

1

Funktion und Aufbau der Epidermis

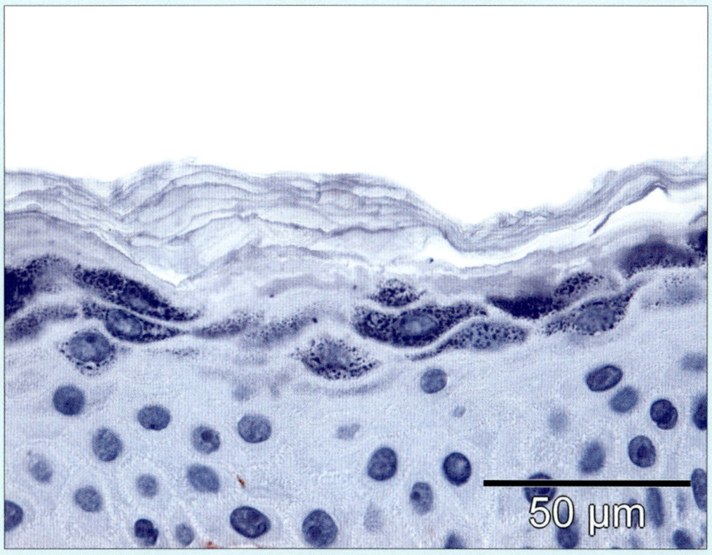

Abb. 1.8 Die epidermale Dicke (~0,1 mm) ist abhängig von der anatomischen Lokalisation und der mechanischen Belastung der Haut. Insbesondere die Granularzellschicht (Hämalaun 100×) kann variabel dick sein, wobei die Granula Vorläufer der Keratinfilamente sind, aus denen das Stratum corneum aufgebaut ist. Die Hautdicke ohne Fettgewebe schwankt regional zwischen 1,5 und 4,0 mm.

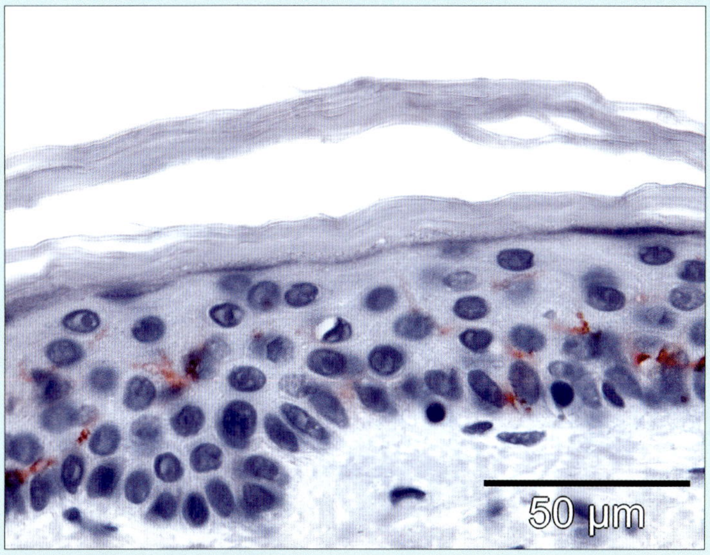

Abb. 1.9 Dendritische Langerhans-Zellen liegen in der Epidermis suprabasal eingestreut (S100/Hämalaun 100×). Sie befinden sich in etwa gleicher Zahl wie die Melanozyten und fungieren als antigenpräsentierende Zellen. Zudem lassen sich im Bereich der Haarfollikel und der oralen Mukosa Merkel-Zellen in deutlich geringerer Zahl finden, die als Mechanorezeptoren fungieren.

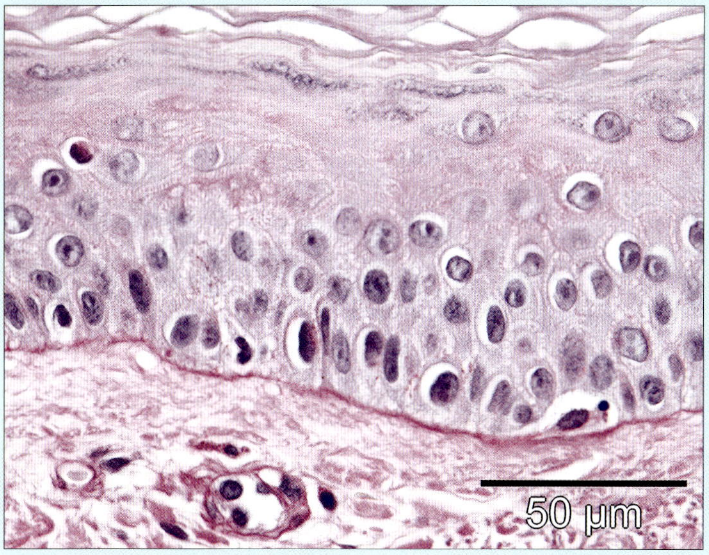

Abb. 1.10 Auf der Basalmembran sitzt eine singuläre Reihe kuboider Zellen, die via Hemidesmosomen fixiert sind. Die Basalmembran stellt sich PAS^{+} dar (PAS 100×). Die Ausformung von Papillen sichert eine optimale Verzahnung der beiden Hautanteile. Im physiologischen Zustand findet sich eine regelmäßige Elongation der Reteleisten. Das obere Plattenepithel ist aus polygonalen Zellen aufgebaut.

Funktion und Aufbau der Epidermis

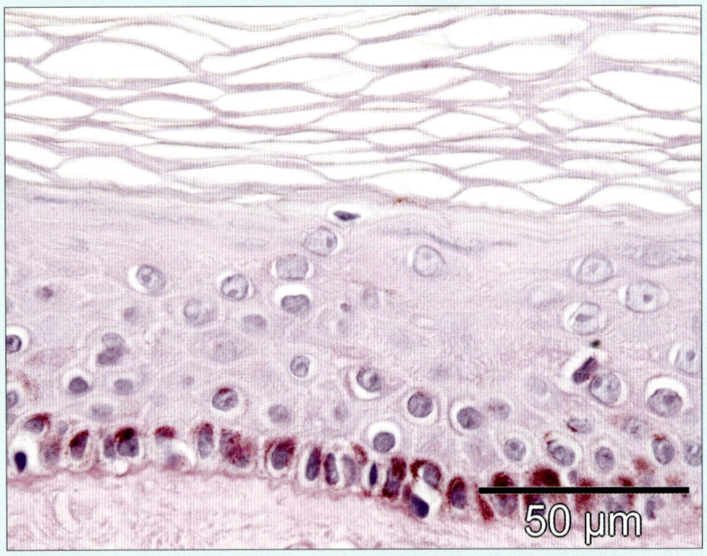

Abb. 1.11 Basale Keratinozyten sind bei hellen Hauttypen pigmentiert. Nur bei dunkler Haut lässt sich Melanin in den oberen epidermalen Schichten nachweisen (PAS 100×).

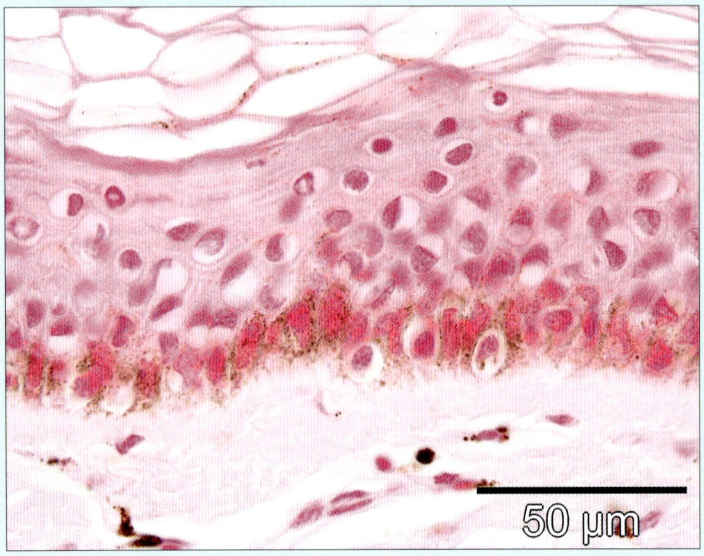

Abb. 1.12 Überschüssiges Melanin „tropft" insbesondere nach Entzündungen ab und wird von Melanophagen gespeichert (Masson-Fontana 100×). Epidermal und dermal gelegenes Melanin führt zu sichtbaren Pigmentverschiebungen.

1.1.2 Die Dermis

Die Dermis (Korium, Lederhaut) ist ein hoch elastisches, reißfestes Gewebe, das überwiegend aus Fibrozyten, Fibroblasten, Kollagen und Elastin – eingebettet in die extrazelluläre Matrix – besteht. Die sichtbaren Veränderungen der Hautalterung betreffen vor allem die Schicht der Haut, die auch von Nerven, Blut- und Lymphgefäßen durchzogen wird. Eingebettet in die Dermis sind die Hautanhangsgebilde, die sogenannten Adnexstrukturen, welche Haare, Nägel, Schweiß- und Talgdrüsen umfassen. Die Dermis schwarzer Haut hat mehr und dickere Fasern, eine höhere biosynthetische Aktivität, eine höhere Zahl an Gefäßen im oberen Plexus sowie gemischte apokrine Schweißdrüsen. Im Bild dargestellt sind dicke Bündel kollagener Fasern junger Haut. Zentral liegt der Zellkern eines Fibroblasten (HE 100×; s. Abb. 1.13).

Funktion und Aufbau der Dermis

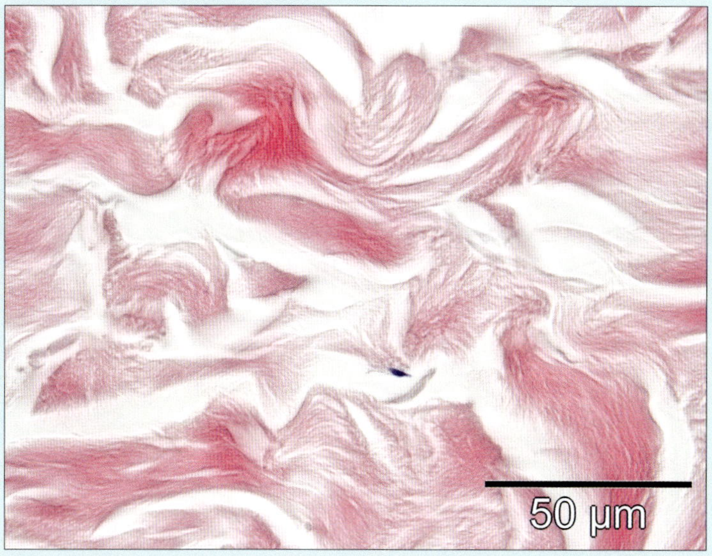

Abb. 1.13 Die Lederhaut untergliedert sich in das unterhalb der Basalmembran gelegene Stratum papillare und das darunter liegende Stratum reticulare. Den papillären Teil bildet ein feines Netzwerk kollagener Fasern (Typ I und III) und elastischer Fasern, umgeben von reichlich Grundsubstanz. Das Stratum reticulare besteht neben elastischen Fasern aus dicken Bündeln kollagener Typ-I-Fasern. Hier befinden sich auch superfizieller und tiefer Gefäßplexus, Nerven und dermale Zellen sowie die Grundsubstanz.

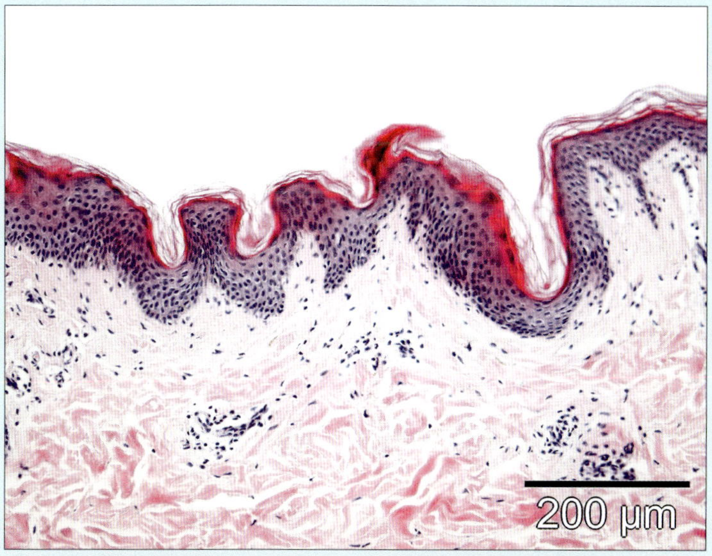

Abb. 1.14 Deutliche Unterschiede im Aufbau des Bindegewebes im Stratum reticulare und Stratum papillare sind zu erkennen (HE 60×). Direkt unterhalb der Reteleisten erscheinen die Fasern blasser, dünner und fokal perpendikulär ausgerichtet. Dermale Fibroblasten produzieren die Fibrillen und die Grundsubstanz. Histiozyten, Mastzellen und Lymphozyten kommen in geringer Zahl vor.

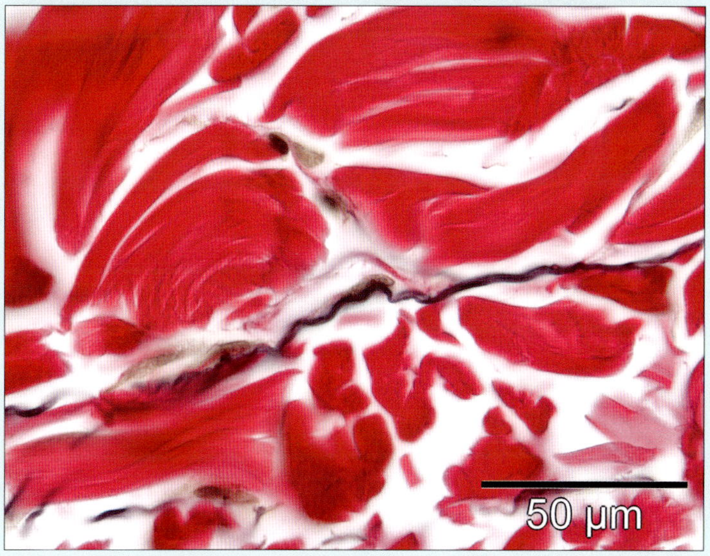

Abb. 1.15 Das dermale Gewebe besteht im Wesentlichen aus kollagenen (rot) und elastischen (schwarzbraun) Fasern (Elastica van Gieson 100×). Bis zu 70 % des Trockengewichtes erbringt allein das Kollagen. Die verwobene Faserarchitektur ergibt zusammen mit den elastischen Fasern die der Haut typische Elastizität. Dazwischen findet sich die vornehmlich aus Hyaluronsäure bestehende Grundsubstanz.

Funktion und Aufbau der Dermis

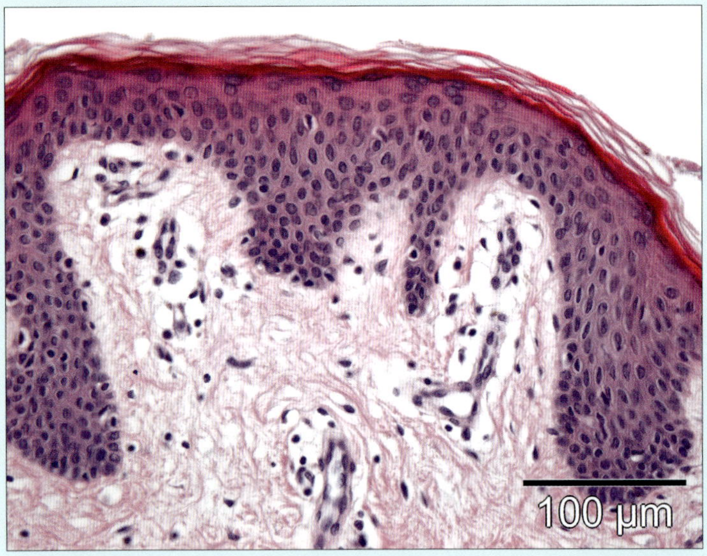

Abb. 1.16 Arteriolen und Venolen sind im oberen und unteren Gefäßplexus der Haut zu finden. Der oberflächlich gelegene subpapilläre Plexus versorgt die dermalen Papillen, die Haarfollikel und die ekkrinen Drüsen (HE 40×).

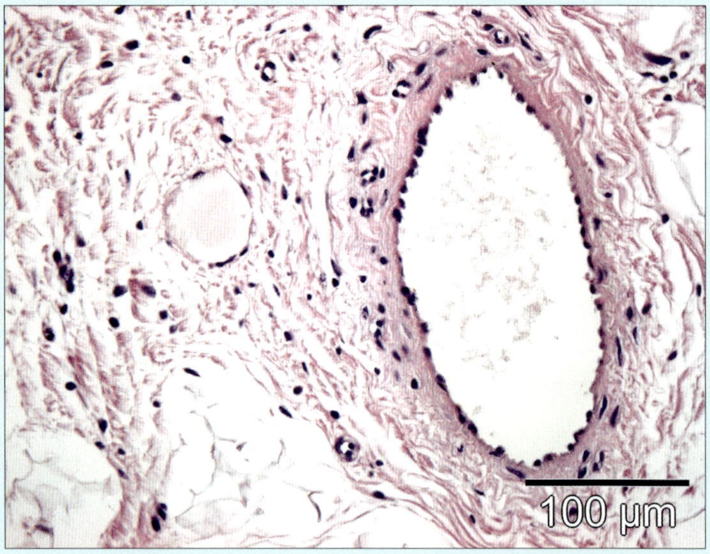

Abb. 1.17 Große Arterien des tiefen Plexus stellen die optimale Versorgung der Haut über den oberflächlichen Plexus sicher.

1.1.3 Die Subkutis

Die Subkutis (Hypodermis, Unterhautfettgewebe; s. Abb. 1.18) ist die tiefste Schicht der Haut, die von wenigen Millimetern bis mehreren Zentimetern dick sein kann. Das Fettgewebe wird dabei von lockerem Bindegewebe unterteilt. Zum Körperinneren, etwa den Muskeln, hin wird die Subkutis durch eine Körperfaszie begrenzt.

Aufbau der Subkutis

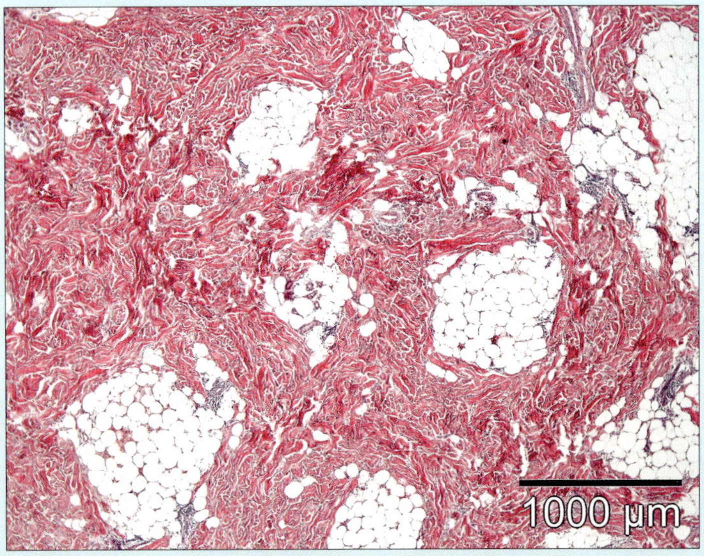

Abb. 1.18 Subkutis: Unterhalb der retikulären Dermis schließt sich das subkutane Fettgewebe an. Im Transversalschnitt (HE 4×) erkennt man, dass es, ähnlich wie die Epidermis, auf der Dermis mittels bindegewebiger Septen verankert ist.

1.2 Hautalterung

Altern ist eine Nebenwirkung der evolutionären Imperfektion. Die menschliche Haut altert im Laufe des Lebens. Als größtes Grenzorgan ist sie zeitlebens direkt allen Umwelteinflüssen ausgesetzt.

1.2.1 Einführung

Die permanente Sichtbarkeit verleiht der Haut zudem eine besondere soziale Bedeutung. Das Ausmaß der Hautalterung wird durch genetische (intrinsische) und exogene (extrinsische) Faktoren bestimmt.

Alterung der Gesichtshaut

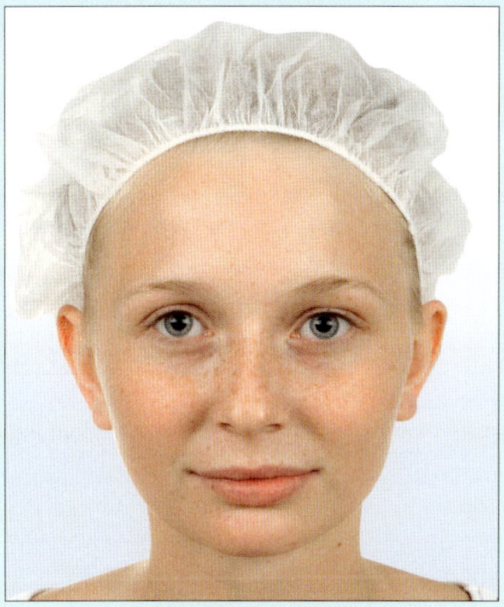
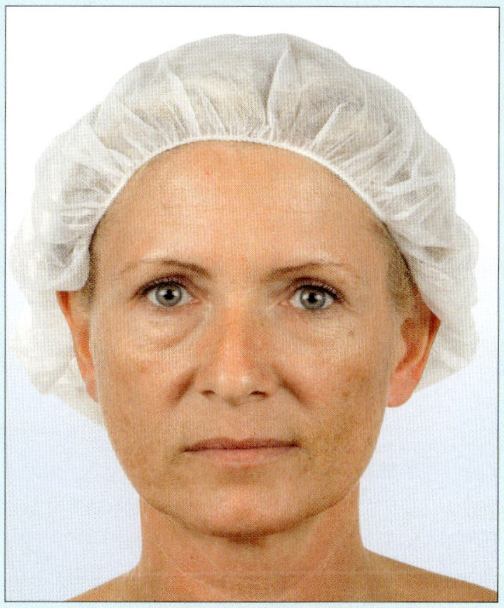
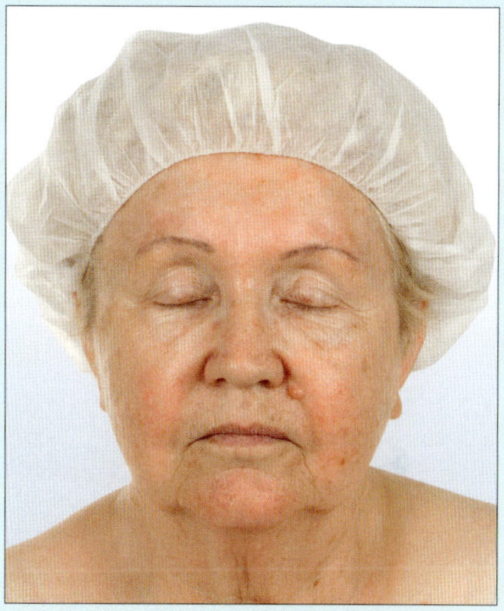

Abb. 1.19 Gesichtshaut – von rechts nach links: Mutter, Tochter und Enkelin

Alterung der Haut an Händen und Armen

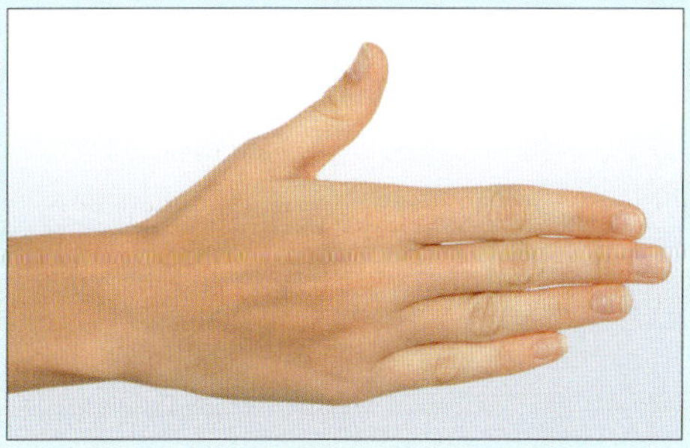
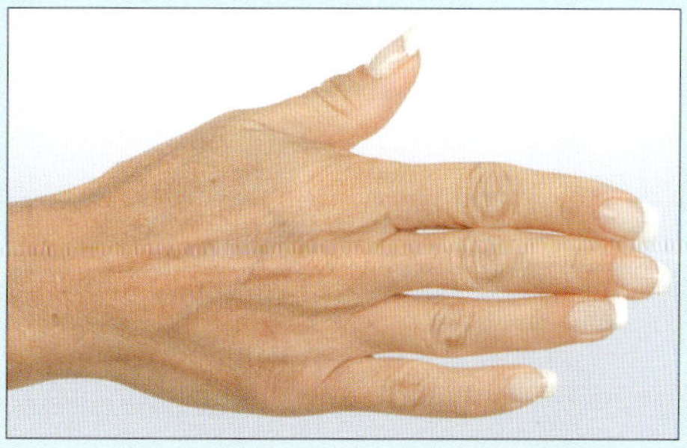
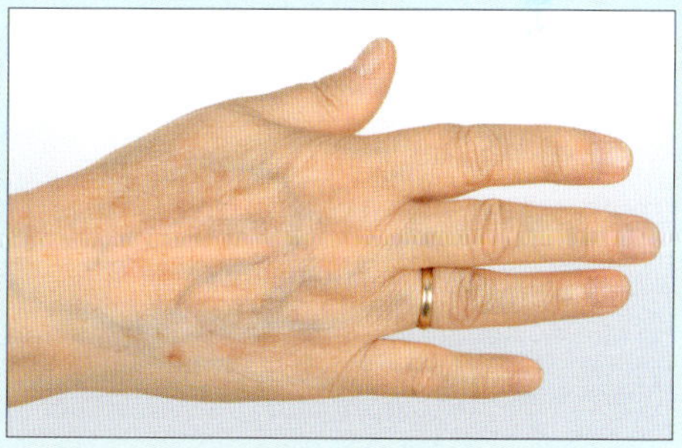

Abb. 1.20 Handhaut – von rechts nach links: Mutter, Tochter und Enkelin

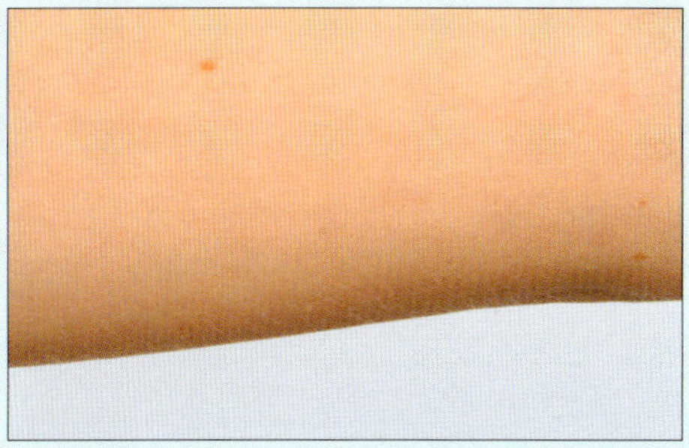
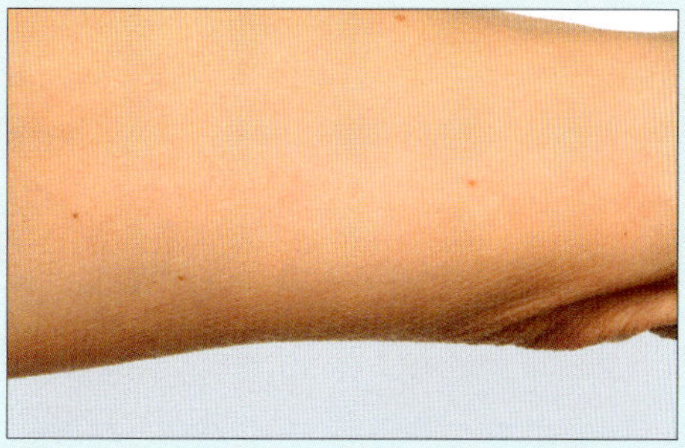
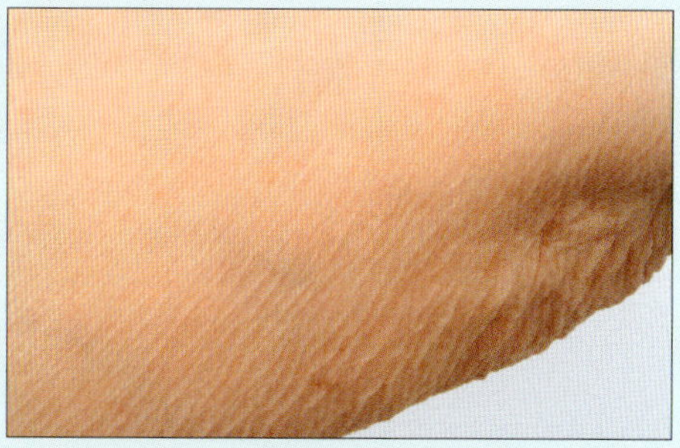

Abb. 1.21 Armhaut – von rechts nach links: Mutter, Tochter und Enkelin

1.2.2 Erscheinungsbild der alternden Haut

Bei der Hautalterung bilden sich charakteristische phänotypische Merkmale, wie Trockenheit, Falten, Elastizitätsverlust, erhöhte Verletzlichkeit, Atrophie, Pigmentierungsstörungen, Entzündungen und in vermehrtem Maße Neoplasien aus. Obwohl die UV-bedingte Alterung unabhängig vom biologischen Alter auftritt und insbesondere durch ihren Elastizitätsverlust gekennzeichnet ist, wurde der Begriff der senilen Elastose lange verwendet und erst später durch aktinische Elastose ersetzt. Mit der Entwicklung der Mikroskopie wurde die besondere Schädigung elastischer Fasern durch UV-Einstrahlung nachweisbar. Neben dem typischen Elastizitätsverlust triggert die chronische UV-Exposition insbesondere die Ausbildung kutaner Neoplasien. Allerdings sind sie auch auf der nicht exponierten, intrinsisch gealterten Haut anzutreffen. Zu den weltweit als besonders ästhetisch störend empfundenen benignen pigmentierten Veränderungen zählt die Lentigo senilis (umgangssprachlich: Altersflecken; s. Abb. 1.23). Dagegen wird die Faltenbildung (s. Abb. 1.22) nur bei Kaukasiern bereits um die Lebensmitte herum evident.

1.2.3 Spezielle Aspekte der Hautalterung

Es bestehen nicht nur strukturelle Differenzen im Aufbau der Haut verschiedener Ethnien und zwischen den Geschlechtern, sondern auch hinsichtlich des Alterns. Im Vergleich zu mitteleuropäischen Hauttypen können Falten auf asiatischer Haut bei ähnlichen klimatischen Bedingungen mit bis zu zehn Jahren Verspätung auftreten. Im Gegensatz dazu erfolgt das Altern in Europa eher linear, während Asiaten schnell und dramatisch zwischen dem 40. und 50. Lebensjahr Altersmerkmale ausprägen. Der schädigende Einfluss von UV-B-Licht lässt sich aber auch innerhalb der asiatischen Population genau belegen.

Zudem werden in Europa eher Falten und auf dunkler Haut eher Pigmentveränderungen als störend empfunden. Die Zahl der Melanozyten nimmt pro Lebensdekade um 8–20 % ab. Allerdings steigt das Risiko für eine Hyperpigmentierung mit zunehmendem Body-Mass-Index nur bei Ostasiaten nicht. Chronische UV-Belastung führt sehr deutlich an weißer Haut zu den typischen Schäden, aber auch auf dunkler Haut kann sich bei ausreichender Exposition eine aktinische Schädigung ausbilden.

Dunkle Haut zeichnet sich aber auch durch einen niedrigen transepidermalen Wasserverlust und einen niedrigeren pH-Wert bei stärkerer Elastizität, höherer elektrischer Kapazität sowie mehr Dichte an Cutibacterium acnes aus.

Adnexe: Haare, Schweiß-, Duft- und Talgdrüsen

Die Adnexstrukturen altern wie die Haut selbst. Allerdings wirken sich intrinsische und extrinsische Prozesse unterschiedlich aus. Die mit den Lebensjahren zunehmende Reduktion der Talg- und Schweißdrüsen führt zur typischen Altersxerose mit Juckreiz (Pruritus senilis). Die Haare werden weiß, dünn und nehmen in der Zahl ab. Das subkutane Fettgewebe verliert an Dicke und Festigkeit.

Die extrinsischen UV-Effekte der Adnexe manifestieren sich unter anderem als Morbus Favre-Racouchot. Ähnlich wie bei der Akne finden sich Läsionen mit Komedonen in den pilosebaceären Orificien.

Gelegentlich kann ein chronischer Lichtschaden, insbesondere an der Stirn, eine Hyperplasie vereinzelter Talgdrüsen bedingen, welche sich klinisch als kleine genabelte Papeln darstellen.

1.2.4 Extrinsische und intrinsische Hautalterung

Charakteristisch prägend für das alternde Gesicht sind einerseits der Abbau des subkutanen Fettgewebes im mittleren Gesichtsdrittel und andererseits die typischen Anzeichen intrinsischer und extrinsischer Hautalterung, Elastizitätsverlust und Faltenbildung. Die Folgen von extrinsischer und intrinsischer Hautalterung unterscheiden sich jedoch erheblich.

1

Erscheinungsbild der alternden Haut

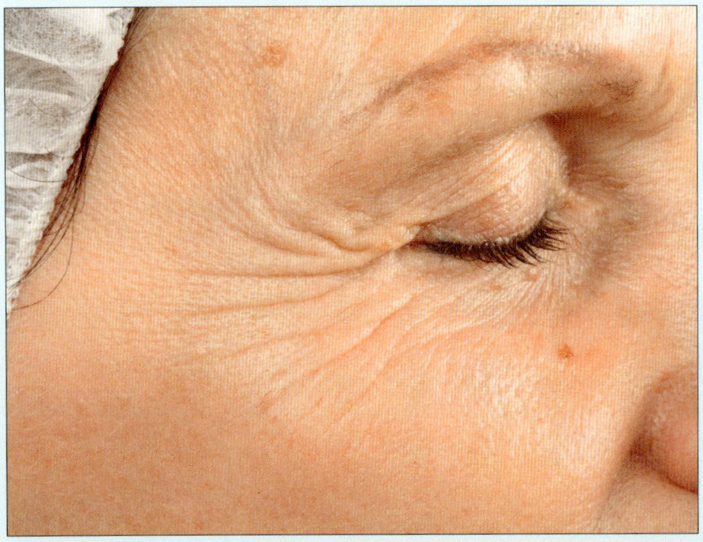

Abb. 1.22 Krähenfüße, klinisch

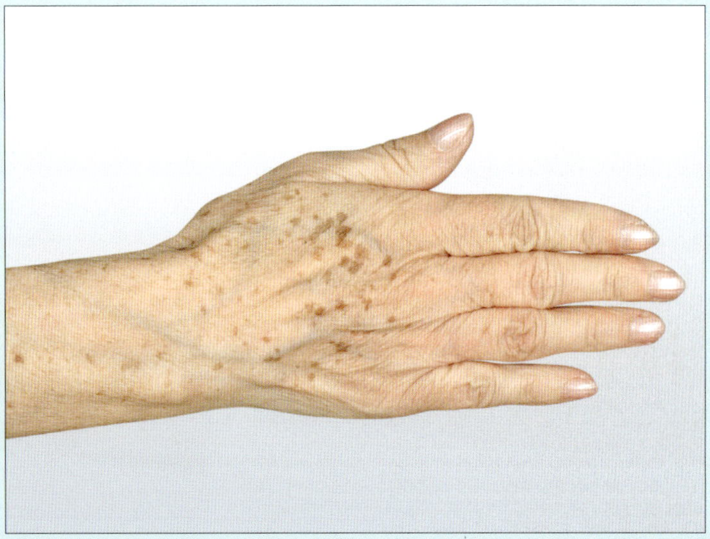

Abb. 1.23 Lentigo senilis, klinisch

Extrinsische Hautalterung

Klinisch erscheint die extrinsisch gealterte Haut zunächst verdickt, später atroph. Es finden sich grobe Falten (s. Abb. 1.24), darunter solche, die den Gesichtsausdruck prägen (s. Abb. 1.25–1.27, 1.29), eine solare Elastose (s. Abb. 1.28), Pigmentierungsstörungen (s. Abb. 1.30 – 1.32), Teleangiektasien (s. Abb. 1.33), Ekchymosen (s. Abb. 1.35) und Entzündungen (s. Abb. 1.34). Haarfollikel, Schweiß- und Talgdrüsen nehmen ab.

Auslösende Faktoren

Zur extrinsischen Hautalterung tragen UV-Exposition, Rauchen, ionisierende Strahlungen, Alkoholabusus, Mangel- und Fehlernährung, psychischer Stress u. v. m. bei. Allerdings trägt allein ultraviolettes Licht zu 80 % der Schädigung bei und ist damit der wichtigste exogene Trigger der Hautalterung, insbesondere bei hellen Hauttypen. Kürzerwelliges UV-B-Licht (290–320 nm) wird im Wesentlichen in der Epidermis absorbiert. Längerwelliges UV-A-Licht (320–400 nm) dringt hingegen bis in die Dermis.

Bereits unterhalb der Erythemschwelle kommt es zur Schädigung der Keratinozyten, welche apoptotisch untergehen. Zeitgleich entstehen DNA-Schäden. Durch die abnehmende Reparaturkapazität der Haut kommt es im Laufe der Zeit zu akkumulierenden Mutationen und so letztlich zur Ausbildung benigner und maligner Neoplasien. Ferner

Extrinsische Hautalterung

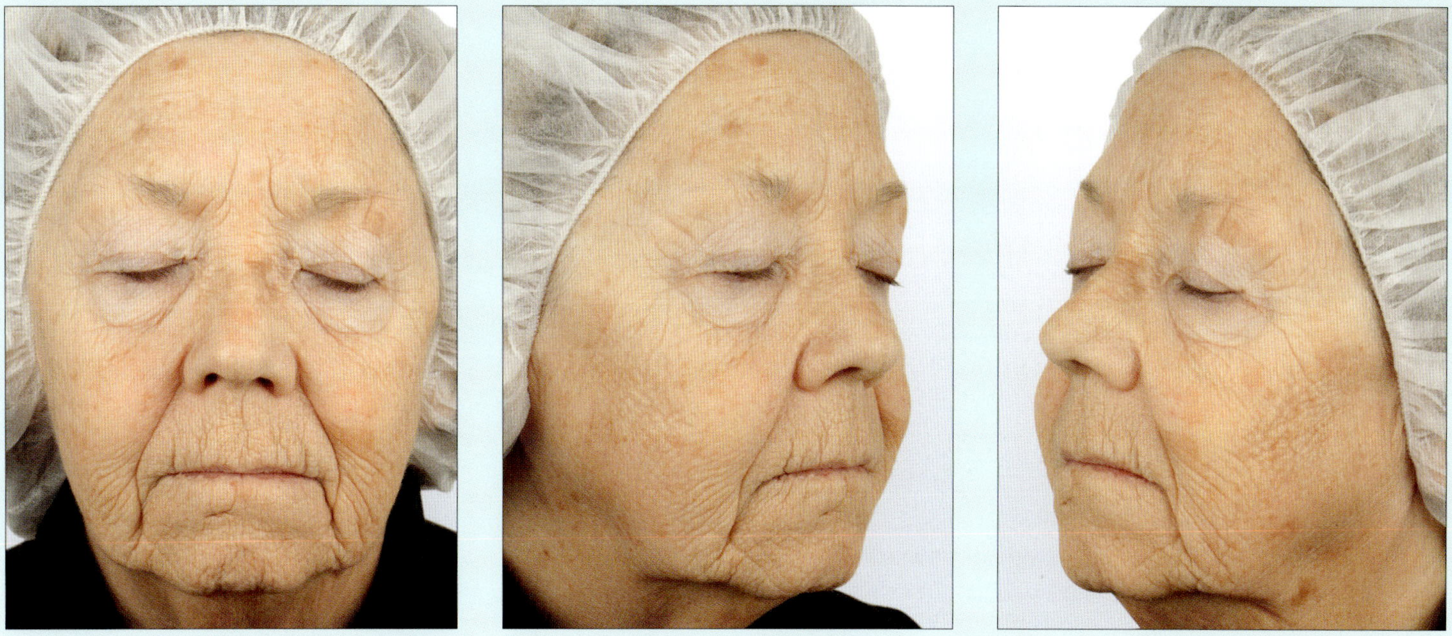

Abb. 1.24 Grobe Falten im Gesicht

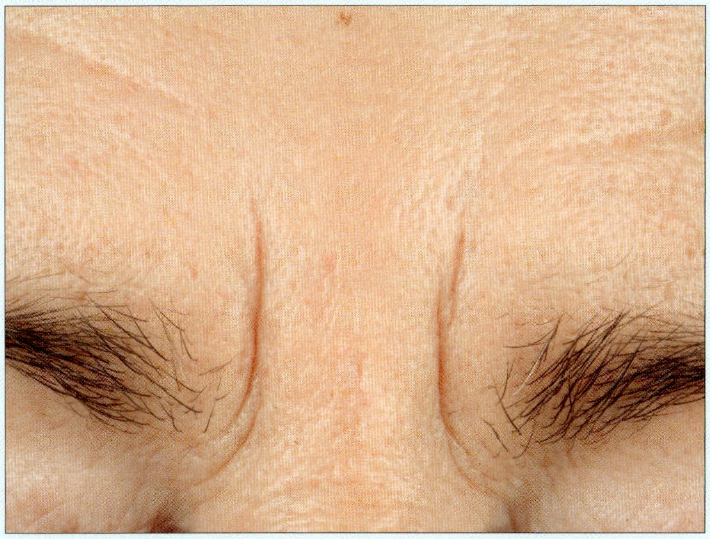

Abb. 1.25 Glabellafalten

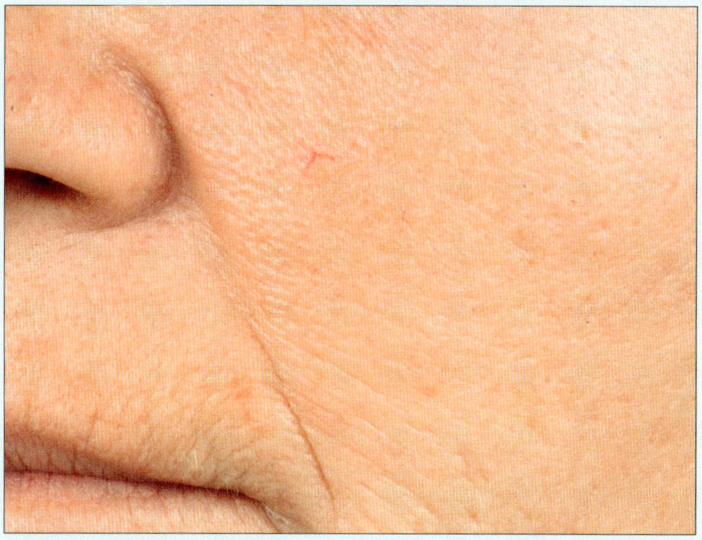

Abb. 1.26 Nasolabialfalten

Extrinsische Hautalterung

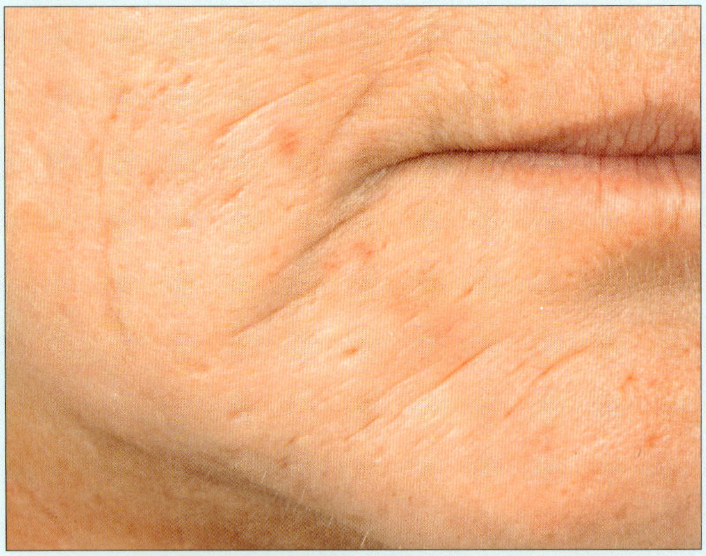

Abb. 1.27 Melomentale Falten

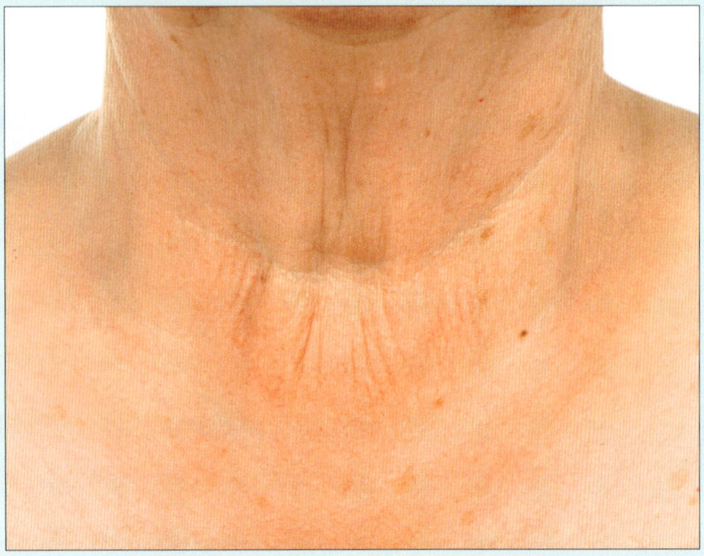

Abb. 1.28 Solare Elastose am Hals

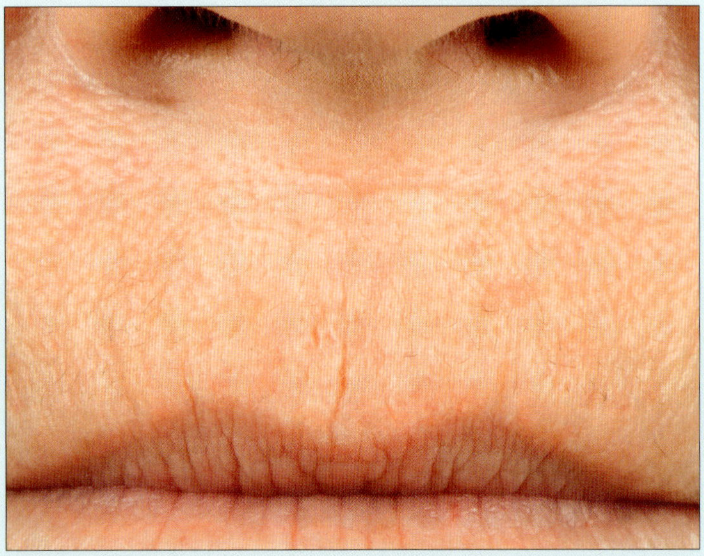

Abb. 1.29 Radikuläre Mundfalten

Extrinsische Hautalterung

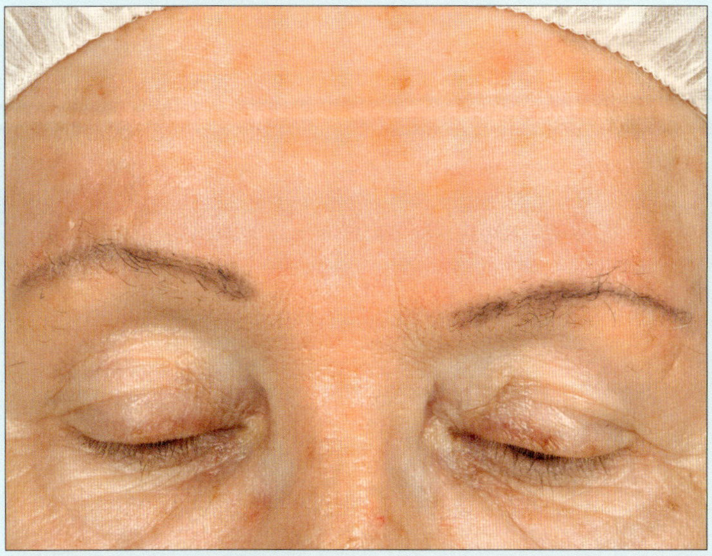

Abb. 1.30 Pigmentstörung im Gesicht

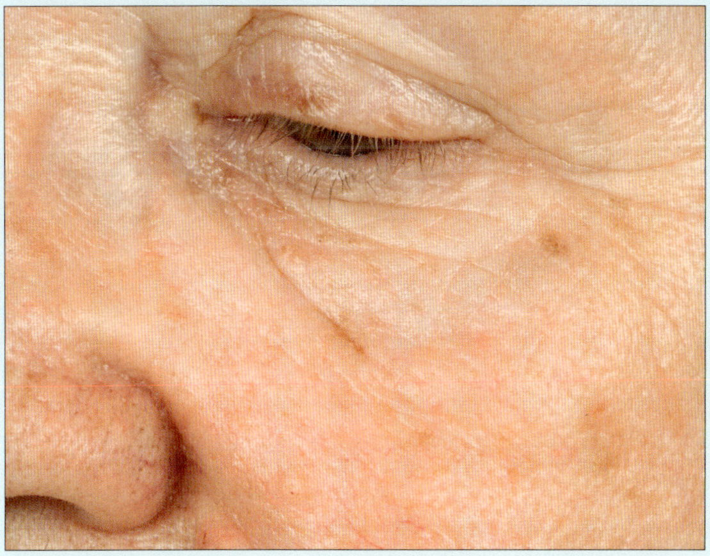

Abb. 1.31 Pigmentstörung im Gesicht

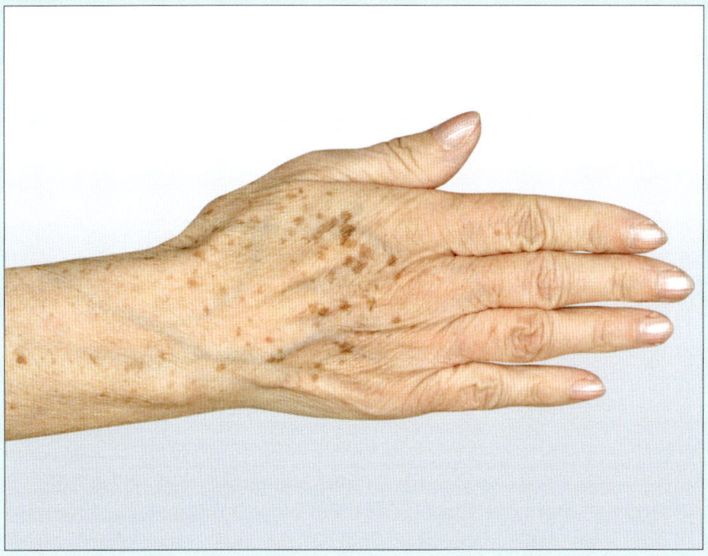

Abb. 1.32 Pigmentstörung an der Hand

Extrinsische Hautalterung

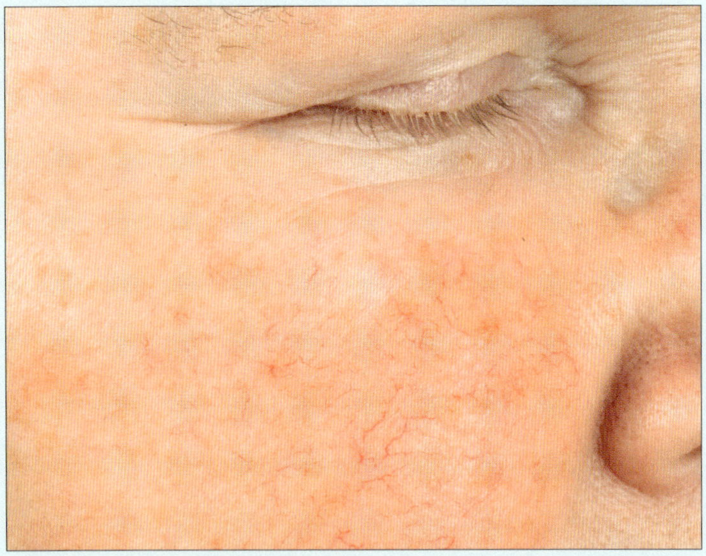

Abb. 1.33 Teleangiektasien

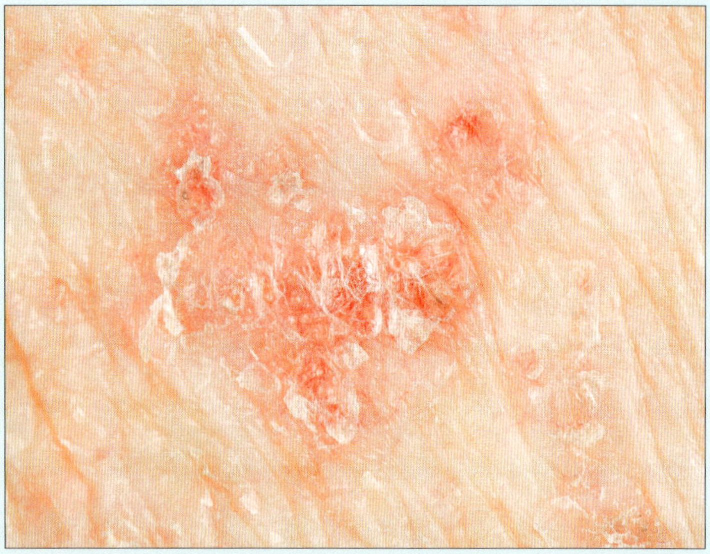

Abb. 1.34 Entzündete Altershaut

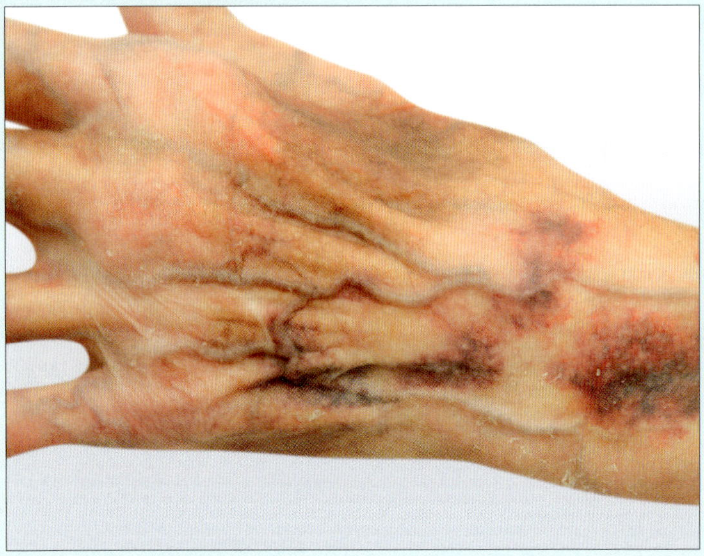

Abb. 1.35 Ekchymosen

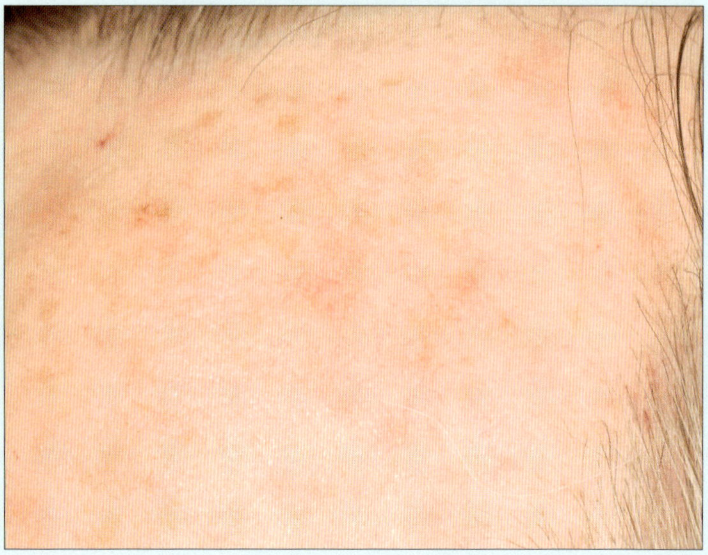

Abb. 1.36 Aktinische Keratose, klinisch

kommt es durch die UV-Strahlung, insbesondere durch UV-A, zur Reduktion kollagener und elastischer Fasern, was maßgeblich zur strahlungsbedingten Faltenbildung beiträgt.

Anzumerken ist, dass selbst langwelliges Infrarotlicht (720–1000 nm) hautalternd wirkt.

Pathogenese

Zusammengefasst besteht Konsens, dass UV-Licht im Wesentlichen die Hautalterung katalysiert, wenngleich die exakten molekularen Mechanismen derzeit unvollständig aufgeklärt sind. Primär führt UV-Strahlung zur Bildung reaktiver Sauerstoffspezies. Der folgende oxidative Stress ist verantwortlich für die Hautalterung.

Einerseits bedingen die freien Radikale eine Aktivierung von kollagen- und elastinabbauenden Enzymen (Matrix Metalloproteinasen, MMP) und zeitgleich hemmen sie die Neusynthese von Kollagen und Elastin. Dabei spielt die Interaktion von Fibroblasten und Fasernetzwerk, in welchem diese unter Zug fixiert sind, eine entscheidende Rolle.

Mit zunehmender Fragmentation des Fasernetzwerkes verlieren die Fibroblasten ihre Funktion in direkter Korrelation mit der Abnahme des auf sie wirkenden Zugs. Hier ergeben sich interessante Interventionsansätze, die in Ansätzen schon in die Therapie eingeführt sind und intensiv beforscht werden.

Extrinsische Hautalterung

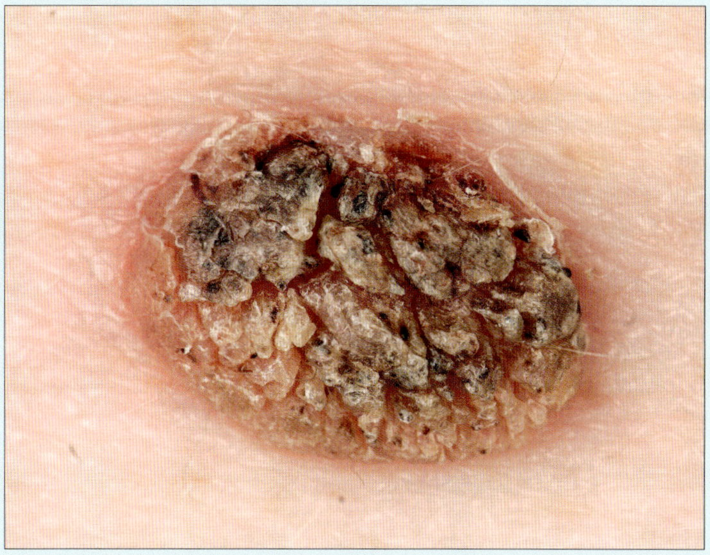

Abb. 1.37 Seborrhoische Keratose, klinisch

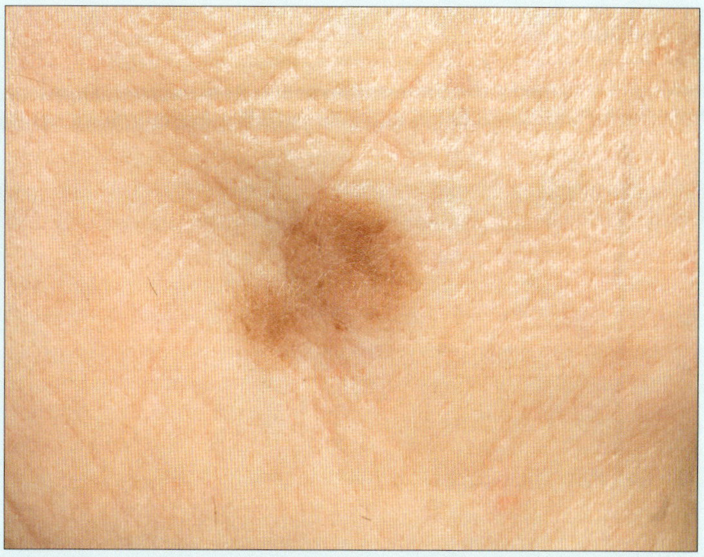

Abb. 1.38 Lentigo solaris, klinisch

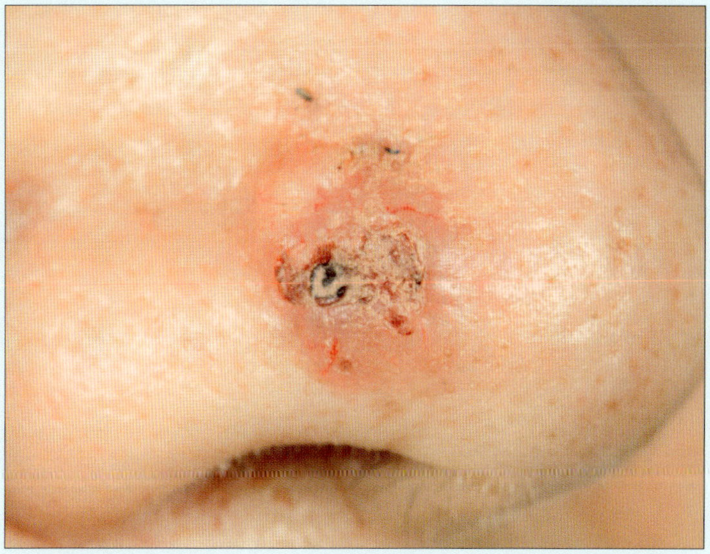

Abb. 1.39 Basalzellkarzinom, klinisch

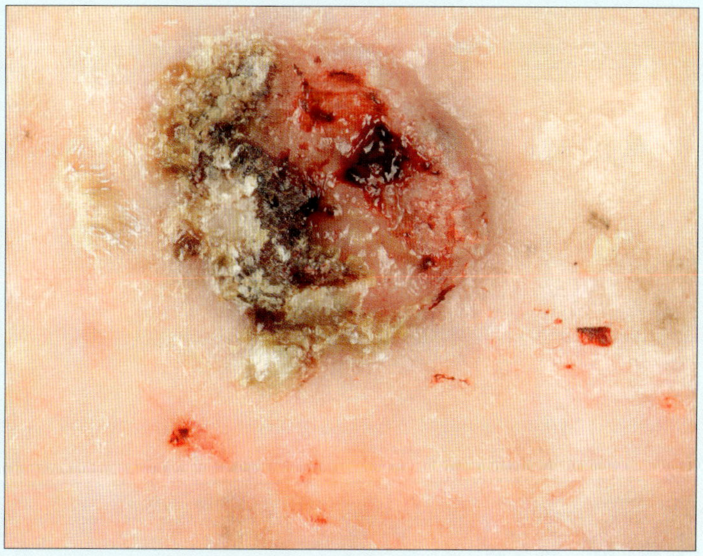

Abb. 1.40 Plattenepithelkarzinom, klinisch

Parallel führen die Radikale zu DNA-Strangbrüchen. Durch die bereits geschilderte Abnahme der Reparaturkapazität können mit zunehmender Alterung der Haut häufiger Neoplasien auftreten: aktinische und seborrhoische Keratosen (s. Abb. 1.36, 1.37), Lentigo solaris (s. Abb. 1.38), maligne Tumore, insbesondere der helle Hautkrebs sowie Melanome.

In der Epidermis kommt es initial zur Hyperkeratose. Klinisch präsentiert sich eine verdickte Haut. Durch die im Verlauf hinzutretende Reduktion der basalen Stammzellen, deren verringerte Mitoserate wie der verringerte epidermale Turnover bedingen jedoch eine zunehmende Atrophie, die sich dann als klinisch eher dünne Haut darstellt.

Cave

Heller Hautkrebs

Der helle Hautkrebs bezeichnet alle bösartigen Tumoren, die nicht von den Pigmentzellen der Haut ausgehen, und umschließt damit die extrem häufigen Tumorentitäten Basalzellkarzinom (s. Abb. 1.39) und Plattenepithelkarzinom (s. Abb. 1.40).

Melanome sind bösartige Tumore pigmentierter Zellen mit hoher Mortalität.

Ferner spiegelt sich eine irreguläre Aktivierung bei zeitgleichem Verlust vereinzelter Melanozyten in einer fleckigen Haut wider.

Histologie

Auf mikroskopischem Niveau kennzeichnet die korbgeflechtartige Orthohyperkeratose die klinisch verdickte, glatte, nicht schuppende Haut, die auch im Alter bei guter Pflege erhalten bleibt. Die Reteleisten sind jedoch oft verstrichen (s. Abb. 1.41). Werden die alterstypischen Veränderungen mit Abnahme der Talgdrüsen nicht durch eine intensive Pflege kompensiert, entsteht eine raue Haptik infolge von Schuppung, die histologisch als Verlust der korbgeflechtartigen Orthohyperkeratose, später Parahyperkeratose, neben Kompaktierungen, Vesikulationen und Proteineinschlüssen des Stratum corneum imponieren. Ein wechselnd verdicktes Stratum lucidum ist typisch.

Die aktinischen Schäden an den Keratinozyten führen zu zytomorphologischen Veränderungen, die in der basalen Zellschicht am Verlust der orthologen Polarität erkennbar sind.

Zudem finden sich atypische Mitosefiguren und apoptotische Keratinozyten.

In der Konsequenz entstehen Plattenepithelkarzinome mit Nachweis von in Nestern und Strängen zur Tiefe hin vorwachsenden Proliferaten, wechselnd gut differenzierter plattenepithelialer Zellelemente mit erhöhter Mitoserate, atypischen Mitosefiguren sowie Einzel- und Gruppenzellverhornungen. Bei Basalzellkarzinomen kommen in Nestern vorliegende basaloid differenzierte Zellelemente mit typischer Palisadenstellung im Randbereich, Schrumpfartefakten zum umgebenden Bindegewebe und einer erhöhten Mitoserate zum Nachweis.

Bei ausgeprägter extrinsischer Hautalterung finden sich atypische Melanozyten basal, aber auch suprabasal. Kommen solche Zellen in Nestern vor, gilt die Läsion als Lentigo maligna. Diese wird als In-situ-Variante des Lentigo-maligna-Melanoms klassifiziert.

Hohe klinische Expertise ist vonnöten, um maligne Neoplasien sicher von benignen Altersveränderungen zu unterscheiden. Im Zweifel geht die definitive Abklärung eventuellen ästhetischen Interventionen immer vor.

Die Dichte von Melanozyten nimmt ab – bei gleichzeitig zunehmend irregulärer Verteilung und Aktivierung. Es kommt zur fleckförmigen Störung der Pigmentierung, „Pigmentabtropfung" in die Dermis und konsekutiver Speicherung von Pigment in Melanophagen (s. Abb. 1.42).

Auch Langerhans-Zellen nehmen in Zahl und funktioneller Aktivität ab, was die reduzierte immunologische Kapazität des Integuments im Alter erklärt.

Histologisch zeigt sich im Bereich der Dermis eine Reduktion in Anzahl und Dichte der elastischen Fasern. Dafür finden sich amorphe Massen elastolytischen Materials als wichtigstes Zeichen der exogenen UV-getriggerten Hautalterung. Das Ausmaß der Verkürzung, der Verdünnung und der Zahl elastischer Fasern bestimmt wesentlich die Ausprägung von Falten (s. Abb. 1.43, 1.44). Zudem liegt Wasser zunehmend in ungebundener Form vor, da Glycosaminoglykane in elastotischem Material gebunden werden. Histologisch erscheint im Bild das typisch bläuliche Kolorit der polygonen pleomorphen Fasern, die als Netzwerk nicht mehr genau erkennbar sind (s. Abb. 1.45).

Extrinsische Hautalterung

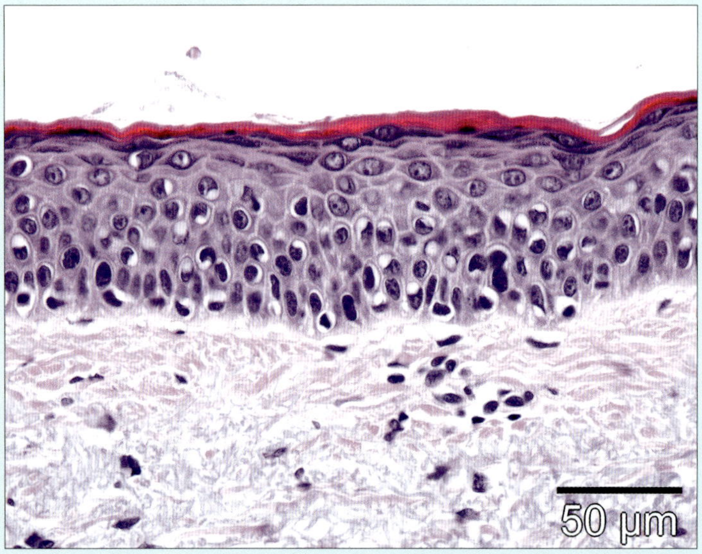

Abb. 1.41 Atrophe Verstreichung der Reteleisten. Verlust der orthologen Polarität beider Keratinozyten, histologisch

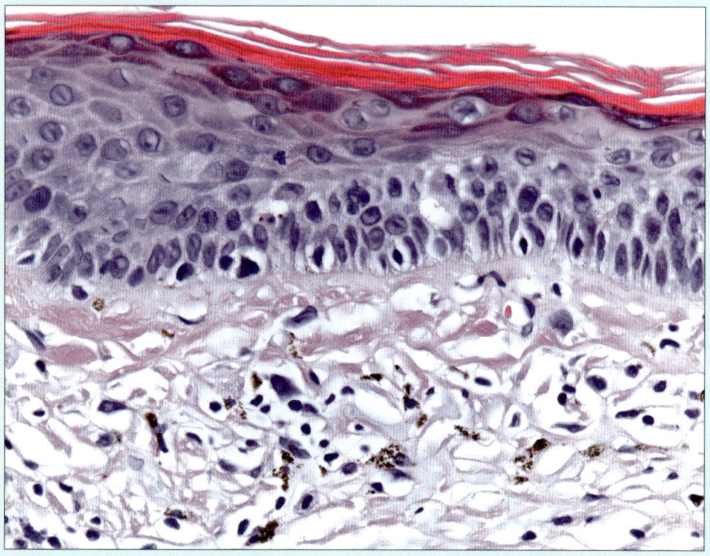

Abb. 1.42 Pigmentabtropfung und Melanophagen, histologisch

1

Extrinsische Hautalterung

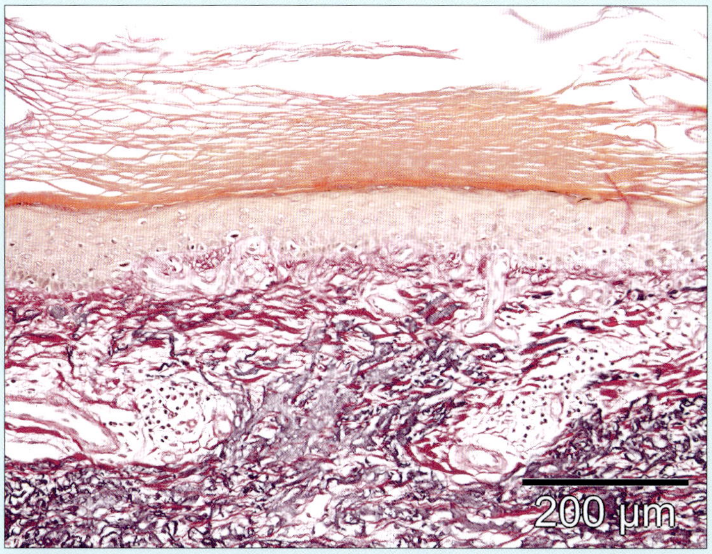

Abb. 1.43 Elastose, histologisch Elastin von Giesson

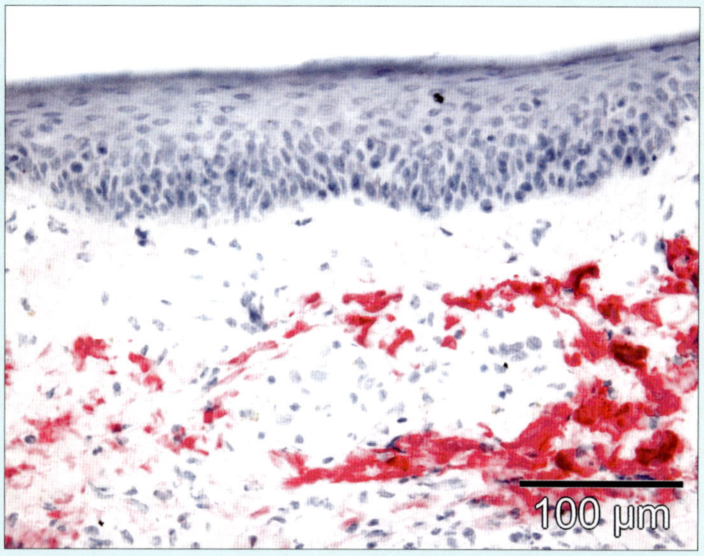

Abb. 1.44 Elastose, immunhistologisch Anti-Elastin

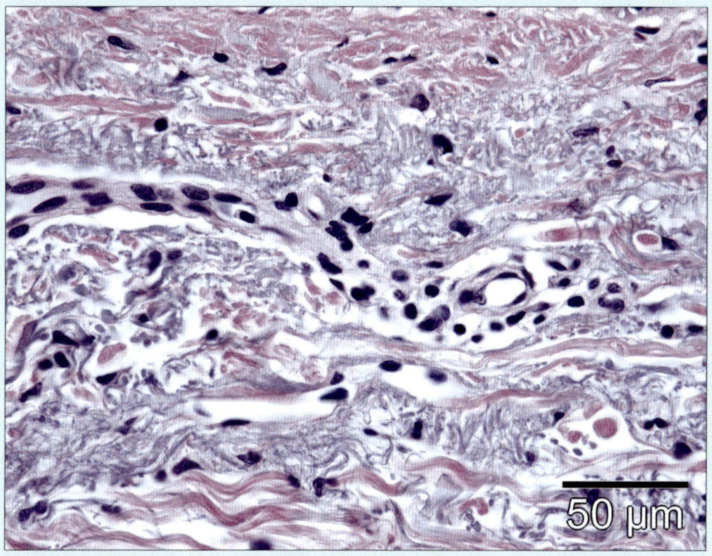

Abb. 1.45 Elastose, histologische HE. Amorphe Fasern

Unmittelbar unterhalb der Basalmembran findet sich ein als Grenzzone bezeichneter schmaler Saum oberflächenparallel gelagerter dichter Kollagenfibrillen als Ausdruck einer Mikrovernarbung. Die Veränderungen der elastischen Fasern sind in der klassischen histologischen Aufarbeitung nicht ohne Weiteres sichtbar. Spezialfärbungen zeigen die verdickten, plumpen, in Haufen aggregierten elastischen Fasern (s. Abb. 1.44). Daneben finden sich als Ausdruck einer chronischen Entzündung perivaskuläre Entzündungszellinfiltrate um die oft weit gestellten Gefäße. Die eingeschränkte vaskuläre Funktionalität findet in der Extravasation von Erythrozyten ihren Ausdruck (s. Abb. 1.45).

Intrinsische Hautalterung

Die chronologische oder intrinsische Hautalterung läuft für das gesamte Organ und alle seine Funktionen uniform ab. Durch die Verringerung der Stammzellpopulation und deren Mitoserate sowie die reduzierte Proliferationsrate der Keratinozyten kommt es zu einer Verdünnung (Atrophie) der Epidermis. Klinisch erscheint die Haut pergamentartig verdünnt und zeigt sehr feine Falten. Zwischen der 3. und 8. Dekade ist eine Verschmälerung von 10–50 % zu beobachten bei einer deutlichen Hypozellularität. Bei homogener Abnahme an Melanozyten ist die Pigmentierung weiterhin homogen, hat jedoch silbrig ausgebildeten Ton. Infolge der Reduktion des subkutanen Fettkörpers erscheint die Haut lax.

Trotzdem bilden sich die leicht abhebbaren Hautfalten schnell und fast vollständig zurück, da im Bereich der kollagenen und elastischen Fasern wie der Hyaluronsäure nur eine langsam fortschreitende Rarefizierung zu beobachten ist.

All diese Veränderungen spielen sich auch am Gefäßsystem der Haut ab und lassen die Haut für Bagatelltraumata anfällig werden, wodurch häufig Sugillationen auftreten. In der Folge entsteht durch Hämosiderinablagerungen die senile Pigmentpurpura.

Ein weiterer Effekt des bereits beschriebenen verringerten epidermalen Turnovers ist eine verlangsamte Wundheilung.

Während Naevi ab der dritten Lebensdekade abnehmen und so ein Neuauftreten eher ein Zeichen einer malignen Erkrankung ist, kommt es zunehmend zur Ausbildung benigner Hauttumore wie seborrhoischer Keratosen (s. Abb. 1.46).

Zudem kommt es zur Abnahme der Adnexstrukturen. Die Reduktion der Talg- und Schweißdrüsen führt zur typischen Altersxerose mit Juckreiz (Pruritus senilis).

Die Haare nehmen nicht nur in der Zahl ab, sondern werden weiß und dünn.

Zur intrinsischen Hautalterung trägt neben der genetischen Veranlagung auch die Abnahme der Sexualsteroide bei. Damit besteht die potenzielle Beeinflussbarkeit der Hautalterung durch Substitution von außen. Zudem ist die transkutane Testosteronersatztherapie sicher etabliert. Allerdings birgt diese auch Gefahren, denn die topische Applikation von Testosteron hat negative Effekte auf die epidermale Barriere.

Intrinsische Hautalterung

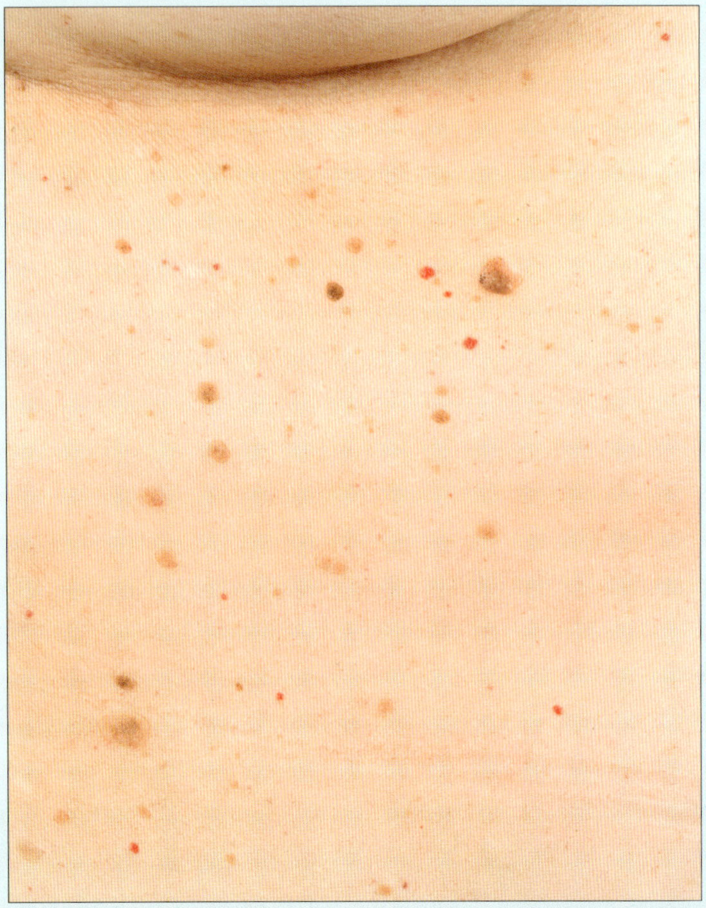

Abb. 1.46 Seborrhoische Keratose, klinisch; erkennbar an der schmutzigbraunen Pigmentation

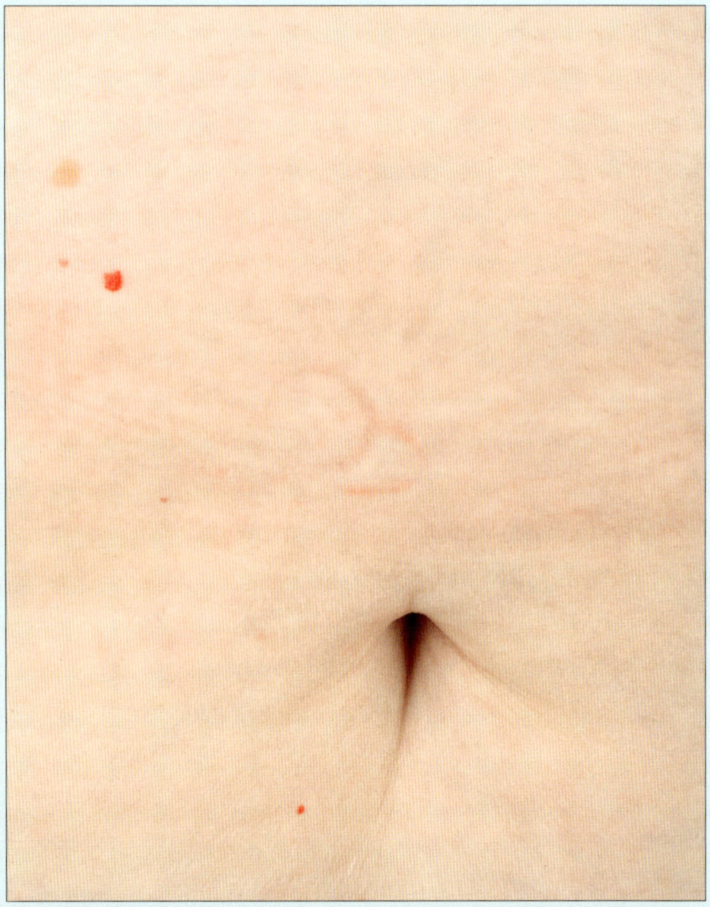

Abb. 1.47 Seniles Hämangiom auf intrinsisch gealterter Haut, klinisch

Klinik intrinsisch gealterter Haut		
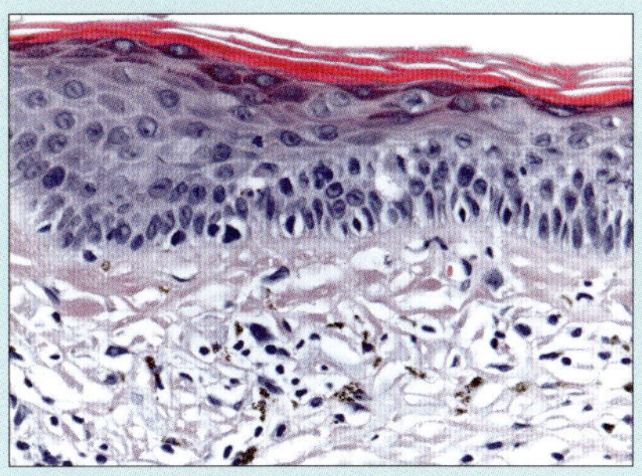	**Epidermis/Dermis**	**Dünne, raue, unelastisch transparente Haut mit Fältchen** • Abnehmende Barrierefunktion • Verminderte integumentale Reaktivität • Erhöhte Vulnerabilität
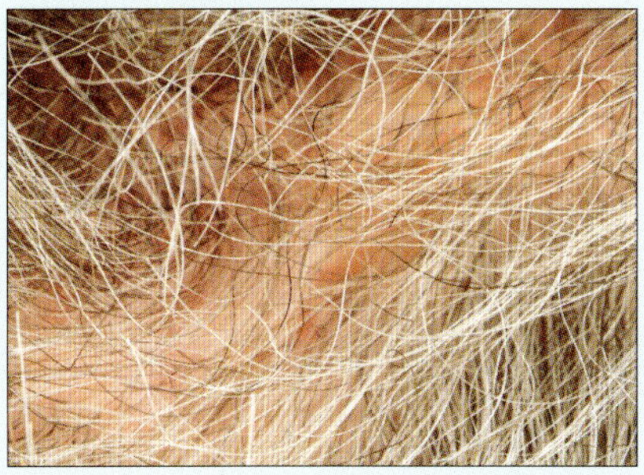	**Pigmentation**	**Pigmentationsverlust der Haare** • Erscheinungsbild: graue Haare • Pigmentverschiebungen an der freien Haut
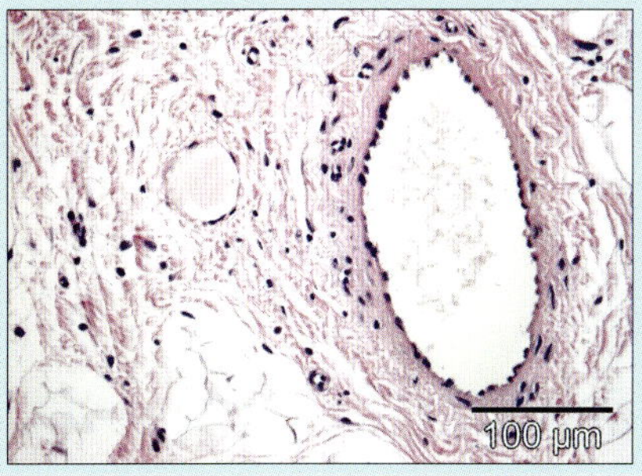	**Gefäße**	**Regression, Involution und Dysorganisation der Gefäßplexus** • Eingeschränkte thermoregulatorische Funktionalität • Sugilationen, Ekchymosen, Purpura • Hämangiome
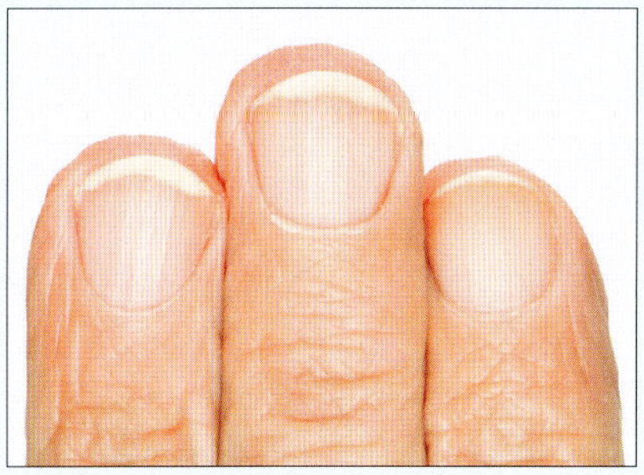	**Adnexe**	**Regression, Involution und Dysorganisation der Adnexe** • Reduktion der Talg- und Schweißproduktion – Sebostase, Pruritus – Eingeschränkte thermoregulatorische Funktionalität • Pigmentationsverlust der Haare, Reduktion der Haarzahl; Proliferation von Vellushaaren • Ausdünnung der Nagelplatte und Rauheit der Nageloberfläche, Rillenbildung • Reduktion der nervalen Stimulierbarkeit
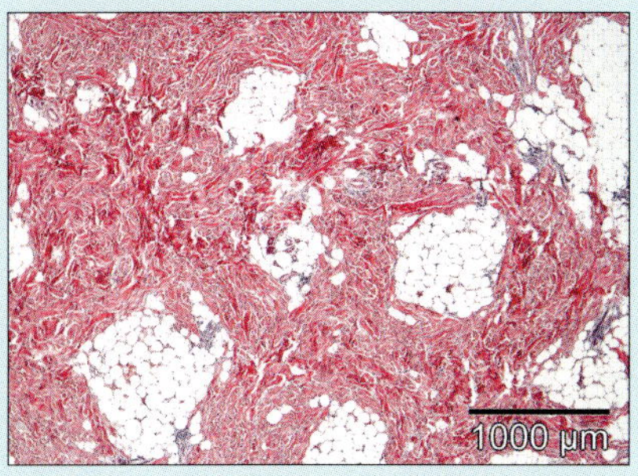	**Subkutis**	**Regression, Involution und Dysorganisation der Subkutis** • Reduktion des Fettgewebes • Osteoporose unterliegender Knochenschichten führt zu herabhängenden Hautfalten (Unterkiefer)

Tab. 1.1 Klinik intrinsisch gealterter Haut

1

Klinik chronisch UV-geschädigter Haut		
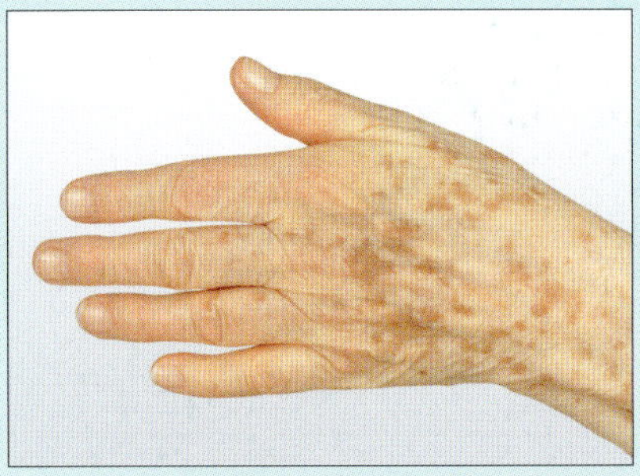	**Pigmentation**	• Lentigines • Hypomelanosis guttata • Irreguläre Hyperpigmentierung
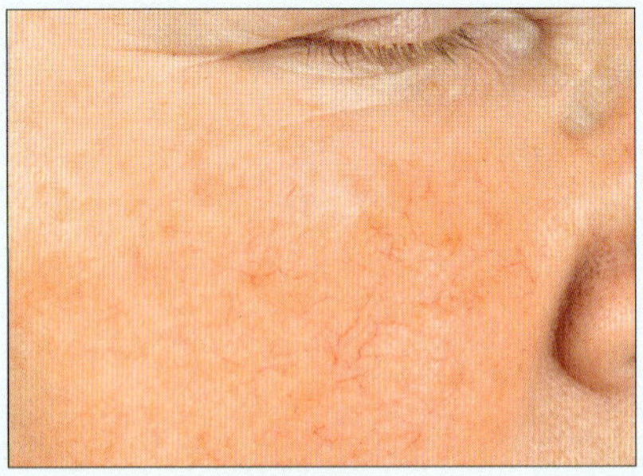	**Gefäße**	• Teleangiektasien • Ekchymosen • Hämangiome
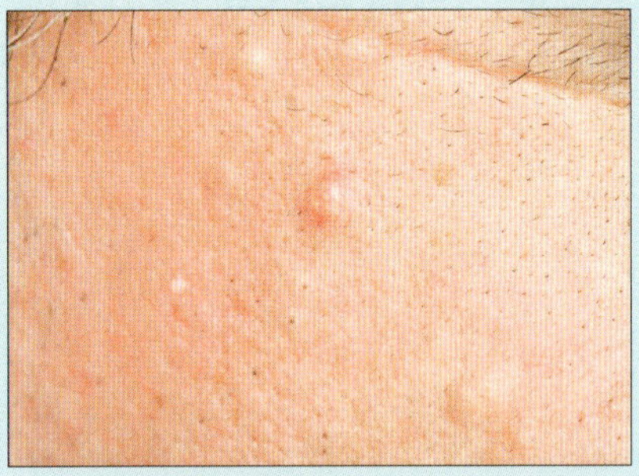	**Adnexe**	• Talgdrüsenhyperplasie • Morbus Favre-Racouchot
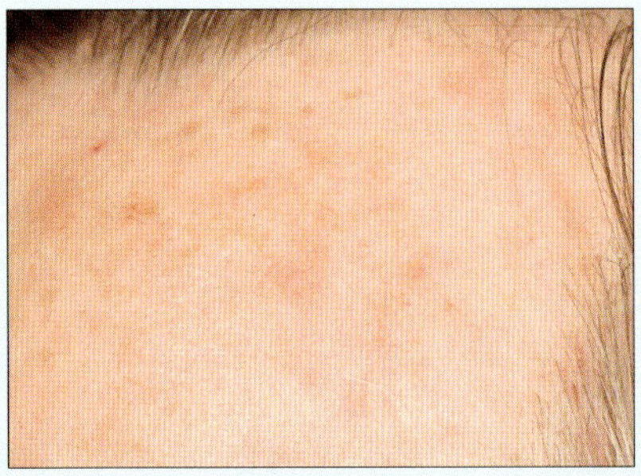	**Neoplasien**	• Aktinische Keratosen • Basalzellkarzinom • Plattenepithelkarzinom • Malignes Melanom
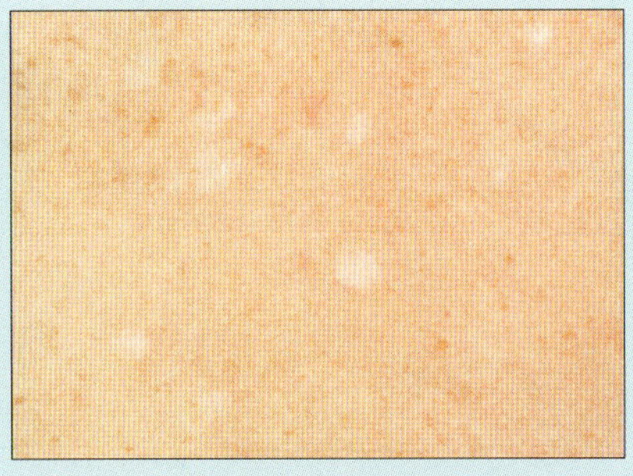	**Epidermis/Dermis**	• Narben • Aktinische Granulome

Tab. 1.2 Klinik chronisch UV-geschädigter Haut

1

2 Anatomie und Alterung des Gesichts

2 Anatomie und Alterung des Gesichts

In der ästhetischen Dermatologie steht das Gesicht seit jeher im Mittelpunkt attraktivitätssteigernder Maßnahmen. Mit zunehmender Nachfrage nach diesen Eingriffen wuchsen auch das Interesse der Forschung und so letztlich das Wissen über den anatomischen Aufbau des Gesichts und die Ursachen altersbedingter Veränderungen. Dieses Wissen trug zu einem Paradigmenwechsel in der ästhetischen Medizin bei, sodass in den letzten zwei Jahrzehnten eine deutliche Verschiebung hin zu wiederherstellenden, minimalinvasiven Maßnahmen anstelle von destruktiven chirurgischen Techniken stattgefunden hat.

Der Wandel wurde durch das wachsende Verständnis der Bedeutung des subkutanen Fetts und seiner (durchblutungsbedingten) Atrophie für den Alterungsprozess vorangetrieben. Zur Behandlung dieses Volumendefizits und -ungleichgewichts bei gleichzeitiger Schonung des Gewebes gewannen die minimalinvasiven Techniken, allen voran der Einsatz wasserbindender Füllstoffe, an Bedeutung.

Dank der Fortschritte in der klinischen Praxis, der wissenschaftlichen Forschung und der Industrie wurden die Methoden im Laufe der Zeit weiterentwickelt und revolutioniert.

Heute sind die Techniken der Tiefenaugmentation eine Standardmethode zur Behandlung altersbedingter Veränderungen im gesamten Gesicht und stellen dabei einen ganzeinheitlichen Therapieansatz bei der Behandlung der Weichteilveränderungen dar.

Um die Therapien wirksam einsetzen zu können, ist es für den Therapeuten wichtig, die klinischen und anatomischen Faktoren zu verstehen, die im Folgenden beschrieben werden.

2.1 Gesichter und Attraktivität

Das Gesicht macht den unverwechselbaren Wiedererkennungswert eines Menschen aus und steht im Zentrum seiner sozialen Interaktionen. Nicht nur in der bewussten Funktion als verbales und nonverbales Kommunikationsmedium, auch passiv erfolgt über das Gesicht ein ständiger Austausch von hochpersönlichen Informationen. Die dabei vermittelten Informationen müssen jedoch nicht unbedingt für andere bestimmt sein. So verraten die Gesichtszüge etwas über das Alter, die Laune, den Stress- bzw. Erholungszustand sowie die generelle physische und mentale Verfassung. Unwillkürlich wird sich daraufhin eine Meinung über dessen Persönlichkeit gebildet und entschieden, ob die Person als sympathisch oder unsympathisch empfunden wird. Keine andere Region des menschlichen Körpers ist von einer vergleichbaren emotionalen und sozialen Bedeutung. Hinzu

Vergleich attraktiver vs. unattraktiver Gesichter

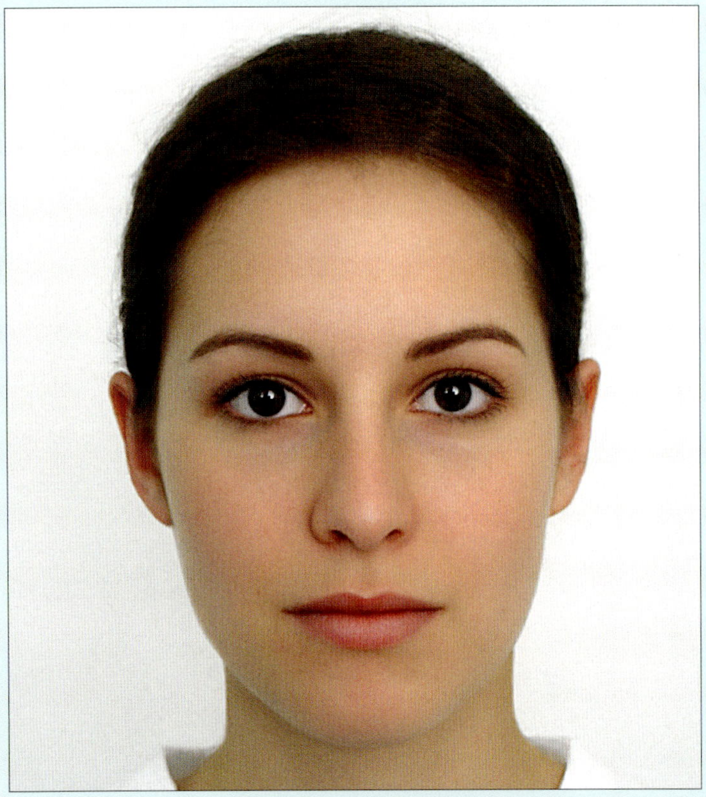

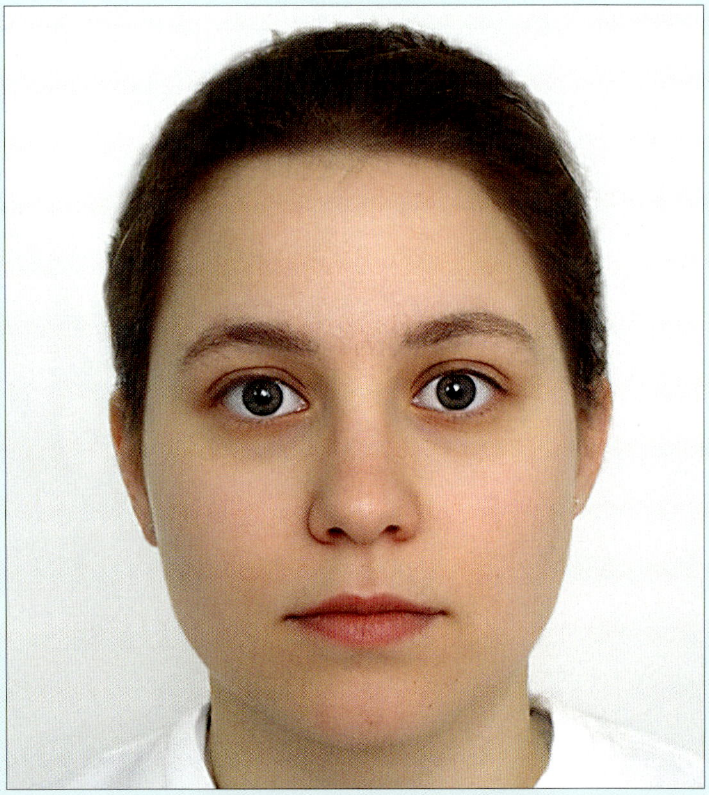

„Gemorphter" Prototyp des weiblichen „attraktiven" Gesichts (links) im Vergleich zum „unattraktiven" Prototyp (rechts) nach Braun, Gründl et al. (2001). Die künstlichen Gesichter wurden aus einer mathematischen Berechnung des Durchschnittsgesichts aus vielen verschiedenen Originalgesichtern ermittelt, die zuvor hinsichtlich ihrer Attraktivität bewertet und geordnet wurden. Im direkten Vergleich unterschiedlicher Gesichterpaare konnten die Hauptmerkmale identifiziert werden, die ein attraktives Gesicht von einem unattraktiven unterscheiden. Eine Homogenität der Oberfläche (Haut) und Annäherung an das Kindchen-Schema wurden als die Hauptkriterien der Attraktivitätszunahme detektiert. Durchschnittsproportionen und Symmetrie stellten sich hingegen als marginale Attraktivitätskriterien heraus.

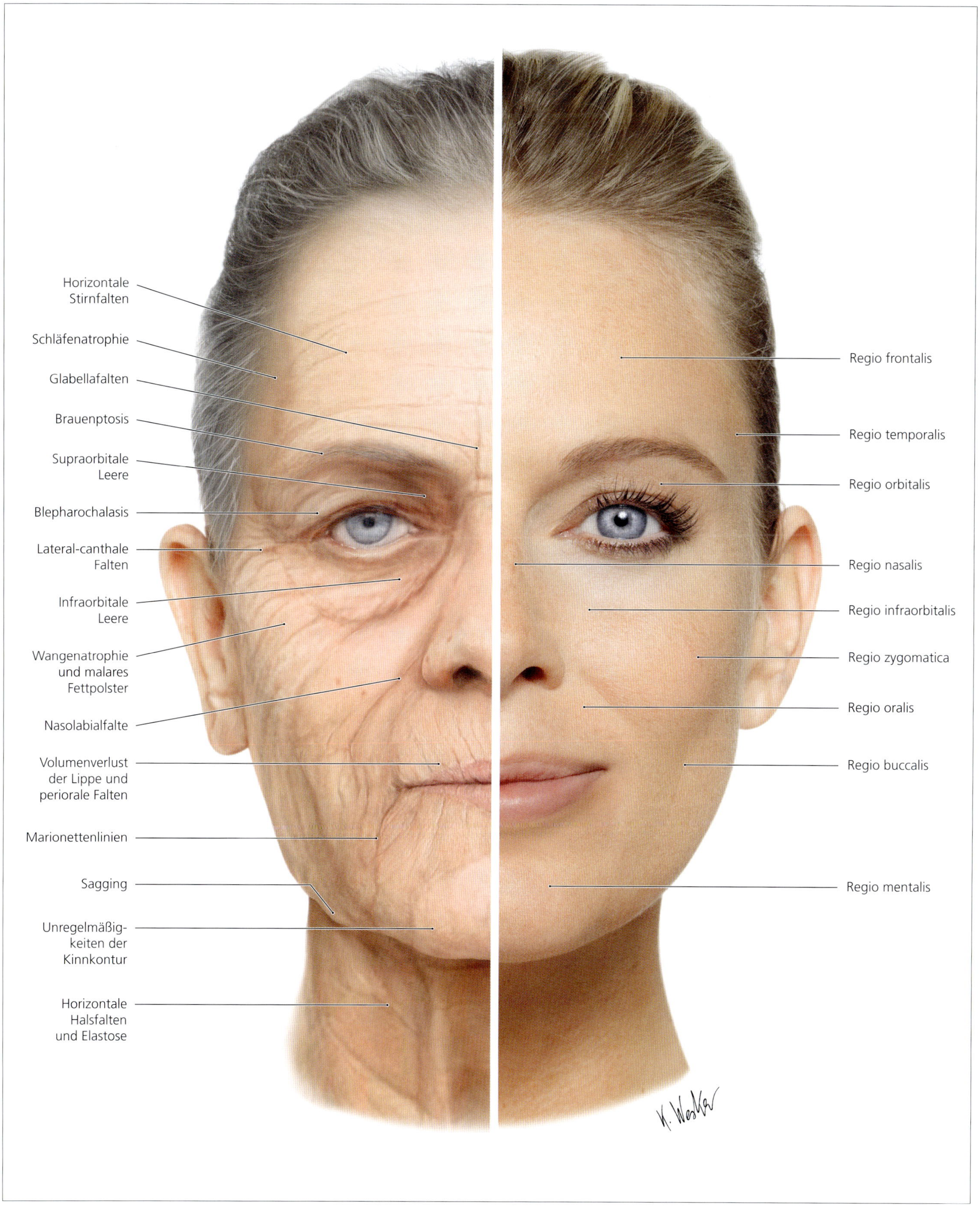

Übersicht der regionalen Altersmerkmale im gealterten vs. jungen Gesicht.

kommt, dass nirgendwo sonst die Folgen vorzeitiger Alterungsprozesse so frühzeitig und gravierend zum Vorschein treten wie im dauerexponierten Gesicht.

Aus diesen Gründen mag es nicht verwundern, dass dem Gesicht seit jeher eine ganz besondere Aufmerksamkeit zukommt, insbesondere was seine Pflege und kosmetische Verschönerung angeht. Von immer größerer Bedeutung werden in dieser Hinsicht auch die medizinischen Eingriffe, um den sichtbaren Zeichen der Zeit entgegenzuwirken. Dabei handelt es sich um ein Grundbedürfnis, das sich über die Geschlechter hinweg durch alle gesellschaftlichen Schichten und Altersgruppen zieht.

2.1.1 Attraktivitätskriterien des Gesichts

Die Frage nach der Definition von Schönheit und Attraktivität ist nicht leicht zu beantworten. Schönheitsideale sind einem beständigen Wandel unterworfen, da sie einem historischen, sozio-kulturellen und individuellen Kontext entwachsen. Es ist daher de facto nicht möglich, den „Inbegriff des Schönen" global zu definieren.

Auch Attraktivität ist ein äußerst subjektiver Wert. Seiner Begriffsherkunft folgend (lat.: tractum = ziehen) basiert er jedoch auf einer Eigenschaft, die sich universell beurteilen und vergleichen lässt. Von einem attraktiven Mensch geht eine „Anziehungskraft" auf andere aus. Das kann durch sein Äußeres, seine Wesenszüge oder auch seinen materiellen oder sozialen Status bedingt sein.

Studien zeigen, dass mit Attraktivität enorme soziale und persönliche Konsequenzen für das Individuum verbunden sind. So rufen „attraktive" Gesichter bei unabhängigen Betrachtern unterbewusst Assoziationen zu positiven Charaktereigenschaften wie Erfolg, Sympathie, Kreativität und Intelligenz hervor. Weniger attraktiven Gesichtern werden hingegen vorwiegend negative Eigenschaften zugeschrieben. Außerdem konnte eine positive Korrelation zwischen der Attraktivität eines Individuums und seiner Akzeptanz in der Gesellschaft bewiesen werden. Es ist also nicht verwunderlich, dass der Wunsch besteht, einem – zumindest individuell wahrgenommenen – Verblassen der Attraktivität mit ästhetischen Maßnahmen abzuhelfen.

Doch welche Gesichter werden in der westlichen Kultur als besonders „attraktiv" wahrgenommen? Zu diesem Zweck wurden weibliche und männliche Originalgesichter sowie daraus berechnete („gemorphte") Durchschnittsgesichter hinsichtlich ihrer Attraktivität bewertet und miteinander verglichen. Durch den Paarvergleich von Prototypen des „attraktiven" bzw. „unattraktiven" Gesichts konnten die Attraktivitätskriterien des weiblichen und männlichen Gesichts identifiziert werden.

2.1.2 Kennzeichen des altersbedingten Attraktivitätsverlusts

Unabhängig vom Maß der Attraktivität zu Jugendzeiten, kommt es in einem Gesicht unweigerlich zu altersbedingten Einbußen seiner äußerlichen Attraktivitätskennzeichen. Allgemein können ein Volumenverlust und ein unproportionaler Umbau der regionären Gesichtsstrukturen beschrieben werden. Eine Rückbildung der Weichteilbasis im oberen Mittelgesicht, in Zusammenhang mit einer Umverteilung des oberflächlichen Wangenfetts nach kaudal, führt zu einer allmählichen Umkehrung der jugendlichen Dreiecksform des Gesichts in eine Kegelform. Die zunehmend lockerer am Untergrund verankerte Haut legt sich in Falten. Den Gesichtszügen geht ihre jugendliche Zarthaftigkeit verloren. Stattdessen treten markante, unproportionale Strukturen vermehrt zum Vorschein.

Vergleicht man die chronologischen Veränderungen von Gesichtern unterschiedlicher Individuen, wird deutlich, dass die offensichtlichen Merkmale unterschiedlich und doch vergleichbar sind. Zwar altert jedes Gesicht mit einer eigenen Geschwindigkeit und individuellen Ausprägung der regionären Strukturen; jedoch gibt es einige Merkmale, die sich in allen gealterten Gesichtern wiederfinden. Als globale Charakteristika des Alterns können genannt werden:

- Unregelmäßige Hautoberfläche (Knitterfältchen, Aufrauhungen, Falten)
- Verfärbungen der Haut (dunkle Augenringe, oberflächliche Kapillargefäße, Pigmentveränderungen)
- Disproportion des Hautmantels (Verlust an subkutanem Fettgewebe, kaudales Absinken der Weichteile)
- Glabellafalten
- Augenbrauenptosis
- Hohläugigkeit (supraorbitale Leere)
- Lateral-canthale und periorbitale Falten
- Infraorbitale Leere (Augenringe und Betonung der Tränenrinne)
- Fettatrophie in der oberen Wangenregion

Attraktivitätsmerkmale des weiblichen Gesichts

- Sonnengebräunte, ebene Haut
- Schmalere Gesichtsform (und schmalerer Hals)
- Weniger Fett
- Gepflegte, volle Lippen
- Dunkle, schmale Augenbrauen
- Weniger Abstand zwischen Tarsus und Lidfalte
- Mehr, längere und dunklere Wimpern
- Keine Augenringe (orbitaler Volumenverlust)
- Höhere Wangenknochen
- Schmalere Nase
- Mehr Volumen im Mittelgesicht als in der Kinnregion

Attraktivitätsmerkmale des männlichen Gesichts

- Sonnengebräunte, ebene Haut
- Schmalere Gesichtsform (und schmalerer Hals)
- Dunkle, schmalere Augenbrauen und dunkle Wimpern
- Breitere obere Gesichtshälfte
- Höhere Wangenknochen
- Keine zurückweichende Haarlinie
- Volle Lippen, symmetrischer Mund
- Dominante Kinn-Kiefer-Region

Klinischer Verlauf des Alterns im Gesicht

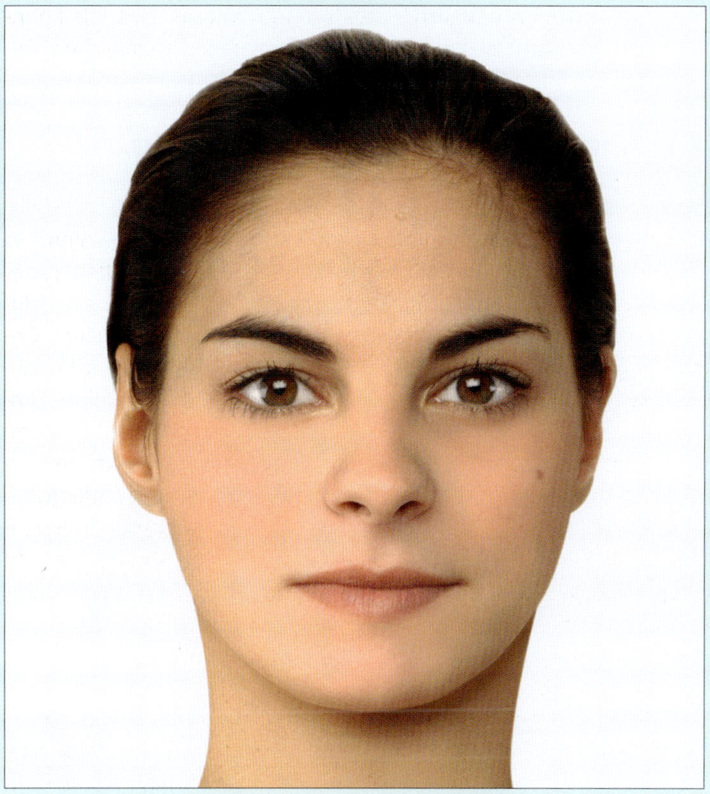

Im Alter von 15 Jahren.

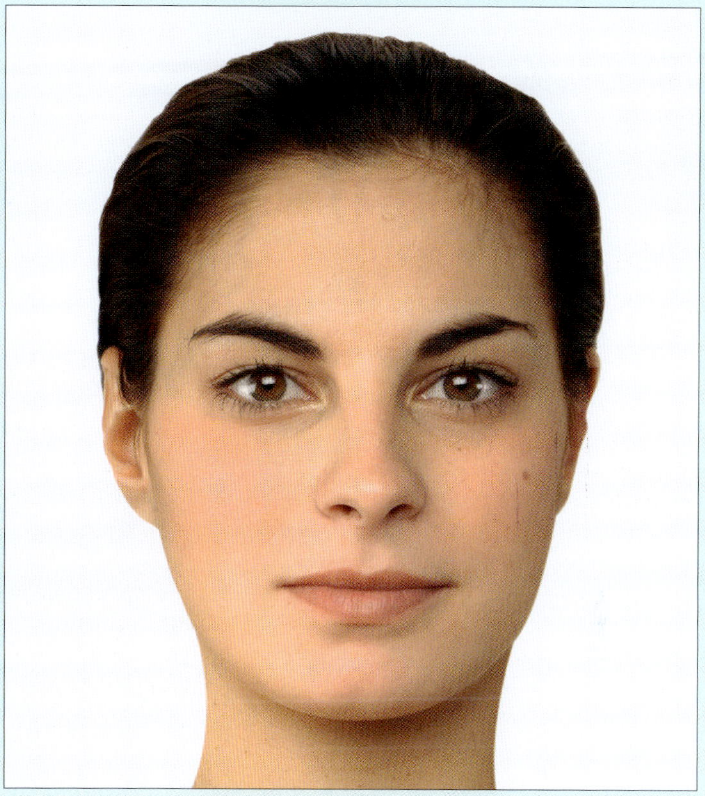

Im Alter von 25 Jahren.

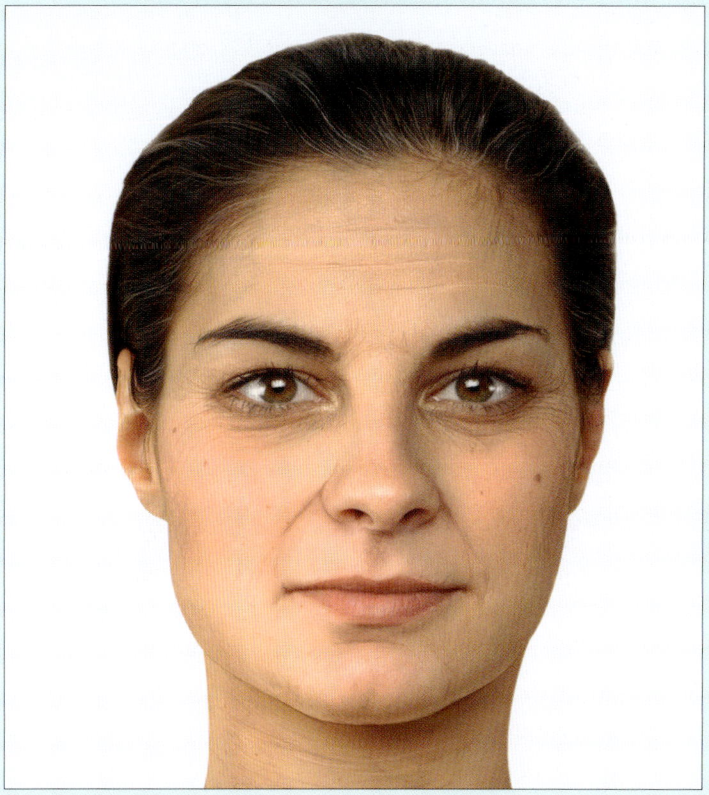

Im Alter von 45 Jahren.

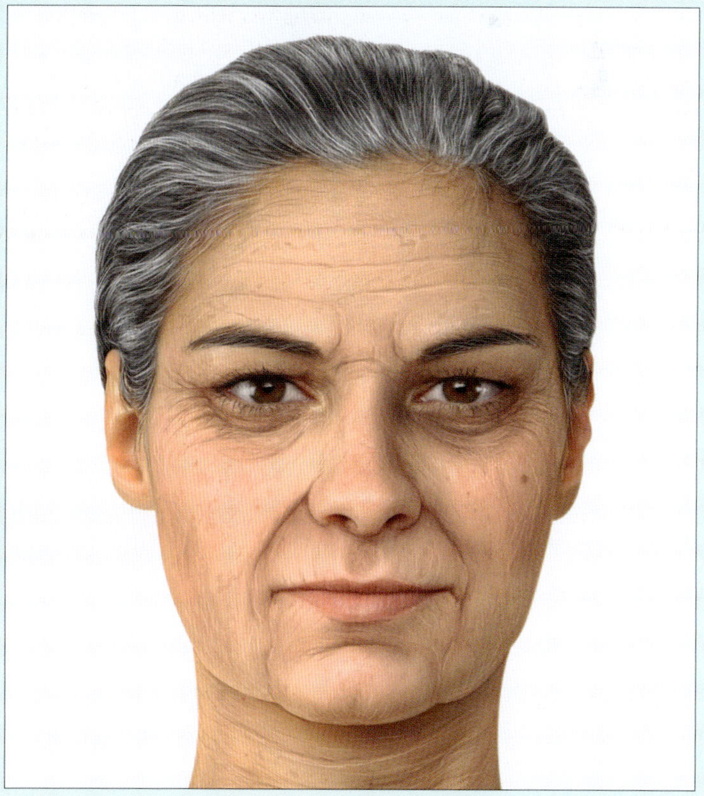

Im Alter von 65 Jahren.

- Malares Fettpolster
- Tiefe Nasolabialfalte
- Volumenverlust der Lippen und periorale Falten
- Abgesenkte Mundwinkel und Marionettenlinien
- Sublabiale Falte
- Volumenverlust im perioralen Komplex
- Unregelmäßigkeit der Kinnkontur und „Sagging“
- Umkehrung der „Dreiecks“-Form zu einer „Kegel“-Form des Gesichts

Das Auftreten gemeinsamer interindividueller Altersmerkmale legt die Schlussfolgerung nahe, dass der Entstehungsprozess dieser Strukturen auf einem System beruht, das sich kausal begreifen und in einem gewissen Rahmen auch therapeutisch beeinflussen lässt.

Die im Folgenden dargestellten anatomischen Zusammenhänge sind für dieses Verständnis des Alterns grundlegend.

2.2 Anatomischer Aufbau des Gesichts

Dem Gesicht liegt ein anatomischer Grundbauplan zugrunde, der allen Menschen gemeinsam ist und sich doch bei allen Individuen in Einzelheiten unterscheidet. Grundsätzlich ist das menschliche Ge-

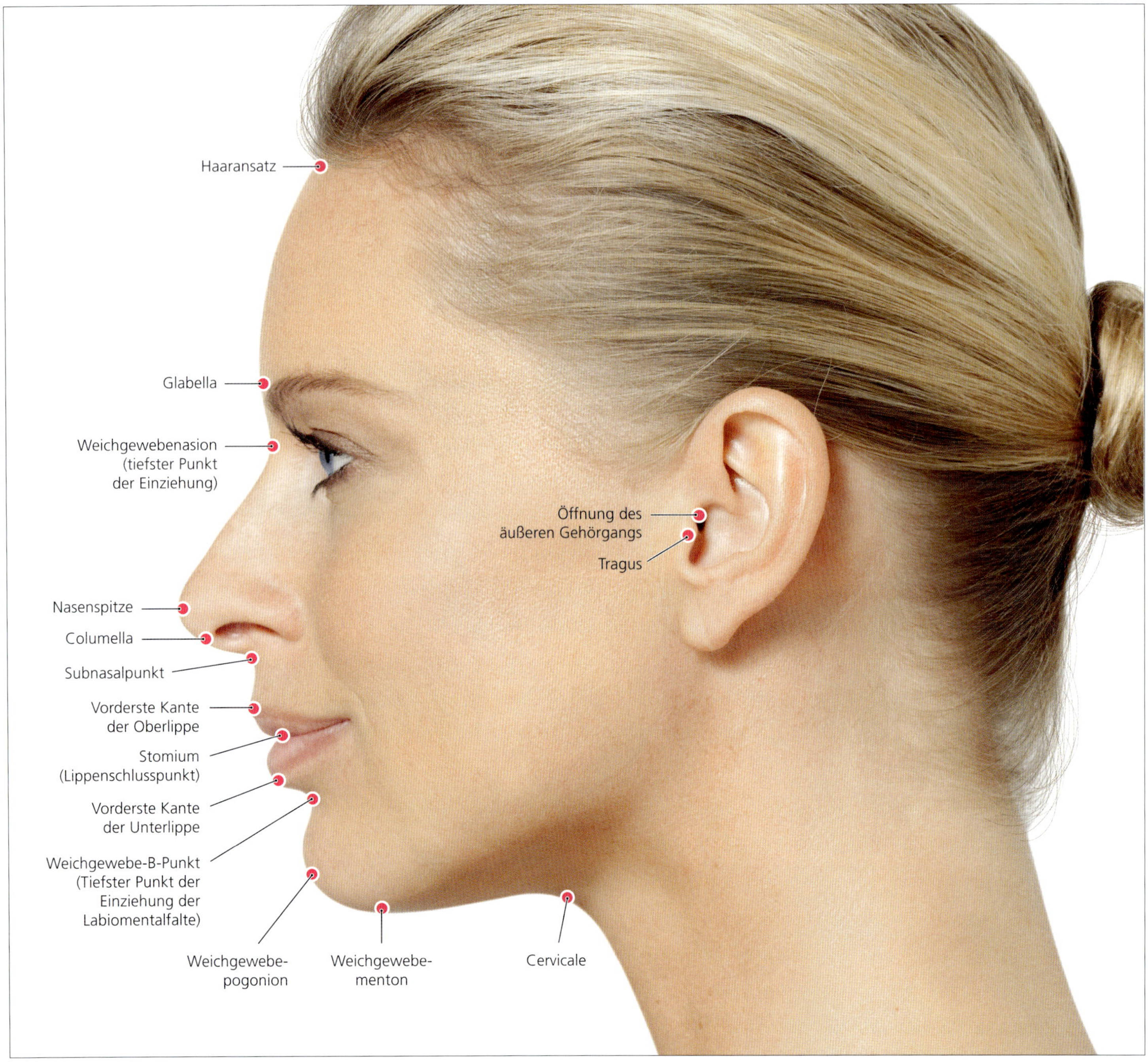

Mögliche Orientierungspunkte zur Vermessung des Gesichts in der seitlichen Ansicht.

sicht aus den folgenden anatomischen Strukturen zusammengesetzt:
- Knochen
- Muskeln
- Haltebändern
- Subkutanem Fett- und Bindegewebe
- Haut

Ein Geflecht aus Nerven, Blut- und Lymphgefäßen durchzieht den Gewebekomplex, um die einzelnen Einheiten zu innervieren bzw. für die Zirkulation von Nährstoffen und Flüssigkeiten zu sorgen. Das anatomische Gewebegefüge ist nicht statisch, sondern einer natürlichen Dynamik unterlegen, die von den muskulären Aktivitäten in den Mimikarealen gesteuert wird.

Es gibt diverse Ansätze, wie sich die Strukturen und Proportionen des Gesichts standardisiert vermessen und unter ästhetischen Gesichtspunkten beurteilen lassen. Sicherlich sind Kenntnisse über theoretische „Idealmaße" bei attraktivitätssteigernden Maßnahmen im Gesicht von Bedeutung. Jedoch sind sie nicht gegenüber dem ästhetischen Feingefühl des Therapeuten im Umgang mit dem einzelnen Patienten in den Vordergrund zu stellen. Unterschiede zwischen weiblichen und männlichen Gesichtern sind ebenso zu berücksichtigen wie jene zwischen ethnischen Gruppen und verschiedenen Altersgruppen.

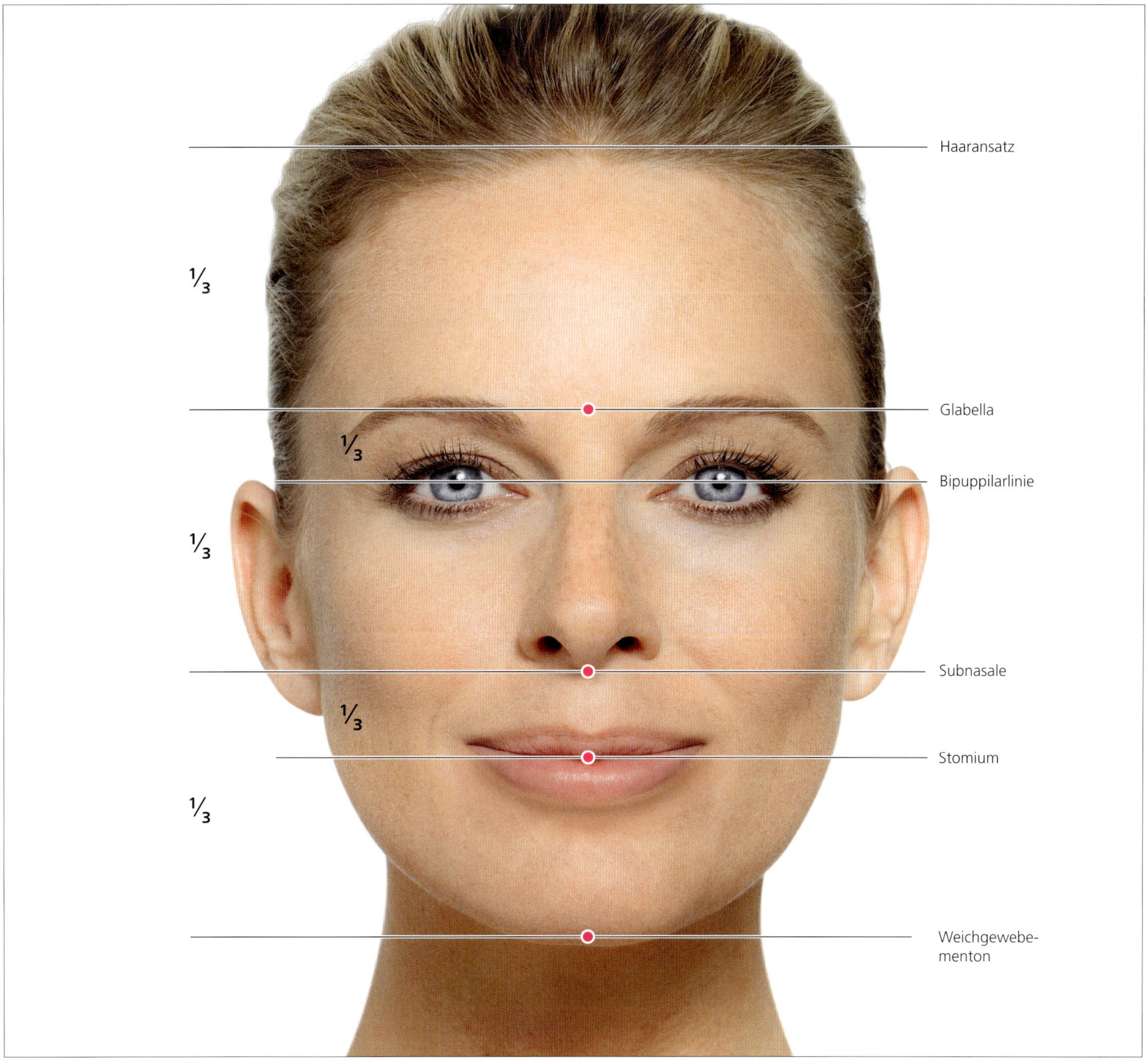

„Idealproportionen" des Gesichts.

2.2.1 Knochen

Der Schädel bildet die knöcherne Basis des Gesichts. An die ebenmäßige Stirnunterlage (Os frontale) schließen sich Orbita, Os zygomaticum und Os nasale mit ihren prominenten Erhabenheiten an. Der kaudale knöcherne Anteil des Gesichts wird von Kieferknochen und Zähnen gebildet.

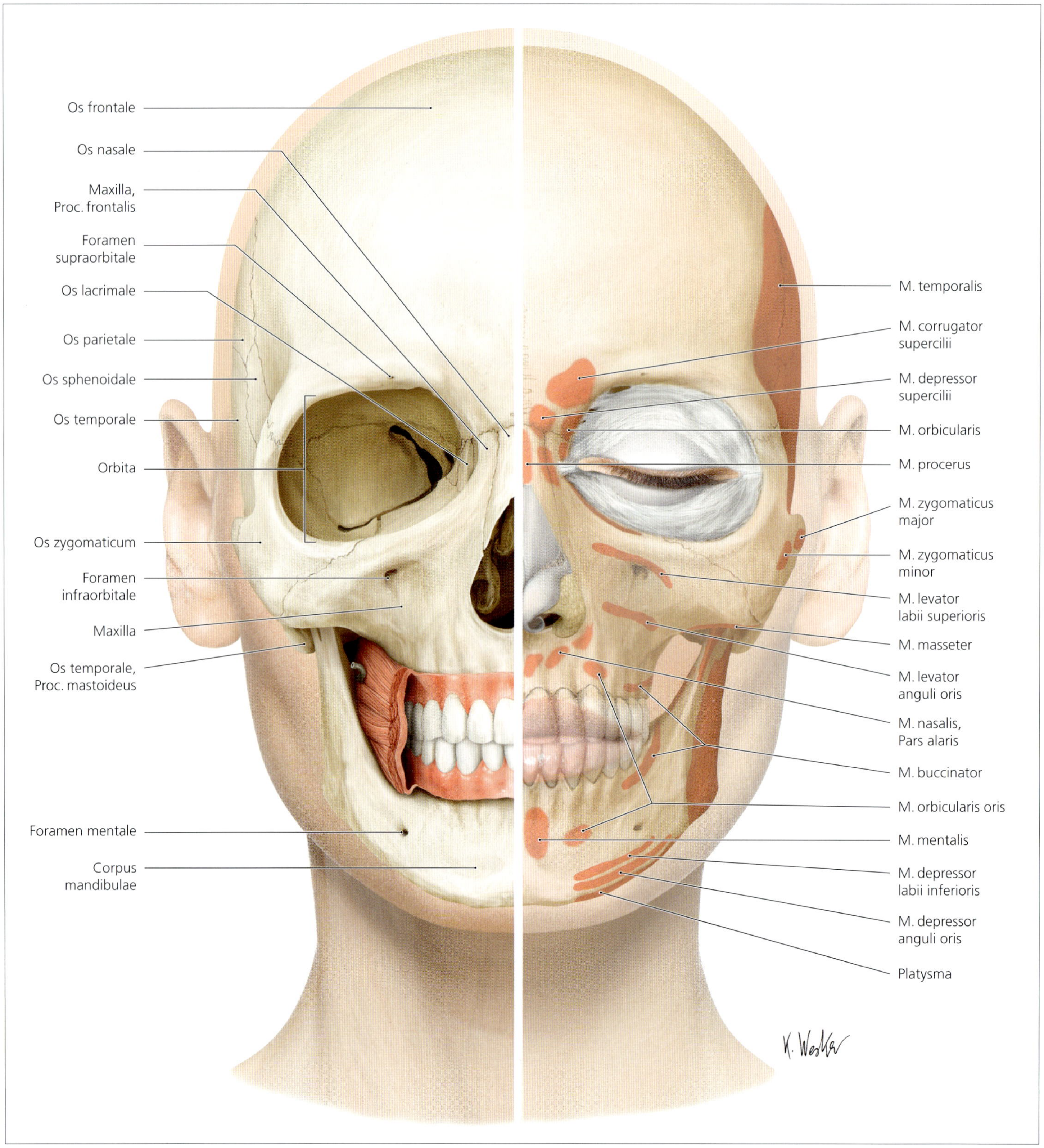

Der knöcherne Gesichtsschädel (rechte Gesichtshälfte) und darauf projizierte Muskelansatzzonen (linke Gesichtshälfte).

Der Schädel bildet die innere Ansatzstelle für die Gesichtsmuskeln und Ligamente. Einige dieser Ansatzpunkte sind Wölbungen oder Aufrauungen der Knochenstruktur (z. B. Tuberositas masseterica), bei anderen handelt es sich um Dellen (Fossa temporalis).

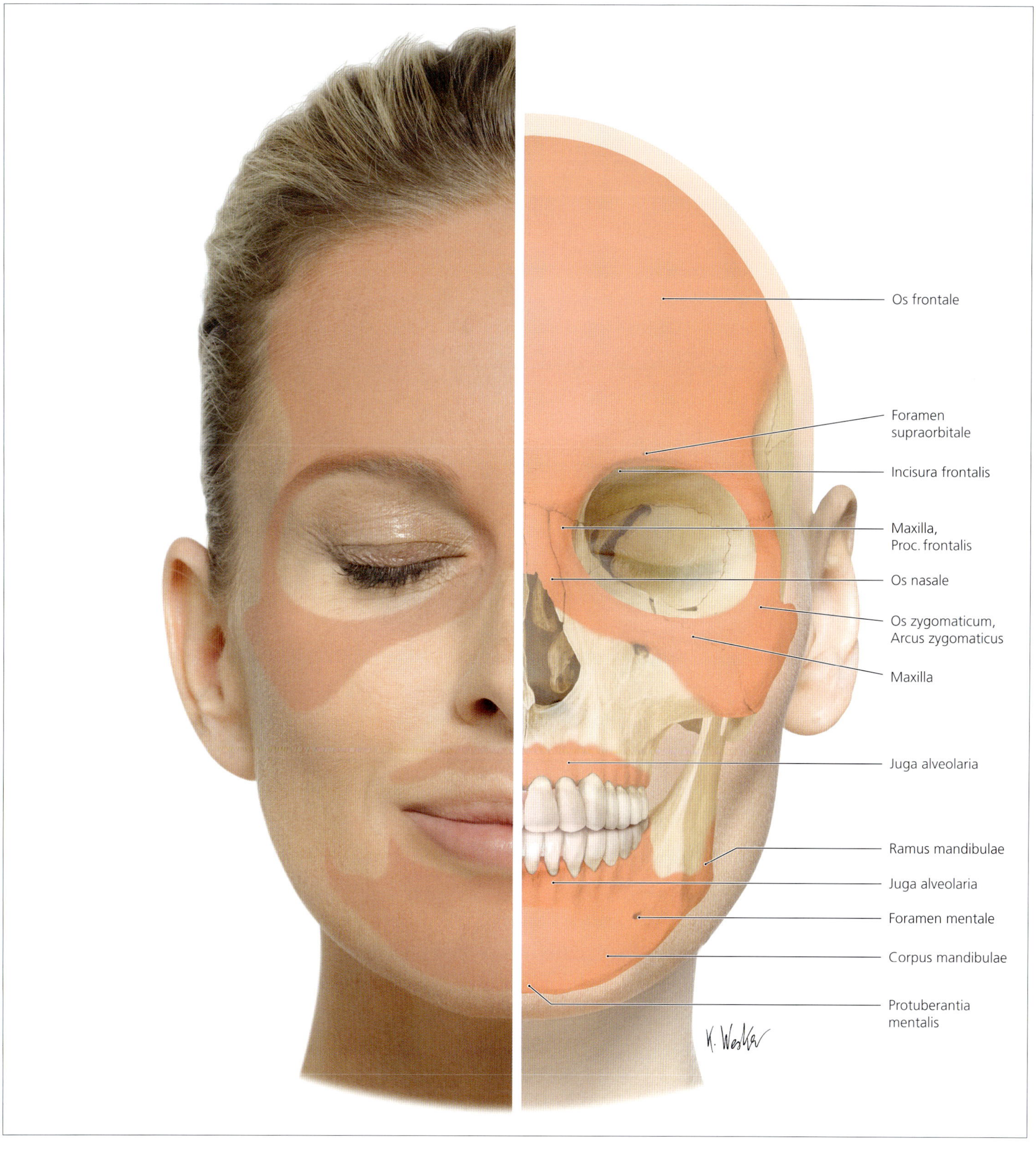

Darstellung der tastbaren Knochenregionen (rot) im Gesicht. Rechte Gesichtshälfte: klinische Betrachtung; linke Gesichtshälfte: anatomische Betrachtung.

2.2.2 Muskeln

Insgesamt besteht das menschliche Gesicht aus 30 verschiedenen Muskeln, die sich funktionell aus vier paarweise angelegten Kaumuskeln und 22 mimischen Muskeln zusammensetzen. Die mimischen Muskeln sind als dynamische Mitspieler im anatomischen Weichteilkomplex des Gesichts und dessen altersbedingter Umbauprozesse von enormer Bedeutung. Die Gesichtsmuskeln werden ferner hinsichtlich ihrer Lage unterteilt: Man unterscheidet eine tiefe, eine mittlere und eine oberflächliche Muskelebene.

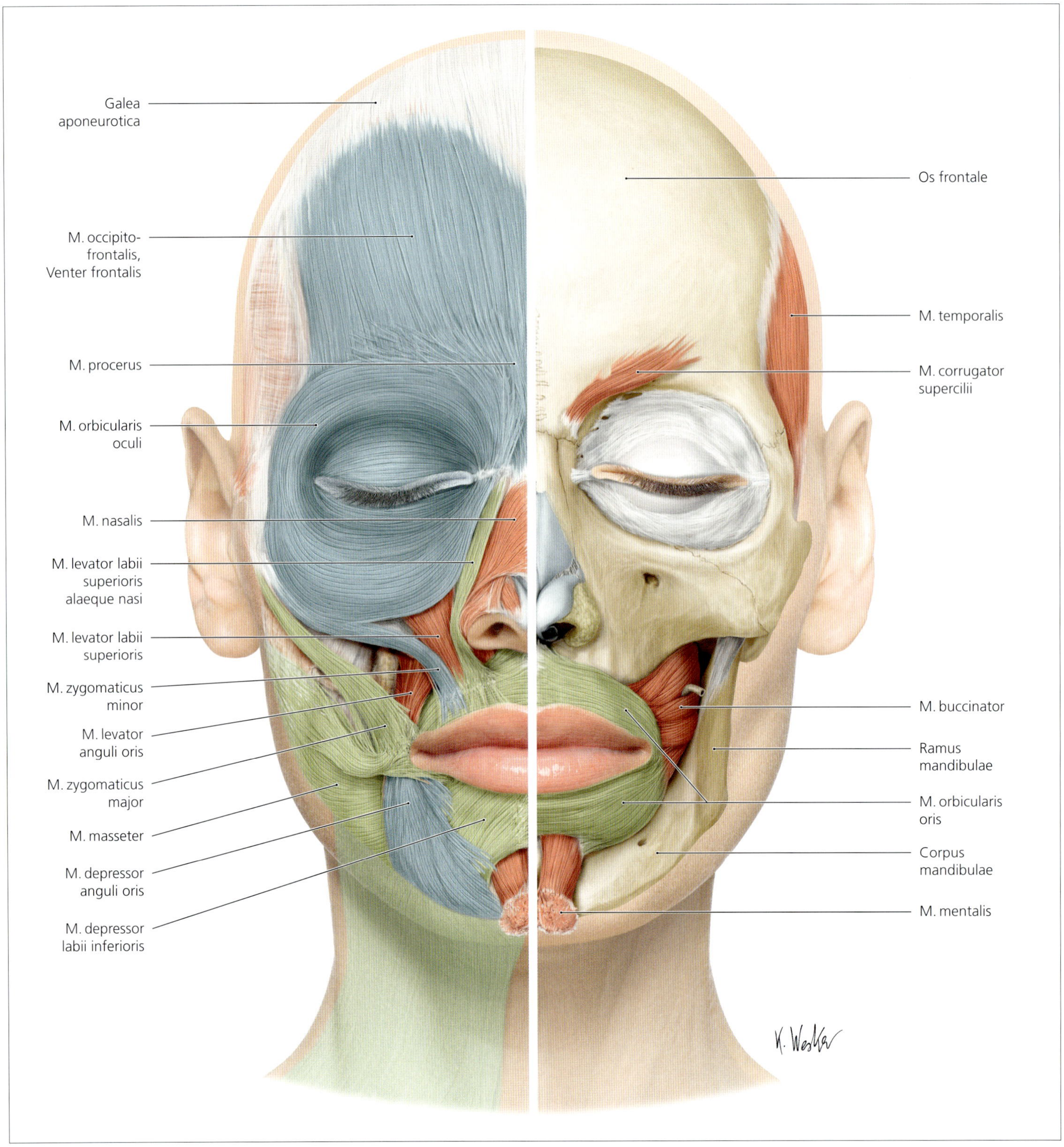

Darstellung der Gesichtsmuskeln in 3 Ebenen: oberflächliche (grün), mittlere (blau) und tiefe (rot) Muskeln.

2.2.3 Mimische Muskulatur

Bei den mimischen Muskeln handelt es sich zum größten Teil um oberflächliche Muskeln, die direkt unter der Haut liegen. Aus diesem Grund werden sie auch als „Hautmuskeln" bezeichnet. Im Gegensatz zur Skelettmuskulatur besitzen sie keine eigenständige Faszie. Sie werden durch eine kontinuierliche Faserplatte miteinander verbunden, das sogenannte superficial musculo-aponeurotic system, kurz SMAS. In das SMAS strahlt von kranial und kaudal subkutanes Fett ein. Umgekehrt wird das subkutane Fett durch das SMAS in eine oberflächliche und in eine tiefe Fettschicht unterteilt.

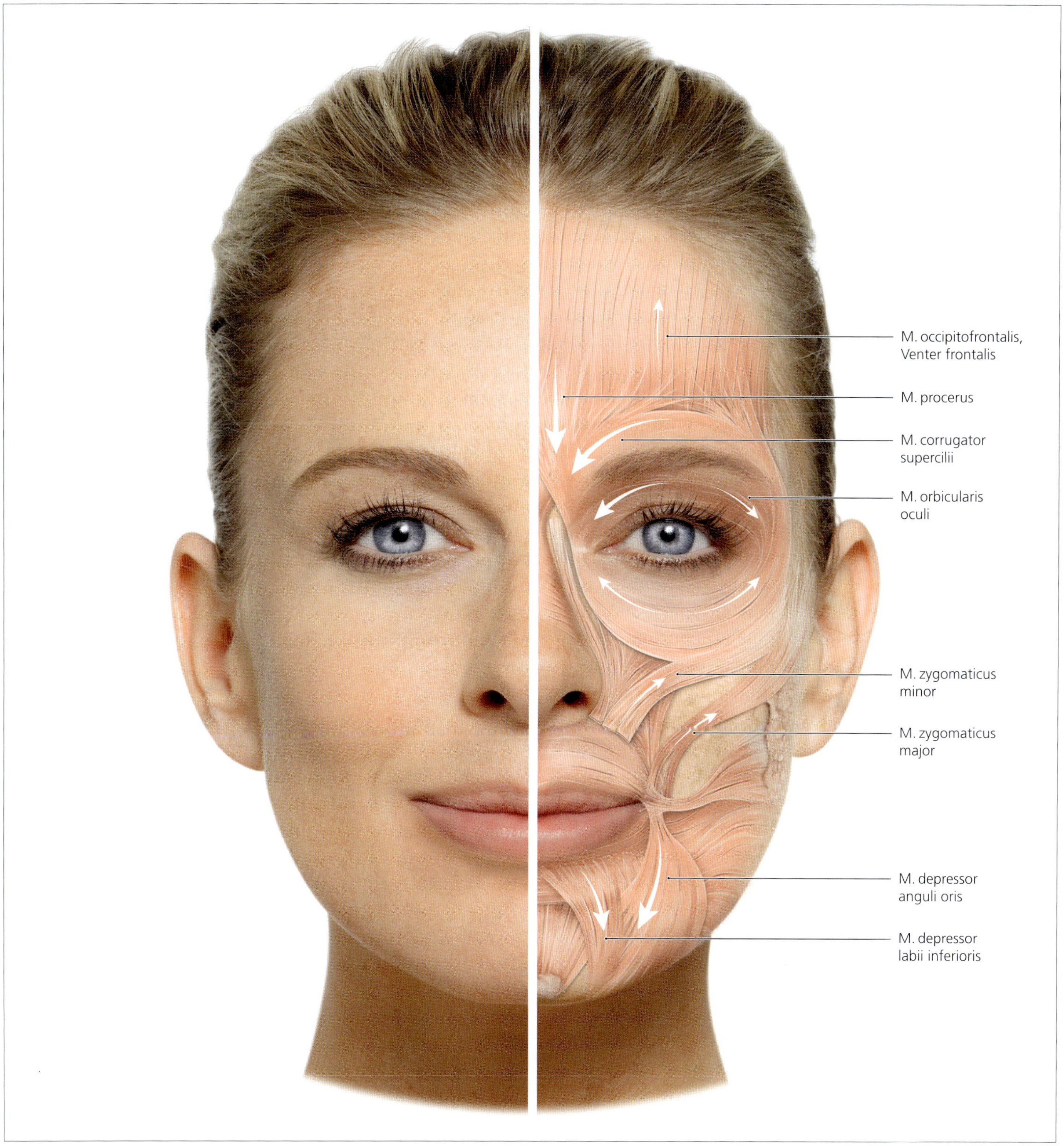

Übersicht der mimischen Muskulatur und schematische Darstellung der Kontraktionskräfte (Pfeile) beim Äußern von Gefühlsausdrücken. Generell wird mit dem Alter eine Zunahme der Depressoraktivität und Abnahme der Elevatoraktivität beobachtet.

Durch die Kontraktion der mimischen Muskulatur im Rahmen der natürlichen Emotionsausdrücke wird eine dynamische Faltenbildung in den Mimikarealen provoziert. Altersbedingt neigen die mimischen Muskeln zu einer Hypertonisierung, wodurch eigentlich willkürlich hervorbringbare Falten dauerhaft sichtbar bleiben und dadurch störend werden. Hinzu kommt ein sich langsam verschiebendes Kräfteverhältnis zwischen Depressor- und Elevatormuskeln, das ebenfalls an den altersbedingten Veränderungen im Gesicht beteiligt ist.

2.2.4 Subkutanes Fett und Bindegewebe

Das in Bindegewebe eingebettete subkutane Fett ist die volumengebende Komponente im Weichteilkomplex des Gesichts. Für die Haut und darunter befindlichen Strukturen stellt das Fettgewebe ein mechanisches und physiologisch unterstützendes Polster dar. Einerseits schützt es im Sinne eines „Stoßdämpfers" vor Verletzungen, andererseits stellt es dem Gewebekomplex wichtige Flüssigkeiten und Nährstoffe bereit.

Im Gesicht können zwei Fettlagen voneinander unterschieden werden. Oberhalb des SMAS befindet sich die zusammenhängende oberflächliche Fettschicht. Darunter liegen diskontinuierlich verteilt die tiefen Fettkörper.

Die oberflächlichen Fettkompartimente sind ein zusammenhängendes System in honigwabenartiger Erscheinung, das aus kleinen, stark septierten Fettläppchen aufgebaut ist. Über diese fischhautähnliche Unterlage ist die Haut am SMAS verankert und erhält dadurch eine biomechanische Stützschicht. Wenn oberflächliches Fett ausgeprägt ist, erscheint das Hautrelief homogener und die Gesichtszüge wirken zart. Das ist im jugendlichen Gesicht der Fall, insbesondere im Bereich der Wangen, der Nasolabialfalte, der Glabella, in der Kinn-Kiefer-Re-

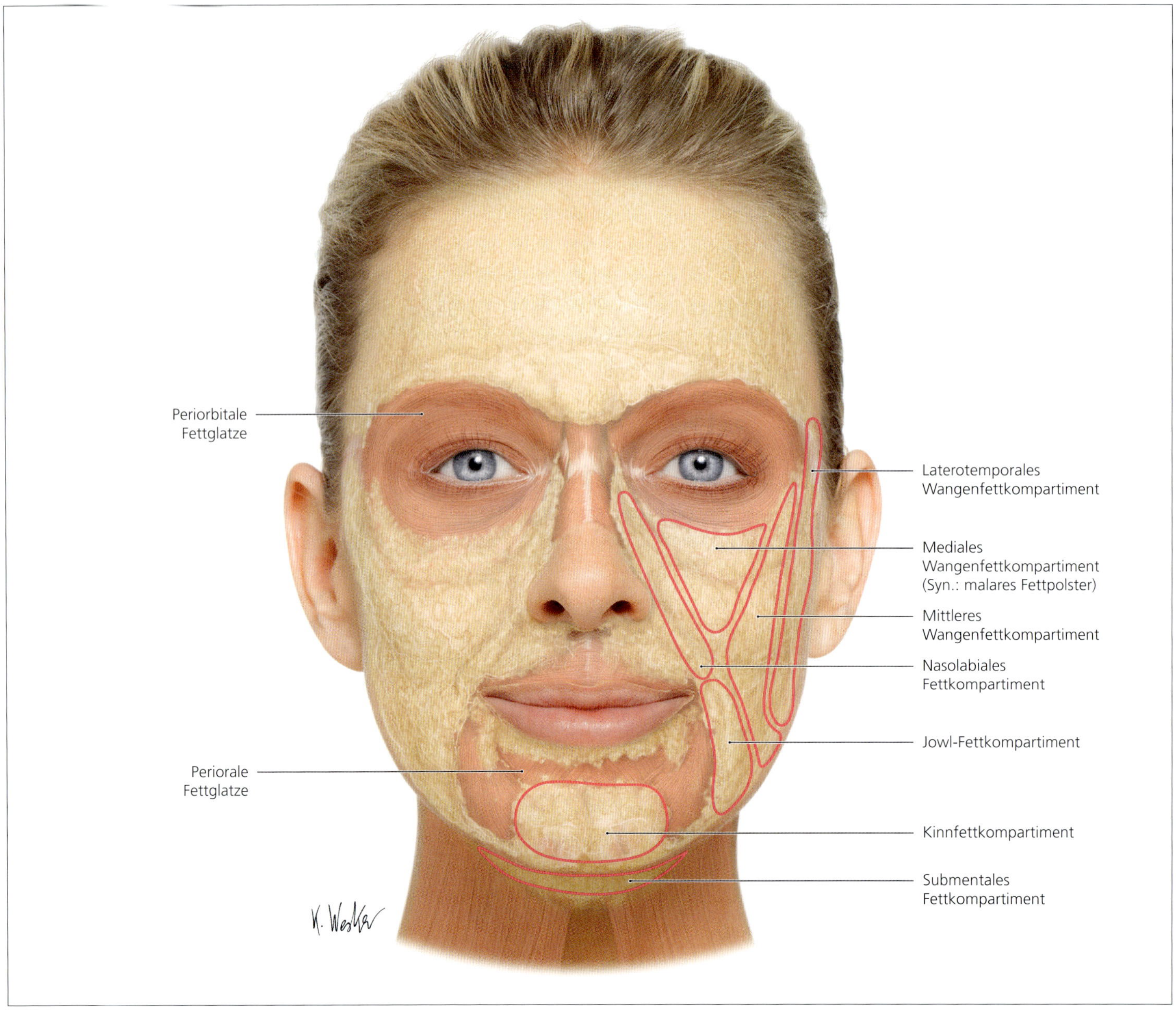

Oberflächliche Fettanlage im Gesicht.

gion sowie im vorderen Halsbereich oberhalb des Platysmas. Wenig oberflächliches Fett ist vorhanden im Bereich der Schläfen und Stirn und nahezu keines in der Periorbital- und Perioralregion.

Die tiefe Fettschicht liegt unterhalb des SMAS. Im Unterschied zum oberflächlichen Fett ist sie diskontinuierlich aufgebaut und setzt sich aus einzelnen separierten Fettkörpern zusammen, die morphologisch den Lipomen ähneln. Die Fettlappen sind größer und gering bis gar nicht septiert.

Das tiefe Fett dient den darin eingebetteten Strukturen als Polster, fungiert aber auch als Energiespeicher und endokrines Organ. Die tiefen Fettkörper sind es, die im jugendlichen Gesicht die volumengebende Basis für die übrigen Weichteile bilden und den Gesamtkomplex augmentativ unter Spannung setzen. Ihre atrophiebedingte Rückbildung im natürlichen Alterungsprozess gilt als Hauptinitiator für das Zustandekommen äußerlich sichtbarer Altersstrukturen. Ferner ist der trophische Zustand der tiefen Fettschicht für die Versorgungs- und Flüssigkeitslage in den peripheren Gewebeebenen grundlegend.

Tiefe Fettkörper finden sich im Gesicht:

- Periorbikulär, unterhalb des M. orbicularis oculi (retroorbicularis oculi fat pad; retroorbiculares okkuläres Fettpolster [ROOF])
- Periorbikulär, unterhalb des M. orbicularis oculi (suborbicularis oculi fat pad; suborbiculares okkuläres Fettpolster [SOOF])
- Im Bereich der Glabella (Glabellafettkörper)
- Im Bereich der Mm. zygomatici (tiefes Wangenfettpolster)
- Bukkal (Bichat-Fettkörper)
- Temporal (Schläfenfettkörper) = temporaler Fortsatz des Bichat-Fettkörpers
- Masseter (Masseterfortsatz des Bichat-Fettkörpers)

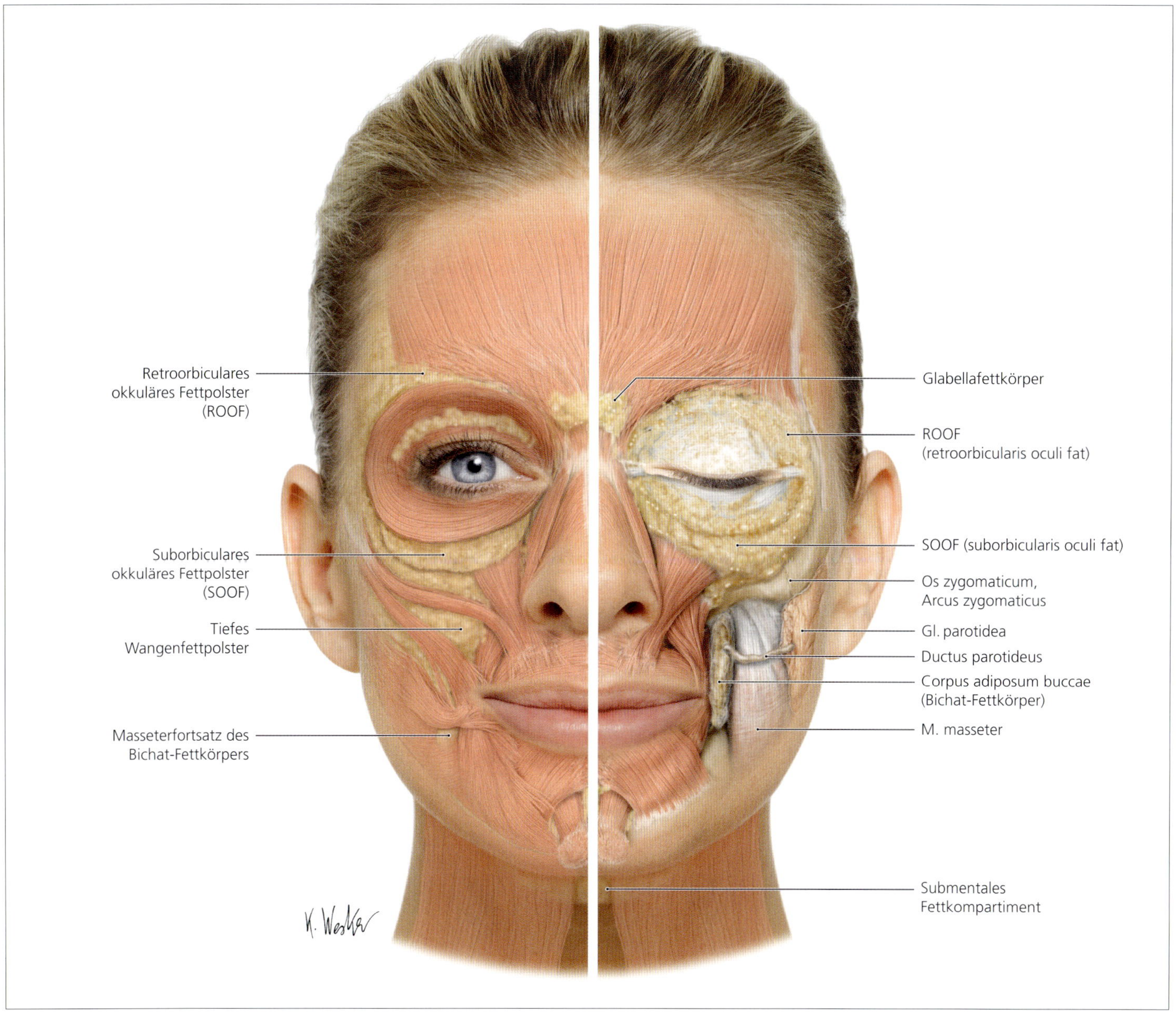

Verteilung der tiefen Fettanteile im Gesicht.

2.2.5 Haltebänder

Bindegewebeartige Verdichtungen stellen die Verbindungen der Haut zu den darunter liegenden Weichteilen bzw. zum Skelettsystem dar. Diese Verdichtungen werden als „Haltebänder", „Retinacula cutis" oder „Retaining ligaments" bezeichnet. Ligamente, die die Haut am Knochen verankern, werden als „echte" Haltebänder bezeichnet. Jene, die die Haut mit der Muskelfaszie oder dem SMAS verbinden, nennt man „unechte" Haltebänder.

Die echten Haltebänder sind dichte, kondensierte Strukturen, die im Gesicht für Integrität und Kompartimentierung sorgen. Im Falle einer Verletzung wird durch die Ligamente eine Diffusionsbarriere gebildet, die die Verteilung von Gewebeflüssigkeiten in andere Gesichts-

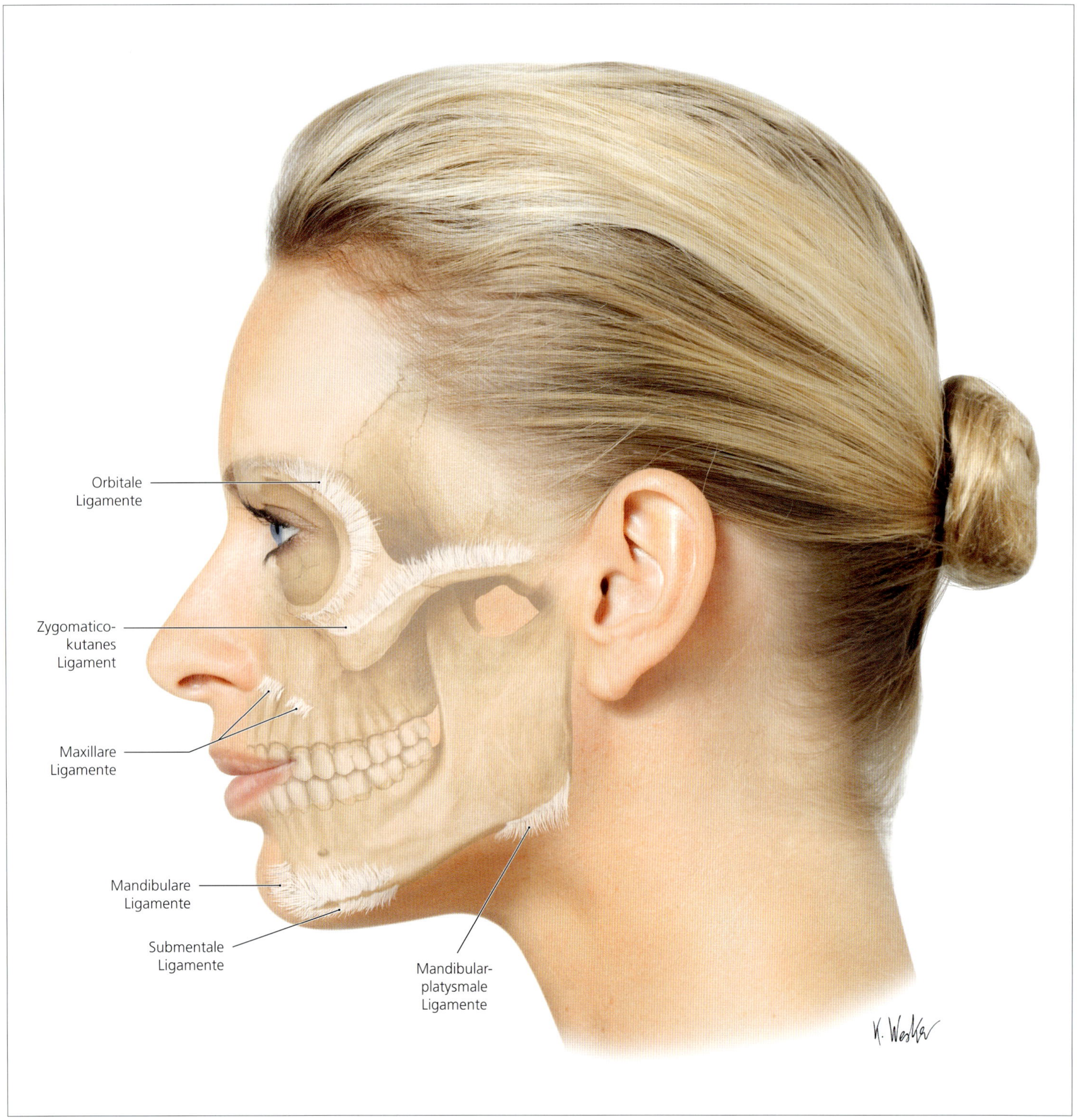

„Echte" Haltebänder des Gesichts.

bereiche unterbindet. Die echten Haltebänder können als Säulen des Gesichts begriffen werden.

Vergleichsweise handelt es sich bei den unechten Haltebändern um längere, weniger kondensierte Strukturen. Man kann sie mit Zäunen vergleichen, durch die hindurch geblickt werden kann und die keine Diffusionsbarriere darstellen. Die unechten Haltebänder dienen der Stabilisierung der Weichteilstrukturen im Gesamtgefüge durch ihre Verankerung an der Haut. Auf diese Weise sind sie für die natürliche Fächerung der Hautoberfläche und die darauf einwirkenden Zugkräfte verantwortlich. Ein atrophiebedingtes Erschlaffen dieser Verankerungselemente führt im initialen Alterungsprozess zu einer Delokalisierung von Haut und Weichteilen nach kaudal.

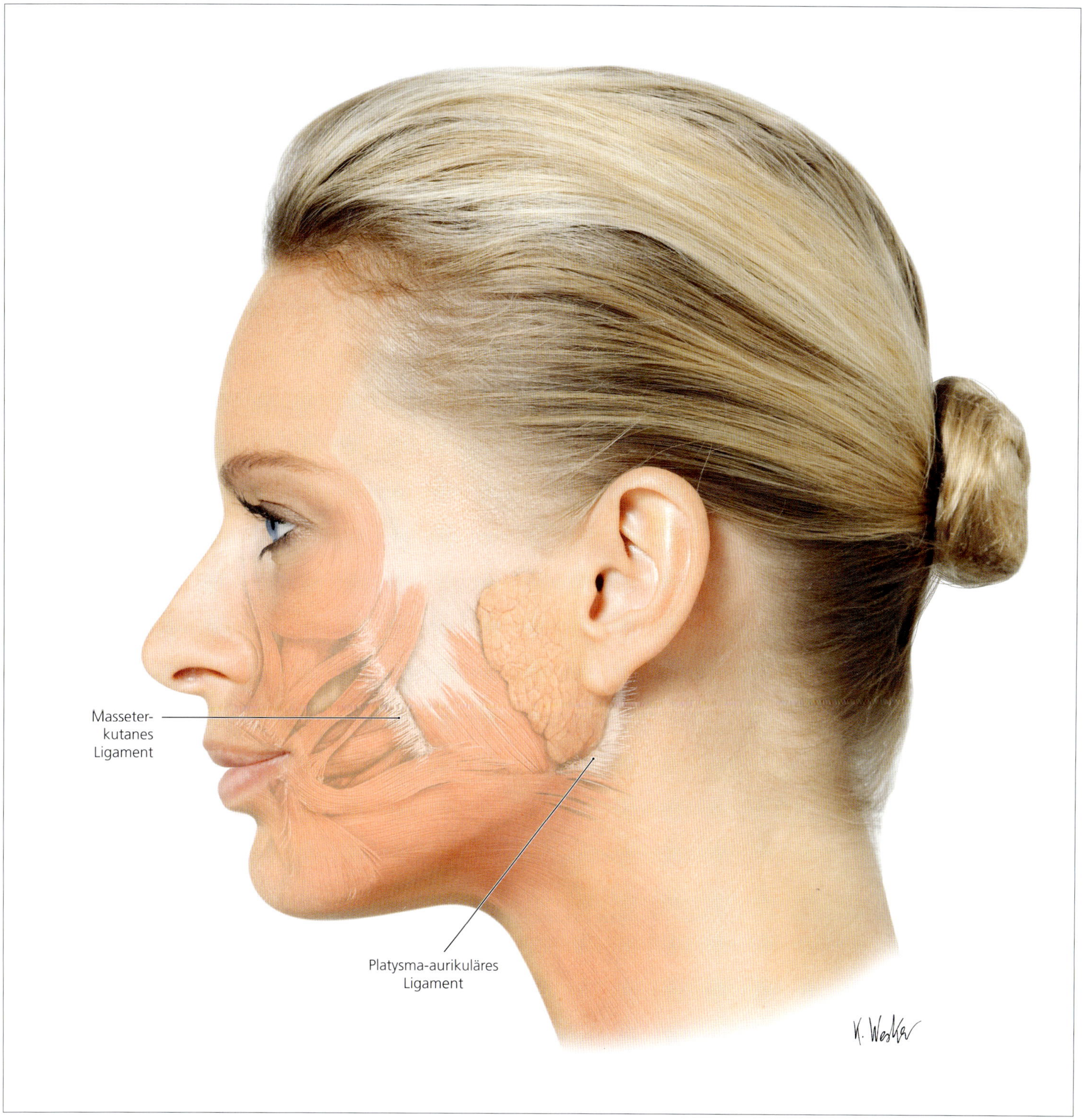

„Unechte" Haltebänder des Gesichts.

2.2.6 Gleitebenen

Damit es zu Verschiebungen von Gewebeeinheiten übereinander bzw. über ihrer knöchernen Basis kommen kann, muss zumindest minimaler Platz zwischen den Strukturen gegeben sein. Dies ist der Fall in den kleinen, areolaren Kompartimenten zwischen den Bindegewebemänteln der Gewebeeinheiten, beispielsweise einem tiefen Fettkörper und dem Periost. Solche Bereiche können als Gleitzonen oder Gleitebenen bezeichnet werden.

Im Gesicht findet man die folgenden größeren Gleitebenen:

1 an der Schläfe (zwischen der Fascia temporalis und der Fascia temporoparietalis)
2 an der Stirn (zwischen der Galea und dem Periost)
3 im Mittelgesicht (zwischen dem oberflächlichen SMAS und der Fascia parotideomasseterica)
4 am Hals (zwischen Platysma und oberflächlicher Halsfaszie)

Diese areolaren Zonen können als die Entstehungsorte für ein kaudales Abrutschen der Gewebeeinheiten im altersbedingten Umbauprozess des Gesichts verstanden werden.

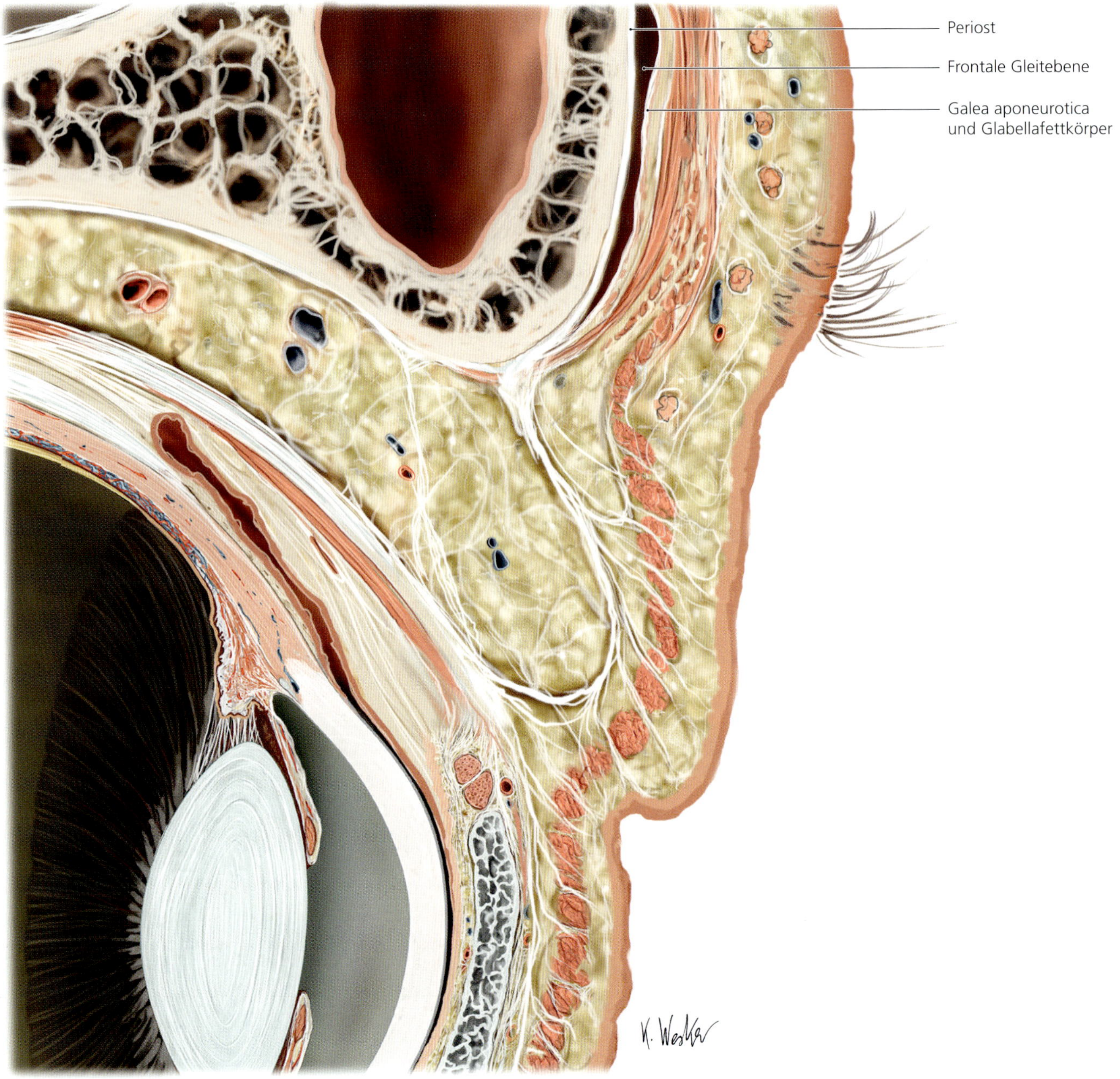

Querschnitt durch die Supraorbitalregion mit frontaler Gleitebene.

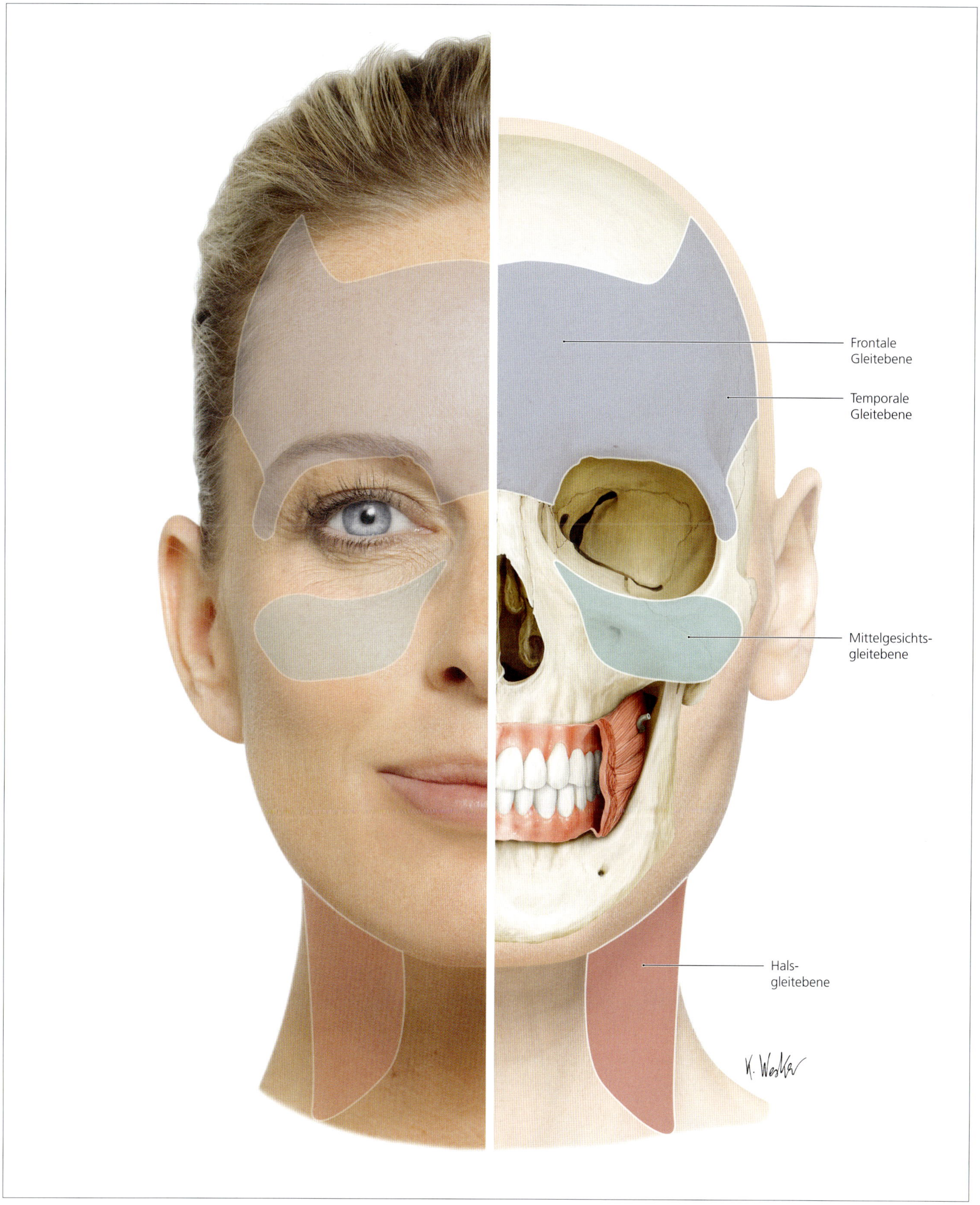

Projektion der Gleitebenen des Gesichts auf die Hautoberfläche (rechte Gesichtshälfte) und auf die Schädelunterlage (linke Gesichtshälfte).

2.2.7 Blutversorgung

Ein breites Netzwerk aus Arterien und Venen stellt die Nährstoffversorgung der subdermalen Gewebeeinheiten sicher. Die peripheren dermalen Schichten werden nur noch durch feine Kapillargefäße durchblutet. Die Ernährung der Epidermis erfolgt rein mittels Diffusion, weswegen für ein ebenmäßiges, gesundes Hautbild eine ausreichende Perfusion und Flüssigkeitsversorgung der Dermis und Subkutis gegeben sein muss.

Kenntnisse über die Lage der größeren Blutgefäße sind ferner für jede mikrotraumatisierende Behandlung im Gesicht grundvorausset-

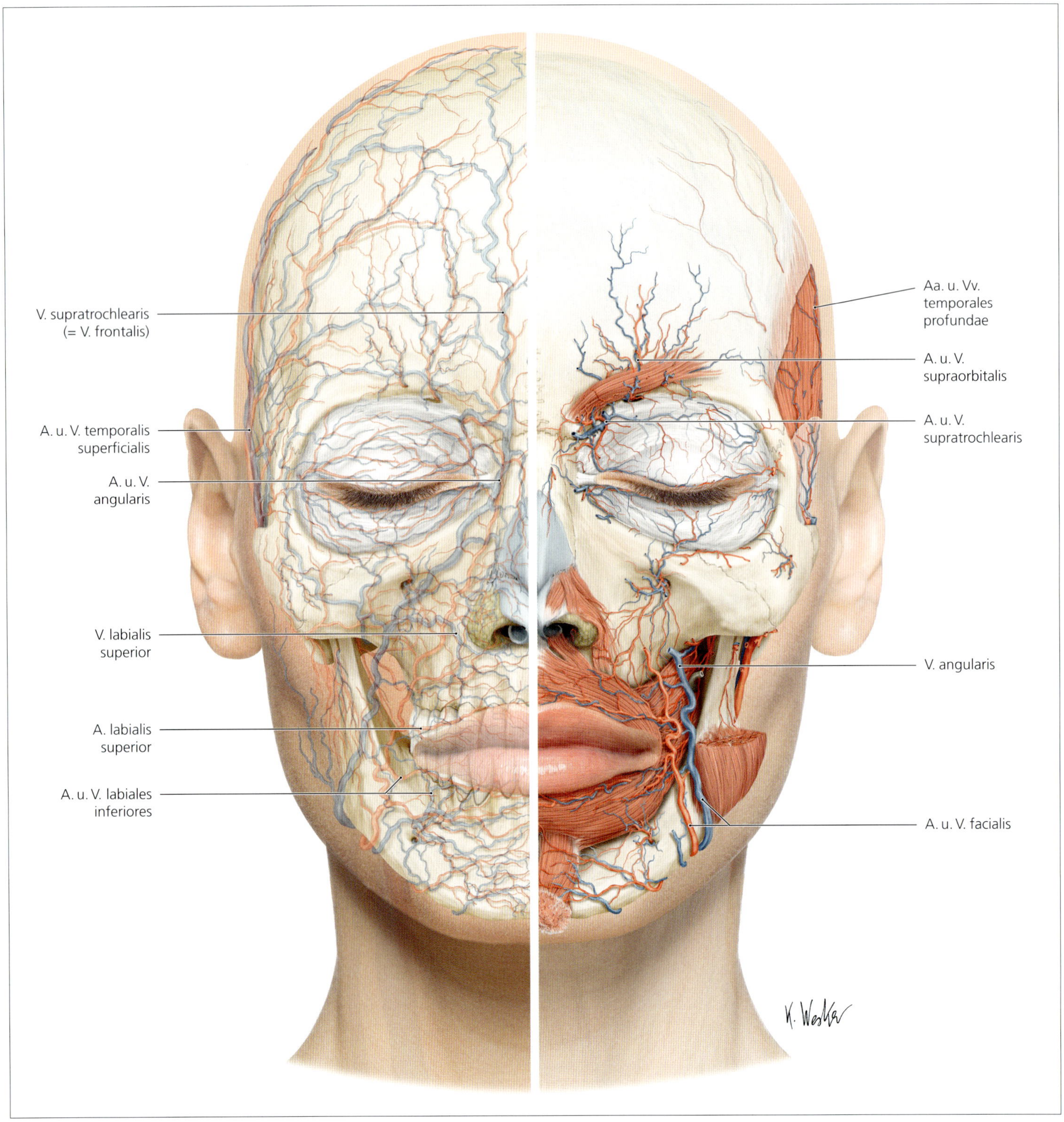

Übersicht der Blutgefäße in Projektion auf den Gesichtsschädel (rechte Gesichtshälfte); Lage der tieferen Arterien und Venen im Verhältnis zur tiefen Muskulatur (linke Gesichtshälfte).

zend, um Komplikationen durch mögliche intravasale Injektionen zu vermeiden.

Eine intakte Perfusion des subkutanen Fettgewebes ist aufgrund dessen biologischer Unterstützungsfunktion von gravierender Bedeutung für die Volumen- und Versorgungszustände im Gesamtgewebekomplex des Gesichts. Während die subkutanen Weichteile im jugendlichen Gesicht noch gut durchblutet sind, kommt es relativ früh zu einer Mangelperfusion, u. a. beschleunigt durch Nikotin. Daraus resultieren der atrophiebedingte Volumenverlust und eine Verschlechterung der Versorgungszustände als initiale Faktoren des Alterns.

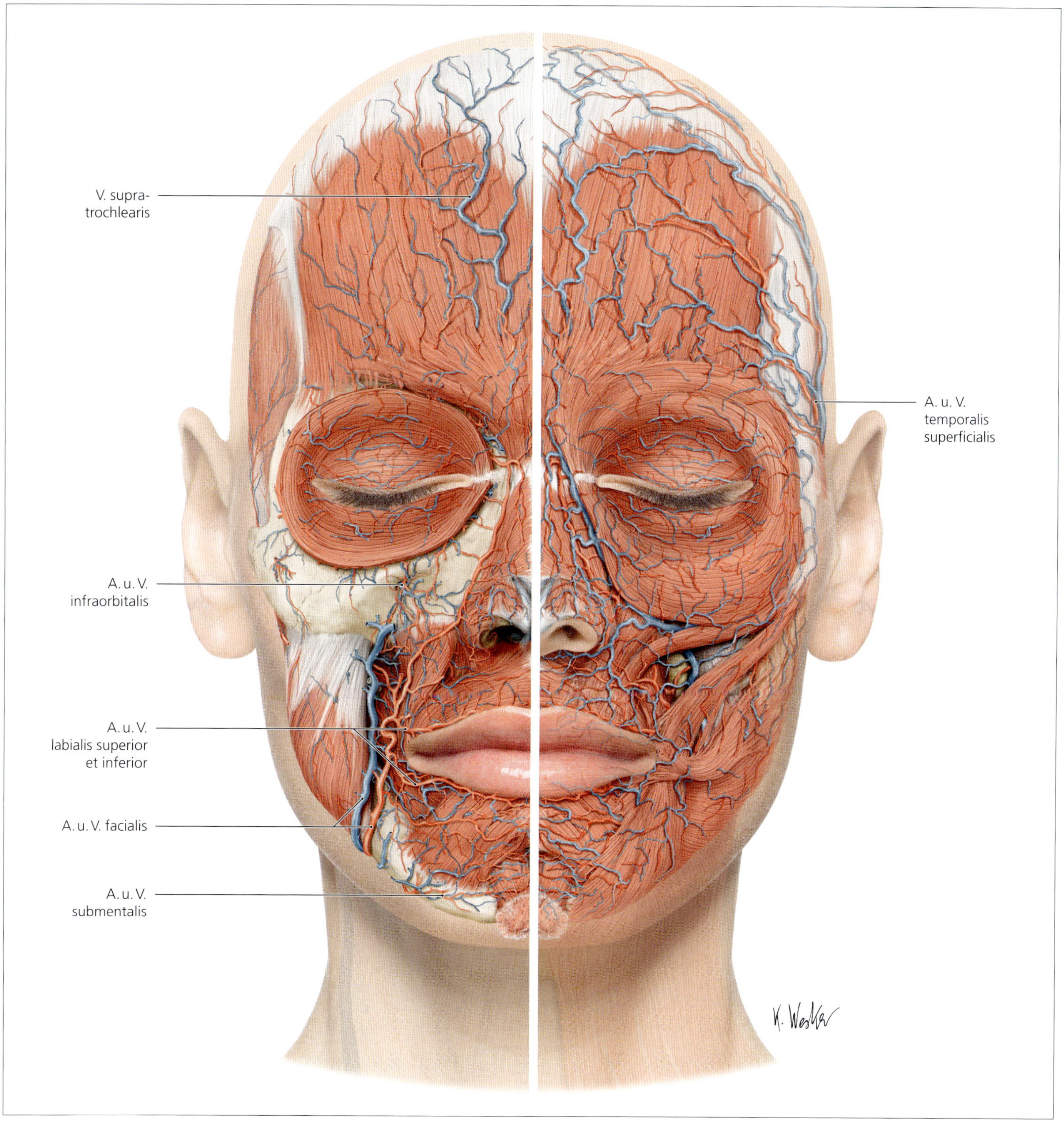

Lage der Arterien und Venen im Verhältnis zur mitteltiefen (rechte Gesichtshälfte) und oberflächlichen (linke Gesichtshälfte) Muskulatur.

2.2.8 Innervation

Die Innervation des Gesichts kann grob in die Anteile zweier großer Nervenäste unterteilt werden, des N. trigeminus und des N. facialis.

Der N. trigeminus (N. V) ist für die sensorische Innervation des Gesichts verantwortlich. Er verlässt die Orbita über die Fissura und das Foramen supraorbitale als N. opthalmicus (V_1), der die sensible Innervation des oberen Gesichts übernimmt, als N. maxillaris (V_2) durch das Foramen infraorbitale für das Mittelgesicht und als N. mandibularis (V_3) für die Innervation der mandibularen und temporalen Regionen.

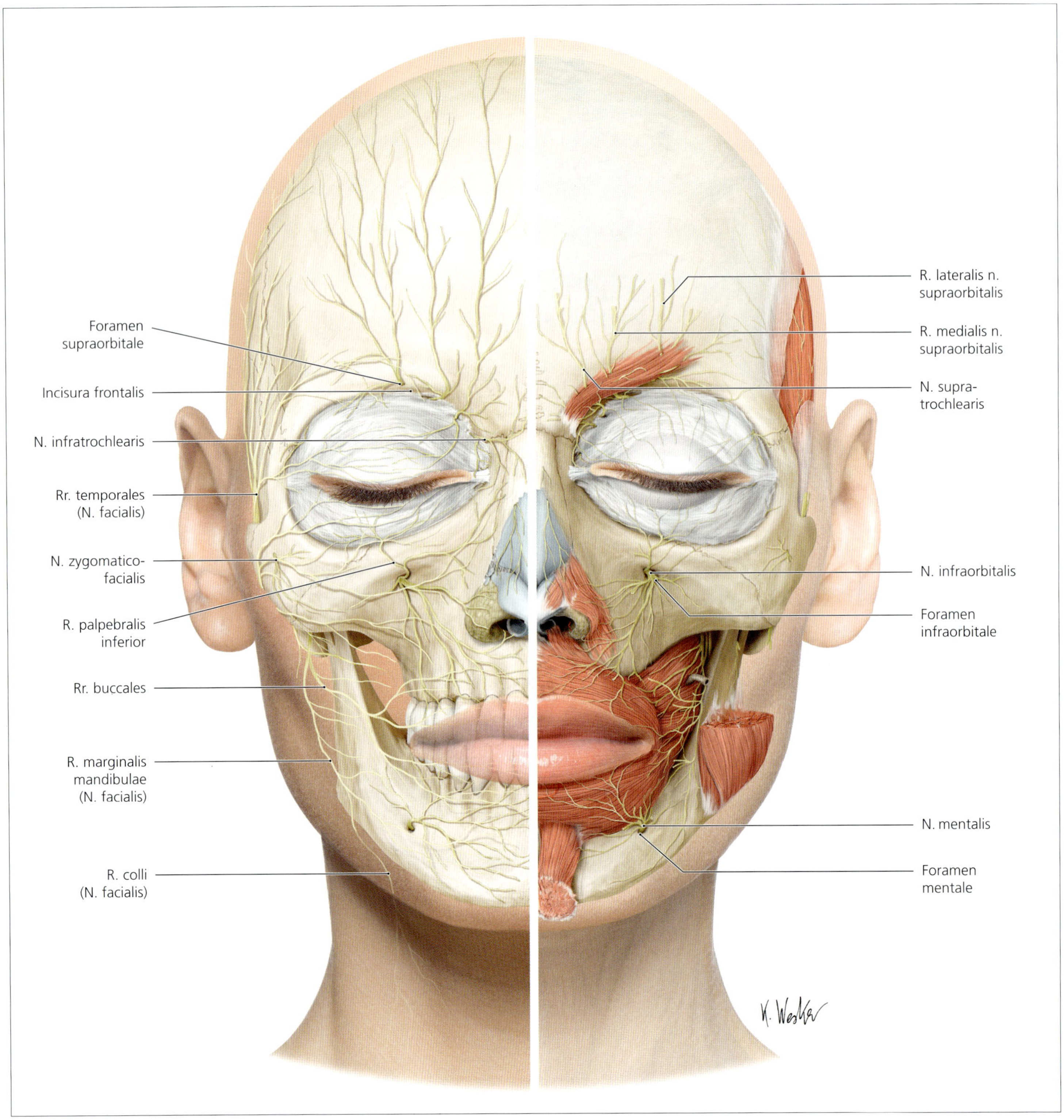

Übersicht der Gesichtsnerven in Projektion auf den Schädel (rechte Gesichtshälfte); Lage der tiefen Nerven im Verhältnis zur tiefen Muskulatur (linke Gesichtshälfte).

Der N. facialis (N. VII) innerviert die mimische Muskulatur. Seine 5 Äste teilen sich innerhalb der Gl. parotis und laufen oberflächlich zu folgenden Muskeln:

- Der R. temporalis versorgt die Muskeln der temporalen, frontalen und palpebralen Muskeln.
- Der R. zygomaticus innerviert die Muskeln der Jochbeinregion und der Unterlider.
- Die Rr. buccales ziehen zu den Muskeln der Wange und den periorbitalen Muskeln.
- Der R. marginalis mandibulae innerviert die Muskeln der Kinnregion und der R. cervicalis das Platysma.

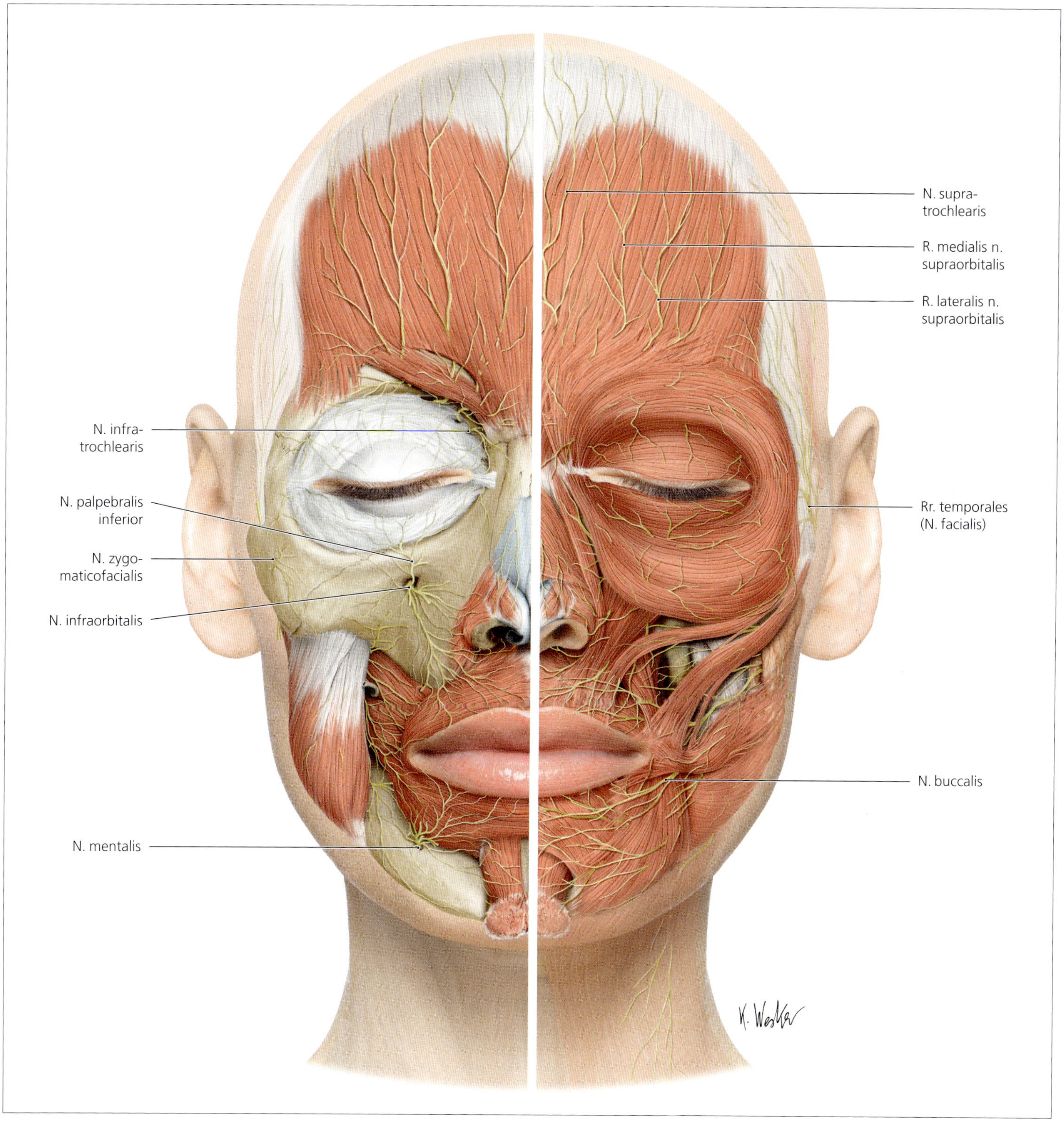

Lage der Gesichtsnerven im Verhältnis zur mitteltiefen (rechte Gesichtshälfte) und oberflächlichen (linke Gesichtshälfte) Muskulatur.

2.3 Altersbedingte Umbauprozesse und klinische Konsequenzen

Ein komplexes Zusammenspiel aus biologischen und externen Faktoren führt im Laufe der Zeit zu einem allmählichen Umbau der Gesichtsstrukturen. Früher oder später treten die sich initial in den anatomischen Einheiten unter der Oberfläche abspielenden Prozesse auch klinisch in Erscheinung. Einige Gesichtsbereiche sind in dieser Hinsicht besonders prädisponiert. Dort, wo die Hautoberfläche mit wenig oberflächlichem Fett ausgestattet ist, manifestieren sich die klinischen Alterserscheinungen zuerst.

Das Gesicht ist aus unterschiedlichen regionären Einheiten und Kompartimenten aufgebaut, weswegen auch sein Alterungsprozess als eine Serie räumlich isolierter, miteinander in proportionaler Beziehung stehender Einzelereignisse zu begreifen ist.

Grundlegend für die Entwicklung kausaler Therapiekonzepte ist, die altersbedingten Vorgänge

- innerhalb der einzelnen Gewebeeinheiten
- in ihrem regionären Zusammenspiel mit benachbarten Strukturen
- in ihrem globalen Kontext im Gesamtgesicht

zu begreifen. Dabei ist darauf hinzuweisen, dass für die proportionale Behandlung einer Altersstruktur neben ihrer Lage im dreidimensionalen Gefüge auch die dynamische Verschiebung der Gesichtsstrukturen im Zuge der Mimikaktivitäten zu berücksichtigen ist.

2.3.1 Gewebebezogene Veränderungen

Veränderungen der Haut

Die Haut unterliegt extrinsischen und intrinsischen Alterungsprozessen, die im vorangegangenen Kapitel ausführlich beschrieben wurden. Zusammengefasst kommt es im Alter u. a. durch sich akkumulierenden UV-Schaden ganz allmählich zu einem Abbau des dermalen Kollagens und dem damit verbundenen Elastizitätsverlust der Haut. Biologische Degenerationsmechanismen beeinträchtigen den Stoffwechsel und die Teilungsrate der Zellen, verstärkt durch die perfusions- und atrophiebedingte allgemein verschlechterte Versorgungslage. Folgen sind eine Beeinträchtigung der Regenerationsfähigkeit und Barriere- sowie Immunfunktion der Haut. Die klinischen Konsequenzen äußern sich vorwiegend in einer zunehmenden Trockenheit und Inhomogenität der Hautoberfläche, einhergehend mit einer erhöhten Anfälligkeit gegenüber Verletzungen und Infektionen.

Eine entscheidende Ursache für die Hautalterung ist die Reduktion der Perfusion und Atrophie der Volumenverhältnisse, wodurch die relative Oberfläche des Hautmantels im Alter zunimmt, während die stabilisierenden Zugkräfte durch die Haltebänder abnehmen. Die Haut erschlafft, nicht nur elastotisch, da sie nur noch locker an die übrigen Gewebeeinheiten und ihre Basis verankert ist. Resultat ist ein schwerkraftbedingtes Absinken der Haut und Faltenwurf.

Veränderungen des subkutanen Fettgewebes

Obwohl Hautalterung ein im Gesamtgesicht einheitlich ablaufender Prozess ist, fällt auf, dass sich die typischen Alterskennzeichen eines Gesichts regional bedingt mehr oder weniger konzentrieren. Daraus wird ersichtlich, dass nicht etwa Veränderungen der Hautoberfläche allein für das Auftreten klinischer Alterungserscheinungen verantwortlich sein können.

Bedeutung der Haut für die Therapie

Eine perfusions- und atrophiebedingt verschlechterte Versorgungslage der Haut, eine damit verbundene Abnahme der relativen Hornschichtfeuchtigkeit und Wasserbindekapazität der Epidermis sowie ein Abbau von dermalem Kollagen und Wasser gehören zu den wichtigsten Ursachen für die sichtbaren Kennzeichen der Hautalterung. Indem die Dermis und das unterstützende subkutane Fettgewebe durch Injektionen von wasserbindenden Hyaluronsäurefillern mit neuen Flüssigkeiten gesättigt werden, können die Missstände ausgeglichen und die Vitalität und Barrierefunktion der Haut auf natürlichem Weg wiedergewonnen werden. Klinisch resultiert eine homogenisierte, elastischere und geschmeidigere Hautoberfläche mit „erfrischtem Teint". Oberflächliche Hyaluronsäureinjektionen sind aus diesem Grund bedeutend für die Revitalisierung der Haut zur Therapie und Prävention frühzeitiger Hautalterung.

Der topographische Vergleich der subkutanen Fettverteilung und der Manifestationsstellen klinischen Alterns zeigt: Das Auftreten von Altersstrukturen ist an die Verteilung und Zustände der subkutanen Fettanteile gebunden. Ausgangspunkte im klinischen Alterungsprozess sind die periorbitalen und perioralen Fettglatzen. Da der Haut in diesen Bereichen ihre biomechanische Stützschicht fehlt, ist die Oberfläche den sichtbaren Auswirkungen des anatomischen Umbaus besonders unterworfen.

Die äußerlich wahrnehmbaren Folgen wie Falten, Hautlaxität und Inhomogenisierung des Oberflächenreliefs dürfen jedoch nicht als die Ursachen der altersbedingten Veränderungen angesehen werden. Jene tragen sich höchstwahrscheinlich in tieferen, klinisch nicht sichtbaren Gewebeebenen zu. Neueren Erkenntnissen folgend ist die perfusionsbedingte Atrophie der tiefen Fettkörper als Hauptinitiator im Entstehungsprozess der Altersstrukturen zu begreifen. Durch eine relativ frühe Abnahme der Perfusion im supraperiostalen Fettgewebe, u. a. beschleunigt durch Nikotinkonsum, kommt es zum Teil bereits im jungen Erwachsenenalter zu einer Einschränkung der Versorgungslage und einem Schrumpfen der tiefen Fettkörper. Aus der allmählichen Rückbildung der sowohl volumengebenden als auch physiologisch versorgenden subkutanen Basis resultiert eine Beeinträchtigung der Spannungs- und Flüssigkeitszustände im gesamten Gewebekomplex. Die Haltebänder erschlaffen und können die Haut und übrigen Gewebeeinheiten nicht mehr ausreichend stabilisieren. Es kommt zu einem Absenken des Hautmantels und zu einem Verrutschen der darunter befindlichen Weichteile über den Gleitebenen. Der Zustand der Hautoberfläche verschlechtert sich infolge mangelnder Versorgung.

Aufgrund der multifaktoriellen Ursachen dieser perfusionsabhängigen Prozesse erklärt sich, warum klinisches Altern bereits zu einem Zeitpunkt eintritt, zu dem mit den Auswirkungen rein chronologischer Veränderungen, z. B. am Knochen, noch nicht zu rechnen wäre, und wodurch sich die interindividuellen Unterschiede im Manifestationszeitpunkt und -schweregrad der einzelnen Strukturen erklären lassen.

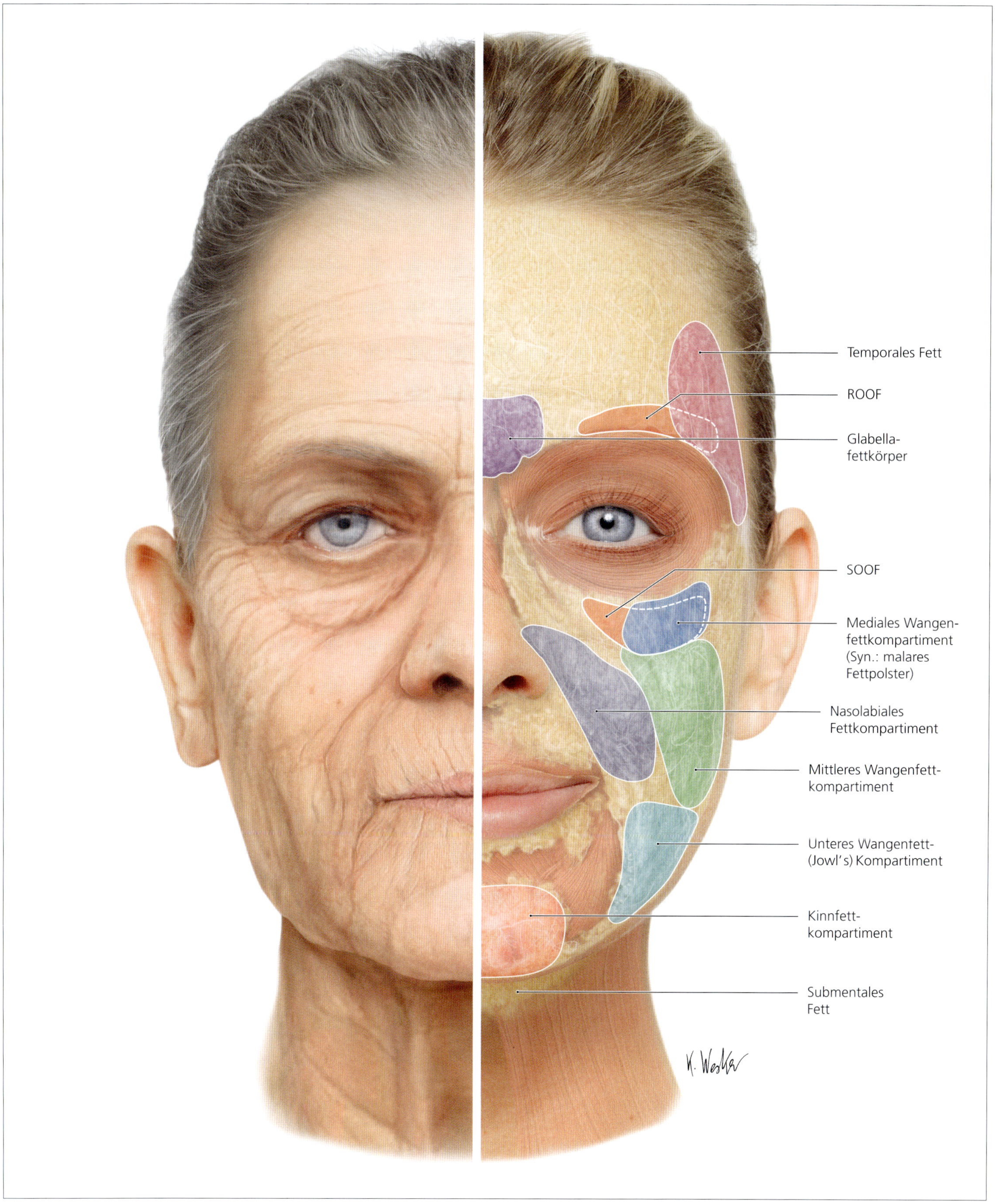

Gegenüberstellung der klinischen Alterungsmerkmale und subkutanen Fettverteilung im Gesicht. Die Korrelation wird auf den ersten Blick ersichtlich. Klinisches Altern manifestiert sich dort besonders früh und additiv, wo oberflächliches Fett abwesend ist und tiefe Fettkörper atrophiebedingt schrumpfen. Bei der periorbitalen und perioralen Fettglatze handelt es sich deswegen um „Brennpunkte" des Alterns.

Bedeutung des Fettgewebes für die Therapie

Das subkutane Fettgewebe übernimmt eine Schlüsselrolle im initialen Alterungsprozess des Gesichts. Eine Atrophisierung der supraperiostalen Fettpolster und ein damit einhergehender Spannungsverlust im Gewebekomplex gelten als Hauptverursacher für das Entstehen der klinischen Alterserscheinungen.
Wie die Ergebnisse von Hyaluronsäurebehandlungen im tiefen Subkutangewebe belegen, können diese äußerlichen Strukturen durch eine Kompensation der Volumen- und Flüssigkeitsmissstände an ihrer Basis kausal therapiert werden. Die Behandlungen übertreffen die Ergebnisse, die in vorangegangenen Therapiekonzepten entweder durch eine oberflächliche Verschleierung oder chirurgische Resektion dieser Strukturen möglich waren. Entgegen der ursprünglichen Lehrmeinung resultieren die klinischen Kennzeichen des Alterns demnach aus einem Mangel an den Weichteilen, der sich durch gewebeschonende, wiederherstellende Maßnahmen minimalinvasiv im regenerativen Sinne beheben lässt. Entsprechende Therapie- und Präventionsmaßnahmen mittels wasserbindender Augmentationsverfahren gelten als die Pionierverfahren der modernen Anti-Aging-Therapie des 21. Jahrhunderts.

2

Veränderungen der Haltebänder

Lange wurde die Rolle der Haltebänder bei der Betrachtung der anatomischen Zusammenhänge im Gesicht nahezu außer Acht gelassen. Heute weiß man, dass sie für die dreidimensionale Fächerung der Hautoberfläche hauptverantwortlich sind und eine maßgebende Rolle im Entstehungsprozess der allermeisten Alterungsstrukturen spielen.

Von den Haltebändern gehen Zugkräfte zwischen der Haut und den übrigen Gewebeeinheiten aus, die den Gewebekomplex insgesamt unter Spannung setzen und in seiner Dreidimensionalität stabilisieren. Altersbedingt kommt es aufgrund des Abbaus der volumengebenden Basis generell zu einer Abnahme der Spannungsverhältnisse. Insbesondere die wenig stabilen unechten Haltebänder erschlaffen relativ früh und sind zunehmend weniger in der Lage, Haut, Muskeln und Fettgewebe ausreichend augmentativ zu stabilisieren. Dadurch ausgelöst bzw. gefördert wird ein schwerkraftbedingtes Absinken der Haut und Weichteile nach kaudal. Es kommt zu unproportionalen Umverteilungen und Faltenwurf.

Das ebenfalls rasch eintretende Erschlaffen des lateralen Anteils des maxillaren Ligmanents führt zu einem frühen Absacken der Weichteile in der vorderen Wangenregion, woraus die charakteristische Nasolabialfalte als initiales Zeichen des Alterns resultiert.

Die echten Haltebänder stellen säulenartige Verbindungselemente der Haut zum Knochen dar. Bei einer atrophiebedingten Rückbildung des Untergrunds kommt es dort, wo die Ligamente auf die Haut einwirken, zu sichtbaren Einkerbungen im Oberflächenrelief. Das trägt beispielsweise am Jochbein zur Darstellung von Tränensäcken und der malaren Fettpolster (zygomatico-kutanen Ligament), im Mittelgesicht zur Nasolabialfalte und im unteren Gesichtsdrittel zu den Marionettenlinien sowie Veränderungen der Kinn-Kiefer-Linie bei. Gegebenenfalls führt die Verschlechterung der profundalen Versorgungs- und Flüssigkeitslage auch zu einer beschleunigten Degeneration (Fibrose) der Haltebänder in Verbindung mit einem zunehmenden Elastizitätsverlust.

Bedeutung der Haltebänder für die Therapie

Die von den Haltebändern ausgehenden Zugkräfte werden ebenfalls durch die Zustände im subkutanen Fettgewebe bestimmt. Die altersbedingte Atrophisierung der volumengebenden Basis führt zu einer Beeinträchtigung der Gesamtspannung, wodurch ein Abrutschen der destabilisierten Weichteile über den Gleitzonen begünstigt wird. Daraus resultiert das frühe Auftreten prominenter Altersstrukturen wie Ptosis oder Nasolabialfalten.
Ferner führen über atrophischen Bereichen die zentrierten Zugwirkungen der echten Haltebänder zu Einkerbungen in der Hautoberfläche. Visuell an Ödeme erinnernde Strukturen, wie beispielsweise die „Hängebäckchen", sind auf diese Weise eher durch eine Destriktion der Oberfläche unterhalb des ursprünglichen Niveaus im Bereich der Haltebänder zu erklären, und nicht unbedingt durch Ausbeulungen durch Fettprolaps. Ein mögliches fibrotisches Verkleben der Ligamente an ihrem atrophisierten Ankerpunkt kann die Ausprägung dieser Erscheinungen verstärken.
Durch eine Kompensation der Mängel im tiefen Subkutangewebe mithilfe wasserbindender Hyaluronsäurefiller können erschlaffte Haltebänder wieder unter Spannung gesetzt und der Weichteilkomplex insgesamt angehoben werden. Das ist beispielsweise bei einer Therapie der infraorbitalen Leere von großer Bedeutung.
Eine anatomische Befreiung der am ausgetrockneten Untergrund anhaftenden, ggf. fibrotischen Haltebänder mit anschließender Unterfütterung der Ankerfläche kann ferner die Zugwirkung auf die Haut reduzieren und tiefe Einkerbungen, wie beispielsweise Nasolabialfalten und Marionettenlinien, harmonisch und ohne statische Überprojektion glätten.

Funktion der Haltebänder im Gesicht

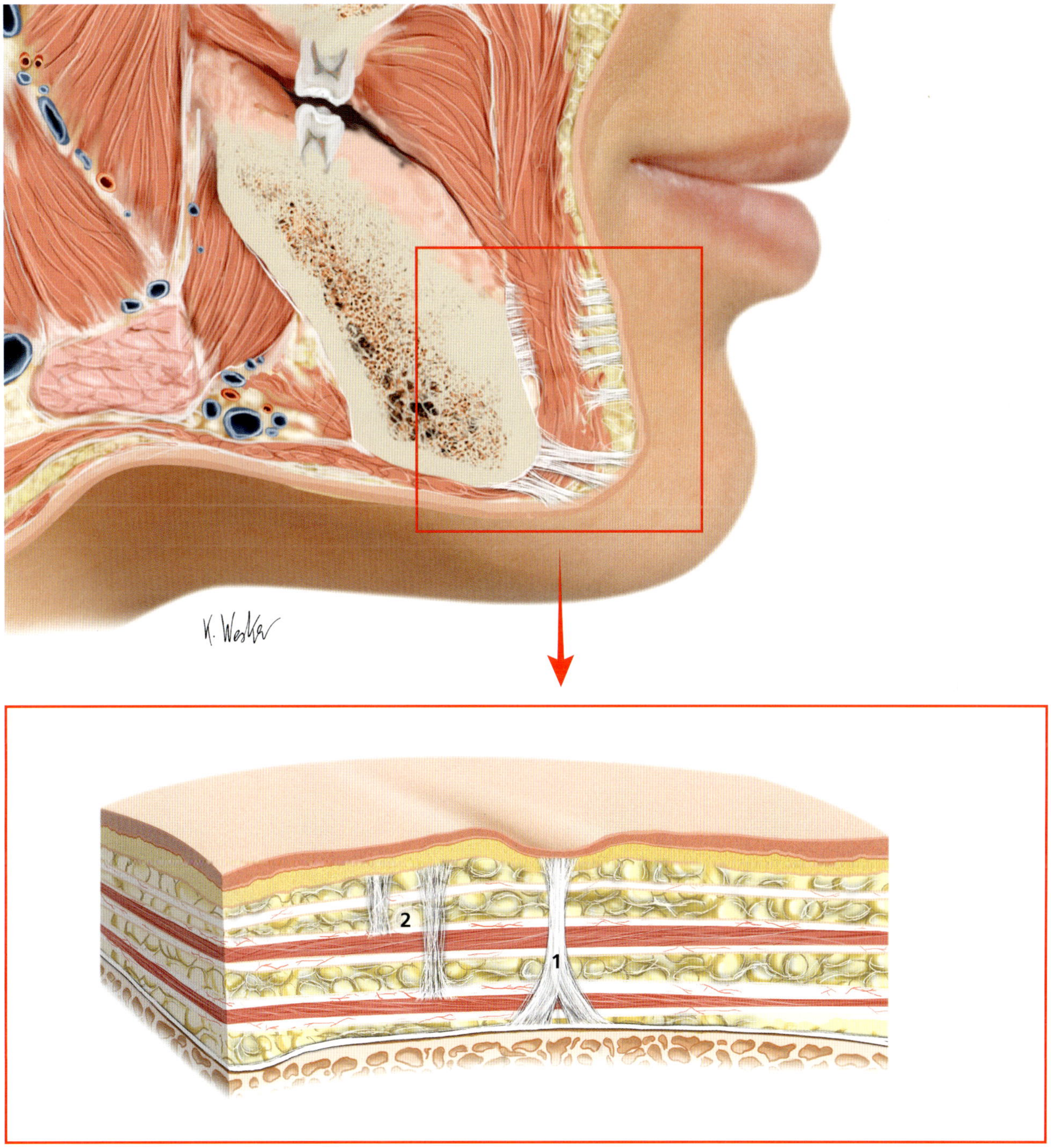

Schematische Darstellung der echten (**1**) und unechten (**2**) Haltebänder und ihrer Bedeutung für die Oberflächenfächerung des Gesichts. Die echten Haltebänder fungieren als feste Säulen, die unechten Ligamente als durchlässige, elastische Zäune zwischen der Haut und dem übrigen Gewebekomplex. Infolge eines atrophiebedingten Abbaus der subkutanen Basis kommt es zu einem Erschlaffen der Haltebänder, wodurch die Haut und Weichteile destabilisiert werden und sich der Schwerkraft folgend absenken. Durch die anhaltende Zugwirkung auf die Haut im Bereich der echten Haltebänder kommt es zu sichtbaren Einkerbungen in der Oberfläche. Beide klinischen Auswirkungen lassen sich mittels tiefer volumenkompensierender Maßnahmen durch Hyaluronsäurefiller erfolgreich beeinflussen.

Rolle der mimischen Muskeln

Generell kommt es im Alter zu einem Abbau der Muskulatur. Die mimischen Gesichtsmuskeln zeigen in dieser Hinsicht ein besonderes Verhalten. In Korrelation zum Alter verlängern sich ihre Muskelbäuche, während der Muskeltonus durchschnittlich steigt. Infolgedessen werden die Amplituden hervorgerufener Muskelaktivitäten kürzer, die Muskeln jedoch grundsätzlich in Dauerspannung versetzt. Dadurch können eigentlich willkürlich hervorbringbare Falten in den Mimikarealen auch im entspannten Gesicht sichtbar bleiben.

Ferner kommt es im Alter zu einer langsamen Verschiebung des Kräftegleichgewichts zwischen agonistischer Depressor- und antagonistischer Elevatormuskulatur. Im Durchschnitt nehmen die Aktivitäten der Depressormuskeln (z. B. des M. corrugator oder M. depressor angulis oris) zu, während die Elevatoren (z. B. der M. frontalis oder M. levator angulis oris) schwächer werden. Dieses Ungleichgewicht provoziert im Alter die Darstellung eines zunehmend negativen, unfreundlichen Gesichtsausdrucks und trägt zur Ausbildung charakteristischer Alterungsstrukturen wie Augenbrauenptosis und herabsinkenden Mundwinkeln bei.

Bedeutung der Muskulatur für die Therapie

Eine Hypertonisierung der mimischen Gesichtsmuskulatur führt dazu, dass ehemals dynamisch hervorbringbare Falten im Alter persistieren. Das prominenteste Beispiel ist die Glabella- oder Zornesfalte. Vor der ästhetischen Korrektur einer Falte muss vom Therapeuten eruiert werden, ob es sich um eine muskulär oder statisch (atrophie-)bedingte Faltenbildung handelt. Wann immer muskuläre Aktivitäten für die Entstehung von Falten verantwortlich sind, ist eine dosisabhängige Therapie mit Botulinumtoxin A als Mittel erster Wahl indiziert. Die avisierte Faltenglättung kann nach Beurteilung erster Resultate durch adjuvante Maßnahmen mit Hyaluronsäurepräparaten optimiert werden. Die ideale harmonisierende Therapie stellt eine Kombination aus volumenkompensierenden Augmentationsverfahren und muskelrelaxierenden Botulinumtoxin-A-Applikationen dar.

Knöcherne Veränderungen

Auch der Schädelknochen unterliegt einem langsamen altersbedingten Umbau, der sicherlich ebenfalls zu den klinischen Veränderungen der Gesichtsstrukturen beiträgt. Im sehr fortgeschrittenen Alter ist insbesondere orbital eine signifikante Rückbildung der knöchernen Basis beschrieben, die das Abrutschen darüber befindlicher Fettkompartimente und des Hautmantels begünstigen mag. Jahrzehntelang wurde auf diese Weise der Entstehungsprozess der sichtbaren Altersmerkmale erklärt. Mit dieser Hypothese verbunden wäre jedoch eine etwa zeitgleiche und deutlich spätere Darstellung erster Altersstrukturen, die ferner nicht durch minimalinvasive Maßnahmen therapeutisch zu beeinflussen wären. Klinische Beobachtungen scheinen diese ursprüngliche Lehrmeinung in beiderlei Hinsicht zu widerlegen.

Bedeutung des Skeletts für die Therapie

Der klinische Alterungsprozess des Gesichts lässt sich als das Resultat multifaktoriell bestimmter Umbauprozesse in einem dreidimensionalen Gewebekomplex aus Haut, Muskeln, subkutanem Fett- und Bindegewebe sowie Skelett begreifen. Sicherlich sind einzelne Ereignisse und Ursachen zu unterschiedlichen Lebensabschnitten im Hinblick auf ihre klinische Bedeutung besonders herauszustellen. Initial wird heute eine aus Mangelperfusion hervorgehende Weichteilatrophie hauptverantwortlich gemacht, während bis vor einigen Jahren noch die chronologisch ablaufenden Deformationen des Schädelknochens als Ursachen des Alterns verstanden wurden. Heute geht man davon aus, dass diese Veränderungen erst im sehr fortgeschrittenen Alter klinisch zum Tragen kommen und im Entstehungsprozess eine eher untergeordnete Rolle spielen.

2.3.2 Regionale Veränderungen

Alterung der Periorbitalregion

Die Periorbitalregion ist einer der zentralen Brennpunkte im Entstehungsprozess initialer Alterserscheinungen. Wesentlich bedingt ist die frühe Darstellung der sich in den subkutanen Gewebeeinheiten abspielenden Prozesse durch die Abwesenheit einer oberflächlichen Fettschicht zur Unterstützung der Haut.

Supraorbital kann ein allmähliches Schrumpfen des ROOF auslösend sein für einen Spannungsverlust des Aufhängeapparats von Augenbraue und Oberlidregion. Klinisch kommt es zu einem Absenken der Braue (Ptosis) und einem Faltenwurf der Haut im Oberlidbereich, gemeinsam mit Hohläugigkeit (supraorbitale Leere). Verstärkt werden können diese Prozesse durch die abnehmende Elevatoraktivität des Frontalismuskels und die Aktivitätszunahme der Stirndepressoren sowie durch den allmählichen Elastizitätsverlust der Haut.

Infraorbital schrumpft das SOOF, ausgehend von seiner medialen Spitze („Schwanz"), und hinterlässt aufgrund der Abwesenheit eines oberflächlichen Fettpolsters ein sichtbares infraorbitales „Loch" (infraorbitale Leere; IOL). Dadurch kommt es medial zu einer Betonung der Tränenrinne und lateral zu einem Hervortreten der lateralen Unterlidfurche. Insgesamt ergibt sich, abhängig von der individuellen Lage des oberflächlichen Fetts, der Eindruck von „Augenringen". Entlang der Orbitakante verlaufen die orbitalen Haltebänder, die die infraorbitale Fettglatze von der mit oberflächlichem Fett bestückten Wange segmentieren. Dadurch kommt es zu einer weiteren Betonung der infraorbitalen Begrenzungslinie.

Durch die Rückbildung des Muskelvolumens bei gleichzeitiger Tonussteigerung des M. orbicularis oculi kommt es im Zusammenhang mit der atrophiebedingten Abnahme der Hautspannung zur Darstellung von feinen Falten am Unterlid und am lateralen Augenwinkel, die durch den fortschreitenden Elastizitätsverlust der Haut verstärkt werden können.

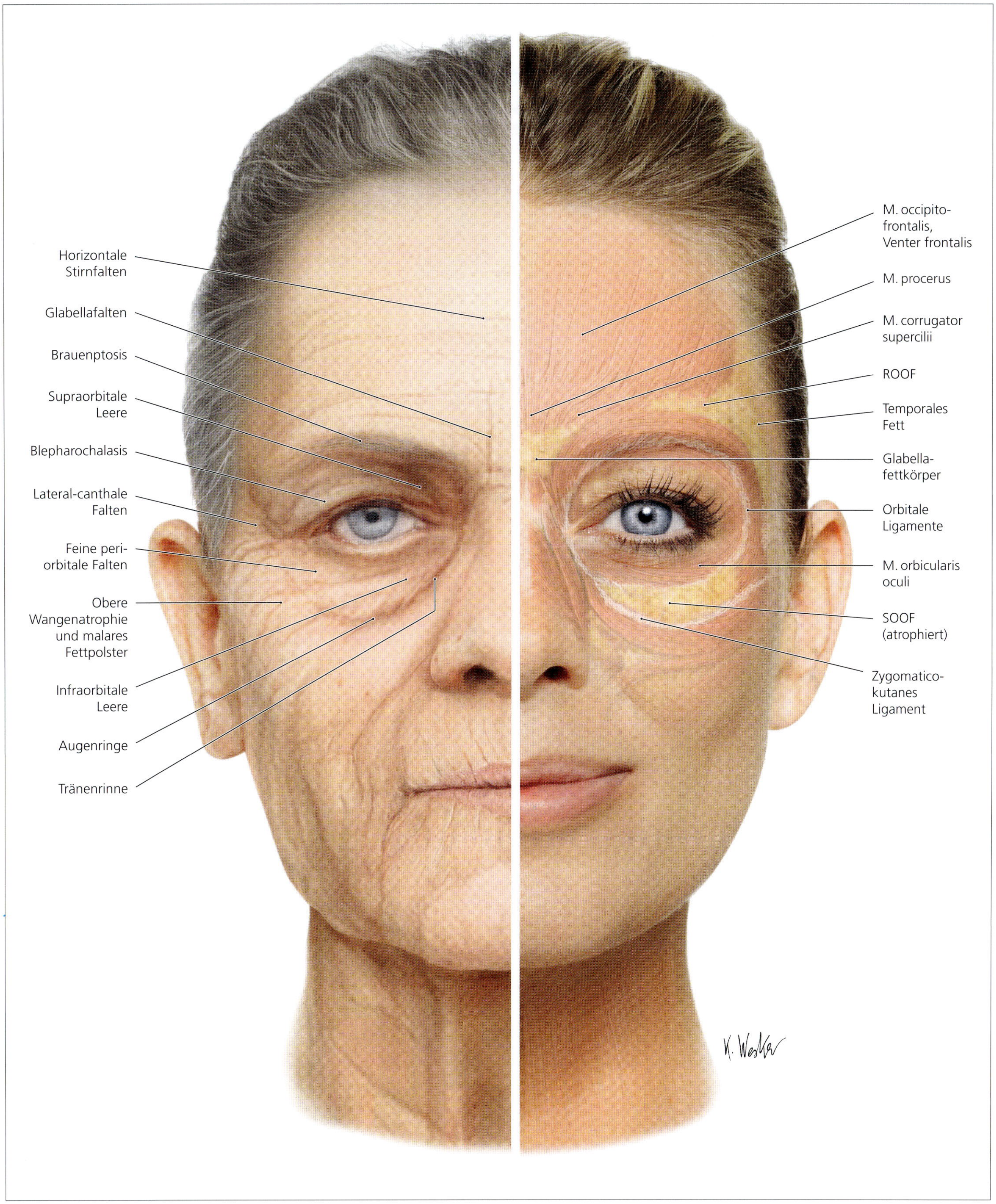

Gegenüberstellung der klinischen Alterskennzeichen und anatomischen Strukturen in der Periorbitalregion.

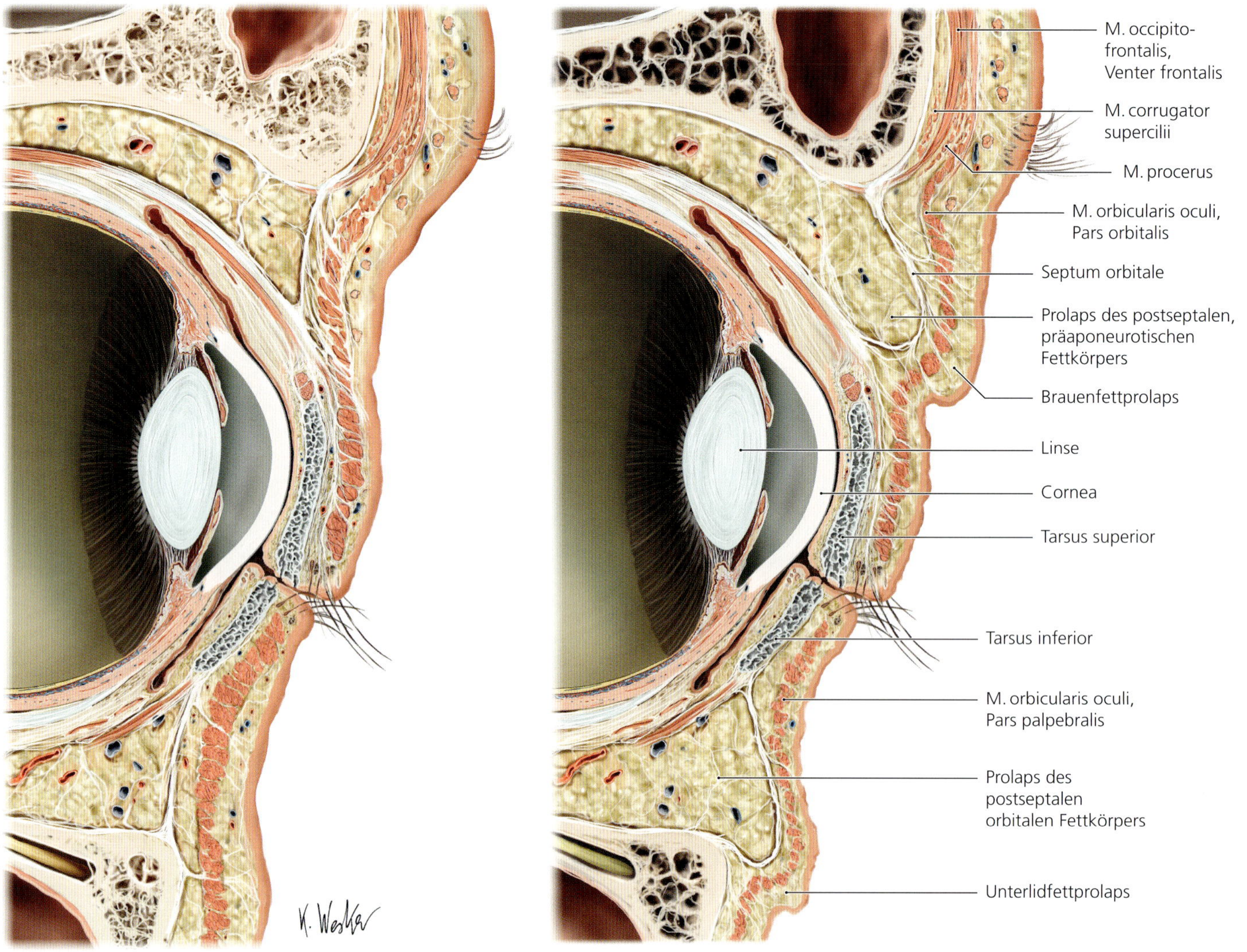

Sagittalschnitt durch die Periorbitalregion des jungen (links) und gealterten (rechts) Gesichts nach der alten Auffassung des Alterungsvorgangs. Altersbedingt ist ein supra- und infraorbitaler Prolaps des intraorbitalen Fetts zu verzeichnen. Das Muskelvolumen des M. orbicularis oculi ist verringert, Bandstrukturen und Haut sind erschlafft und führen zu einer Gewebeptosis. Früher wurden diese Erscheinungen in erster Linie auf die ganz allmähliche Rückbildung der knöchernen Orbita und einen degenerativen Elastizitätsverlust der Haut und Bindegewebesepten zurückgeführt, wodurch Strukturen ins Rutschen geraten und prolabieren konnten. Heute geht man davon aus, dass primär eine atrophiebedingte Rückbildung der Basis und ein Verlust der Spannungsverhältnisse durch die Ligamente zu einem Absacken der Haut und Weichteile führen. Durch die Zugwirkung auf die Haut kommt es im Bereich der echten Haltebänder zu Einkerbungen in der Oberfläche, wodurch Fettpolster stärker zum Vorschein treten. Für die Darstellung von Tränensäcken wird nach neuen Erkenntnissen ein Lymphstau oberhalb der zygomatico-kutanen Ligamente verantwortlich gemacht und weniger ein Prolaps des intraorbitalen Fetts.

Ferner kann es im fortgeschrittenen Alter zu einer Darstellung von „Tränensäcken" kommen, für die nach früherer Auffassung ein Prolaps des inneren orbitalen Fetts verantwortlich gemacht wurde. Klinische Ergebnisse im Zusammenhang mit Botulinumtoxin-A-Behandlungen der Periorbitalregion deuten jedoch darauf hin, dass die Ausbildung von Tränensäcken eher durch einen Lymphstau im infraorbitalen Kompartiment oberhalb der orbitalen Haltebänder bzw. des zygomatico-kutanen Ligaments bedingt ist. Wie bei einer verschlechterten Gewebeentwässerung in Zusammenhang mit einer starken Erkältung oder einer Denervationsbehandlung mit Botulinumtoxin A reichert sich infraorbitale Lymphflüssigkeit oberhalb des segmentierenden Ligaments an, wodurch es zur Darstellung von „Säckchen" kommt.

Alterung der Perioralregion

Ein weiteres Entstehungszentrum prominenter Altersmerkmale ist die Perioralregion. Ebenfalls liegt hier eine oberflächliche Fettglatze vor, weswegen aufgrund der mangelnden Unterfütterung der Hautoberfläche altersbedingte Umbauprozesse besonders früh klinisch in Erscheinung treten.

Am nasolabialen Übergang zwischen der fettreichen Regio buccalis und der fettarmen Regio oralis kommt es unter Beteiligung des medialen Anteils des maxillaren Ligaments zur Manifestation einer Kante, die in Proportionalität zum Alter immer markanter wird. Verstärkt wird die Nasolabialfalte durch das langsame Absinken des oberen Wangenfetts, dem der früh erschlaffende laterale Anteil des

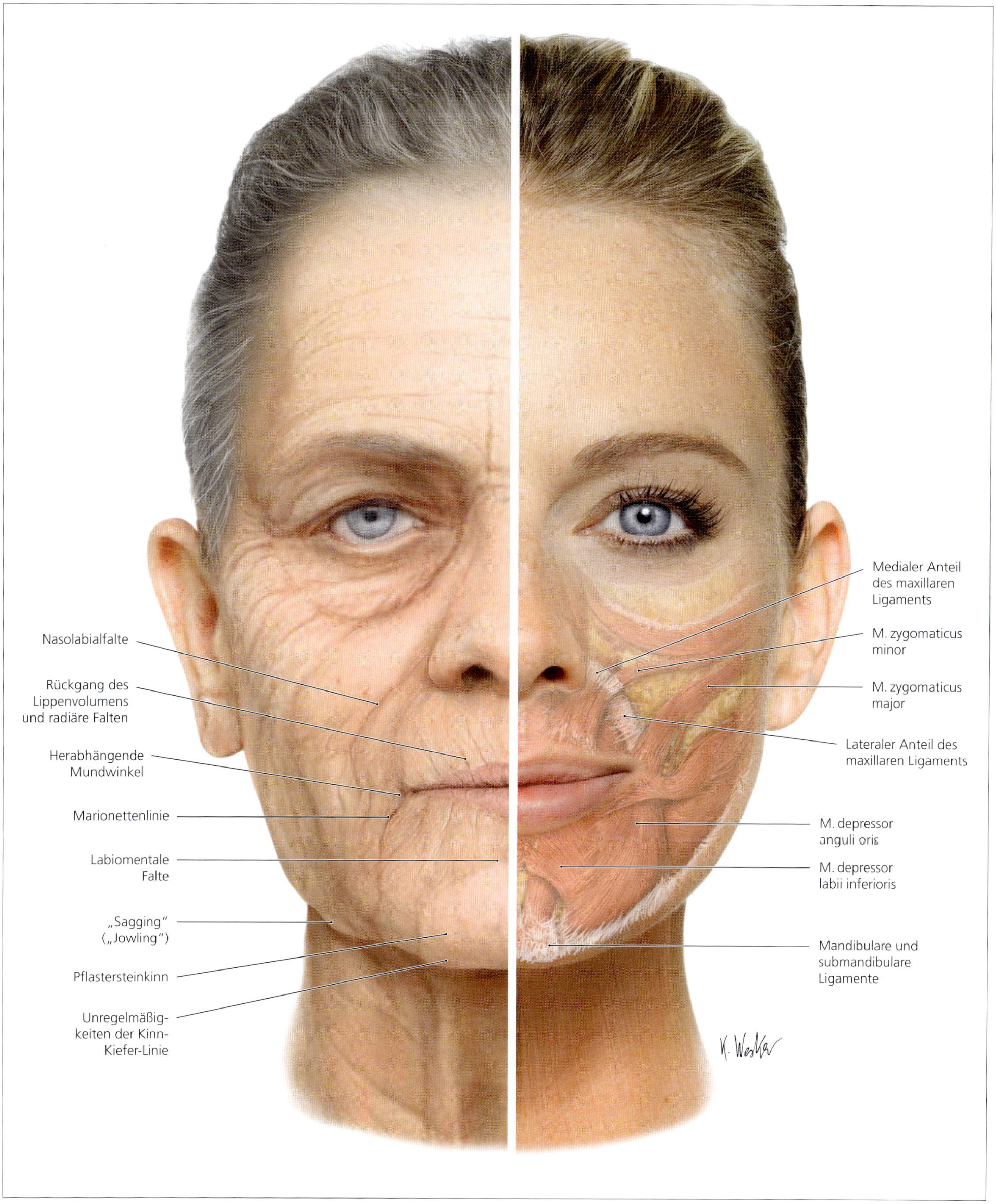

Gegenüberstellung der klinischen Alterskennzeichen und anatomischen Strukturen in der Perioralregion.

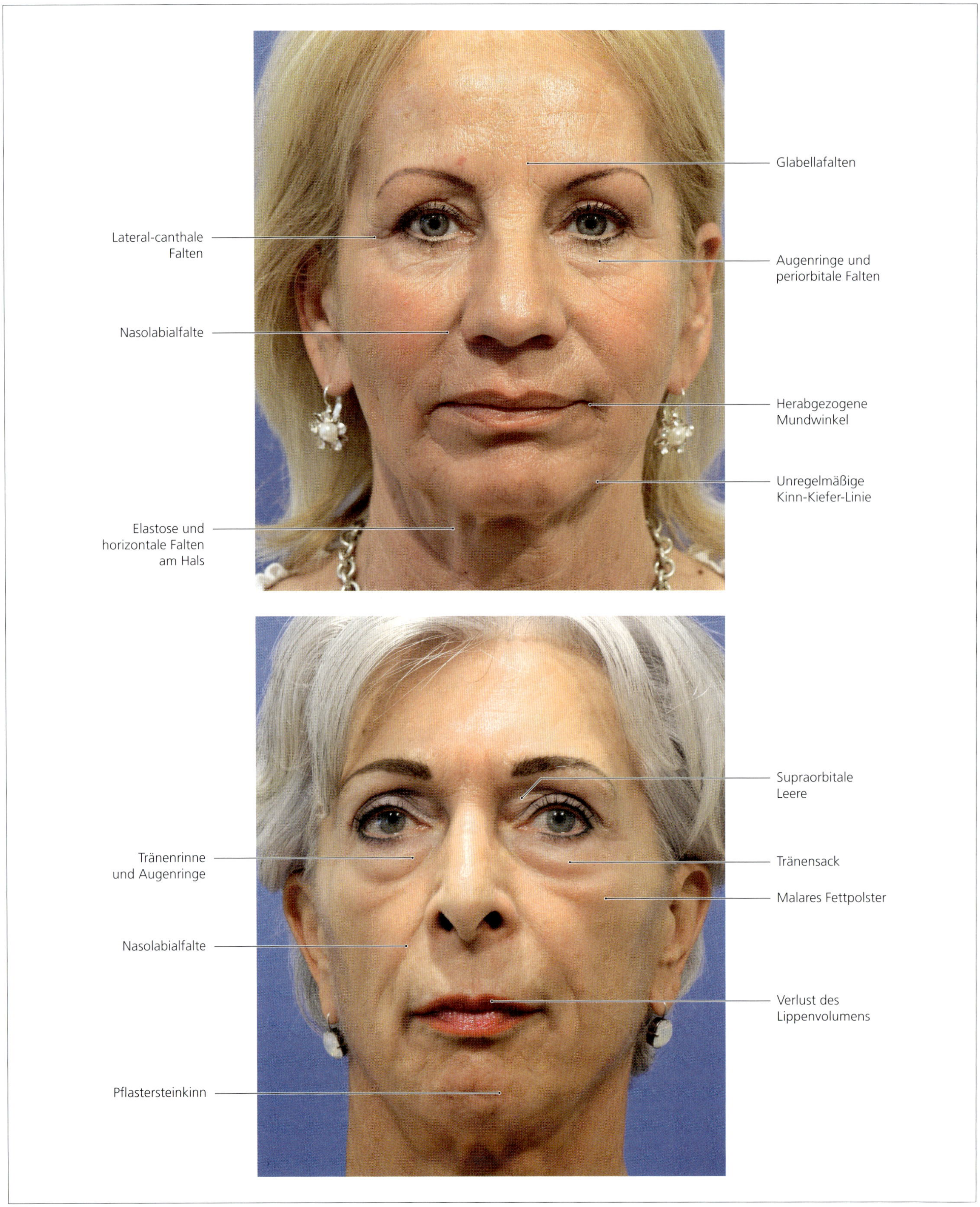

Klinische Darstellung der beschriebenen Altersstrukturen.

maxillaren Ligaments nicht lange die erforderliche Spannung entgegenzusetzen vermag.

Im Mundbereich führt eine volumetrische Abnahme bei gleichzeitiger Tonuserhöhung des Ringmuskels (M. orbicularis oris) in Zusammenhang mit einem fortschreitenden Verlust des Lippenvolumens zur Darstellung feiner radialer Falten im Ober- und Unterlippenbereich. Das zunehmende Ungleichgewicht im Kräfteverhältnis zwischen dem depressorischen M. anguli oris und den antagonistischen Levatormuskeln zugunsten des Depressors zieht die Mundwinkel nach unten. Der immer markanter hervortretende Übergang zwischen dem sich akkumulierenden unteren Wangenfett und der perioralen Fettglatze setzt sich bis zur Kinnregion fort. In diesem Bereich setzt der M. depressor labii inferioris an der altersbedingt atrophierten Basis auf der Mukosa an. Dies führt zu einer weiteren Vertiefung der sogenannten Marionettenlinien.

Weitere regionale Veränderungen

In der Stirnregion kommt es durch eine Kombination aus subkutanem Volumenverlust, Hypertonisierung der Muskulatur, leichtem Knochenschwund, Hautalterung und Schwerkraft zu einer zunehmenden Prominenz horizontaler Stirnfalten und Glabellafalten. An den Schläfen führt eine Reduktion des Fett- und Muskelvolumens zum sichtbaren Hervortreten der Blutgefäße.

Im Mittelgesicht kommt es allgemein zu einem langsamen Absinken des oberen Wangenfetts, wodurch sich das Gesicht allmählich von einer Dreiecksform in eine Kegelform umkehrt. Im Bereich des Wangenknochens kann es infolge der atrophiebedingten Fettumverteilungen unter Beteiligung der echten Haltebänder zur Darstellung eines malaren Fettpolsters kommen.

Abhängig von der initialen Knorpelanlage wächst der Knorpel an Nasenspitze, Nasenflügel und Ohrläppchen kontinuierlich weiter, wodurch es zu einer altersbedingten Vergrößerung der Nase und Ohren kommen kann.

In der Kinnregion kommt es unter Beteiligung zahlreicher Haltebänder ebenfalls zu markanten altersbedingten Konturveränderungen. Die mandibularen Haltebänder sind an der Darstellung des Pflastersteinkinns und den Veränderungen der Kinnlinie beteiligt. Durch die Zugkräfte der Ligamente kommt es dort, wo sie an der Haut ansetzen, zu einer Betonung der Weichteilatrophie. Die bilaterale Atrophie suggeriert zwischen den mandibularen und mandibular-platysmalen Ligamenten den optischen Eindruck eines Absinkens oder auch relativen Saggings.

Am Hals kommt es infolge der tiefen Fettatrophie und Erschlaffung der Haltebänder zu einer horizontalen Faltenbildung und einem zunehmend lose herabhängenden Hautmantel. Eine Überaktivität der Platysmastränge ruft vertikale Einkerbungen hervor.

2.4 Zusammenfassung und therapeutische Schlussfolgerungen

Der alten Lehrmeinung folgend wurde Altern primär als ein schwerkraftbedingtes Absinken des Gesichts, hervorgehend aus dem sich langsam zurückbildenden Schädelknochen und darüber erschlaffenden Hautmantel, begriffen. Mit dieser Auffassung einher ging die Schlussfolgerung, Alterserscheinungen könnten nur symptomatisch bekämpft, nicht aber minimalinvasiv therapiert werden.

Heute ist bekannt, dass die verantwortlichen Prozesse viel komplexer, jedoch zugleich auch beeinflussbarer sind. Es handelt sich um multidimensionale Vorgänge in einem vielschichtigen Gewebekomplex aus Haut, Knochen, Muskeln, subkutanem Fett- und Bindegewebe. Als initiale Merkmale des Alterns sind ein Volumenverlust und eine Qualitätsabnahme der Weichteileinheiten auszumachen. Beide sind zurückzuführen auf das perfusionsabhängige Schrumpfen der tiefen subkutanen Fettkörper, die sowohl als volumengebende Elemente als auch physiologisch eine wichtige Unterstützungsfunktion im Gewebekomplex erfüllen. Die äußerlich sichtbaren Veränderungen der Gewebestrukturen und der zunehmende Faltenwurf der Haut lassen sich als sekundäre Folge der atrophiebedingten Weichteildestabilisierungen im Zuge abnehmender Spannungsverhältnisse begreifen.

In Zusammenhang mit der alten Auffassung waren ästhetische Therapiekonzepte anfänglich darauf ausgelegt, die äußerlichen Symptome, nicht aber die subkutanen Ursachen der altersbedingten Strukturveränderungen zu beheben. Mit chirurgischen Maßnahmen wie Facelifts wurde versucht, die äußerlichen Verhältnisse auf niedrigem Niveau zu harmonisieren. Es wurde korrigiert, was beim Betrachten störte, und dadurch intakte Gewebeanatomie irreversibel verändert. Nicht berücksichtigt wurden die eigentlich auslösenden Mängel in den tieferen Gewebeebenen, die nur subklinisch auszumachen waren.

Erst die Anfänge der wasserbindenden Augmentationstherapie brachten den beschriebenen Paradigmenwechsel im Hinblick auf die Therapieoptionen. Klinische Ergebnisse konnten belegen, dass Altersmerkmale durch eine Volumenkompensation mit Hyaluronsäurefillern im Bereich der Weichteile in umfangreichem und natürlichem Maße zu verbessern waren. Während anfänglich noch versucht wurde, die Defizite primär durch oberflächliche intradermale Injektionen zu verschleiern, brachten Augmentationsbehandlungen an den tiefen subkutanen Strukturen den endgültigen Durchbruch: Mit geringstem Materialverbrauch und unter höchster Protektion der natürlichen Strukturen konnten maximal effektive und maximal harmonische Gewebeprojektionen erzielt werden. Jüngere Belege zu den sekundären geweberegenerierenden Effekten von Hyaluronsäurefillern infolge der verbesserten Flüssigkeitszustände konnten die Bedeutung der Methode als kausale Therapiemaßnahme im physioanatomischen Alterungsprozess zusätzlich untermauern.

Aktuell lassen sich durch eine Kombination aus klassischen oberflächlichen und neueren vertikalen sowie atraumatischen horizontalen Applikationstechniken die folgenden Therapieziele mit Hyaluronsäurepräparaten erreichen:

- Kompensation der atrophiebedingten Volumendefizite im subfaszialen Fettgewebe
- Wiederherstellung der Zugkräfte durch die Restabilisierung der Haltebänder und natürliche Augmentation der Weichteile
- Flüssigkeitsbedingte Bioregeneration und Sättigung des behandelten Gewebes
- Horizontale Gewebemobilisierung und -homogenisierung mit der atraumatischen Kanüle

- Induktion der fibrogenetischen Geweberegeneration durch atraumatische Mikroläsionen (Neokollagen- und Neoelastinsynthese)
- Oberflächliche Ausbesserung von nicht atrophiebedingten Defiziten
- Remodelling von Gesichtskonturen
- Rehydratation und Revitalisierung der Hautoberfläche

Aufgrund seines breitgefächerten Einsatz- und Effektspektrums bezeichnen die Autoren den neueren, ganzheitlichen Ansatz mit Hyaluronsäurefillern vorzugsweise als „minimalinvasive Augmentationschirurgie" (MIAC). Die Grundlagen und Anwendungen der Methode unter Berücksichtigung klassischer wie innovativer Applikationsweisen stehen im Mittelpunkt dieses Bildatlas.

3 Dermafiller

3 Dermafiller

3.1 Einleitung

Die in der Vergangenheit und gegenwärtig eingesetzten Präparate für augmentative Korrekturen sind vielzählig und lassen sich unter dem Begriff Dermafiller zusammenfassen. Das zunehmende Wissen über die anatomischen Strukturen und das genauere Verständnis von Hautalterungsprozessen haben zur Entwicklung vieler verschiedener Füllpräparate geführt. Schätzungsweise sind allein in Europa hunderte Produkte im Handel, die eine auffüllende, gewebesättigende Wirkung zeigen. Das liegt auch daran, dass es in Europa relativ einfach ist, eine Zulassung für ein Füllpräparat zu bekommen, die Regularien in den USA dahingegen strenger und dort somit nur etwa 20 Produkte zugelassen sind. Die Vielfalt an Produkten ermöglicht, dem Bedarf entsprechend, eine sehr präzise Auswahl des Füllpräparats, führt jedoch auch dazu, dass der Behandelnde sehr viel Wissen und Know-how über die Eigenschaften der Produkte haben muss.

Eine Klassifikation der Produkte kann z. B. nach folgenden Kriterien erfolgen:

I Abbaubarkeit

1. Resorbierbar (abbaubar)
2. Verzögert resorbierbar (langsam abbaubar)
3. Permanent (nicht abbaubar)

II Körperidentisch/körperfremd

III Injektionstiefe

1. Obere bis mittlere Dermis („oberflächlich")
2. Mittlere bis tiefe Dermis, subdermal („mitteltief")
3. Subkutan („tief")
4. Supraperiostal („maximaltief")

IV Materialursprung

1. Heterogen: animalisch oder fermentativ
2. Allogen
3. Autogen (patienteneigen)
4. Synthetisch

An die verschiedenen Filler werden hohe Anforderungen gestellt. Idealerweise sind die folgenden Eigenschaften in einem Produkt vereint:

- Nicht infektiös
- Nicht pyrogen
- Biokompatibel
- Leicht injizierbar
- Wenig schmerzauslösend
- Am Injektionsort verbleibend
- Möglichst lang anhaltender Fülleffekt
- Natürliches Hautgefühl und natürliches Aussehen nach der Behandlung
- Preiswert

Der perfekte Filler ist jedoch noch nicht gefunden und Vor- und Nachteile der Produkte müssen im Einzelfall sorgfältig gegeneinander abgewogen werden. Abbaubare Filler zeigen z. B. eine geringere Komplikationsrate und sind daher besser verträglich. Die Behandlungen müssen allerdings materialabhängig alle 4–12 Monate wiederholt werden. Bei lang anhaltenden oder permanenten Fillern hält die Wirkung dagegen entsprechend länger an. Komplikationen sind aber vor allen Dingen bei den permanenten Präparaten nur schwer oder gar nicht zu beheben.

Dazu kommen ständig wechselnde Anforderungen und Neuerungen. So haben sich die verwendeten Materialien im Laufe der Zeit stark verändert. Begonnen hat der Einsatz von Dermafillern 1893 mit der Injektion durch Narber, als faziale Volumendefizite erstmals mit der Injektion von autologem Fett aufgefüllt wurden. In den Jahren von 1900 bis 1935 kam Paraffin zum Einsatz, das letztlich als untauglich eingestuft wurde. Ebenso verhielt es sich mit dem 1962 von Corning erstmals applizierten flüssigen Silikon. Entscheidende Schritte gelangen letztlich 1981 mit der Einführung von bovinem Kollagen auf dem amerikanischen Markt. Obwohl die Haltbarkeit eher gering war und die Injektion von Kollagen mit teilweise schweren allergischen Reaktionen einhergeht, blieb es eines der wichtigsten Füllmaterialien für rund zwei Jahrzehnte. Mit der Entdeckung der Hyaluronsäure Ende der 1990er-Jahre wurde der Markt noch einmal grundlegend revolutioniert. Heute sind Hyaluronsäurepräparate weltweit das Mittel der Wahl in der Gewebeaugmentation. Seitdem wurden unterschiedlichste Produkte mit den verschiedensten Zusammensetzungen entwickelt, mit einer breiten Produktpalette für die unterschiedlichsten Einsatzgebiete wie Mesotherapie, Faltenaugmentation, Volumisierung, bis hin zum (Body-)Contouring.

Je nach Zusammensetzung gelten Dermafiller in Deutschland nicht als Arzneimittel, sondern als Medizinprodukte. Das heißt, dass sie nicht apothekenpflichtig sind oder der Verschreibungspflicht unterliegen. Die Zulassung der verschiedenen Füllmaterialien unterliegt dabei dem Medizin-Produkte-Gesetz. Das Bundesinstitut für Arzneimittel und Medizinprodukte (BfArM) bewertet die jeweiligen Risiken und Nebenwirkungen. In den USA erfolgt die Zulassung durch die US Food and Drug Administration (FDA).

Grundsätzlich darf in Deutschland jeder approbierte Arzt dermale Filler injizieren. Die Anwendung sollte aber geschulten Fachärzten vorbehalten sein. Sie entscheiden anhand des zu behandelnden Areals, des gewünschten Effekts, individueller Gegebenheiten der Patientin und eigener Erfahrung über Produkt, Dosis, Injektionstechnik und -tiefe. Der finanzielle Anreiz, ästhetische Behandlungen anzubieten, führt mittlerweile jedoch dazu, dass auch Ärzte außerhalb ihres eigentlichen Fachgebiets diesbezüglich tätig sind. Zwar können in Schulungen Unterspritzungen erlernt werden, nicht spezialisierten Ärzten können aber die Kenntnisse über Präparate und Techniken sowie die Anatomie der Behandlungsareale fehlen. Ein Sonderfall in Deutschland stellen Heilpraktiker dar. Laut § 1 des HeilpG dürfen diese mit nicht verschreibungspflichtigen Medikamenten wie Hyaluronsäure Faltenunterspritzungen vornehmen.

3.2 Füllmaterialien

Im Folgenden wird eine Übersicht über die in der Vergangenheit und Gegenwart eingesetzten Dermafiller gegeben. Bei der Zusammenstellung wird auf Vollständigkeit in historischer Hinsicht geachtet, weswegen auch Materialien erwähnt werden, die in der klinischen Praxis nur noch eine geringe Relevanz haben.

Indikationsbezogen können die folgenden Füllmaterialien unterschieden werden:

- Abbaubare Füllmaterialien
  - Hyaluronsäurepräparate
  - Kollagenpräparate
  - Eigenfett
- Langanhaltende Füllmaterialien
  - Poly-L-Milchsäure-Mikrosphären (PLLA)
  - Kalzium-Hydroxylapatit-Mikrosphären (CaHA)
- Permanente Füllmaterialien
  - Polyacrylamid
  - PMMA

Insgesamt hat sich infolge wachsender klinischer Erfahrung in den vergangenen Jahren die Hyaluronsäure als abbaubarer Filler gegenüber den anderen Materialoptionen wie z. B. Kollagen vollständig durchgesetzt. Augmentationsverfahren mit Hyaluronsäurefillern stehen deswegen im Mittelpunkt dieses Bildatlas.

3.2.1 Abbaubare Füllmaterialien

Hyaluronsäurepräparate

Hyaluronsäure (neue Nomenklatur: Hyaluronan, Abk.: HA) ist eine klare, viskose Flüssigkeit und wesentlicher Bestandteil von Haut, Knochen, Knorpel und Bindegewebe. Chemisch gesehen handelt es sich um ein Glukosaminoglykan, zusammengesetzt aus N-Acetylglucosamin- und Glucuronsäure-Molekülen, das an der Zelloberfläche durch Hyaluronsäure-Synthasen gebildet wird. Der Abbau erfolgt enzymatisch durch Hyaluronidasen.

Die wichtigste Eigenschaft von Hyaluronsäure ist ihre enorm hohe Wasserbindungskapazität. Dadurch erhält die Dermis auch natürlicherweise ihre Feuchtigkeit, Elastizität und Spannkraft. Mit der Zeit nimmt der Gehalt an Hyaluronsäure jedoch durch verschiedene physiologische und ökologische Effekte, u. a. durch den natürlichen Alterungsprozess, Mangelperfusion sowie durch UV-Belastung, ab. Die Haut und das subkutane Bindegewebe verlieren Feuchtigkeit, wodurch Volumenatrophien und Falten entstehen. Seit 1996 setzt man erfolgreich abbaubare Hyaluronsäurepräparate ein, um diese Fülldefekte wieder zu korrigieren. Das Material ist dabei entweder avianen (Hahnenkämme) oder fermentativen (Bakterienkultur) Ursprungs. In beiden Fällen ist die richtige Sterilisation maßgeblich, um unerwünschte Nebenwirkungen zu vermeiden. Aviane Hyaluronsäure wird sterilfiltriert und anschließend autoklaviert. Die fermentativ gewonnenen Moleküle werden ebenfalls sterilfiltriert, von einigen Herstellern zusätzlich autoklaviert und auf Endotoxine und Viren geprüft. Außerdem unterscheidet man zwischen nativer, unvernetzter und vernetzter Hyaluronsäure. Während die native Form den anabolen Stoffwechsel der Fibroblasten anregt, dient die vernetzte Form aufgrund ihrer Wasserunlöslichkeit der Volumensubstitution. Als Vernetzungsmittel werden 1,8-Diepoxyoctane (DEO), Divinylsulfon (DVS) oder 1,4-Butanediol-Diglycidylether (BDDE) eingesetzt. DEO-vernetzte Präparate sind resistenter gegen enzymatischen Abbau, da es zu einer Doppelvernetzung über eine Äther- und eine Esterbindung kommt.

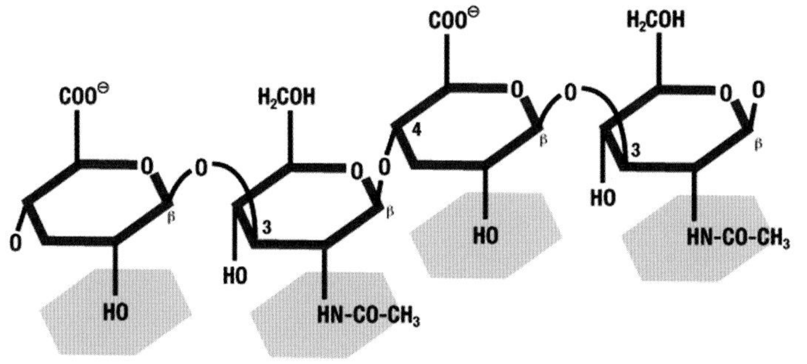

Hyaluronsäure Zwei Disaccharid-Wiederholungseinheiten der Hyaluronsäure

Die enthaltene Menge an quervernetzter Hyaluronsäure und die Art und Weise (Technologie) ihrer Vernetzung bestimmen wesentliche Eigenschaften des Fillers während und nach der Injektion. Dazu zählen:

- Die Wasserbindekapazität des Fillers steigt mit dem Vernetzungsgrad.
- Die Haltbarkeit des Fülleffekts steigt mit dem Vernetzungsgrad, da der Abbauprozess länger dauert.
- Die Elastizitäten und Viskositäten des Gels sind ebenfalls abhängig von der Quervernetzung. Generell gilt:
- Die Viskosität (Zähflüssigkeit) des Materials steigt mit zunehmendem Vernetzungsgrad, ist aber auch abhängig von der Vernetzungstechnologie.
  - Hochviskose Präparate sind schwerer zu injizieren, da für die Passage durch die dünne Nadelspitze eine gewisse Kraft aufgebracht werden muss. Sie haben einen besonders großen Projektionseffekt durch die geringe horizontale Ausbreitung, sind dafür aber im Anschluss an die Behandlung nicht gut zu modellieren. Sie eignen sich für supraperiostale Applikationen.
  - Niedrigviskose Präparate sind weich und leicht zu injizieren. Aufgrund der guten horizontalen Materialausbreitung schaffen sie fließende Übergänge, ihre Projektionswirkung ist dafür gering. Sie eignen sich für oberflächliche Applikationen.
  - Mittelviskose Präparate haben einen gewissen Projektionseffekt, lassen sich aber noch gut modellieren und sind relative gut zu injizieren. Sie eignen sich für mitteltiefe und tiefe Applikationen.

Die Hersteller von Hyaluronsäurepräparaten haben unterschiedliche Technologien zur Quervernetzung entwickelt, um ihren Präparaten spezielle klinische Eigenschaften zu verleihen. Bei biphasischen Fillern wird nach erfolgter Vernetzung das entstandene Gel in kleine Partikel zerteilt und mit Wasser oder unvernetzter Hyaluronsäure vermischt, um die Injektion mit englumigen Kanülen zu ermöglichen. Für diese gilt:

1. Je kleiner die Partikel sind, desto leichter abbaubar ist das Material und desto kürzer ist der Fülleffekt!
2. Präparate mit kleinen Partikeln und geringer Viskosität breiten sich stärker horizontal aus und eignen sich vor allem für oberflächliche Injektionen.
3. Präparate mit größeren Partikeln haben eine höhere Viskosität und eignen sich vor allem für tiefere Injektionen.

Beispiele für innovative Vernetzungstechnologien, aus denen biphasische Gele resultieren, sind die Optimal Balance Technologie von Q-Med Galderma und die Vycross Technologie™ der Firma Allergan, mit der sich besonders lange haltbare Filler erzeugen lassen. Der Angabe

3

des Herstellers, dass sich durch die geringe Wasserbindungskraft dieser Filler Schwellungen verhindern lassen, können die Autoren aufgrund gegenteiliger klinischer Erfahrungen jedoch nicht zustimmen. Auf der anderen Seite dienen die CPM® (cohesive polydense Matrix-Technologie) der Firma Merz und die RHA™ (Resilient Hyaluronic Acid)-Technologie von Teoxane dazu, monophasische Filler ohne Partikel herzustellen, die sich selbstständig nach der Injektion in den Gewebezwischenräumen ausbreiten und einen fließenden Übergang zwischen der behandelten Geweberegion und den angrenzenden Gebieten erzeugen.

Es besteht die Möglichkeit von Nebenwirkungen durch die unterschiedliche Toxizität der Vernetzungsmittel. Ferner haben die Produkteigenschaften auch Einfluss auf die Schmerzentstehung bei der Injektion. Einige Präparate enthalten Schmerzmittel wie Lidocain, um Schmerzen beim Injizieren zu verhindern.

Hyaluronsäurefiller stellen derzeit die universell am besten einsetzbaren Füllmaterialien mit einem enorm großen Indikationsbereich dar. Das Nebenwirkungsspektrum ist gering und die Behandlungsergebnisse sind gut und reproduzierbar.

Ein großer Vorteil liegt darin, dass sich die Präparate bei ungewollter Aggregation im Sinne einer Knötchenbildung durch Injektion von Hylase® (Wirkstoff: Hyaluronidase) wieder auflösen lassen (s. hierzu Kapitel 3.5); dies ist ein großer Sicherheitsvorsprung gegenüber anderen Füllmaterialien.

Cave

Neben den für alle Dermafiller geltenden Nebenwirkungen und Kontraindikationen ist vor allen Dingen die Unverträglichkeit von Hyaluronsäure mit quartären Ammoniumsalzen zu beachten! Desinfektionsmittel wie Benzalkoniumchlorid oder entsprechend behandelte Instrumente dürfen keinesfalls mit den Präparaten in Verbindung gebracht werden, da es sonst zum Ausfällen der Hyaluronsäure kommt!

Ein weiteres Herausstellungsmerkmal der Filler auf Hyaluronsäurebasis ist ihre sekundäre geweberegenerierende Wirkung. Durch die starken hygroskopischen Eigenschaften des Fillers wird nicht nur eine injektionsbedingte vorübergehende Kompensation des Substanzmangels, sondern auch eine anschließende biologische Verbesserung des mit neuen Flüssigkeiten ausgestatteten Gewebes möglich gemacht. Hyaluronsäure setzt das Fasernetzwerk, in dem die Fibroblasten lokalisiert sind, wieder unter Spannung. Je höher die Spannung ist, umso aktiver sind die Fibroblasten. Zusätzlich werden bei der Injektion Mikrotraumata verursacht, die die fibrogenetische Geweberegeneration stimulieren. Somit wird durch die injzierte Hyaluronsäure die Neubildung von Kollagen und Elastin angeregt. Dies kann auch mit histologischen Schnittbildern demonstriert werden. Nach Abbau injizierter Hyaluronsäure ließen sich in loco neue kollagene und elastische Fasern anfärben. Aus diesem Grund ist im klinischen Follow-up der Patienten selbst ohne weitere Anschlussbehandlung eine kontinuierliche Verbesserung der Behandlungsergebnisse zu sehen (vgl. Kapitel 8, Falldokumentationen).

Kollagenpräparate

Kollagenpräparate wurden in der Vergangenheit gerne als Fillersubstanzen eingesetzt. Gegenwärtig sind sie jedoch von immer geringerem Interesse, da auf Hyaluronsäurebasis deutlich wirksamere und bessere verträgliche Produkte entwickelt wurden.

Kollagen ist die Hauptstrukturkomponente der Haut, der Kochen und des Knorpels. Bereits 1981 wurde das erste Mal bovines Kollagen zum Wiederauffüllen von Falten verwendet. Generell stehen xenologe (bovine), homologe (humane, körperfremde) und autologe (humane, körpereigene) Kollagene zur Verfügung. Durch die langjährige Anwendung liegen genaue Kenntnisse über deren Kurz- und Langzeiteffekte vor. Die Dauer der Füllwirkung beträgt jedoch nur wenige Monate, da der Abbau des Kollagens durch körpereigene Kollagenasen direkt nach der Injektion beginnt. Bovines Kollagen ist in der Vergangenheit als preisgünstiger Filler zum Einsatz gekommen, wird gegenwärtig aufgrund des hohen allergenen Potenzials jedoch nicht mehr verwendet. Humanes Kollagen, welches vor der Anwendung speziell gereinigt wird, zeigt eine bessere immunologische Verträglichkeit. Neuere Studien mit humanen Kollagenen, die aus Fibroblasten oder der Plazenta gewonnenen wurden, weisen auf eine mögliche Zukunftsperspektive der Substanz als Dermafiller hin, die jedoch noch weiter zu evaluieren ist. Aktuell ist den Kollagenen im Vergleich zu den äußerst ergiebigen und nebenwirkungsarmen Hyaluronsäurepräparten in der Augmentationstherapie eine untergeordnete Rolle zuzuschreiben.

Eigenfett

Beim Eigenfetttransfer, um Volumen und Hautgewebe zu ersetzen, kommt das natürlichste Füllpräparat zum Einsatz. Dabei wird das zu injizierende Fett durch eine Liposuktion an einer Körperstelle des Patienten gewonnen, von Blutbestandteilen und Betäubungslösung gereinigt und wieder injiziert. Mit Eigenfett lassen sich grundsätzlich ähnlich gute Ergebnisse wie mit Hyaluronsäurepräparaten erreichen, beispielsweise in der Therapie der infraorbitalen Leere. Jedoch sind diese in der Regel weniger vorhersagbar. Schwellungen sind aufgrund der niedrigeren wasserbindenden Eigenschaften von autologem Fett zwar geringer, dafür bleiben auch die wünschenswerten flüssigkeitsbedingten geweberegenerierenden Effekte aus, die mit dem Einsatz von Hyaluronsäurefillern einhergehen. Um das gewünschte Ergebnis zu erreichen, muss zudem mit wiederholten Behandlungen gerechnet werden, da ein Teil der transferierten Fettzellen in der behandelnden Gesichtsregion abgebaut werden kann. Nicht verwendetes Fett kann aber für weitere Behandlungen eingefroren werden. Generell empfehlen die Autoren, tief applizierbare Hyaluronsäurepräparate gegenüber Eigenfett zum Volumenaufbau vorzuziehen.

3.2.2 Lang anhaltende Füllmaterialien

Als lang anhaltende Filler kommen Präparate zum Einsatz, die verzögert abbaubare Polymer-Mikrosphären, aufgelöst in einer resorbierbaren Flüssigkeit, enthalten. Während die Flüssigkeit mit der Zeit abgebaut wird, bildet sich um die Mikrosphären neues, körpereigenes Bindegewebe. Maßgeblich für den Effekt ist der Durchmesser der Partikel. Er muss zwischen 30 und 100 µm betragen. Zu kleine Teilchen (< 10 µm) werden entweder von Makrophagen phagozytiert oder es besteht die Gefahr, dass Partikel in die Kapillaren eingeschwemmt werden (< 30 µm). Sind sie dagegen zu groß (> 100 µm), lässt sich das Material nicht adäquat injizieren.

Zwei unterschiedliche Arten von semipermanenten Fillerpräparationen kommen für einen lang anhaltenden Volumenaufbau aktuell infrage. Zum einen handelt es sich um **Poly-L-Milchsäure-Mikrosphären** (engl. Poly-L-Lactic Acid, PLLA), die in dem Handelsprodukt Sculptra® von Sanofi-Avenis vertrieben werden. Das andere Präparat enthält Mikrosphären aus **Kalzium-Hydroxylapatit (CaHA)**, auf dem Markt erhältlich unter dem Produktnamen Radiesse® (Merz).

Bei der Augmentation mit Poly-L-Milchsäure (PLLA) oder Kalzium-Hydroxylapatit (CaHA) werden die wenigen erforderlichen Einstichpunkte mit einem Lokalanästhetikum vorbetäubt oder die Zonen flächenhaft mit EMLA®-Creme vorbehandelt. Der Poly-L-Milchsäure-Suspension kann ein Lokalanästhetikum zugesetzt werden und damit ist die Injektionsbehandlung dann insgesamt als schmerzarm zu bezeichnen. Kalzium-Hydroxylapatit (CaHA) ist mit Lidocainzusatz erhältlich.

Entscheidend für eine komplikationsarme Behandlung mit Poly-L-Milchsäure ist die ordnungsgemäße Rekonstitution des Lyophilisats im Fläschchen, eine größtmögliche Homogenisierung der Suspension unmittelbar vor der Injektion durch vorsichtiges Schwenken und eine korrekte Injektionstechnik.

Herstellung der Poly-L-Milchsäure (PLLA):
Das Lyophilisat in einem Fläschchen sollte zunächst mit

- 5 ml Aqua ad iniectabilia für die Anwendung im Gesicht bzw.
- 20 ml Aqua ad iniectabilia für die Anwendung am Körper aufgelöst werden.

Die größtmögliche Homogenisierung der Suspension sollte durch die Einhaltung einer Ruhephase von bis zu 48 Stunden nach der Substitution von 5 ml bzw. 20 ml Aqua ad iniectabilia und dem wiederholten Aufschütteln der Suspension in den einzelnen Rekonstitutionsphasen gewährleistet sein. Unmittelbar vor der Injektion können bedarfsweise 2 ml eines Lokalanästhetikums zugegeben werden.

Herstellung von Kalzium-Hydroxylapatit (CaHA) als Verdünnung:
Das Produkt kann unmittelbar injiziert werden. In Abhängigkeit von der Lokalisation, Faltentiefe und Hautbeschaffenheit kann aber auch eine Verdünnung, meist um den Faktor 1–5, mit NaCl 0,9 % erfolgen. Erfolgt die Zugabe von physiologischer Kochsalzlösung, ist auf eine hinreichende Homogenisierung des Präparats zu achten. Daher sollte dieser Schritt erst unmittelbar vor der Behandlung durchgeführt werden.

Zur Verdünnung werden die gewünschte Menge NaCl und das CaHA jeweils in eine leere Spritze gegeben. Über einen Luer-Lock-Anschluss werden das CaHA und die Kochsalzlösung mehrmals von einer Spritze in die andere transferiert, bis eine vollständige Homogenität erreicht ist. Ferner ist anzumerken, dass eine Verdünnung ein gängiges, jedoch nicht durch den Hersteller vorgesehenes Verfahren ist und es sich somit um einen Off-Label-Use handelt, der entsprechend aufgeklärt werden muss.

Die Nebenwirkungen und Kontraindikationen entsprechen denen aller Dermafiller, wobei hier besonders darauf geachtet werden muss, dass z. B. eventuelle Überkorrekturen länger anhalten und schwieriger zu beheben sind.

3.2.3 Permanente synthetische Füllmaterialien

Die Anwendung von permanentem Füllmaterial wird aufgrund des möglichen Auftretens ebenso permanenter, irreversibler Nebenwirkungen von den Autoren grundsätzlich nicht empfohlen. Erwähnung finden diese Materialien hier der Vollständigkeit halber.

Neben den möglichen Nebenwirkungen und Kontraindikationen aller Dermafiller ist im Hinblick auf die permanenten Materialien zur erwähnen, dass die Präparate – z. B. nach alterungsbedingter Atrophie der Haut und des subkutanen Fettgewebes – als sichtbare Erhebungen stehen bleiben.

Generell sollte man beim Einsatz von permanenten Fillern nicht versuchen, mit nur einer Sitzung eine vollständige Korrektur zu erzielen, da die Gefahr einer permanenten Überkorrektur besteht. Vielmehr sollte man die Defekte in mehreren Sitzungen nach und nach auffüllen.

Verwendete Substanzen sind beispielsweise:

- Polyacrylamid
- PMMA = Polymethylmethacrylat-Mikrosphären
- Acrylhydrogelfragmente

3.3 Kontraindikationen

Die Kontraindikationen lassen sich in absolute und relative Kontraindikationen unterscheiden. Eine Sonderstellung nehmen dabei die Schwangerschaft und Stillzeit ein, die daher separat abgehandelt werden.

3.3.1 Absolute Kontraindikationen

- Akute oder chronische Hauterkrankungen im zu behandelnden Bereich
- Aktive Infektion oder Entzündung an der Injektionsstelle, z. B. Herpes labialis oder Akne
- Allergie gegen Inhaltsstoffe
- Keine Injektion in Blutgefäße, Knochen, Bänder, Sehnen, Muskeln

3.3.2 Relative Kontraindikationen

- Immunsupprimierte Patienten
- Kinder und Jugendliche unter 18 Jahre (nur in Ausnahmefällen)
- Keloidneigung
- Einnahme von nichtsteroidalen Entzündungshemmern
- Bindegewebeerkrankungen
- Dünne, atrophische Haut
- Gerinnungshemmende Medikation (ggf. Absetzen vor der Behandlung) und/oder Gerinnungsstörungen
- Bestehende Autoimmunerkrankung (fallabhängige Entscheidung, besondere Überwachung)
- Granulomatöse Entzündung
- Zeitnahe Dermabrasion, Laserbehandlung oder chemisches Peeling
- Vorsicht bei Patienten mit Erkrankungen, die durch Streptokokken hervorgerufen wurden (wiederkehrende Angina, akuter Gelenkrheumatismus); bei kardialer Beteiligung keine Injektion

- Vorsicht bei Injektionen in Areale, die bereits mit einem anderen Filler behandelt wurden

3.3.3 Schwangerschaft und Stillzeit

Während der Schwangerschaft und des Stillens ist die Verwendung von dermalen Fillern kontraindiziert, obwohl bislang keine Schädigungen wissenschaftlich dokumentiert wurden. Verständlicherweise werden in diesem Bereich auch keine klinischen Studien durchgeführt, daher sind mögliche Nebenwirkungen zur Anwendung von Hyaluronsäure während der Schwangerschaft nicht einzuschätzen. Auch während der Stillzeit empfehlen die Hersteller keine Anwendung, da nicht bekannt ist, ob Stoffe in die Muttermilch übergehen können. Außerdem ist zu beachten, dass Hyaluronidasen in dieser Zeit nicht verabreicht werden dürfen. Im Notfall stünde das einzige verfügbare Gegenmittel nicht zur Verfügung. Die gute Nachricht: Die Gesichtshaut von schwangeren oder stillenden Müttern ist hormonbedingt gesättigter und eine Behandlung muss unmittelbar gar nicht nötig sein.

3.4 Nebenwirkungen und Komplikationen

Nebenwirkungen und Komplikationen können unmittelbar nach der Injektion oder verzögert auftreten und haben verschiedene Ursachen. Sie können entweder durch das verwendete Produkt selbst, die Behandlung oder die angewandte Injektionstechnik bedingt sein. Die Intensität dieser Nebenwirkungen hängt vor allem von der Viskosität der verwendeten Produkte und der Nadel- bzw. Kanülenstärke ab: Je größer die Partikelgröße und je zähflüssiger das Präparat, desto größer ist der gewählte Nadel- bzw. Kanülendurchmesser und umso größer ist das injektionsbedingte Trauma. Zusätzlich lässt sich durch Halbierung der Penetrationsgeschwindigkeit auch mehr als die Hälfte aller Komplikationen vermeiden bzw. weiter reduzieren.

3.4.1 Leichte Komplikationen

Leichte Komplikationen liegen dennoch in der Natur der Behandlung, insbesondere injektionsbedingte Schmerzen. Die Schmerzintensität ist zusätzlich zur bereits erwähnten Nadel- bzw. Kanülenstärke auch abhängig von der individuellen Schmerzempfindung, der Behutsamkeit beim Einbringen der Nadel und von der behandelten Region. Sehr schmerzempfindliche Areale sind die Perioral-, einschließlich der Lippen, und die Periorbitalregion. Anästhesierende Maßnahmen (s. Kapitel 6, S. 104) wie eine Oberflächenanästhesie oder eine Leitungsanästhesie können die Schmerzintensität drastisch reduzieren.

Zudem können Rötungen und Schwellungen als unmittelbare Reaktion auf die Behandlung auftreten, welche innerhalb von Stunden bis wenigen Tagen vollständig reversibel sind.

Ein Juckreiz in den behandelten Arealen kann in den ersten Tagen nach der Behandlung störend sein, tritt jedoch selten auf.

Weiterhin kann es während der Injektion zu kleineren Blutungen kommen, die durch sanftes Tupfen zur Vermeidung einer Materialverdrängung behandelt werden können. Hämatome bilden sich in Abhängigkeit der Region innerhalb von Tagen bis wenigen Wochen zurück. In Ausnahmefällen kann diese Nebenwirkung ein gewünschter Effekt sein, da durch den Hämatomabbau zusätzlich die Kollagen- und Elastinsynthese angeregt wird.

Das Risiko einer Hyperpigmentierung lässt sich durch Vermeiden von Sonne und Solariumsbesuchen während der Abheilungsphase vermeiden.

Die Auslösung einer Herpesinfektion bei entsprechender Anamnese und Injektionsbehandlung im Lippenbereich ist möglich. Die Prophylaxe mit einem entsprechenden oralen Virostatikum kann im Einzelfall angezeigt sein.

Äußerst selten kommt es zu grippeähnlichen, unspezifischen Symptomen (Fieber, Kopfschmerzen, Muskelschmerzen, Unwohlsein, Übelkeit, Schwindel, Gelenk- und Nervenschmerzen), zu einer Hypo- oder Hypersensibilität oder zu Blasenbildung im Bereich der Injektion.

Bei nicht fachgemäß injizierter Hyaluronsäure, bei einer Überkorrektur und in seltenen Fällen auch bei korrekter oberflächlicher Injektion können unmittelbar nach der Behandlung Knoten auftreten. Diese sollten schmerzfrei und ohne Zeichen einer Infektion wie Rötung oder Überwärmung sein. Kleine Knötchen können sich in Abhängigkeit von der Viskosität und der chemischen Modifikation (Quervernetzung) des verwendet Präparats innerhalb von Stunden bis Tage ohne weitere Maßnahmen wieder auflösen. Eine zusätzliche Massage durch den Patienten selbst beschleunigt die Glättung deutlich. Sollte sich der Knoten nicht von selbst lösen, kann Hyaluronidase eingesetzt werden.

3.4.2 Hautverfärbung

Ein weiterer Effekt bei zu oberflächlich injizierter Hyaluronsäure kann neben Unregelmäßigkeiten im Hautbild auch der sogenannte Tyndall-Effekt sein. Dieser beschreibt die bläuliche Verfärbung des behandelten Bereichs. Die Ursachen sind noch nicht final geklärt. Eine Theorie besagt, dass dieser Effekt darauf zurückzuführen ist, dass kürzere Wellenlängen des Lichts von den Füllerpartikeln bevorzugt gestreut werden, was zu einem blauen Farbton führt. Hyaluronsäurepartikel sind jedoch größer als die Wellenlängen, was diese Theorie unwahrscheinlich macht. Neuere Erkenntnisse deuten darauf hin, dass Hyaluronsäure die Physiologie des Gewebes verändert und eine tiefere Absorption von rotem Licht ermöglicht. Dies führt wiederum dazu, dass das Gewebe blauer erscheint. Der Effekt tritt vor allem bei Patienten mit hellerem Hauttyp und dünnerer Haut auf. Wenn die Verfärbung als sehr störend empfunden wird, kann eine Auflösung des Fillers erforderlich sein.

Bei Kollagenpräparaten wird bei zu oberflächlicher Injektion aufgrund einer opalweißlichen Eigenfärbung eine weißliche Verfärbung der Haut beobachtet.

3.4.3 Schwere Komplikationen

Zu den schwerwiegenden Komplikationen, die eine sofortige Nachbehandlung erfordern und daher gesondert beschrieben werden, gehören Infektionen, Gefäßverschlüsse oder Unverträglichkeits- und allergische Reaktionen.

Infektionen

Bakterielle Infektionen und Abszesse zählen bei Beachtung der Richtlinien für Sterilität zu den absoluten Ausnahmen bei Unterspritzungsbehandlungen. Je nach Ausprägung der Infektion kann neben einer lokal antiseptischen Therapie, eine antibiotische Systemtherapie oder gar eine chirurgische Interventionen wie eine Abszessspaltung erforderlich sein.

> **Trotz strikter Kontrollen ist das Infektionsrisiko mit Prionen oder Viren beim Einsatz von Kollagenprodukten tierischer Herkunft und bei gepooltem Kadavermaterial zu bedenken.**

> **Cave**
>
> **Bei Symptomatik mit Fieber, Leukozytose und Abgeschlagenheit immer Biopsie und Anlage einer Bakterienkultur.**

Gefäßverschluss

Durch den wachsenden Einsatz von Augmentationstechniken in tieferen Ebenen, in denen die großen Blutgefäße verlaufen, steigt auch das Risiko der intravaskulären Injektion oder der sekundären Gefäßverlegung durch eine Gefäßkompression des paravasal eingebrachten Füllmaterials. Wird der Gefäßverschluss nicht umgehend behandelt, kommt es zu gravierenden Komplikationen wie Nekrose, Narbenbildung oder gar Erblindung im Falle einer intravasalen Injektionen im Bereich der A. ophthalmica.

Erste Anzeichen eines Verschlusses können ein unmittelbares Erblassen im Injektionsgebiet oder starke Schmerzen sein. Problematisch ist in diesem Zusammenhang die kombinierte Injektion von Fillern und Lokalanästhetika, da das Anästhetikum durch seinen analgetischen Effekt die Schmerzen überdecken kann.

Obwohl gute anatomische Kenntnisse sowie Erfahrung mit Produkt, Dosis und passender Injektionstechnik das Risiko einer intravaskulären Injektion minimieren, lässt es sich nie ganz ausschließen. Daher sollte beim tiefen vertikalen Applizieren die spitze Nadel kontrolliert mit langsamer Geschwindigkeit bis auf den Knochen vorgeschoben werden, ehe injiziert wird. Durch eine Aspiration von ca. 10 Sekunden pro Injektionspunkt – so lange bedarf es, bis bei einer vaskulären Punktion Blut über die Nadel bis in die Spritze fließt – lässt sich das Risiko ebenso reduzieren. Auch eine vorsichtige sukzessive Injektion von 0,1 bis max. 0,2 ml des Fillers pro Injektionspunkt minimiert das Gefahrenpotenzial. Horizontal sollte nur mit einer stumpfen Kanüle gearbeitet werden. Zu beachten ist: Je dünner die stumpfe Kanüle, umso spitzer ist sie, sodass auch Fälle beschrieben sind, bei denen mit einer stumpfen (27 G) Kanüle intravasal injiziert wurde. Aus diesem Grund sollte in tieferen Gewebeebenen im Bereich größerer Blutgefäße mit dickeren (22–25 G) Kanülen gearbeitet werden.

Für den unwahrscheinlichen Fall, dass trotz Beachtung der Vorsichtsmaßnahmen Hyaluronsäure intravaskulär injiziert wurde, kann Hyaluronidase angewendet werden, um das Produkt im Gefäß aufzulösen (s. auch Abschnitt 3.5). Die Behandlung von Gefäßverschlüssen ist zeitkritisch und muss so schnell wie möglich erfolgen. Daher sollte Hyaluronidase für Notfälle immer vorgehalten werden.

Für andere Füllmaterialien gibt es derzeit keine akuten Gegenmaßnahmen. Weitere Informationen finden Sie in der CMAC-Leitlinie (Complications in Medical Aesthetics Collaborative) für das Management von Gefäßverschlüssen durch Hyaluronsäure.

> **Um ernsthafte Komplikationen durch intravasale Injektionen zu vermeiden, darf tief nur in vertikaler Richtung direkt auf den Knochen bzw. die Mukosa oder horizontal mit einer stumpfen Kanüle injiziert werden. Ein behutsames, langsames Einführen der Nadel in Zusammenarbeit mit dem Patienten ist insbesondere beim tiefen Injizieren von größter Bedeutung, um ernsthafte Komplikationen zu vermeiden. Wenn die Nadel vorsichtig bis auf den Knochen vorgeschoben werden konnte, ohne dass vom Patienten Schmerzen oder ein „merkwürdiges" Gefühl geäußert wurden, besteht auch weitestgehend keine Gefahr, dass eines der stark innervierten Gefäße getroffen wurde.**

Unverträglichkeits- und allergische Reaktionen

Allergische Reaktionen, die bis zu einem anaphylaktischen Schock reichen können, sind primär auf Lidocain beschrieben, welches diversen Fillern bereits zugesetzt ist. In solchen Fällen muss ein lidocainfreies Produkt verwendet werden. Bei einer bekannten Hühnereiweißallergie sollte in jedem Fall auf ein fermentativ aus Streptokokkenkulturen gewonnenes Hyaluronsäurepräparat zurückgegriffen werden.

Neben den klassischen allergisches Reaktionen kann es infolge einer Antigen-Antikörper-Reaktion auch zu Fremdkörpergranulomen am Injektionsort kommen. Solche Granulome treten nach der Anwendung von Hyaluronsäure äußerst selten, nur in etwa bei 0,42 % der Fälle auf. Häufiger finden sie sich bei einer Unverträglichkeit auf Rinderkollagen, sodass in solchen Fällen von einer Behandlung mit bovinen Kollagen abgesehen werden sollte. Granulome stellen eine große therapeutische Herausforderung dar. Sie reichen von subklinischen, nur histologisch nachweisbaren Knötchen bis hin zu entzündlichen und schmerzhaften, livide verfärbten, entstellenden knotigen oder plaqueförmigen Veränderungen. Versuchsweise können zur Behandlung intraläsionale Kortikosteroide oder eine Mischung aus 5-Fluorouracil und Triamcinolon 10 mg/ml (9 : 1) in kleinsten Mengen alle 2 bis 6 Wochen verabreicht werden. In der Mehrheit der Fälle ist jedoch eine chirurgische Entfernung erforderlich, was einen gravierenden Eingriff darstellt.

Eine weitere seltene Unverträglichkeitsreaktion auf Hyaluronsäure ist die Bildung steriler Abszendierungen, welche nach Stichinzision und Entlastung mittels Exprimierung des Materials folgenlos abheilen.

Aufgrund der biologischen Abbaubarkeit von Hyaluronsäure und Kollagen sind die entstehenden Komplikationen, mit Ausnahme der intravasalen Injektion, auch ohne zeitnahe und fachgerechte Therapie vollständig reversibel.

Demgegenüber stehen die Komplikationen nicht resorbierbarer, permanenter Materialien, welche irreversibel sind.

3.4.4 Spezifische Komplikationen nicht resorbierbarer Materialien

Der Wunsch vieler Patienten nach einer langfristigen Lösung mit dauerhafter Weichteilaugmentation führte zum Einsatz von nicht resorbierbaren Materialien, wie z. B. Polymethylmethacrylat (PMMA), (Hydroxy-)Ethylmethacrylat (HEMA) oder Ethylmethacrylat (EMA), Polyacrylamidgel oder flüssigem Silikon (PMS 350). Auch wenn diese Präparate durch die Weiterentwicklung entsprechender resorbierbarer Alternativen verdrängt wurden, sehen wir uns noch vielfach mit den häufig erst nach Jahren auftretenden Folgen einer Unterspritzung durch permanente Filler konfrontiert – eine Kenntnis der Komplikationen und ihre Therapiemöglichkeiten sollte daher weiterhin bestehen.

Durch die synthetisch hergestellten Materialien kann es zu granulomatösen Fremdkörperreaktionen, abszedierende Entzündungen, Perforationen, Migrationen oder Dislokationen im Gewebe kommen.

Fremdkörpergranulome werden vielfach durch Unterspritzung mit Steroidkristallsuspension oder einer Mischung aus 5-Fluorouracil und Triamcinolon 10 mg/ml (9:1) behandelt. Um irreversible Atrophien des umgebenden Subkutangewebes und damit eine noch deutlichere Darstellung des Knotens zu vermeiden, sollte streng intraläsional behandelt werden. Alternativ kann bei durch Polymethylmethacrylat (PMMA), (Hydroxy-)Ethylmethacrylat (HEMA), Ethylmethacrylat (EMA) oder Polyacrylamid bedingten Granulomen ein Therapieversuch mit Allopurinol unternommen werden, der zur einer signifikanten Verbesserung des Befundes bis hin zu einer vollständigen und anhaltenden Abheilung führen kann. Es sollte initial 200 mg pro Tag eingenommen werden. Unter regelmäßiger Blutbildkontrolle kann die Dosis über mehrere Wochen bis auf maximal 600 mg gesteigert werden.

Durch Behandlungsversuche und generell im Laufe der Zeit kann es zu einer Dislokation des Materials kommen. Die Entfernung aus dem Gewebe ist dann ausschließlich operativ möglich und gestaltet sich aufgrund der diffusen Verteilung schwierig. Ästhetisch beeinträchtigende Narben sind meist unvermeidlich.

Nach Anwendung größerer Mengen Silikon wurden lebensbedrohliche systemische Reaktionen wie akute Pneumonie und granulomatöse Hepatitis berichtet. Ferner zeigten sich häufig dauerhaft vergrößerte Lymphknoten im Abflussgebiet.

Zuletzt ist ein nicht zu vernachlässigender Aspekt bei der Anwendung von nicht resorbierbaren Unterspritzungsmaterialien die fehlende Anpassungsmöglichkeit an den natürlichen, individuellen Alterungsprozess. Eine für das spätere Lebensalter unnatürliche, stark betonte Formgebung, z. B. nach einer Volumensubstitution im Bereich der Lippen, ist dann unabänderlich und harmoniert nicht mit dem übrigen Gesicht. Die ästhetische, permanente Augmentationsbehandlung eines Gesichts im 45. Lebensjahr kann 20 oder 30 Jahre später somit die Komplikation per se darstellen.

Leichte Komplikationen	Schwere Komplikationen
• Schmerzen • Schwellung (Ödem); Rötung (Erythem) • (Leichte) Blutungen • Hämatome • Herpesaktivierung (bei Injektionen im Lippenbereich) • Grippeähnliche Symptome: Fieber, Kopf- und Muskelschmerzen, Unwohlsein, Schwindel, Gelenk- und Nervenschmerzen • Hypo- und Hypersensibilität im Injektionsbereich • Juckreiz • Blasenbildung im Injektionsbereich • Knötchen/Knoten (nicht druckdolent und nicht entzündlich, meist zurückzuführen auf ungleichmäßige Produktverteilung im Zuge der Injektion) • Hautverfärbungen: Hyperpigmentierung, Tyndall-Effekt, opale Verfärbung durch Kollagenpräparate	• Infektionen, Abszesse • Fremdkörpergranulom (immunologische Reaktion): entzündliche Knoten oder Plaques • Intravasale Injektion mit folgender Ischämie, Nekrose und Narbenbildung • Erblindung (bei intravasaler Injektion in die A. ophtalmica und ihre Äste) • Migration/Dislokation

Tab. 3.1 Übersicht Komplikationen

3.4.5 „Pillow-Face"

Wozu es im Zuge einer Langzeitbehandlung mit Hyaluronsäurefillern nicht kommen darf, ist eine unverhältnismäßige Übervolumisierung des Gesichts. Dieses Phänomen, auch als Kissen- oder Pillow-Face bezeichnet, tritt insbesondere bei sehr schlanken Menschen als unglückliches Resultat einer mangelhaften Gesamtstrategie mit Volumenpräparaten auf. Indem die Auslösestrukturen unberücksichtigt bleiben und stattdessen versucht wird, Defizite durch die Zugabe von immer mehr oberflächlichem Material zu begleichen, wirkt das Gesicht bereits nach 3 bis 5 Sitzungen infolge der Materialakkumulation unnatürlich aufgeblasen. Die Verhältnismäßigkeit zum restlichen Körper ist verloren gegangen. Um dies zu verhindern, sollte für die Harmonisierung eines individuellen Gesichts grundsätzlich so wenig Material wie möglich verwendet werden. Dabei ist es wichtig, gezielt nur die für den Patienten notwendigen Strukturen mit minimalen Materialeinsatz, d. h. an ihren tiefen Entstehungsorten, zu behandeln. Die richtige Augmentationsmaßnahme kann sogar den visuellen Eindruck einer Entstauchung entstehen lassen, wie es beispielsweise die Ovalisierung des Gesamtgesichts nach einer Kinnvolumisierung verdeutlicht.

Bei einer proportionalen Langzeitbehandlung mit Hyaluronsäurefillern sind nicht nur die individuellen Verhältnisse innerhalb des Gesichts, sondern ist auch das Volumenverhältnis zwischen Gesicht und Körper zu beachten.

Dafür sollten in jedem Gesicht grundsätzlich nur die individuellen Zeichen des altersbedingten Attraktivitätsverlusts behandelt und in ihre ursprüngliche, für diesen Menschen typische Form gebracht werden. Eine kausale Therapie der ursächlichen subkutanen Mängel ermöglicht dabei das materialschonendste Vorgehen, um eine dysproportionale Übervolumisierung des Gesichts auch in langfristiger Hinsicht zu vermeiden.

3.5 Hyaluronidase

Hyaluronidasen sind eine Familie von injizierbaren Enzymen, die natürlicherweise im Körper vorkommen und als Dispersionsmittel wirken. Hyaluronidase hilft, den natürlichen Abbau von Hyaluronsäure durch Hydrolyse zu beschleunigen und die Durchlässigkeit des Bindegewebes für Flüssigkeiten zu erhöhen.

Es wird seit über 60 Jahren in der Medizin eingesetzt, u. a. als Hilfsmittel, um die Absorption und Verteilung von Arzneimitteln und anderen Wirkstoffen im subkutanen Gewebe zu verbessern.

Mit der zunehmenden Beliebtheit von Hyaluronsäure in der ästhetischen Medizin hat auch die Verwendung von Hyaluronidase als Off-Label-Lösung erheblich zugenommen und ist aus dem klinischen Alltag nicht mehr wegzudenken. Kommt es nach Fillerinjektionen zu Komplikationen oder entsprechen die Ergebnisse nicht den Erwartungen, kann das injizierte Material vollständig und schnell wieder aufgelöst werden. In Deutschland wird das gängige Medikament unter dem Namen Hylase® „Dessau" vertrieben, welches vor der Behandlung in 1,0 ml Kochsalzlösung (0,9 % NaCl) gelöst werden sollte.

Da eine Hyaluronidase-Behandlung sowohl unterspritztes als auch körpereigenes Hyaluron gleichermaßen betrifft, kann eine Überdosierung von Hyaluronidase dazu führen, dass auch körpereigenes Hyaluron abgebaut wird. Dies kann vorübergehend einen ästhetisch unvorteilhaften Volumenverlust hervorrufen, auch wenn sich das körpereigene Hyaluron in der Regel schnell regeneriert. Idealerweise sollte die Hyaluronidase schrittweise in kleinen Volumina injiziert werden und die Injektion ggf. über mehrere Sitzungen erfolgen, um den gewünschten Korrekturumfang zu erreichen und eine Überbehandlung zu vermeiden. Abhängig von dem gewählten Produkt können 10 bis 25 I.E. benötigt werden, um 0,1 ml Hyaluronsäure aufzulösen.

Schwere Komplikationen von vaskulärer Nekrose nach versehentlicher intravaskulärer Hyaluroninjektion erfordern sofortige hochkonzentrierte Hylase-Infiltrationen, idealerweise innerhalb von 4 Stunden nach der Fillerinjektion, zusammen mit den folgenden Schritten:

1. Sofortige Hyaluronidase-Applikation (500–1.500 I.E.) in das Gebiet des Thrombus. Durch die erhöhte Gefäßpermeabilität wird die Hyaluronidase das intravaskuläre Implantat erreichen, ohne dass in das Gefäß injiziert werden muss
2. Das Gebiet wärmen (mittels heißer Tücher, Wärmeaggregaten oder Föhn), um die Durchblutung anzuregen, keinesfalls kühlen
3. Sanftes Massieren ohne Druck
4. Falls die Mittel zur Verfügung stehen, radiologischen Gefäßstatus erheben, um die Blockade zu lokalisieren
5. Den Patienten schnellstens dorthin weiterleiten, wo die Gefäßverstopfung (notfalls operativ) behoben werden kann

Die Behandlung und Anwendung von Hyaluronidase wird im Allgemeinen gut vertragen und unerwünschte Ereignisse sind selten. Die lokale Injektion von Hyaluronidase kann Nebenwirkungen wie lokalen Juckreiz und in seltenen Fällen allergische Reaktionen hervorrufen. Hylase® „Dessau" wird aus Stierhoden gewonnen und kann bei Patienten, die auf Rinderkollagen allergisch sind, zu Kreuzreaktionen führen. In solchen Fällen sind systemische Steroide, Antihistaminika und das Auftragen von Steroid-Topika hilfreich. Auch können bekannte allergische Reaktionen auf Wespen- oder Bienenstiche auf ein erhöhtes Risiko einer allergischen Reaktion hinweisen, da auch im Gift der Insekten Hyaluronidasen enthalten sind. Allergische Reaktionen treten mit größerer Wahrscheinlichkeit auf, wenn die Hyaluronidase-Dosis über 100.000 I.E. liegt und durch eine intravenöse Injektion verabreicht wird.

Der Einsatz in der ästhetischen Medizin ist deswegen nicht beliebig, sondern sollte sich auf Notfälle und einschneidende Fehlkorrekturen beschränken. Nach dem Einsatz oder einer Korrektur mit Hyaluronidase empfehlen wir, eine erneute Behandlung mit Hyaluronsäure frühestens nach zwei Wochen durchzuführen, um ein optimales Ergebnis zu erzielen.

Hyaluronidase darf nicht angewendet werden bei:

- bekannter Allergie gegen Hyaluronidase oder Rinderprotein
- angeborenem Herzfehler
- akuter Infektion im Behandlungsareal
- Vorliegen einer Krebserkrankung
- Schwangerschaft und Stillzeit

3.6 Fillernavigator

Auf den folgenden Seiten findet sich als sogenannter „Fillernavigator" eine tabellarische Übersicht einzelner Handelspräparate, vorwiegend auf Hyaluronsäurebasis. Die Autoren haben sich bemüht, eine repräsentative Auswahl der zur Verfügung stehenden und auf Basis selbst reproduzierter Behandlungsergebnisse empfehlenswerten Filler zusammenzustellen.

Generell lassen sich die einsetzbaren Produkte im Hinblick auf die folgenden klinischen Eigenschaften unterscheiden:

- Applikationstiefe
- Konzentration und Quervenetzung der Hyaluronsäure (bestimmt die Viskosität und Elastizität des Gels)
- Lumendurchmesser der Nadel bzw. Kanüle
- Besondere Materialeigenschaften post injectionem (z. B. Projektionseffekt, Modellierbarkeit, Abbaubarkeit)

Die vorgestellten Präparate wurden von den Autoren in unterschiedliche Indikationsgruppen eingeteilt, wobei die Gliederung nicht zwangsläufig mit den Herstellerangaben übereinstimmt. Stattdessen basieren sie auf den umfangreichen praktischen Erfahrungen der Autoren.

In den folgenden Kapiteln wird auf diese Indikationsgruppen verwiesen, insbesondere dann, wenn spezielle Applikationstechniken oder regionäre Behandlungsweisen erläutert werden. Diese Herangehensweise bietet den bedeutenden Vorteil, dass eine umfassende Übersicht über die verschiedenen Optionen in Bezug auf Indikationen, Behandlungstechniken und Produkte geschaffen wird.

Die Angaben zu den Präparaten stammen aus den Produktbeschreibungen der Hersteller und wurden von diesen im Jahr 2023 bestätigt. Da 2024 eine Änderung des Medizinproduktgesetzes in Kraft tritt, wird eine erhebliche Reduktion des Fillerangebots erwartet, da Produkte ohne klinische Sicherheitsstudien ihre Zulassung verlieren werden. Daher ist es durchaus möglich, dass nach Drucklegung dieses Werkes einige Präparate vom Markt verschwunden sind, umgekehrt aber auch neue Präparate zugelassen wurden. Die Daten erheben deswegen keinen Anspruch auf Vollständigkeit. Für aktuelle und weiterführende Informationen sind die Webseiten der Hersteller aufzurufen.

Wichtiger Hinweis

Die Einteilung in die einzelnen Indikationsgruppen verstehen wir lediglich als Navigationshilfe. Die individuelle Entscheidung bezüglich der Auswahl des einen oder anderen Präparats ist abhängig vom klinischen Befund und der präparatespezifischen Kompatibilität (Indikation/Kontraindikation).

Weitergehende Hinweise zu Indikationen und Kontraindikationen, Wechselwirkungen und Gegenanzeigen finden sich in den einschlägigen Produktbeschreibungen der Präparate, die auf jeden Fall als Primärquelle anzusehen sind.

Die hier angegebenen **Haltbarkeiten** beziehen sich auf die relative Dauer bis zur nächsten Nachinjektion im anwendungsbezogenen Vergleich der Produkte. Ein absoluter Vergleich ist nicht möglich, da die Haltbarkeit außer vom Präparat vom Hauttyp, der zu korrigierenden Falte, der Injektionszone und dem injizierten Volumen abhängt.

Indikationsgruppen der Füllpräparate

1 Oberflächliche Augmentationen (obere bis mittlere Dermis)

2 Mitteltiefe Augmentationen (mittlere bis tiefe Dermis, subdermal)

3 Tiefe Augmentationen (subkutan)

4 Maximaltiefe Augmentationen (supraperiostal, supramukosal)

A Spezialindikation: Hautoberflächenregeneration und Mesotherapie

B Spezialindikation: Lippen

⇧ hoch

⇩ gering

⇦ moderat

1 Filler für oberflächliche Augmentationen (S. 64)

Applikationstiefe: obere bis mittlere Dermis

Indikationen – Übersicht
- Ganz oberflächliche Feinmodulation (Camouflage) diverser Defizite
- Unterfütterung und Homogenisierung der Hautoberfläche
- Verbesserung der Hautbeschaffenheit (Revitalisierung und Rehydratation)
- Feine Gesichtsfalten

Materialeigenschaften – Übersicht
- ⇩ Vernetzungsgrad
- ⇩ Viskosität bzw. Partikelgröße
- ⇧ Horizontale Materialausbreitung
- ⇩ Projektionseffekt
- ⇩ Haltbarkeit

Nadelstärke
- 30 G Nadel

2 Filler für mitteltiefe Augmentationen (S. 65)

Applikationstiefe: mittlere bis tiefe Dermis, subdermal

Indikationen – Übersicht
- Dekorative Korrektur und Verschleierung (Camouflage) von Substanzmängeln
- Remodellierung des Oberflächenreliefs
- Unterfütterung und Homogenisierung der Hautoberfläche
- Verbesserung der Hautbeschaffenheit
- Narben
- Lippen
- Leichte, nicht atrophiebedingte Falten
- Hände

Materialeigenschaften – Übersicht
- ⇩/⇦ Vernetzungsgrad
- ⇩ Viskosität bzw. Partikelgröße
- ⇦ Horizontale Materialausbreitung
- ⇩/⇦ Projektionseffekt
- ⇩ Haltbarkeit

Nadelstärke
- 27 G Nadel oder Kanüle

3 Filler für tiefe Augmentationen (S. 68)

Applikationstiefe: subkutan

Indikationen – Übersicht

- Kompensation der Substanzmängel im subfaszialen Fettgewebe
- Flächendeckende Gewebemobilisierung und -unterfütterung mit der stumpfen Kanüle
- Fokussierte Volumenprojektion von Falten über nichtknöchernen Bereichen
- Weiche Gewebestabilisierung
- Remodellierung der Gesichtskonturen
- Wangen
- Lippen
- Marionettenlinien
- Nasolabialfalten
- Supraorbitale Leere
- Schläfe
- Stirn
- Augenbraue
- Narben
- Lipatrophie

Materialeigenschaften – Übersicht

- ⇦/⇧ Vernetzungsgrad
- ⇦ Viskosität bzw. Partikelgröße
- ⇦ Horizontale Materialausbreitung
- ⇦/⇧ Projektionseffekt
- ⇦ Haltbarkeit

Nadelstärke

- 25–28 G Nadel
- 22–25 G Kanüle

4 Filler für maximaltiefe Augmentationen (S. 70)

Applikationstiefe: supraperiostal, supramukosal

Indikationen – Übersicht

- Kompensation der Substanzmängel im supraperiostalen Fettgewebe
- Wiederunterspannungsetzung der Haltebänder
- Fokussierte Volumenprojektion von Falten über knöchernen Bereichen
- Statische Gewebestabilisierung
- Remodellierung der Gesichtskonturen
- Größtmöglicher Projektionseffekt bei geringstem Materialaufwand
- Infraorbitale Leere
- Stirnfalten
- Nasolabialfalten
- Lippen
- Kinnvolumisierung
- Kinnlinie
- Narben
- Halsvolumisierung
- Rhinoplastik
- Lipatrophie

Materialeigenschaften – Übersicht

- ⇧ Vernetzungsgrad
- ⇧ Viskosität bzw. Partikelgröße
- ⇩ Horizontale Materialausbreitung
- ⇧ Projektionseffekt
- ⇧ Haltbarkeit

Nadelstärke

- 25–27 G Nadel

A Spezialindikation: Hautoberflächenregeneration und Mesotherapie (S. 72)

Applikationstiefe: obere bis mittlere Dermis, mittlere bis tiefe Dermis, subdermal (Mesotherapie: subkutan, supraperiostal)

Indikationen – Übersicht

- Rehydratation und Revitalisierung der Hautoberfläche
- Harmonisierung des Hautbilds
- Erfrischung des Teints
- Prävention und Therapie der Runzelhaut

Materialeigenschaften – Übersicht

- ⇩ Vernetzungsgrad
- ⇩ Viskosität bzw. Partikelgröße
- ⇧ Horizontale Materialausbreitung
- ⇩ Projektionseffekt
- ⇩ Haltbarkeit

Nadelstärke

- 30–32 G Nadel
- 25–27 G Kanüle

B Spezialindikation: Lippen (S. 73)

Applikationstiefe: obere bis mittlere Dermis, mittlere bis tiefe Dermis, subdermal, subkutan/ supramukosal

Indikationen – Übersicht

- Lippenvolumen
- Lippenkontur
- Lippenoberflächenregeneration („Lippenboost")

Materialeigenschaften – Übersicht

- Abhängig von der Indikation respektive Applikationstiefe

Nadelstärke

- 30–32 G Nadel
- 25–27 G Kanüle (abhängig von Indikation und Präparat)

1 Filler für oberflächliche Augmentationen

Produkt-name	Anbieter	Indikationen	Appli-kations-tiefe	Hyaluronsäure-gehalt und Quervernetzung	Nadel-stärke	Besondere Material-eigenschaften	Webseite
BELO-TERO® Soft	Merz Aesthetics	Korrektur feiner oberflächlicher Falten	Obere Dermis	20 mg/ml dynamisch multi-quervernetzte HA (CPM®- und DCLT-Technologie)	30 G 1/2	Polydensifiziertes, kohäsives Gel, sehr gute Gewebe-integration, geringe Wasserbindung, 6–9 Monate Haltbarkeit, sehr gut verträglich, mit Lidocain (0,3 %) erhältlich	https://merz-aesthetics.info/produkte/belotero
BELO-TERO® Revive	Merz Aesthetics	Verjüngung der Haut, Verbesse-rung der Spann-kraft und Elastizi-tät der Haut	Obere und mittlere Dermis	20 mg/ml leicht vernetzte HA mit 17,5 mg/ml Glycerin	30 G 1/2	Sehr gute Gewebe-integration, initial 1–3 Sitzungen im Abstand von 4 Wochen, 6–9 Monate Haltbar-keit, kein Lidocain	https://merz-aesthetics.info/produkte/belotero
Juvéderm® ULTRA 2	Allergan	Korrektur von mitteltiefer Hautfalten und zur Definition der Lippen	Mittlere Dermis	24 mg/ml quervernetzte HA (HYLACROSS-Technologie™)	30 G 1/2	Geschmeidiges Gel, geringe Haltbarkeit, mit Lidocain (0,3 %)	www.juvederm.de
Juvéderm® VOLBELLA	Allergan	Oberflächliche und mitteltiefe Hautfalten, Lippenkontur und Lippenvolumen	Obere und mittlere Dermis	15 mg/ml quervernetzte HA (VYCROSS-Techno-logie™)	30 G 1/2	Gute Haltbarkeit, gute Verteilung (Grund: geringste Kohäsivität), gewebeprovokativ, mit Lidocain	www.juvederm.de
Juvéderm® VOLITE	Allergan	Verbesserung der Hautfeuchtigkeit und Hautelasti-zität	Obere Dermis	12 mg/ml quervernetzte HA (VYCROSS-Techno-logie™)	32 G 1/2	Gutes Wasser-bindevermögen, geringe Haltbarkeit	www.juvederm.de
Restylane® Skin-booster™ Vital Light	Galderma	Verbesserung der Hautfeuchtigkeit, Hautstruktur und Hautelastizität; insbesondere für die jüngere und dünne, sensible Haut	Mittlere Dermis, nicht oberfläch-lich quad-deln	12 mg/ml stabilisierte HA (NASHA-Techno-logie)	29 G TWN, 23 G Pixl™ und 25 G Pixl™	Starkes Wasser-bindevermögen, gut verträglich, mit Lidocain (0,3 %)	https://www.galderma.com/de/restylane-hyaluron-filler
Restylane® Skin-booster™ Vital	Galderma	Verbesserung der Hautfeuchtigkeit, Hautstruktur und Hautelastizität; inbesondere für die reife und lichtgeschädigte Haut	Dermis, vorzugs-weise in ihre tiefen Schichten	20 mg/ml stabilisierte HA (NASHA-Techno-logie)	29 G TWN, 23 G Pixl™ und 25 G Pixl™	Starkes Wasser-bindevermögen, gut verträglich, mit Lidocain (0,3 %) erhältlich	https://www.galderma.com/de/restylane-hyaluron-filler

1 Filler für oberflächliche Augmentationen

Produkt-name	Anbieter	Indikationen	Appli-kations-tiefe	Hyaluronsäure-gehalt und Quervernetzung	Nadel-stärke	Besondere Material-eigenschaften	Webseite
TEOSYAL® Redensity I	Teoxane	Skinbooster zur Redensification der Haut (Gesicht, Hals, Dekolleté und Handrücken)	Obere Dermis	HA kombiniert mit 8 Aminosäuren, 3 Antioxidantien, Zink, Kupfer und Vitamin B6 (patentierter Dermo-Restructuring Complex)	30 G 1/2	Gut verträglich, mit Lidocain	www.teoxane.com/de/products/dermal-fillers
TEOSYAL® RHA 1	Teoxane	Korrektur leichter Falten und Verbesserung der Hautfeuchtigkeit	Obere bis mittlere Dermis	15 mg/ml quervernetzte HA (Preserved Network Technology)	30 G 1/2	Sehr formbares Gel mit hoher Elastizität, Haltbarkeit mind. 12 Monate, mit Lidocain (0,3 %)	www.teoxane.com/de/products/dermal-fillers
TEOSYAL® RHA 2	Teoxane	Korrektur mäßig ausgeprägter Falten, Lippenkontur	Obere bis mittlere Dermis	23 mg/ml quervernetzte HA (Preserved Network Technology)	30 G 1/2	Glattes Gel mit guter Elastizität, lange Haltbarkeit: 12–18 Monate, mit Lidocain (0,3 %)	www.teoxane.com/de/products/dermal-fillers

2 Filler für mitteltiefe Augmentationen

Produkt-name	Anbieter	Indikationen	Appli-kations-tiefe	Hyaluronsäure-gehalt und Quervernetzung	Nadel-stärke	Besondere Material-eigenschaften	Webseite
BELOTERO® Balance	Merz Aesthetics	Mitteltiefe Falten, Lippenaugmentation, Lippenkontur	Mittlere Dermis	22,5 mg/ml dynamisch multiquervernetzte HA (CPM®- und DCLT-Technologie)	27 G 1/2, 30 G 1/2	Mittelviskoses polydensifiziertes kohäsives Gel, sehr gute Gewebeintegration, kaum Wasserbindung, 12 Monate Haltbarkeit, sehr gut verträglich, mit Lidocain (0,3 %) erhältlich	https://merz-aesthetics.info/produkte/belotero
BELOTERO® Intense	Merz Aesthetics	Tiefe Falten, Volumenaufbau, Konturausgleich, Lippenaugmentation	Tiefe Dermis	25,5 mg/ml multiquervernetzte HA (CPM®-Technologie)	27 G 1/2	Hochviskoses Gel, gleichmäßige Materialausbreitung, mäßige Haltbarkeit, verträglich, mit Lidocain erhältlich	https://merz-aesthetics.info/produkte/belotero

2 Filler für mitteltiefe Augmentationen

Produktname	Anbieter	Indikationen	Applikationstiefe	Hyaluronsäuregehalt und Quervernetzung	Nadelstärke	Besondere Materialeigenschaften	Webseite
BELOTERO® Lips Contour	Merz Aesthetics	Lippenkontur, periorale Falten, Mundwinkel	Obere bis mittlere Dermis	22,5 mg/ml multiquervernetzte HA	30 G 1/2, 27 G 1/2	Hohe Kohäsivität, geringe Viskosität, gute Gewebeintegration, mit Lidocain (0,3 %)	https://merz-aesthetics.info/produkte/belotero
BELOTERO® Lips Shape	Merz Aesthetics	Lippenvolumen, periorale Falten, Mundwinkel	Lippe subkutan oder supramuskosal; andere Indikationen: tiefe Dermis	22,5 mg/ml multiquervernetzte HA	27 G 1/2	Hohe Kohäsivität, hohe Elastizität, mit Lidocain (0,3 %)	https://merz-aesthetics.info/produkte/belotero
Juvéderm® ULTRA 3	Allergan	Mitteltiefe und tiefe Hautfalten, Lippenkontur, Lippenvolumenn	Mittlere und tiefe Dermis	24 mg/ml quervernetzte HA (HYLACROSS-Technologie™)	27 G 1/2	Geschmeidiges Gel, geringe Haltbarkeit, mit Lidocain (0,3 %)	www.juvederm.de
Juvéderm® ULTRA 4	Allergan	Tiefe Hautfalten, Volumenaufbau von Lippen und Wangen	Tiefe Dermis	24 mg/ml quervernetzte HA (HYLACROSS-Technologie™)	27 G 1/2	Geschmeidiges Gel, geringe Haltbarkeit, mit Lidocain (0,3 %)	www.juvederm.de
Juvéderm® ULTRA SMILE	Allergan	Mitteltiefe und tiefe Falten, Lippenaugmentation, Lippenkontur	Mitteltiefe und tiefe Dermis	24 mg/ml quervernetzte HA (HYLACROSS-Technologie™)	30 G 1/2	Geschmeidiges Gel, geringe Haltbarkeit, mit Lidocain (0,3 %)	www.juvederm.de
Juvéderm® VOLBELLA	Allergan	Oberflächliche und mitteltiefe Hautfalten, Lippenkontur und Lippenvolumen	Obere und mittlere Dermis	15 mg/ml quervernetzte HA (VYCROSS-Technologie™)	30 G 1/2	Gute Haltbarkeit, gute Verteilung (Grund: geringste Kohäsivität), gewebeprovokativ, mit Lidocain	www.juvederm.de
Juvéderm® VOLIFT	Allergan	Tiefe Hautfalten, Konturdefizite, Volumenaufbau von Lippen, Wangen und Kinn	Tiefe Dermis	17,5 mg/ml quervernetzte HA (VYCROSS-Technologie™)	30 G 1/2	Gute Haltbarkeit, gute Verteilung, gewebeprovokativ, mit Lidocain erhältlich	www.juvederm.de
Restylane® Refyne	Galderma	Mitteltiefe Falten	Mittlere Dermis	20 mg/ml, Gel moderater Vernetzungs- und niedriger Kalibrierungsgrad (Balance-Technologie)	30 G 1/2, 27 G Steriglide (TSK)	Weiches Gel mit moderater Hebekapazität, mit Lidocain erhältlich	https://www.galderma.com/de/restylane-hyaluron-filler

2 Filler für mitteltiefe Augmentationen

Produktname	Anbieter	Indikationen	Applikationstiefe	Hyaluronsäuregehalt und Quervernetzung	Nadelstärke	Besondere Materialeigenschaften	Webseite
Restylane® Defyne	Galderma	Tiefe Falten	Tiefe Dermis, subdermal	20 mg/ml, Gel sehr hohen Vernetzungs- und hohen Kalibrierungsgrades (Balance-Technologie)	27 G 1/2, 27 G Steriglide (TSK)	Moderat festes Gel mit hoher Hebekapazität, mit Lidocain erhältlich	https://www.galderma.com/de/restylane-hyaluron-filler
Restylane® Kysse	Galderma	Lippenvolumen, Lippenkontur	Lippenrot, Submukosa	20 mg/ml, Gel hohen Vernetzungs- und niedrigen Kalibrierungsgrades (Balance-Technologie)	30 G 1/2, 25 G und 27 G Kanüle Steriglide (TSK)	Moderat weiches Gel mit moderater Hebekapazität, mit Lidocain erhältlich	https://www.galderma.com/de/restylane-hyaluron-filler
Restylane®	Galderma	Korrektur mäßiger Gesichtsfalten	Mittlere Dermis	20 mg/ml stabilisierte HA (NASHA-Technologie)	29 G 1/2 Nadel, 27 G Kanüle Pixl™	Festes Gel mit moderater Hebekapazität, mit Lidocain erhältlich	https://www.galderma.com/de/restylane-hyaluron-filler
Restylane® Lyft	Galderma	Tiefe Falten, leichte bis mäßige Gesichtskonturierung	Tiefe Dermis, subdermal	20 mg/ml stabilisierte HA (NASHA-Technologie)	29 G 1/2, 23 G und 25 G Kanüle Pixl™	Festes Gel mit hoher Hebekapazität, mit Lidocain erhältlich	https://www.galderma.com/de/restylane-hyaluron-filler
Sculptra®	Galderma	Mittlere bis tiefe Falten, Volumenaufbau, Konturoptimierung, Kollagenstimulierung	Tiefe Dermis, Subkutis	Filler auf Poly-L-Milchsäurebasis (150 mg Poly-L-Milchsäure, 90 mg Natrium-Carboxymethylcellulose, 127,5 mg pyrogenfreies Mannitol)	27 G 1/2	Lang anhaltender Filler, Kollagenstimulation	https://www.galdermaaesthetics.de/renew-uebersicht
TEOSYAL® Global Action	Teoxane	Mitteltiefe Falten, auch universell für sämtliche Indikationen außer Tränenrinne	Mittlere Dermis	25 mg/g quervernetzte HA (RHA™-Technologie)	30 G 1/2	Moderat viskoses Gel, auch mit Lidocain erhältlich	www.teoxane.com/de/products/dermal-fillers
TEOSYAL® RHA 3	Teoxane	Tiefe dynamische Falten, Lippenaugmentation	Tiefe Dermis	23 mg/ml (Preserved Network Technology)	27 G 1/2	Festes Gel, lange Haltbarkeit: 12–18 Monate, mit Lidocain (0,3 %)	www.teoxane.com/de/products/dermal-fillers

3 Filler für tiefe Augmentationen

Produktname	Anbieter	Indikationen	Applikationstiefe	Hyaluronsäuregehalt und Quervernetzung	Nadelstärke	Besondere Materialeigenschaften	Webseite
BELOTERO® Intense	Merz Aesthetics	Korrektur von tiefen Falten, Lippenaugmentation	Tiefe Dermis	25,5 mg/ml dynamisch multiquervernetzte HA (CPM®- und DCLT-Technologie)	27 G 1/2	Polydensifiziertes elastisches Gel, sehr gute Gewebeintegration, wenig Wasserbindung, 12 Monate Haltbarkeit, verträglich, mit Lidocain (0,3 %) erhältlich	https://merz-aesthetics.info/produkte/belotero
BELOTERO® Volume	Merz Aesthetics	Volumenaufbau	Tief dermal, subkutan, supraperiostal	26 mg/ml dynamisch multiquervernetzte HA (CPM®- und DCLT-Technologie)	30 G 1/2 + 27 G 1/2 Nadel, 27 G/37 mm Kanüle	Polydensifiziertes, plastisches Gel, gegenüber anderen Volumisierern gut zu modellieren, Haltbarkeit bis 18 Monate, sehr gut verträglich, mit Lidocain (0,3 %) erhältlich	https://merz-aesthetics.info/produkte/belotero
Radiesse®	Merz Aesthetics	Volumenaufbau und Konturdefinition, Kollagenstimulation	Subdermal, subkutan, supraperiostal	Filler auf CaHA-Basis (70 % Gel-Matrix, 30 % CaHA-Mikrosphären, 25–45 μm)	27 G 1 1/4, 28 G 3/4, 25 G 1	Lang anhaltender Filler, kaum Wasserbindevermögen, deswegen u. a. für Regionen geeignet, die zu Schwellungen neigen, Hautstraffung	https://merz-aesthetics.info/produkte/the-collagen-force
Juvéderm® ULTRA 4	Allergan	Tiefe Hautfalten, Volumenaufbau von Lippen und Wangen	Tiefe Dermis	24 mg/ml quervernetzte HA (HYLACROSS-Technologie™)	27 G 1/2	Geschmeidiges Gel, geringe Haltbarkeit, mit Lidocain (0,3 %)	www.juvederm.de
Juvéderm® VOLUMA	Allergan	Volumenaufbau im Mittelgesicht (bei Erwachsenen über 18 Jahren)	Subkutan, supraperiostal	20 mg/ml quervernetzte HA (VYCROSS-Technologie™)	27 G 1/2 Nadel	Lange Haltbarkeit, geringe Materialverteilung, hohe Kohäsivität, mit Lidocain erhältlich	www.juvederm.de
Juvéderm® VOLIFT	Allergan	Tiefe Hautfalten, Konturdefizite, Volumenaufbau von Lippen, Wangen und Kinn	Tiefe Dermis (Empfehlung der Autoren: nicht intradermal!)	17,5 mg/ml quervernetzte HA (VYCROSS-Technologie™)	30 G 1/2	Gute Haltbarkeit, gute Verteilung, gewebeprovokativ, mit Lidocain erhältlich	www.juvederm.de
Juvéderm® VOLUX	Allergan	Volumenaufbau	Subkutan oder supraperiostal	25 mg/ml (VYCROSS-Technologie™)	27 G 1/2	Geschmeidiges Gel, geringe Haltbarkeit, mit Lidocain (0,3 %)	www.juvederm.de

3 Filler für tiefe Augmentationen

Produktname	Anbieter	Indikationen	Applikationstiefe	Hyaluronsäuregehalt und Quervernetzung	Nadelstärke	Besondere Materialeigenschaften	Webseite
Restylane® Volyme	Galderma	Volumenaufbau	Subkutan bis supraperiostal	25 mg/ml (VYCROSS Technologie™)	27 G 1/2, 27 G Kanüle Steriglide (TSK)	Geschmeidiges Gel, lange Haltbarkeit, mit Lidocain (0,3 %)	https://www.galderma.com/de/restylane-hyaluron-filler
Restylane® Lyft	Galderma	Tiefe Falten, leichte bis mäßige Gesichtskonturierung	Tiefe Dermis, subdermal	20 mg/ml stabilisierte HA (NASHA-Technologie)	29 G 1/2, 23 G und 25 G Kanüle Pixl™	Festes Gel mit hoher Hebekapazität, mit Lidocain erhältlich	https://www.galderma.com/de/restylane-hyaluron-filler
Sculptra®	Galderma	Mittlere bis tiefe Falten, Volumenaufbau, Konturoptimierung, Kollagenstimulierung	Tiefe Dermis, Subkutis	Filler auf Poly-L-Milchsäurebasis (150 mg Poly-L-Milchsäure, 90 mg Natrium-Carboxymethylcellulose, 127,5 mg pyrogenfreies Mannitol)	27 G 1/2	Lang anhaltender Filler, Kollagenstimulation	https://www.galdermaaesthetics.de/renew-uebersicht
TEOSYAL® Deep Lines	Teoxane	Tiefe Falten	Subkutan bis supraperiostal	25 mg/g quervernetzte HA (RHA™-Technologie)	27 G 1/2	Moderat viskoses Gel, auch mit Lidocain erhältlich	www.teoxane.com/de/products/dermal-fillers
TEOSYAL® Kiss	Teoxane	Harmonisierung von Lippenvolumen, Lippenkontur und Hydratation der Lippen	Subdermal, intramuskulär	25 mg/g quervernetzte HA (RHA™-Technologie)	27 G 1/2	Moderat viskoses Gel, Haltbarkeit ca. 9 Monate	www.teoxane.com/de/products/dermal-fillers
TEOSYAL® RHA Kiss	Teoxane	Lippenvolumen und -kontur	Subdermal, intramuskulär	23 mg/ml (Preserved Network Technology)	30 G 1/2	Hohe Elastizität und Kohäsivität, mit Lidocain (0,3 %)	www.teoxane.com/de/products/dermal-fillers
TEOSYAL® Ultimate	Teoxane	Idealer Volumizer für Full-Face-Behandlungen	Oberflächliche und tiefe Fettkompartimente	22 mg/g quervernetzte HA (RHA™-Technologie)	22 G Kanüle; 27 G 1/2 Nadel	Moderat viskoses Gel, weicher Volumisierer mit guter Materialverteilung, auch mit Lidocain erhältlich	www.teoxane.com/de/products/dermal-fillers
TEOSYAL® RHA 4	Teoxane	Volumenaufbau in größeren dynamischen Arealen	Subkutan, tiefe Fettkompartimente/-körper, supraperiostal	23 mg/ml (Preserved Network Technology)	27 G 1/2	Formbares Gel mit sehr hohen Festigkeitseigenschaften, gute Elastizität, mit Lidocain (0,3 %)	www.teoxane.com/de/products/dermal-fillers

4	Filler für maximaltiefe Augmentationen						
Produktname	**Anbieter**	**Indikationen**	**Applikationstiefe**	**Hyaluronsäuregehalt und Quervernetzung**	**Nadelstärke**	**Besondere Materialeigenschaften**	**Webseite**
BELOTERO® Volume	Merz Aesthetics	Volumenaufbau	Tief dermal, subkutan, supraperiostal	26 mg/ml dynamisch multiquervernetzte HA (CPM®- und DCLT-Technologie)	30 G 1/2 + 27 G 1/2 Nadel; 27 G/37 mm Kanüle	Polydensifiziertes plastisches Gel, gut zu modellieren, gute Haltbarkeit (bis zu 18 Monate), sehr gut verträglich, mit Lidocain (0,3 %) erhältlich	https://merz-aesthetics.info/produkte/belotero
Radiesse®	Merz Aesthetics	Volumenaufbau und Konturdefinition, Kollagenstimulation	Subdermal, subkutan, supraperiostal	Filler auf CaHA-Basis (70 % Gel-Matrix, 30 % CaHA-Mikrosphären, 25–45 µm)	27 G 1 1/4; 28 G 3/4, 25 G 1	Lang anhaltender Filler, kaum Wasserbindevermögen, deswegen u. a. für Regionen geeignet, die zu Schwellungen neigen, Kollagenstimulation	https://merz-aesthetics.info/produkte/the-collagen-force
Juvéderm® VOLUMA	Allergan	Volumenaufbau im Mittelgesicht (bei Erwachsenen über 18 Jahren)	Subkutan, supraperiostal	20 mg/ml quervernetzte HA (VYCROSS-Technologie™)	27 G 1/2 Nadel	Lange Haltbarkeit, gute Materialverteilung, mit Lidocain erhältlich	www.juvederm.de
Juvéderm® ULTRA 4	Allergan	Tiefe Hautfalten, Volumenaufbau von Lippen und Wangen	Tiefe Dermis	24 mg/ml quervernetzte HA (HYLACROSS-Technologie™)	27 G 1/2	Geschmeidiges Gel, geringe Haltbarkeit, mit Lidocain (0,3 %)	www.juvederm.de
Juvéderm® VOLIFT	Allergan	Tiefe Hautfalten, Konturdefizite, Volumenaufbau von Lippen, Wangen und Kinn	Tiefe Dermis (Empfehlung der Autoren: nicht intradermal!)	17,5 mg/ml quervernetzte HA (VYCROSS-Technologie™)	27 G 1/2	Gute Haltbarkeit, dafür weniger gute Verteilung, gewebeprovokativ, mit Lidocain erhältlich	www.juvederm.de
Juvéderm® VOLUX	Allergan	Volumenaufbau	Subkutan oder supraperiostal	25 mg/ml (VYCROSS-Technologie™)	27 G 1/2	Geschmeidiges Gel, lange Haltbarkeit, mit Lidocain (0,3 %)	www.juvederm.de
Restylane® Volyme	Galderma	Volumenaufbau (Kinn, Wangen, Mittelgesicht)	Subkutan bis supraperiostal	20 mg/ml, Gel hohen Vernetzungs- und sehr hohen Kalibrierungsgrades (Balance-Technologie)	27 G 1/2, 27 G Kanüle Steriglide (TSK)	Moderat weiches Gel mit sehr hoher Hebekapazität, mit Lidocain erhältlich	https://www.galderma.com/de/restylane-hyaluron-filler

4 Filler für maximaltiefe Augmentationen

Produktname	Anbieter	Indikationen	Applikationstiefe	Hyaluronsäuregehalt und Quervernetzung	Nadelstärke	Besondere Materialeigenschaften	Webseite
Restylane® Eyelight	Galderma	Tränenrinne und dunkle Augenringe	Supraperiostal	20 mg/ml (NASHA-Technologie)	30 G 1/2, 27 G Kanüle Steriglide (TSK)	Festes Gel mit hoher Hebekapazität, mit Lidocain (0,3 %)	https://www.galderma.com/de/restylane-hyaluron-filler
TEOSYAL® Deep Lines	Teoxane	Tiefe Falten	Subkutan bis supraperiostal	25 mg/g quervernetzte HA (RHA™-Technologie)	27 G 1/2	Moderat viskoses Gel, auch mit Lidocain erhältlich	www.teoxane.com/de/products/dermal-fillers
TEOSYAL® Ultimate	Teoxane	Idealer Volumizer für Full-Face-Behandlungen	Oberflächliche und tiefe Fettkompartimente	22 mg/g quervernetzte HA (RHA™-Technologie)	22 G Kanüle, 27 G 1/2 Nadel	Moderat viskoses Gel, weicher Volumisierer mit guter Materialverteilung, auch mit Lidocain erhältlich	www.teoxane.com/de/products/dermal-fillers
TEOSYAL® Ultra Deep	Teoxane	Zielgerichteter Volumenaufbau	Supraperiostal	25 mg/g quervernetzte HA (RHA™-Technologie)	25 G 1	Festeres Gel mit extra langer Haltbarkeit und hervorragendem Liftingeffekt, auch mit Lidocain erhältlich	www.teoxane.com/de/products/dermal-fillers
TEOSYAL® Redensity II	Teoxane	Tränenrinne und gesamte periorbitale Region einschließl. SOOF	Supraperiostal	Teilvernetzte HA 15mg/g Mischung aus vernetzter HA und nicht vernetzter HA (RHA™-Technologie + Dermo-Restructuring Complex)	30 G 1/2	Speziell für die Augenregion entwickelt, geringes Wasserbindevermögen, Haltbarkeit 9–12 Monate, mit Lidocain	www.teoxane.com/de/products/dermal-fillers
TEOSYAL® RHA 4	Teoxane	Volumenaufbau in größeren dynamischen Arealen	Subkutan, tiefe Fettkompartimente/-körper, präperiostal	23 mg/ml (Preserved Network Technology)	27 G 1/2	Formbares Gel mit sehr hohen Festigkeitseigenschaften, gute Elastizität, mit Lidocain (0,3 %)	www.teoxane.com/de/products/dermal-fillers

3

A Spezialindikation: Hautoberflächenregeneration und Mesotherapie

Produktname	Anbieter	Indikationen	Applikationstiefe	Hyaluronsäuregehalt und Quervernetzung	Nadelstärke	Besondere Materialeigenschaften	Webseite
BELOTERO® Soft	Merz Aesthetics	Korrektur feiner oberflächlicher Falten	Obere Dermis	20 mg/ml dynamisch multiquervernetzte HA (CPM®- und DCLT-Technologie)	30 G 1/2	Polydensifiziertes, kohäsives Gel, sehr gute Gewebeintegration, geringe Wasserbindung, 6 Monate Haltbarkeit, gut verträglich, mit Lidocain erhältlich	https://merz-aesthetics.info/produkte/belotero
BELOTERO® Revive	Merz Aesthetics	Verjüngung der Haut, Verbesserung der Spannkraft und Elastizität der Haut	Obere und mittlere Dermis	20 mg/ml leicht vernetztes Hyaluronan mit 17,5 mg/ml Glycerin	30 G 1/2	Sehr gute Gewebeintegration, initial 1–3 Sitzungen im Abstand von 4 Wochen, 6–9 Monate Haltbarkeit, kein Lidocain	https://merz-aesthetics.info/produkte/belotero
Juvéderm® VOLITE	Allergan	Verbesserung der Hautfeuchtigkeit und Hautelastizität	Obere Dermis	12 mg/ml quervernetzte HA (VYCROSS-Technologie™)	32 G 1/2	Gute Materialverteilung, geringe Haltbarkeit	www.juvederm.de
Restylane® Skinbooster™ Vital	Galderma	Verbesserung der Hautfeuchtigkeit, Hautstruktur und Hautelastizität; inbesondere für die reife und lichtgeschädigte Haut	Dermis, vorzugsweise in ihre tiefen Schichten	20 mg/ml stabilisierte HA (NASHA-Technologie)	29 G TWN, 23 G Pixl™ und 25 G Pixl™	Starkes Wasserbindevermögen, gut verträglich, mit Lidocain (0,3 %) erhältlich	https://www.galderma.com/de/restylane-skinboosters
Restylane® Skinbooster™ Vital Light	Galderma	Verbesserung der Hautfeuchtigkeit, Hautstruktur und Hautelastizität; insbesondere für die jüngere und dünne, sensible Haut	Mittlere Dermis, nicht oberflächlich quaddeln	12 mg/ml stabilisierte HA (NASHA-Technologie)	29 G TWN, 23 G Pixl™ und 25 G Pixl™	Starkes Wasserbindevermögen, gut verträglich, mit Lidocain (0,3 %) erhältlich	https://www.galderma.com/de/restylane-skinboosters
TEOSYAL® Redensity I	Teoxane	Verbesserung der Hautbeschaffenheit für Gesicht, Hals und Dekolleté	Obere Dermis	15 mg/g unvernetzte HA, kombiniert mit 8 Aminosäuren, 3 Antioxidantien, Zink, Kupfer und Vitamin B6 (patentierter Dermo-Restructuring Complex)	30 G 1/2	Gut verträglich, mit Lidocain	www.teoxane.com/de/products/dermal-fillers

B	Spezialindikation: Lippen						
Produktname	**Anbieter**	**Indikationen**	**Applikationstiefe**	**Hyaluronsäuregehalt und Quervernetzung**	**Nadelstärke**	**Besondere Materialeigenschaften**	**Webseite**
BELOTERO® Balance	Merz Aesthetics	Mitteltiefe Falten, Lippenaugmentation, Lippenkontur	Mittlere Dermis	22,5 mg/ml dynamisch multiquervernetzte HA (CPM®- und DCLT-Technologie)	27 G 1/2, 30 G 1/2	Mittelviskoses, polydensifiziertes, kohäsives Gel, sehr gute Gewebeintegration, kaum Wasserbindung, 12 Monate Haltbarkeit, verträglich, mit Lidocain (0,3 %) erhältlich	https://merz-aesthetics.info/produkte/belotero
BELOTERO® Intense	Merz Aesthetics	Tiefe Falten, Volumenaufbau, Konturausgleich	Mittlere und tiefe Dermis	25,5 mg/ml multiquervernetzte HA (CPM®-Technologie)	27 G 1/2	Hochviskoses Gel, gleichmäßige Materialausbreitung, mäßige Haltbarkeit, verträglich, mit Lidocain erhältlich	https://merz-aesthetics.info/produkte/belotero
BELOTERO® Lips Contour	Merz Aesthetics	Lippenkontur, periorale Falten, Mundwinkel	Obere bis mittlere Dermis	25,5 mg/ml multiquervernetzte HA	30 G 1/2; 27 G 1/2	Hohe Kohäsivität, geringe Viskosität, gute Gewebeintegration, mit Lidocain (0,3 %)	https://merz-aesthetics.info/produkte/belotero
BELOTERO® Lips Shape	Merz Aesthetics	Lippenkontur, periorale Falten, Mundwinkel	Lippe subkutan oder supramuskosal; andere Indikationen: tiefe Dermis	25,5 mg/ml multiquervernetzte HA	27 G 1/2	Hohe Kohäsivität, hohe Elastizität, mit Lidocain (0,3 %)	https://merz-aesthetics.info/produkte/belotero
Juvéderm® VOLBELLA	Allergan	Oberflächliche und mitteltiefe Hautfalten, Lippenkontur und Lippenvolumen	Obere und mittlere Dermis	15 mg/ml quervernetzte HA (VYCROSS-Technologie™)	30 G 1/2	Gute Haltbarkeit, gute Verteilung (Grund: geringste Kohäsivität), gewebeprovokativ, mit Lidocain	www.juvederm.de
Juvéderm® ULTRA 2	Allergan	Korrektur mitteltiefer Hautfalten und zur Definition der Lippen	Mittlere Dermis	24 mg/ml quervernetzte HA (HYLACROSS-Technologie™)	30 G 1/2	Geschmeidiges Gel, geringe Haltbarkeit, mit Lidocain (0,3 %)	www.juvederm.de
Juvéderm® ULTRA 3	Allergan	Mitteltiefe und tiefe Falten	Mittlere und tiefe Dermis	24 mg/ml quervernetzte HA (HYLACROSS-Technologie™)	27 G 1/2	Geschmeidiges Gel, geringe Haltbarkeit, mit Lidocain (0,3 %)	www.juvederm.de

3

B Spezialindikation: Lippen

Produktname	Anbieter	Indikationen	Applikationstiefe	Hyaluronsäuregehalt und Quervernetzung	Nadelstärke	Besondere Materialeigenschaften	Webseite
Juvéderm® ULTRA 4	Allergan	Tiefe Hautfalten, Volumenaufbau von Lippen und Wangen	Tiefe Dermis	24 mg/ml quervernetzte HA (HYLACROSS-Technologie™)	27 G 1/2	Geschmeidiges Gel, geringe Haltbarkeit, mit Lidocain (0,3 %)	www.juvederm.de
Juvéderm® ULTRA SMILE	Allergan	Mitteltiefe und tiefe Falten, Lippenaugmentation, Lippenkontur	Mitteltiefe und tiefe Dermis	24 mg/ml quervernetzte HA (HYLACROSS-Technologie™)	30 G 1/2	Geschmeidiges Gel, geringe Haltbarkeit, mit Lidocain (0,3 %)	www.juvederm.de
Juvéderm® VOLIFT	Allergan	Tiefe Hautfalten, Konturdefizite, Volumenaufbau von Lippen, Wangen und Kinn	Tiefe Dermis (Empfehlung der Autoren: nicht intradermal!)	17,5 mg/ml quervernetzte HA (VYCROSS-Technologie™)	30 G 1/2	Gute Haltbarkeit, gute Verteilung, gewebeprovokativ, mit Lidocain erhältlich	www.juvederm.de
Restylane® Refyne	Galderma	Mitteltiefe Falten	Mittlere Dermis	20 mg/ml, Gel moderater Vernetzungs- und niedriger Kalibrierungsgrad (Balance-Technologie)	30 G 1/2	Weiches Gel mit moderater Hebekapazität, mit Lidocain erhältlich	https://www.galdermaaesthetics.de/refine-fill-uebersicht
Restylane® Kysse	Galderma	Lippenvolumen, Lippenkontur	Lippenrot, Submukosa	20 mg/ml, Gel hohen Vernetzungs- und niedrigen Kalibrierungsgrades (Balance-Technologie)	30 G ½, 25 G und 27 G Steriglide (TSK)	Moderat weiches Gel mit moderater Hebekapazität, mit Lidocain erhältlich	https://www.galderma.com/de/restylane-hyaluron-filler
Restylane®	Galderma	Korrektur mäßiger Falten	Mittlere Dermis	20 mg/ml stabilisierte HA (NASHA-Technologie)	29 G 1/2 Nadel, 27 G Kanüle Pixl™	Festes Gel mit moderater Hebekapazität, mit Lidocain erhältlich	https://www.galderma.com/de/restylane-hyaluron-filler
TEOSYAL® Kiss	Teoxane	Harmonisierung von Lippenvolumen, Lippenkontur und Hydratation der Lippen	Subdermal, intramuskulär	25 mg/g quervernetzte HA (RHA™-Technologie)	27 G 1/2	Mittelviskoses Gel, Haltbarkeit ca. 9 Monate	www.teoxane.com/de/products/dermal-fillers

3

B	Spezialindikation: Lippen						
Produktname	**Anbieter**	**Indikationen**	**Applikationstiefe**	**Hyaluronsäuregehalt und Quervernetzung**	**Nadelstärke**	**Besondere Materialeigenschaften**	**Webseite**
TEOSYAL® Global Action	Teoxane	Mitteltiefe Falten, auch universell für sämtliche Indikationen, außer Tränenrinne	Mittlere Dermis	25 mg/g quervernetzte HA (RHA™-Technologie)	30 G 1/2	Mittelviskoses Gel, auch mit Lidocain erhältlich	www.teoxane.com/de/products/dermal-fillers
TEOSYAL® RHA Kiss	Teoxane	Lippenvolumen und -kontur	Subdermal, intramuskulär	23 mg/ml (Preserved Network Technology)	30 G 1/2	Hohe Elastizität und Kohäsivität, mit Lidocain (0,3 %)	www.teoxane.com/de/products/dermal-fillers
TEOSYAL® RHA 2	Teoxane	Korrektur mäßig ausgeprägter Falten, Lippenkontur	Obere bis mittlere Dermis	23 mg/ml quervernetzte HA (Preserved Network Technology)	30 G 1/2	Glattes Gel mit guter Elastizität, lange Haltbarkeit: 12–18 Monate, mit Lidocain (0,3 %)	www.teoxane.com/de/products/dermal-fillers
TEOSYAL® RHA 3	Teoxane	Tiefe dynamische Falten, Lippenaugmentation	Tiefe Dermis	23 mg/ml (Preserved Network Technology)	27 G 1/2	Festes Gel, lange Haltbarkeit: 12–18 Monate, mit Lidocain (0,3 %)	https://www.teoxane.com/de/products/dermal-fillers

3

4 Fotodokumentation

Marcus Karsten

4 Fotodokumentation

Der Erfolg einer ästhetischen Behandlung lässt sich am besten mit aussagekräftigen Bildern dokumentieren. Deshalb spielen professionelle, standardisierte Verlaufsfotos in der medizinischen Ästhetik eine wichtige Rolle. Die Fotodokumentation einer Behandlung ist nicht nur ein Kommunikationsmittel bei der Beratung, sondern erhöht auch bei längerfristigen Behandlungen die Patiententreue. Professionelle Verlaufsbilder sind Teil des Qualitätsmanagements einer Praxis und dienen nicht zuletzt als Absicherung im Streitfall.

Als objektive und einfache Methode spielt die Fotografie in Dermatologie und Ästhetik eine wichtige Rolle.

4.1 Allgemeine Anforderungen an die medizinische Fotografie

Digitalfotos haben die konventionelle, analoge Fotografie schon seit Langem verdrängt. Eine professionelle Fotodokumentation sollte folgende Anforderungen erfüllen:

- Standardisierung von Erst- und Folgeaufnahmen
- Einfache Handhabung/Delegierbarkeit des Aufnahmeprozesses
- Patientenbezogene Archivierung und Auswertung
- Analyse der Bilder
- Erstellung von Berichten
- Verwendbarkeit für Publikationen
- Wirtschaftlichkeit

4.2 Fotodokumentation

4.2.1 Raum

Es empfiehlt sich, für die Fotografie einen eigenen Raum oder zumindest einen abgetrennten Bereich ohne direkte Sonneneinstrahlung auszuwählen.

4.2.2 Hintergrund

Der Hintergrund sollte prinzipiell frei von störenden bzw. vom Motiv ablenkenden Objekten wie Büchern, Pflanzen oder Personen sein. Ferner sollte die Patientin für die geplante Dokumentation nicht einfach in der Raummitte platziert werden, da der Bildhintergrund so unkontrollierbar wird und für weitere Fotos nicht mehr reproduziert werden kann. Optimal ist die Einrichtung eines festen Dokumentationsortes innerhalb der Praxis mit einem gleichförmigen, neutralen Hintergrund – z. B. Tür, Wand oder Raumtrenner.

Auf dem neutralen Untergrund einer Patientenliege lassen sich beispielsweise gut Kopf, Hände, Arme, Beine und Füße ablichten, ohne dass störende Objekte im Hintergrund zu sehen sind.

Der ideale Hintergrund ist einfarbig, in homogenen, gedeckten Farben. Zu grelle oder zu dunkle Farbtöne sind zu vermeiden. Ideal für die Beurteilung von Veränderungen der Haut ist Normalgrau. Der Hintergrund sollte über den gesamten Dokumentationszeitraum reproduzierbar sein.

4.2.3 Beleuchtung

Jede Lichtquelle hat unterschiedliche Farbtemperaturen und wirkt sich anders auf die Farbwiedergabe aus. Künstliche Lichtquellen bereiten besondere Probleme, denn Mischungen aus verschiedenen Lichtquellen lassen wegen der Farbabweichungen keine guten Verlaufsdokumentationen zu.

In der Praxis treten fast immer Mischlichtsituationen (Tageslicht, diverse Leuchtstoffröhren oder andere Kunstlichtquellen) auf, was die Reproduzierbarkeit des Befundes hinsichtlich der Farben erschwert und/oder mit einem hohen Nachbearbeitungsaufwand bei gleichzeitiger Qualitätsminderung verbunden ist.

Mischlichtsituationen werden vermieden, wenn eine helle, künstliche Lichtquelle bei den Aufnahmen verwendet wird. Optimal ist der Einsatz eines Systemblitzgerätes.

Mit ihm lassen sich unabhängig vom Tageslicht und in den meisten Fällen auch unabhängig vom vorhandenen Umgebungslicht reproduzierbare Ergebnisse erzielen. Geeignete Belichtungszeiten für das Ausschließen von Umgebungslicht erreicht man mit kürzeren Verschlusszeiten ab 1/125 s.

Die Ausleuchtung unter Verwendung eines **Blitzlichtes** bietet, sofern die entsprechenden Grundregeln beachtet werden, einige Vorteile. Man unterscheidet zwei Varianten: das direkte und das indirekte Blitzen. Beim direkten Blitzen richtet man den schwenkbaren Reflektor zum Objekt hin, das fotografiert werden soll. Beim indirekten Blitzen richtet man den Reflektor auf eine große weiße Fläche, z. B. die Raumdecke oder die Wand. Die Reflexion des Blitzlichtes erhellt dann indirekt das Motiv.

4.2.4 Aufnahme

Im Folgenden werden die praktischen Grundzüge der Fotodokumentation dargestellt. Die hier dargestellten Beispiele wurden mit einer digitalen Spiegelreflexkamera erstellt, da dieser Kameratyp nach Abwägung aller Vor- und Nachteile für die Dokumentation in Dermatologie und Ästhetik am besten geeignet ist.

Körperhaltung

Beim Fotografieren sind Körperhaltung, ein ruhiger Stand und die richtige Bedienung der Kamera Grundvoraussetzungen für ein optimales Ergebnis. Insbesondere wenn Aufnahmen ohne Stativ durchgeführt werden, sollte die Kamera dicht am Körper gehalten werden und die Ellenbogen des Fotografierenden sollten fest an den Rumpf angelegt sein.

Handling

Messinstrumente und Sensoren dürfen nicht durch Finger oder Gegenstände verdeckt werden. Sie sind nötig, um die Funktion der automatischen Belichtung und des Autofokus zu gewährleisten.

Die Linsen des Objektivs und des Suchers sollten regelmäßig mit speziellen, für diesen Zweck bestimmten Reinigungsmitteln oder Tüchern gesäubert werden. Der Sensor darf weder gereinigt noch berührt werden! Eine defekte Sensoroberfläche stellt gewissermaßen den Totalschaden einer digitalen Spiegelreflexkamera dar.

Auswirkungen unterschiedlicher Lichtquellen auf das Motiv

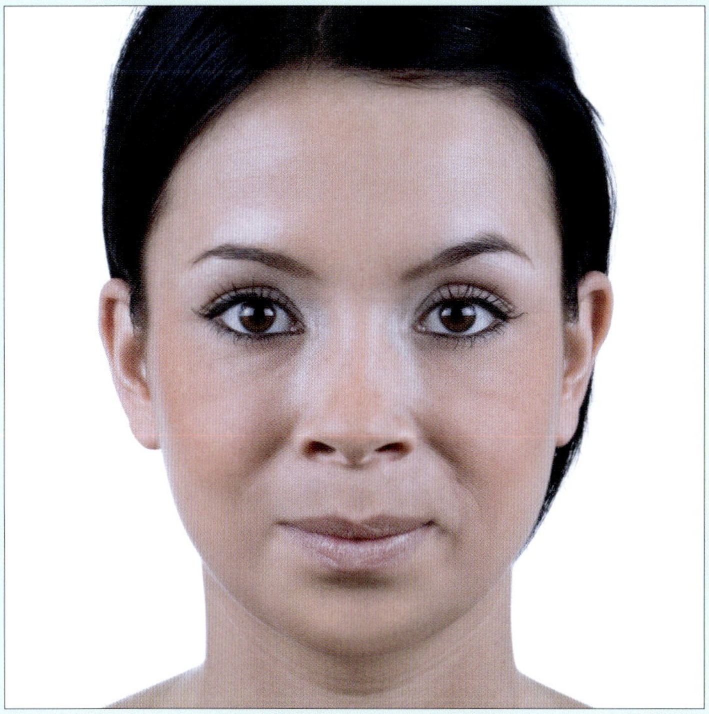

Vorhandenes Licht: Blitzlicht, manuell eingestellt auf Kaltlicht → Farbverfälschung

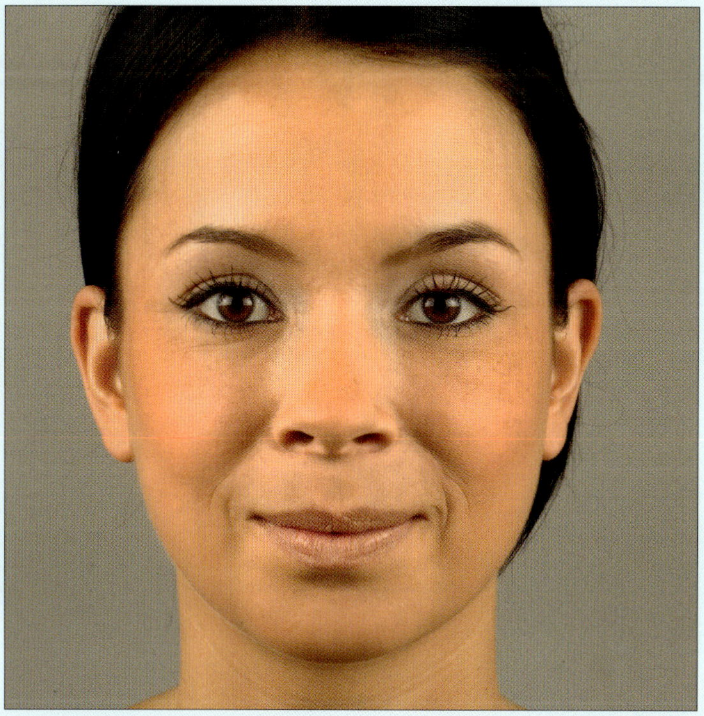

Vorhandenes Licht: Blitzlicht, manuell eingestellt auf Glühlampe → Farbverfälschung

Referenzbild, Erstaufnahme

Die Erstaufnahme bei einer Dokumentationsserie sollte sehr gewissenhaft und sorgfältig durchgeführt werden, da sie die Referenzaufnahme darstellt. Mit dieser Referenz werden alle Bilder, die im Rahmen einer Verlaufsbeobachtung entstehen, verglichen.

Detailaufnahmen

Bevor Details fotografiert werden, sollte man sich stufenweise an die Lokalisation herantasten. Oft weiß man nach einer gewissen Zeit nicht mehr, an welcher Stelle die letzte Aufnahme gemacht wurde. Ein Übersichtsfoto hilft dann, die richtige Lokalisation im Verlauf wiederzufinden.

Verlaufsdokumentation

Während einer Verlaufsdokumentation sollte immer das Referenzfoto herangezogen werden. Hieran erkennt man Abstand, Winkel, Lichteinstellung und Lokalisation, die ausgewählt wurden. Diese Kriterien reichen für die meisten Verlaufsdokumentationen völlig aus. Für Studien gibt es preisintensive Komplettlösungen (Kamera, Stativ, Licht), mit denen die Fotos immer unter den gleichen Bedingungen angefertigt werden können.

Abstand zum Aufnahmeareal

Zum fotografierten Areal muss ein gewisser Abstand gehalten werden, da es sonst zu Verzerrungen oder Unschärfen kommt. Dabei hat jede Brennweite ihre Vor- und Nachteile. Bei Aufnahmen im Weitwinkelbereich unter 50 mm beispielsweise kommt es – ähnlich wie bei einem Türspion – zu Verzeichnungen, die bei der Dokumentationsfotografie nicht erwünscht sind. Besser ist es, aus einem etwas größeren Abstand an das Motiv heranzuzoomen. Andererseits sollte man auch nicht zu nah heranzoomen, da sonst die Bilder verwackeln können.

> **Praxistipp**
>
> **Aufnahmen sollten stets von frontal sowie im Halbprofil und Profil erfolgen.**

Aufnahmeebene

Die Kamera sollte immer parallel zum Aufnahmeobjekt ausgerichtet sein, denn die üblichen Kameras können nur auf einer zum Aufnahmesensor bzw. zur Kamera parallelen Ebene ein scharfes Bild liefern. Ein Verkippen oder Verkanten der Kamera zur Aufnahmeebene führt zu einem partiell unscharfen Bild.

Belichtung

Die Beurteilung der Lichtverhältnisse allein durch das Kameradisplay liefert allenfalls Anhaltspunkte. Ein zu dunkles Bild auf dem Display ist ein Hinweis auf Unterbelichtung, ein sehr helles ist ein Hinweis auf Überbelichtung. Verschiedene Kameras (selbst vom selben Typ) können unterschiedliche Displays haben und somit abweichend auf Belichtungsunterschiede reagieren. Folgende Parameter müssen bei der Belichtung berücksichtigt werden: ISO-Wert, Blendenwert, Leistung des Blitzgerätes.

Verlaufsdokumentation: Orientierung am Referenzbild

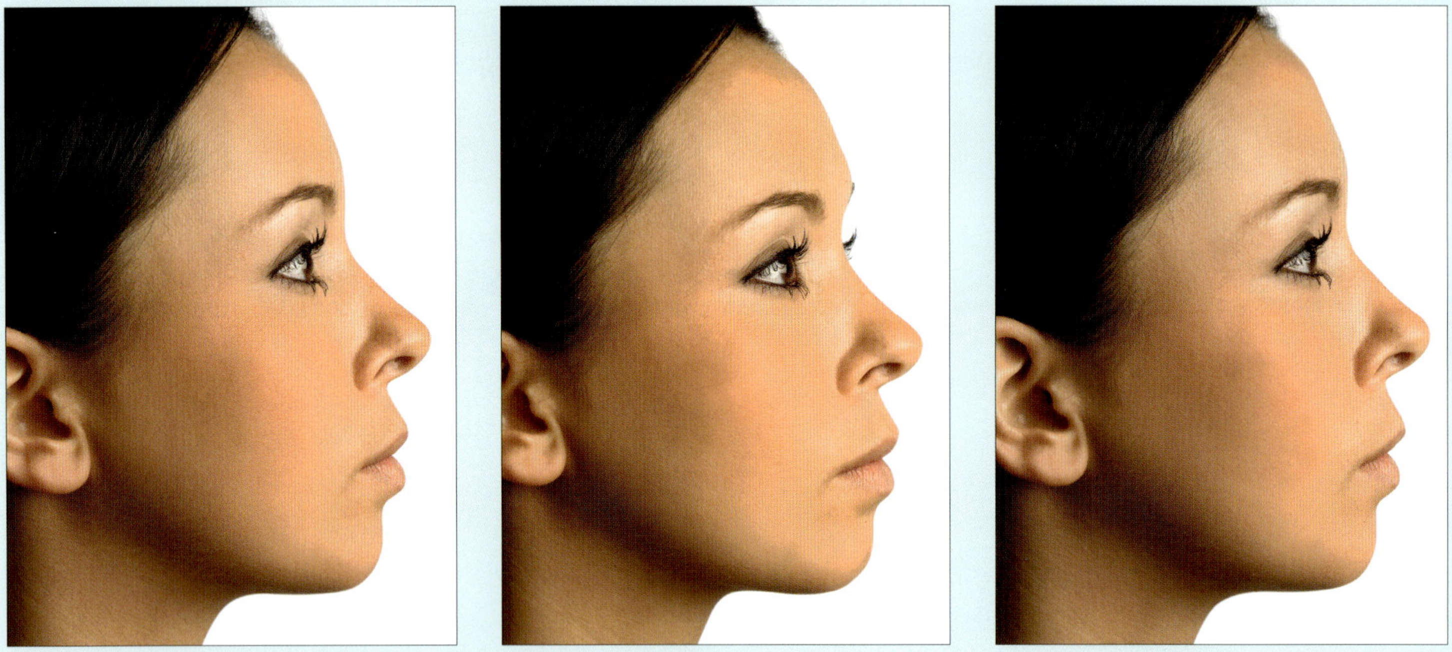

Referenzbild Verlaufsbild 1 Verlaufsbild 2

Sinnvolle Einstellungen sind: ISO-Wert im Bereich von 200–800, die Blende sollte den größtmöglichen Wert haben, die Belichtungszeit sollte bei Blitzbenutzung das meiste Umgebungslicht ausblenden, aber niemals länger als 1/50 s sein.

Die Autoren empfehlen die Verwendung der Automatikeinstellungen, um Unsicherheiten über die korrekte Belichtung zu vermeiden.

Größenmessung

Messungen im Bild können am einfachsten mit einem Lineal realisiert werden. Wenn Merkmale mit einem „Maßstab" dokumentiert werden sollen, kann man aus hygienischen und praktischen Gründen ein Einmallineal verwenden. Dieses ist meist 10 cm lang und 2 cm breit, selbstklebend und lässt sich einfach mit Kugelschreiber beschriften.

4.2.5 Kameratypen

Es stehen drei Kameratypen zur Wahl: Kompakt-, Spiegelreflex- oder Bridgekameras.

Kompaktkameras sind Allroundgeräte. Sie sind klein, handlich, haben einen eingebauten Blitz und eignen sich für einfache Dokumentationsaufgaben.

Der Standard ist die digitale **Spiegelreflexkamera** mit allen Möglichkeiten der Erweiterung für Objektive, Blitz, Dermatoskopaufsatz oder Objektivfilter. Die digitale Spiegelreflexkamera weist bei entsprechender Konfiguration die höchste optische Leistung auf.

Daneben stehen sogenannte **Bridgekameras** zur Wahl. Sie vereinen in kompakter Bauweise die Vorzüge der digitalen Spiegelreflexkamera und einer Kompaktkamera.

Die Auswahl zwischen diesen drei Varianten orientiert sich an den individuellen Bedürfnissen des Benutzers. Generell soll die ausgewählte Kamera für den speziellen Verwendungszweck der medizinischen Dokumentation geeignet sein.

Praxistipp

Verzichten Sie auf den Einsatz von Handykameras. Auch wenn die Qualität mittlerweile hochauflösende Bilder zulässt, so können voreingestellte Filterfunktionen das Behandlungsergebnis verfälschend darstellen. Zudem stellen sich bei (teilweise auch privat genutzten) Mobiltelefonen Fragen zum Datenschutz. Außerdem wirkt modernes Kameraequipment im Außenauftritt professioneller.

4.3 3-D-Fotografie

Die 3-D-Fotografie wird bereits seit mehr als 20 Jahren in der Medizin eingesetzt. Aufgrund der technischen Voraussetzung und der hohen Kosten war jedoch kein Einsatz im Routinebetrieb oder gar im Praxisalltag denkbar.

Die Entwicklung von hochleistungsfähigen Grafikkarten für den Consumer-Bereich, kompakte Kameras mit entsprechend hoher Auflösung, schnellen Prozessoren und hochmoderner Software haben in der Summe dazu geführt, dass eine Bildsynthese (Rendering) von zweidimensionalen Bildern in komplexe dreidimensionale Formen in

Digitale Kompaktkamera	Digitale Spiegelreflexkamera	Bridgekamera
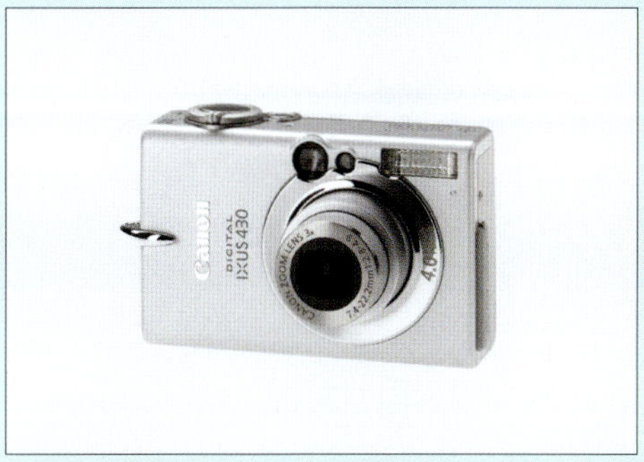	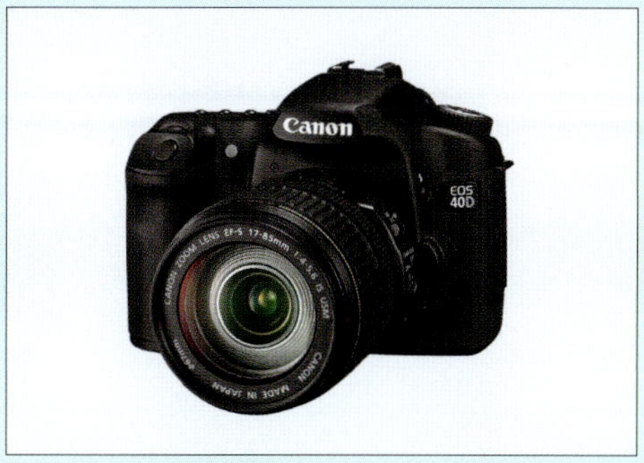	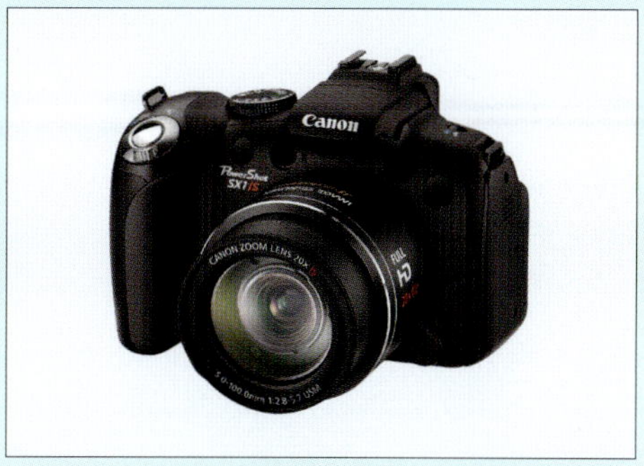
Vorteile		
+ leicht zu bedienen	+ großes Zubehörangebot	+ klein und kompakt
+ Motivprogramme	+ einfaches manuelles Arbeiten	+ manuelles Arbeiten möglich
+ günstig in der Anschaffung	+ hohe optische Leistung	
+ klein und kompakt	+ Objektivwechsel möglich	
	+ Spezialaufsätze (z. B. Dermatoskop)	
Nachteile		
– kaum Zubehör	– unhandlich	– wenig und teures Zubehör
– beschränktes Einsatzgebiet	– Bedienung erfordert Grundkenntnisse der Fotografie	– kein Objektivwechsel möglich
– manuelles Arbeiten mühsam/wenig Möglichkeiten		– Bedienung erfordert Grundkenntnisse der Fotografie
– kein indirektes Blitzen möglich		

Tab. 4.1 Kameratypen im Vergleich

Echtzeit möglich ist. Damit stehen jetzt kompakte Systeme für den Praxiseinsatz zur Verfügung. Der folgende Abschnitt vermittelt praxisbezogene Informationen für den Einsatz von 3-D-Fotografie in der ästhetischen Medizin.

Der Bereich der ästhetischen Medizin ist geradezu prädestiniert für den Einsatz der 3-D-Bildgebung. Es handelt sich bei den medizinischen Leistungen in der Regel um elektive Verfahren, die zudem von den Patienten aktiv nachgefragt werden. Dabei geht es um Eingriffe und Verfahren, die das Aussehen und Erscheinungsbild von Gesicht oder Körper modifizieren. Die 3-D-Bildgebung ermöglicht es, einen substanziellen Dialog mit den Patienten zu führen. Auf der Basis eines Ausgangsbildes, dem Ist-Zustand, können verschiedene Interventionen in Echtzeit simuliert werden. Andersherum kann den Patienten demonstriert werden, welche Auswirkungen eine gewünschte Modifikation auf das Erscheinungsbild hat.

Aus betriebswirtschaftlicher Sicht stellt der Einsatz der 3-D-Bildgebung in der Arzt-Patienten-Kommunikation einen großen Wettbewerbsvorteil dar. Für Patienten ist die Vorher-nachher-Simulation ein starker Anreiz, die Einwilligung zu einer bestimmten Therapie zu geben. Durch die 3-D-Darstellung wird das Ergebnis konkret erlebbar. Weiterhin ist es für den Therapeuten einfacher, den Nutzen verschiedener Therapieoptionen in ihrem Zusammenwirken, wie z. B. die Kombination von dermalen Fillern mit Botulinumtoxin A, zu erläutern.

Cave

Der Therapeut sollte darauf hinweisen, dass Simulation und Behandlungsergebnisse voneinander abweichen können.

4.3.1 3-D-Systeme im Überblick

3-D-Systeme bestehen aus verschiedenen Komponenten. Die genaue Konfiguration ist abhängig vom Anwendungszweck und der Technologie des Herstellers.

Eine detaillierte Wiedergabe des Gesichts erfordert die höchste Auflösung und die präziseste Beleuchtung. Von entscheidender Bedeutung ist darüber hinaus die nutzerfreundliche Bedienbarkeit des Systems. Die entsprechende Software sollte verständlich, logisch und intuitiv nutzbar sein.

Kameras

Die Kameras in 3-D-Systemen dienen mehreren Zwecken. Durch ihre Positionierung definieren sie zum einen die räumliche Geometrie eines Gegenstandes, zum anderen erfassen sie sämtliche Oberflächendetails der Haut in Bezug auf Farbe und Struktur.

Die von den Kameras aufgezeichneten digitalen Bilder werden durch eine Software in virtuelle 3-D-Modelle umgerechnet.

Beleuchtung

Die Beleuchtung in 3-D-Systemen muss präzise abgestimmt werden, um die Konturen und Oberflächendetails abzubilden. Bevorzugt wird hier ein Xenonblitz mit einer Dauer von wenigen Millisekunden. Diese kurzen Belichtungszeichen sorgen dafür, dass Bewegungen des Motivs das endgültige Bild nicht beeinträchtigen. Zusätzlich ermöglicht die hohe Intensität des Xenonlichts, dass die Aufnahmen unter normalen Raumlichtbedingungen durchgeführt werden können.

Positionierung

Sowohl die Kameras als auch die Beleuchtungsquellen müssen so positioniert sein, dass der richtige Winkel und der korrekte Abstand zum Aufnahmeobjekt jederzeit gewährleistet sind. Systeme, die für den Einsatz von Gesicht- und Halsfotografie zur Anwendung kommen, sind in der Regel fest eingerichtet. Das Aufnahmeobjekt wird durch entsprechende Vorrichtungen in die optimale Aufnahmeposition gebracht. Systeme für den Brust- und Körperbereich sollten höhenverstellbar und auf verschiedene Körpergrößen anpassbar sein.

Computersysteme

Wegen der großen Menge an Daten, die verarbeitet und in 3-D-Modelle umgewandelt werden müssen, ist eine entsprechend leistungsfähige Grafikkarte erforderlich.

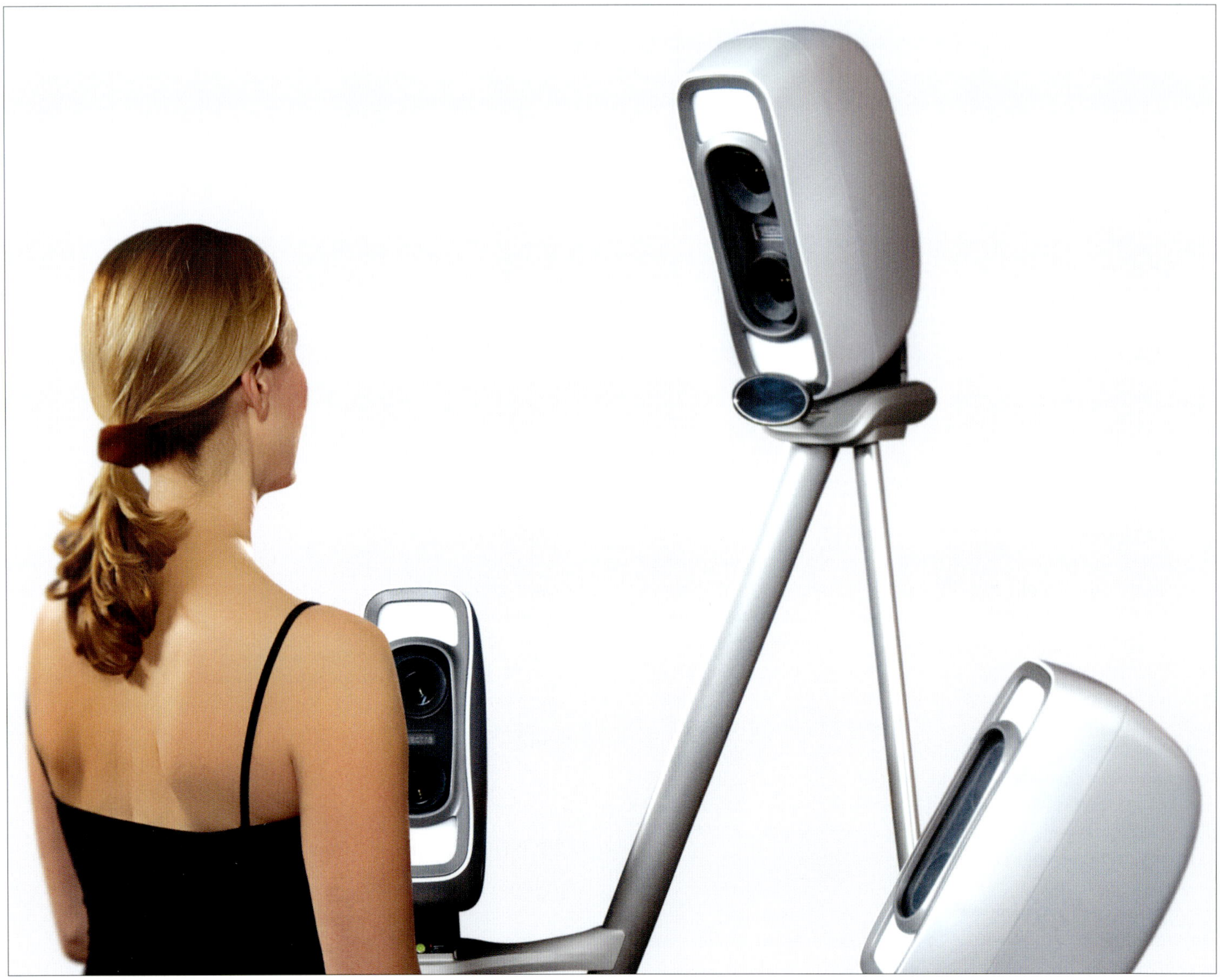

Das VECTRA® M3-System (© Canfield Imaging Systems) liefert hoch aufgelöste 3-D-Modelle von Gesicht und Oberkörper.

Software
Eine geeignete Software enthält mehrere Module. Aus der Sicht eines Anwenders sollten folgende Funktionalitäten vorhanden sein:

1. Bildaufnahme und Speicherung
   - Einfach ausgedrückt ermöglicht die Software dem Therapeuten, eine dreidimensionale Abbildung des Aufnahmeobjekts zu erstellen. Wenn der Anwender mit dem Ergebnis zufrieden ist, kann er das Bild lokal oder auf dem Server speichern.
2. Bildauswertung
   - Module der Software ermöglichen die Ausmessung und Auswertung von Linien, Oberflächen und Volumina. Damit können die Resultate klinischer Prozeduren visualisiert und über verschiedene Zeitpunkte miteinander verglichen werden. Im Anwendungsbeispiel (rechts) wird der Volumenbedarf für eine Augmentationsbehandlung im Mittelgesicht dargestellt.

4.3.2 Praktische Anwendung

Erhebung des Ausgangsbefundes
Der Ausgangsbefund bzw. das Referenzbild ist der Grundstein im Konsultationsprozess. Im ersten Schritt wird die Referenzaufnahme generiert, welche den Ist-Zustand zum Zeitpunkt der Konsultation abbildet. Diese Referenzaufnahme bildet die Basis für alle Simulationen, die später durchgeführt werden. Ferner dient diese Aufnahme als Referenz, mit der die späteren Ergebnisse der Behandlung verglichen werden. Die Erstellung der Referenzaufnahme sollte daher mit großer Sorgfalt erfolgen, um sicherzustellen, dass der Ausgangsbefund die aktuelle körperliche Verfassung der Patientin in eindeutiger Weise repräsentiert.

Für die Durchführung der Referenzaufnahme müssen folgende Grundbedingungen vorhanden sein:

- Die Haut des Patienten sollte trocken, sauber und frei von allen kosmetischen Produkten sein.
- Wenn das Gesicht im Behandlungsfokus steht, sollten keine Haare diese Region verdecken.
- Starker künstlicher Lichteinfall, wie z. B. direktes Sonnenlicht, sollte vermieden werden.
- Die Patientin sollte sich in einer bequemen Aufnahmeposition befinden, um Bewegungen vor oder während der Aufnahme zu minimieren.
- Bei der Aufnahme des Gesichtsbereichs sollte die Patientin einen entspannten und neutralen Gesichtsausdruck haben. Gesichtsausdrücke wie Lächeln, Stirnrunzeln oder Grimassen führen zu einer nicht reproduzierbaren Verfälschung des Ausgangsbefundes. Dabei würden Merkmale, wie beispielsweise Falten und Gesichtsproportionen, verfälscht und hervorgehoben.

Bewertung
Die Bewertung des Ausgangsbildes bildet die Grundlage für die Einschätzung der Effektivität einer Behandlung. Ferner kann auf der Basis dieses Ausgangsbildes bestimmt werden, welche Behandlungen sinnvoll sind. Eine geeignete Software ermöglicht es, die Hautfarbe zu entfernen und die Hautoberfläche in Grautönen darzustellen. Mit dieser Modifikation des Bildes wird eine deutlich bessere Visualisierung von Konturen und Unebenheiten möglich.

Volumenmessung und -simulation

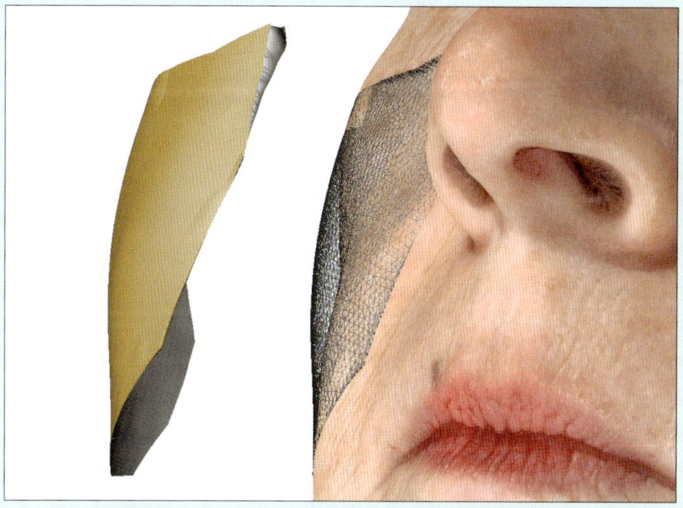

Volumenmessung bei einer Augmentationsbehandlung im Mittelgesicht.

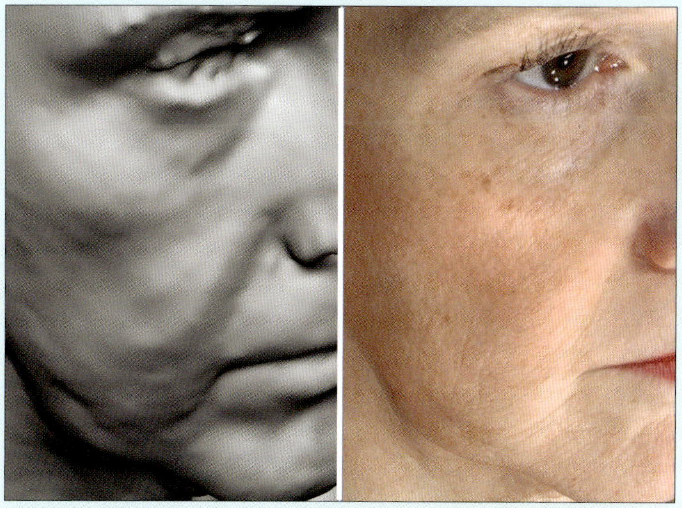

Das Entfernen der Hautfarbe und der Oberflächenstrukturen ermöglicht eine ausgezeichnete Darstellung der Konturen.

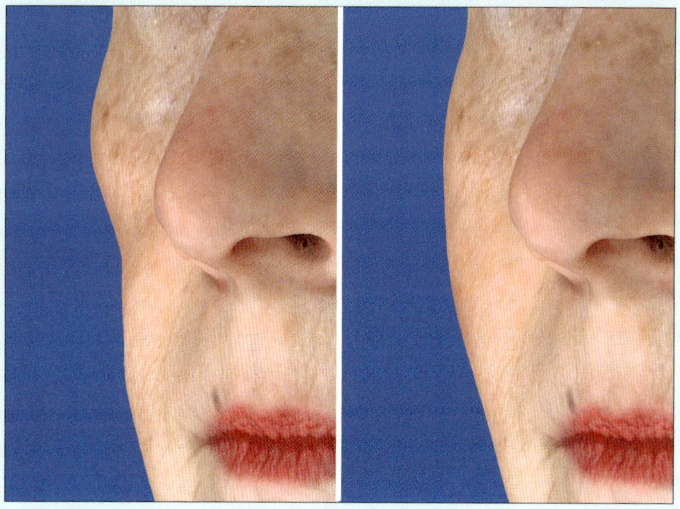

Simulation einer Augmentation mit Fillern im Mittelgesicht.

4

Erstellung von Simulationen

Der größte Wert der 3-D-Visualisierung liegt darin, die Resultate einer geplanten Modifikation zu simulieren. Die Patienten haben damit die Chance, die Auswirkungen eines möglichen Behandlungsergebnisses mithilfe der räumlichen Darstellung von allen Seiten und aus allen Perspektiven zu betrachten.

Erfahrungen zeigen, dass beim Einsatz der 3-D-Visualisierung in der ästhetischen Beratung Patienten viel eher geneigt sind, entsprechenden Verfahren zuzustimmen. Darüber hinaus hat der Therapeut die Möglichkeit, die Vorzüge weiterer Verfahren, die das Ergebnis verbessern können, zu demonstrieren. Genauso wichtig ist die Möglichkeit, darzustellen, was nicht korrigierbar ist und aus welchen Gründen. Das Ergebnis eines Beratungsgesprächs auf der Basis einer 3-D-Visualisierung bzw. 3-D-Simulation ist letztendlich eine gut informierte und zufriedene Patientin.

4.3.3 Anwendungsbeispiele

Lippenaugmentation

Patienten, die sich vollere Lippen wünschen, profitieren von einer Volumenaugmentation der Lippen. Mit einem entsprechenden Software-Tool kann der Therapeut in Übereinstimmung mit den Wünschen der Patientin die Veränderung der Größe von Ober- oder Unterlippe simulieren. Die Abbildungen zeigen sowohl das Ausgangsbild als auch die Simulation von volleren Lippen (s. Abb. S. 85).

Volumentherapie mit Fillern

Besonders bei älteren Patienten führt die Volumensubstitution zu einem jugendlicheren und gesünderen Aussehen. In diesem Fall muss der Behandler definieren, in welchen Zonen des Gesichts Volumen hinzugefügt werden soll. Mithilfe eines speziellen Software-Tools ist er in der Lage, den jeweiligen Effekt zu simulieren.

Das Ausgangsbild und die Simulation können auch in einem einzelnen 3-D-Bild angezeigt werden, wobei das zusätzliche Volumen als semitransparente Fläche gezeigt wird. Dies ist besonders nützlich, wenn feine Unterschiede nur schwer im Nebeneinander-Vergleich zu erkennen sind. Es ist sogar möglich, das erforderliche Volumen zu berechnen, wobei das Referenzbild und die Simulation des gewünschten Ergebnisses miteinander verglichen werden.

Behandlung von Falten mit Fillern und Botulinumtoxin A

Die Reduktion von Knitterfalten und Falten mithilfe von Fillern, wie beispielsweise in der Glabellaregion, kann mit einem sogenannten „Glättungs-Tool" simuliert werden. Mit diesem Software-Tool werden die zu behandelnden Falten ausgewählt und bis zum gewünsch-

Volumendifferenzen visualisieren

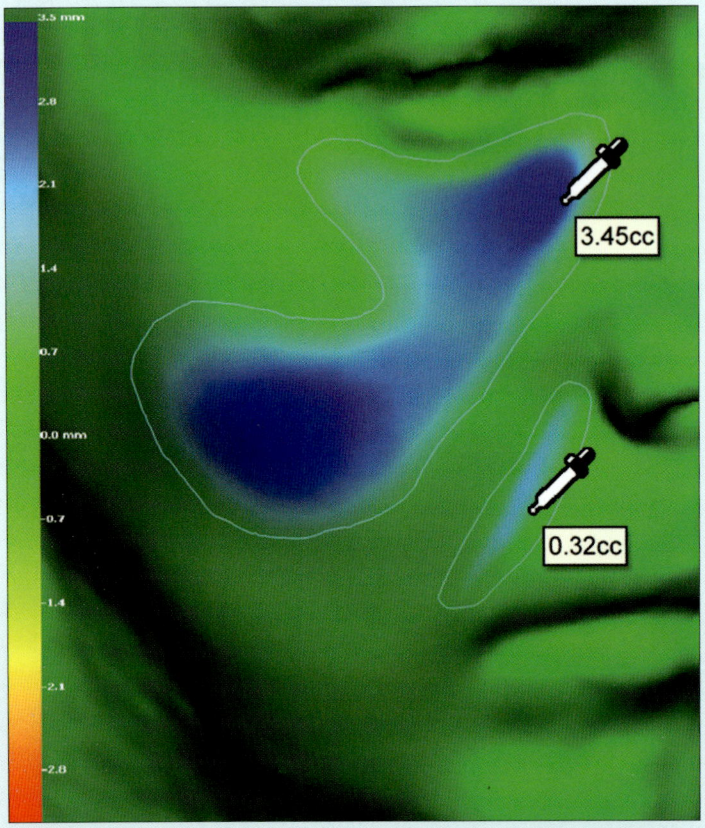

Farbprofile identifizieren und visualisieren Volumendifferenzen zu behandelnder Areale.

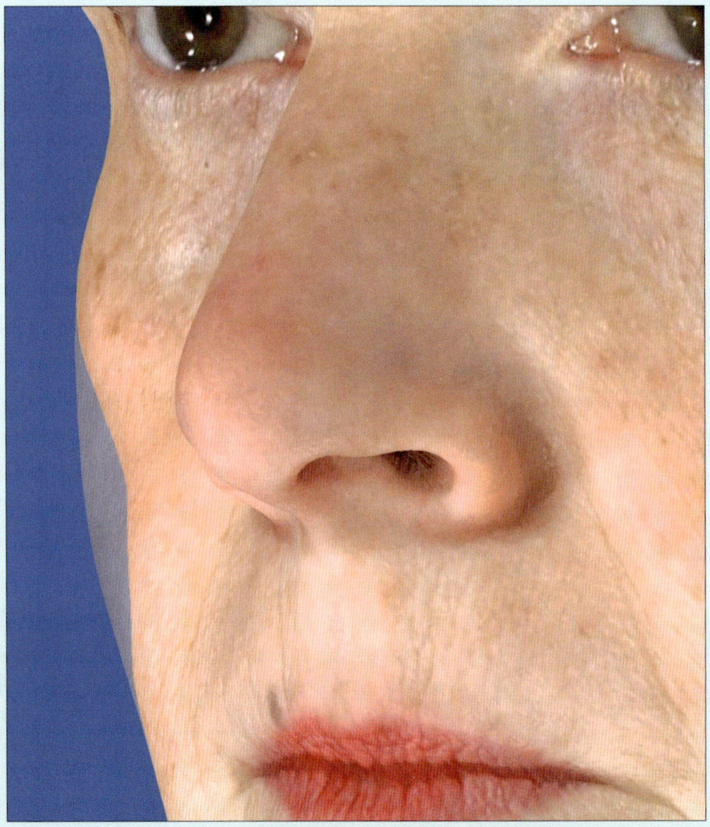

Eine halbtransparente Überlagerung verdeutlicht feine Unterschiede.

Simulierte Lippenaugmentation

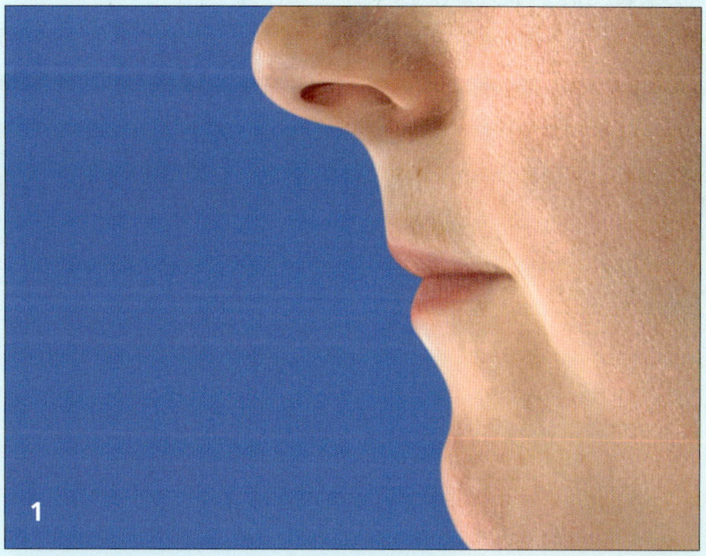

1 Vor der Behandlung

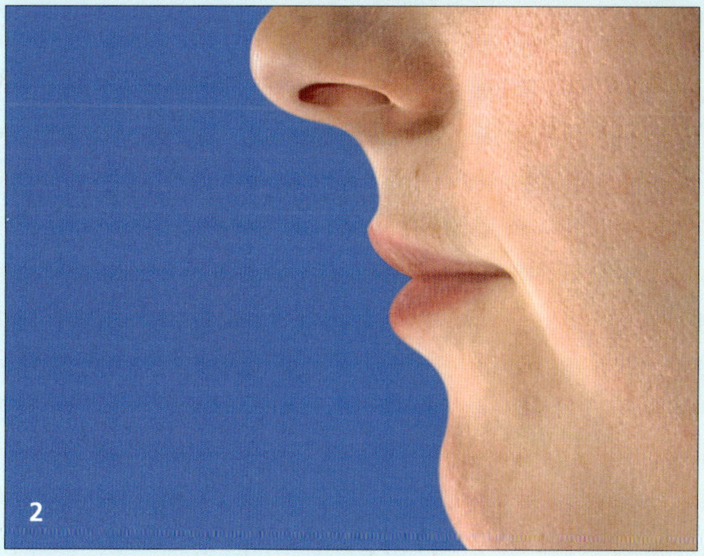

2 Simuliertes Ergebnis

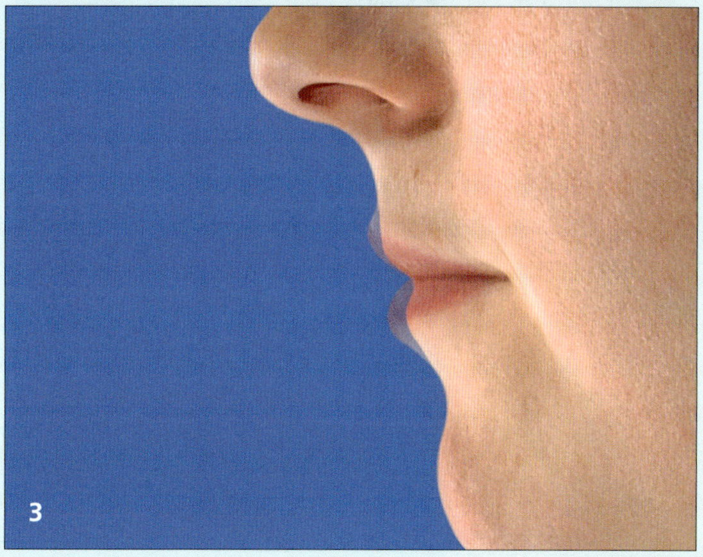

3 Vorher-nachher-Simulation

ten Grad aufgefüllt. In gleicher Weise kann das Glättungswerkzeug genutzt werden, um die Simulation der Faltenreduktion im Stirnbereich darzustellen. Da der 3-D-Effekt bei dieser Form der Simulation nicht so ausgeprägt ist, kann man der Patientin die Möglichkeit geben, das Resultat aus verschiedenen Blickrichtungen anzuschauen. Häufiger wird die Botulinumtoxin-A-Applikation in Kombination mit einer Filler-Applikation in anderen Bereichen des Gesichts kombiniert.

Simulierte Faltenglättung

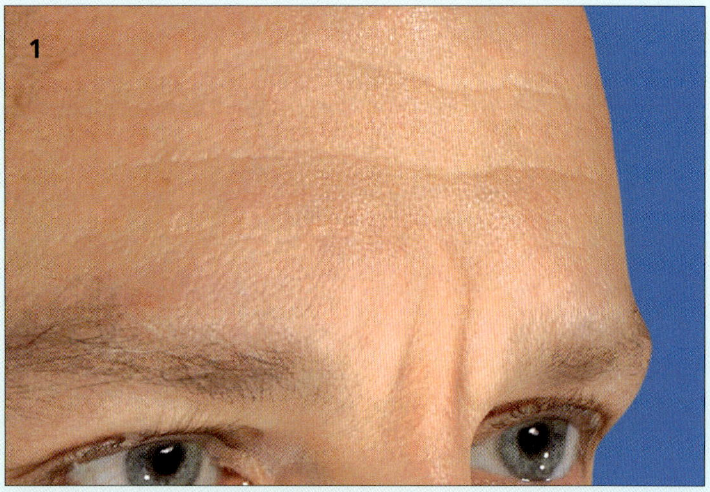

1 Vor der Behandlung

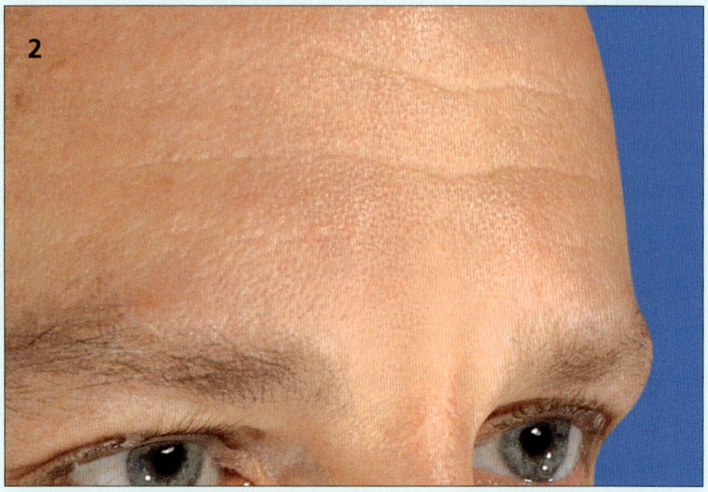

2 Simulierte Augmentation der Glabellafalte

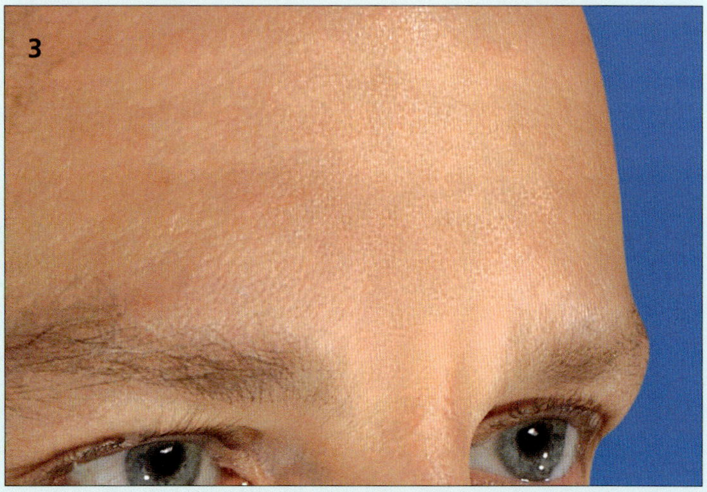

3 Simulierte Stirnbehandlung mit Botulinumtoxin A

5 Konsultation

5 Konsultation

5.1 Grundlagen

Bei der Beratung im Rahmen einer ästhetischen Behandlung stehen der Wunsch und das Bedürfnis des Patienten nach einer Veränderung des Aussehens im Vordergrund. Gleichzeitig muss der Therapeut die Realisierbarkeit einschätzen und dies mit dem Patienten ausführlich besprechen. Hierzu ist auch eine subjektive und objektive Befunderhebung notwendig, welche folgende Aspekte umfassen sollte:

- Genaue Auslotung des Patientenwunsches
- Hautdiagnose
- Erhebung von Befunden
- Psychologische Beurteilung

Die Befunderhebung bzw. die Erfassung des Status quo ist die Basis für eine erfolgreiche Behandlung. Nur so kann ein genauer und – vor allem – individueller Behandlungsplan erstellt werden. Da es sich um einen elektiven Eingriff handelt, ist eine gute Vorbereitung entscheidend. Neben einer ausführlichen Beratung inklusive Erstellung eines Behandlungsplans sollten daher ein ausführliches Anamnesegespräch und eine umfassende Dokumentation (s. Kapitel 5.8) erfolgen.

Insbesondere wenn es sich um eine Erstbehandlung handelt, sollte der Therapeut genügend Zeit einplanen, um alle, im Folgenden nochmals aufgeführten Schritte nacheinander durchzuführen:

1. Klärung der Erwartungshaltung
2. Anamnese
3. Untersuchung
4. Objektivierung/Evaluation
5. Behandlungsplanung
6. Beratung und Aufklärung
7. Dokumentation

Die Schritte sollten in der angegebenen Reihenfolge durchgeführt werden. Neben den rein organisatorischen Vorteilen dieser Abfolge gibt man den Patienten auf diese Weise zudem die Sicherheit, sich optimal auf ihre Bedürfnisse einzustellen, als Basis für ein solides, auf Vertrauen und Verständnis beruhendes Arzt-Patienten-Verhältnis.

5.2 Klärung der Erwartungshaltung

Eine Patientin sucht eine Spezialsprechstunde mit dem offenen Anliegen auf, dass etwas am Äußeren verändert werden soll. Häufig bestehen ganz konkrete Wünsche; beispielsweise stören bestimmte Falten oder gerunzelte Hautareale. Komplexer wird es, wenn Aussagen fallen, wie: „Mein Gesicht gefällt mir nicht und ich will es einfach ändern".

Im Gespräch ist daher zu klären, wie sich Möglichkeit und Machbarkeit verhalten: Liegen sie dicht beieinander oder weit auseinander?

Patientenwunsch und das Anspruchsverhalten des Therapeuten sind der Schlüssel zum konkreten Vorgehen. Legt beispielsweise eine 75-Jährige größten Wert darauf, dass ihre schlaffen Wangen verschwinden, kann man ihr diesen Wunsch erfüllen. Man darf jedoch nicht die Natürlichkeit aus dem Auge verlieren. Grobe Diskrepanzen würden später nahezu ebenso stören wie vorher die Falten, sodass man hier entsprechend beraten und lenken sollte.

Beim Vortragen des Wunsches lässt man sich von der Patientin genau erklären, idealerweise mit einem Spiegel in der Hand, was sie stört und in welchem Umfang sie sich die Korrektur vorstellt. Dabei beklagen sich viele Menschen nicht über offensichtlich ins Auge springende, negativ wirkende Merkmale, sondern sie stören sich an Details, die andere eher weniger wahrnehmen.

Hinzu kommt in Zeiten von Social Media vermehrt der Wunsch, zumindest in Teilen, einem vermeintlichen Idol oder Vorbild ähnlich zu sehen. Dass dieses „Schönheitsideal" oft selbst Ergebnis ästhetischer Behandlungen ist oder auf Filtern und Photoshop beruht, wird leider oft außer acht gelassen. Hier kommt dem Therapeuten eine aufklärende Rolle zu; insbesondere ist zu zeigen, was natürlichen, was künstlichen Ursprungs ist.

Die Frage, ob man die Patientin selbst auf ein negativ wirkendes Merkmal ansprechen sollte, stellt eine gewisse Gratwanderung dar. Wenn man es tut, könnte sie sich gekränkt fühlen, weil für sie beispielsweise ein Naevus über der Oberlippe positiv verknüpft ist, obwohl er im Gegensatz zu früher mehr Haare aufweist und erhaben ist. Spricht man sie jedoch nicht darauf an, fühlt sie sich eventuell nicht gründlich genug beraten.

Wirklich stigmatisierende Makel, wie eine ausgeprägte Zornesfalte, hohle Augen oder Marionettenfalten, die beim Gegenüber einen Eindruck der Verbitterung hinterlassen, sollten angesprochen und die Perspektiven einer Behandlung sollten erläutert werden.

Der Arzt muss beurteilen und im Gespräch mit der Patientin darlegen, ob die von ihr gewünschte Korrektur tatsächlich den Gesamteindruck verbessert oder zu einer Disharmonie im Gesicht führen könnte. Stört beispielsweise eine scharfe Nasolabialfalte die Patientin, kann nach der Glättung eine solche Disharmonie im mimisch aktiven Gesicht auftreten. Das Lachen wird stärker betont, wenn die Wangen mehr hervortreten und dieser Effekt wird durch ein Auffüllen der Falte verstärkt. Deshalb ist es so wichtig, sich vorab, während des Gesprächs mit der Patientin, ein Bild von der Gesamtwirkung zu machen.

Sobald geklärt ist, welche Veränderung die Patientin genau wünscht und in welchen Bereichen der behandelnde Arzt Verbesserungsmöglichkeiten sieht, sollte überlegt werden, in welcher Hautebene die Behandlung stattfinden soll.

Bei ausgeprägten Elastosebildern ist es beispielsweise wenig wahrscheinlich, dass durch eine Verdrängungsaugmentation ein harmonischer Effekt geschaffen werden kann.

5.3 Anamnese

Die Anamnese beschränkt sich nicht nur auf den dermatologisch-ästhetischen Bereich. Sie ist vielmehr nur ein Fokus innerhalb der klassischen Anamnese. Zu klären ist, ob und welche ästhetischen Behandlungen bereits stattgefunden haben und wie der Erfolg seitens der Patientin beurteilt wird.

Zu erfragen sind insbesondere Zeitpunkt und Art vorangegangener operativer Eingriffe im Gesichtsbereich, wie beispielsweise Blepharoplastiken oder Facelifts. Insbesondere bei Letzteren ist aufgrund der veränderten anatomischen Verhältnisse besondere Vorsicht geboten.

Der Anamneseprozess führt nicht zu einer Diagnose, sondern zur Konkretisierung und Beurteilung der Erwartungen der Patienten. So können im Anamnesegespräch unrealistische Erwartungen seitens der Patienten relativiert werden; im Extremfall muss von einer Behandlung abgeraten werden.

Folgende Punkte sollten gezielt abgefragt werden:

- Neigung zu Entzündungen, verzögerter Hautheilung, Keloidbildung, Hyper- oder Hypopigmentierungen
- Herpes- und eine Akne-vulgaris-Anamnese für chemisches Peeling, Laserablation und Dermabrasion
- Pigmentierungsstörungen und Keloidbildung, v. a. bei Dunkelhäutigen
- Rauchstatus als möglicher Anhaltspunkt für eine verzögerte Hautheilung
- Einnahme von Kortikosteroiden, Chemotherapeutika, Immunsuppressoren, Colchicin, Penicillamin als Anhaltspunkt für Wundheilungsstörungen
- Mangel an Vitamin C, Vitamin A und Zink als Anhaltspunkt für Wundheilungsstörungen
- Chronische Krankheiten wie Diabetes mellitus, Gefäßleiden, Nieren- und Leberkrankheiten sowie Autoimmunkrankheiten und Malignome als Anhaltspunkt für eine verzögerte Hautheilung
- Einnahme von Diphenylhydantoin, Vitamin A und C sowie Zink als Anhaltspunkt für eine überschießende Wundheilung
- Unverträglichkeiten und Allergien, wie z. B. auf tierisches Eiweiß, Lokalanästhetika, Desinfektionsmittel, Antibiotika. **Cave:** Eine negative Anamnese schließt allergische Reaktionen nicht aus!
- Kontraindikationen für Lokalanästhetika, Nervenblockaden, sedierende Medikamente oder für Injektionen generell (Blutungsneigung)
- Ausschluss von Kryopathien bei Behandlungsverfahren, die eine Kühlung erfordern (zur Hautprotektion oder Anästhesie)
- Infektionskrankheiten des Patienten zum Eigenschutz erfragen, da bei Verfahren wie Injektionen, Dermabrasion und Laserablation infektiöse Partikel in die Atemluft gelangen bzw. bei akzidentellem Nadelstich übertragen werden können.
- Sämtliche früheren ästhetischen Korrekturen im Gesicht und in anderen Arealen genau erfassen

Ein weiterer Komplex, der systematisch evaluiert werden muss, ist das Lebensumfeld der Patientin. Die Art der Berufstätigkeit, Ernährungsgewohnheiten, die Einnahme von Nahrungsergänzungsmitteln (z. B. Vitamin C und E, die die Blutungsneigung erhöhen), die verwendeten Hautpflegeprodukte sowie der Besuch von Solarien bzw. die individuelle Sonnenexposition sollten erfragt werden.

5.4 Untersuchung

Eine genaue Untersuchung, bestehend aus Inspektion und Palpation, bestimmt die Grenze zwischen den Ansprüchen der Patienten und einem realistischen Therapieziel.

5.4.1 Inspektion

Man unterscheidet zwischen einer direkten und einer indirekten Inspektion. Bei der indirekten Inspektion beobachtet man die Patientin in ihrem natürlichen Verhalten, ihr Mienenspiel beim Sprechen, beim Lachen und in Ruhe. Bei der direkten Inspektion werden gezielt einzelne Muskelaktivitäten, wie Stirnrunzeln, Zusammenkneifen der Augen oder Naserümpfen beobachtet, um die Auswirkungen auf das Erscheinungsbild des Gesichts abschätzen zu können. Die Beobachtung dieser Aktivitäten erfolgt sowohl von frontal als auch von seitlich.

Auch andere Hautareale, die im Rahmen einer ästhetischen Behandlung für die Patienten relevant sind (z. B. Dekolleté, Arme, Handrücken), werden auf alterungsspezifische Merkmale hin inspiziert. Wichtig für eine Beurteilung des geeigneten Verfahrens und die Haltbarkeit des entsprechenden Ergebnisses sind:

- die Glogau-Klassifikation zur Beurteilung des aktinischen Schadens
- der Hauttyp nach Fitzpatrick zur Beurteilung der Pigmentierung
- die Talgdrüsenaktivität als Marker für die Aktivität der Haut insgesamt
- die Art des Faltentyps
- Hautbefunde wie Naevi, Pigmentierungsstörungen und Teleangiektasien

Die Glogau-Klassifikation wird zur Beurteilung der aktinischen Schädigung herangezogen. Während die qualitativen Veränderungen gut nachvollziehbar sind, bleibt die Alterszuordnung im genetischen und geografischen Kontext anzupassen.

Klassifikation	Alter in Jahren	Ausprägung
mild	28–35	• wenig Fältchen • keine sonstigen epidermalen Veränderungen
moderat	35–50	• frühe Falten • erste Dyspigmentationen und aktinische Keratosen
fortgeschritten	50–60	• persistierende Falten • ausgeprägte Störungen der Pigmentierung • Teleangiektasien und aktinische Keratosen
schwer	65–70	• persistierende Falten in mimischen und mimikfreien Arealen • Übergang der Dyspigmentierung in benigne und maligne Formen • Nachweis aktinischer Keratosen mit und ohne Übergänge in invasive Wachstumsformen

Tab. 5.1 Klassifikation nach Glogau

5

Beobachtungskriterien in der Frontalansicht

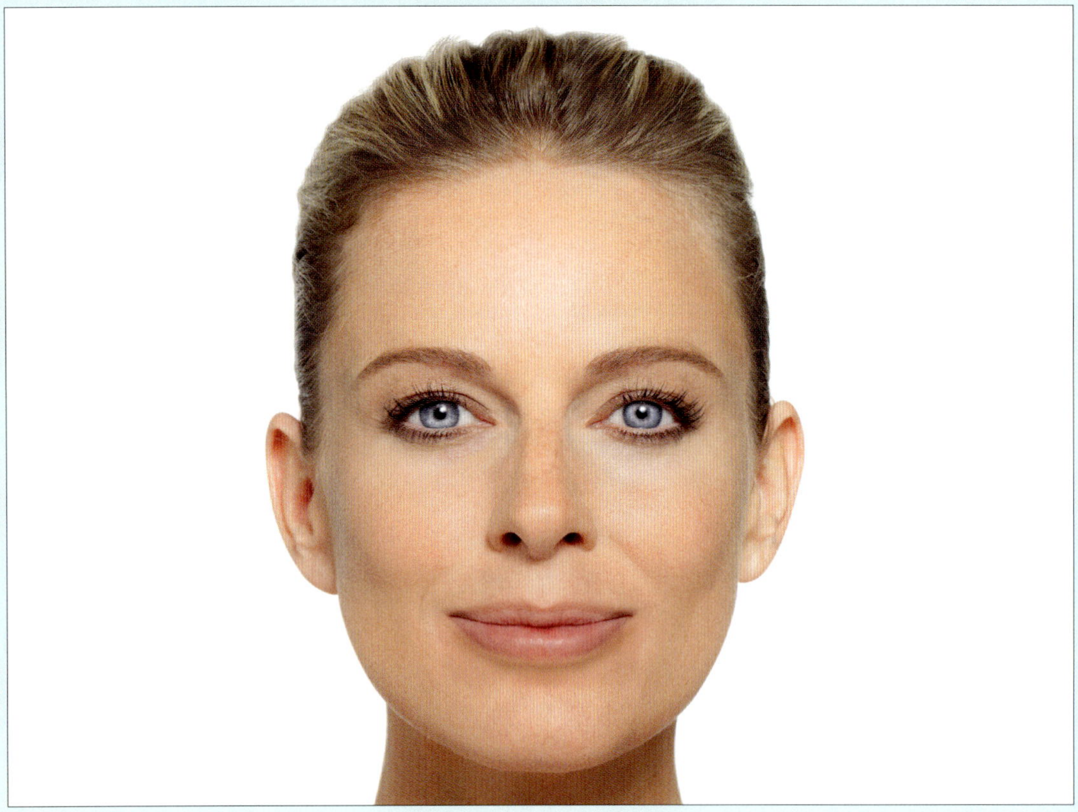

Beobachtungskriterien in der Frontalansicht

- Beurteilung des Hautkolorits
- Beurteilung des natürlichen Mienenspiels beim Reden, Lachen usw.
- Beurteilung der Falten in Ruhe
- Beurteilung der Falten bei Provokation
- Beurteilung des Hauttyps und der Pigmentierung
- Beurteilung von Naevi, Keratosen und Teleangiektasien
- Symmetrie der Gesichtspartien
- Lippenfülle

Beobachtungskriterien in der Seitenansicht

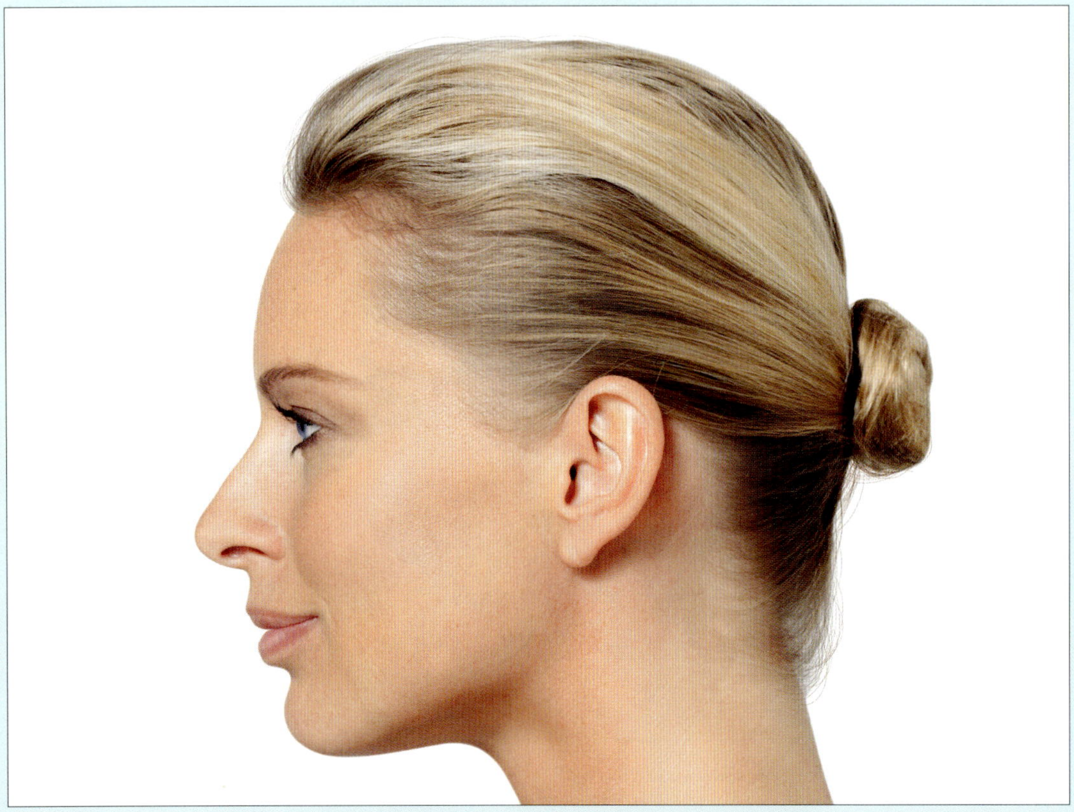

Beobachtungskriterien in der Seitenansicht

- Beurteilung des Profils
- Beurteilung des Faltenzustands in Ruhe
- Beurteilung der Falten bei Provokation
- Beurteilung des Hauttyps und der Pigmentierung
- Beurteilung von Naevi, Keratosen und Teleangiektasien
- Beurteilung der Kinnform
- Vor- oder zurücktretendes Kinn
- Kinn-Hals-Winkel (Doppelkinn)
- Lippenfülle

Hauttyp/ Lichttyp	Hautrötung, Sonnenbrand	Bräunung
I	immer	nie
II	immer	gelegentlich
III	gelegentlich	immer
IV	nie	immer
V	dunkelhäutige Menschen nie	immer
VI	schwarzhäutige Menschen nie	immer

Tab. 5.2 Klassifikation nach Fitzpatrick zur Beurteilung der Neigung zur Pigmentierung

Hautfarbe

Im Normalfall ist die Haut rosig. Die Hautfarbe ändert sich abhängig von der zugrunde liegenden Störung:

- Rötungen können Zeichen eines erhöhten Blutdrucks, einer lokalen Entzündung, von Alkoholabusus oder einer umschriebenen oder flächenhaften Hauterkrankung sein.
- Bläuliche Hautverfärbung, verursacht durch reduzierten Hämoglobin- oder Sauerstoffgehalt im Blut, kann bei pulmonalen Erkrankungen (z. B. Asthma bronchiale) beobachtet werden.
- Gelbliche Verfärbung kann durch Lebererkrankungen oder die Einnahme von bestimmten Nahrungsergänzungsmitteln wie z. B. Carotinoiden verursacht werden.
- Braun-gelbe Flecken können vermehrt während der Schwangerschaft sowie bei Lebererkrankungen auftreten.

Hautzustand

Verschiedene Einflüsse – Art der Körperpflege(-produkte), psychische Gegebenheiten, Hormonhaushalt – verändern den Hautzustand.

- Trockene Haut ist in den häufigsten Fällen das Ergebnis einer zu intensiven Körperpflege. Sie kann aber auch Zeichen einer Hypothyreose sein, bei der die Haut besonders im Gesicht verdickt und rau erscheint.
- Vegetative Begleitreaktionen, wie bei Angst oder Nervosität, können zu einer erhöhten Feuchtigkeit der Haut führen.
- Auf der Basis einer fettigen Haut bildet sich häufiger Akne aus, insbesondere in hormonellen Umstellungsphasen (Pubertät, Behandlung mit Hormonpräparaten).
- Effloreszenzen sind häufig zu beobachten; sie können auf entzündliche Hauterkrankungen hinweisen, die möglicherweise eine Kontraindikation für eine Injektionsbehandlung in dem betroffenen Gebiet darstellen.
- Eine Neigung zu Akne-Effloreszenzen bzw. Narbenbildungen sollten bei der Indikationsstellung mitberücksichtigt werden, um hierauf positiven Einfluss ausüben zu können.

Effloreszenzen

Effloreszenzen können auf entzündliche Hauterkrankungen hinweisen, die möglicherweise eine Kontraindikation für eine Injektionsbehandlung in dem betroffenen Gebiet darstellen.

Die einzelnen Effloreszenzen werden in den folgenden Abbildungen erläutert.

Effloreszenzen

Makula: Die Makula ist eine umschriebene Farbänderung der Haut, die kleiner als 5 mm ist und weder eine Erhöhung noch eine Verhärtung oder Schuppung zeigt. Ist die Veränderung größer als 5 mm, so wird sie als Fleck bezeichnet.

Squama: Als Squama bezeichnet man eine Schuppe. Sie besteht aus flachen Hornzellen, die sich vom Stratum corneum (Hornschicht) gelöst haben.

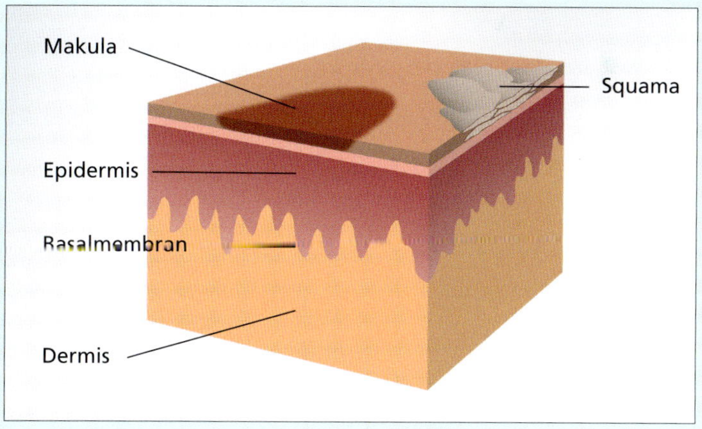

Papel: Die Papel ist eine umschriebene Hauterhebung, die kleiner als 5 mm ist. Ist sie größer als 5 mm, wird sie als Knoten bezeichnet.

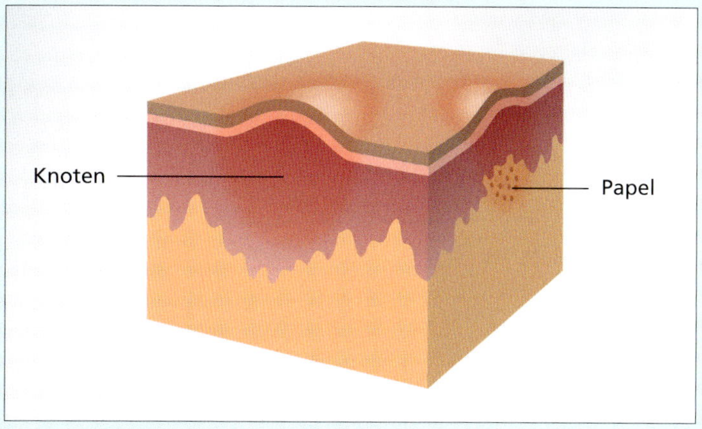

Effloreszenzen

Blase: Als Blase bezeichnet man einen mit Flüssigkeit gefüllten Hohlraum. Ist die Effloreszenz kleiner als 5 mm, wird sie als Bläschen bezeichnet.

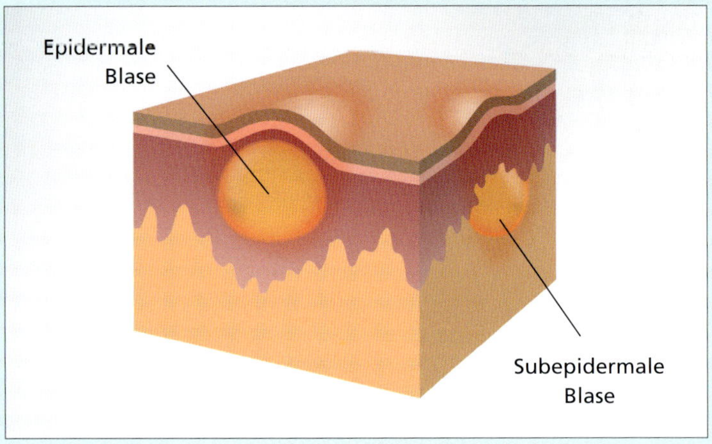

Pustel: Eine Pustel ist ein mit Eiter gefüllter Hohlraum.

Quaddel: Die Quaddel ist eine vorübergehend auftretende, stark juckende, meist rosafarbene Plaque, die durch ein Ödem in der Dermis entsteht.

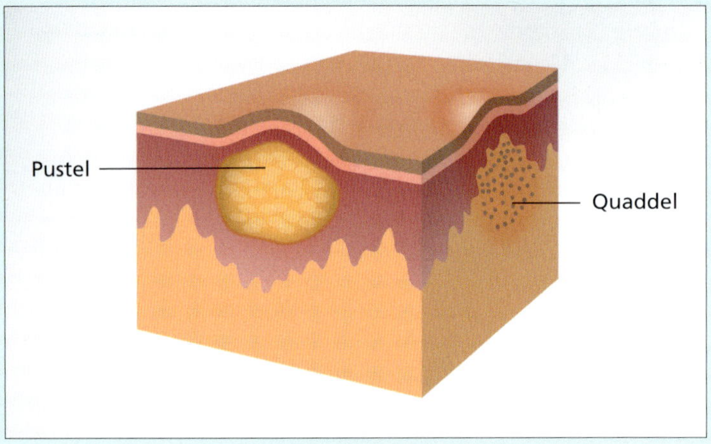

Erosion: Als Erosion bezeichnet man den Verlust des Epithels (beispielsweise durch Abschürfung) bis zur Basalmembran. Sie heilt ohne Narbenbildung ab.

Exkoriation: Eine Veränderung der Hautoberfläche durch Kratzen nennt man Exkoriation. Der Gewebedefekt reicht bis ins Stratum papillare.

Ulkus: Ein Ulkus ist ein Substanzdefekt, der bis in die Dermis oder Subkutis reicht. Er heilt stets narbig ab.

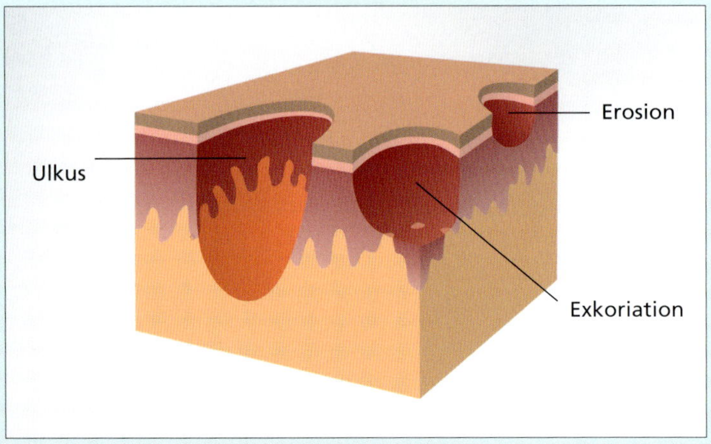

5

5.4.2 Palpation

Eine weitere Komponente der Befunderhebung stellt die Palpation dar. Die Palpation der Haut erfasst die Qualitäten

- Temperatur,
- Oberflächenbeschaffenheit und
- Turgor.

Der Turgor zeigt den vom Flüssigkeitsgehalt abhängigen Spannungszustand des Gewebes an. Um ihn beurteilen zu können, bildet man zwischen Daumen und Zeigefinger eine Hautfalte. Lässt man diese Hautfalte los, glättet sich im Normalfall die Haut unverzüglich.

Bei einem verminderten Flüssigkeitsgehalt bleibt die Hautfalte stehen oder bildet sich nur langsam zurück. Die im Gesicht tastbaren knöchernen Vorsprünge, wie beispielsweise der obere und seitliche Orbitarand, das Jochbein, der Unterkiefer und die Kinnspitze, dienen der anatomischen Orientierung für die geplanten Injektionen.

Snap-Test

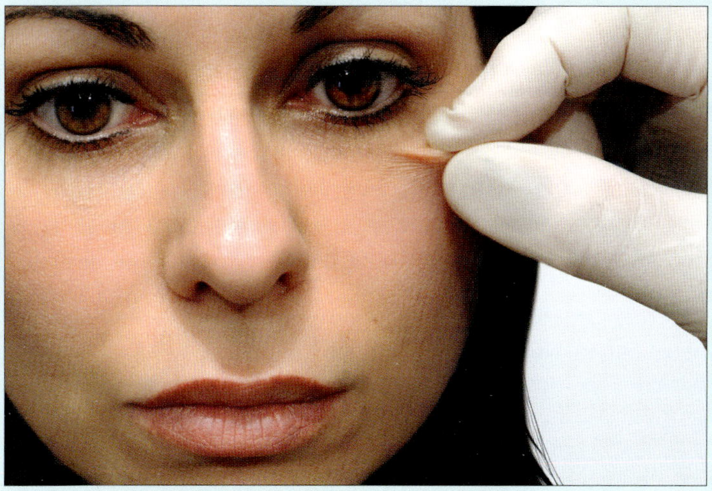

Bilden einer Hautfalte zwischen Daumen und Zeigefinger

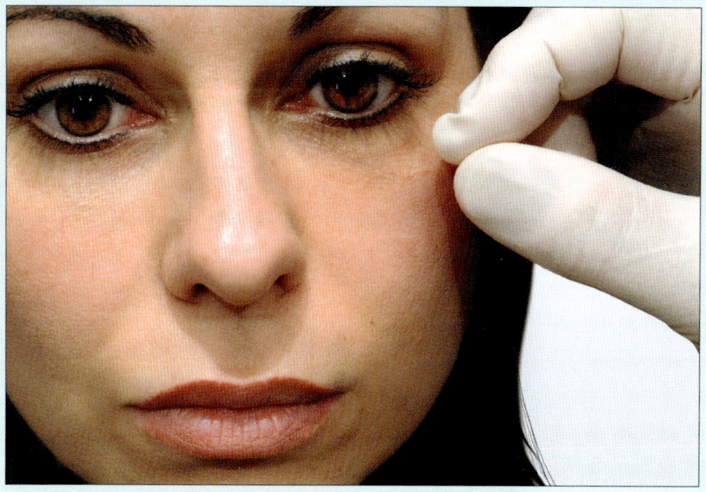

Im Normalfall glättet sich die Haut unverzüglich

Knochenvorsprünge

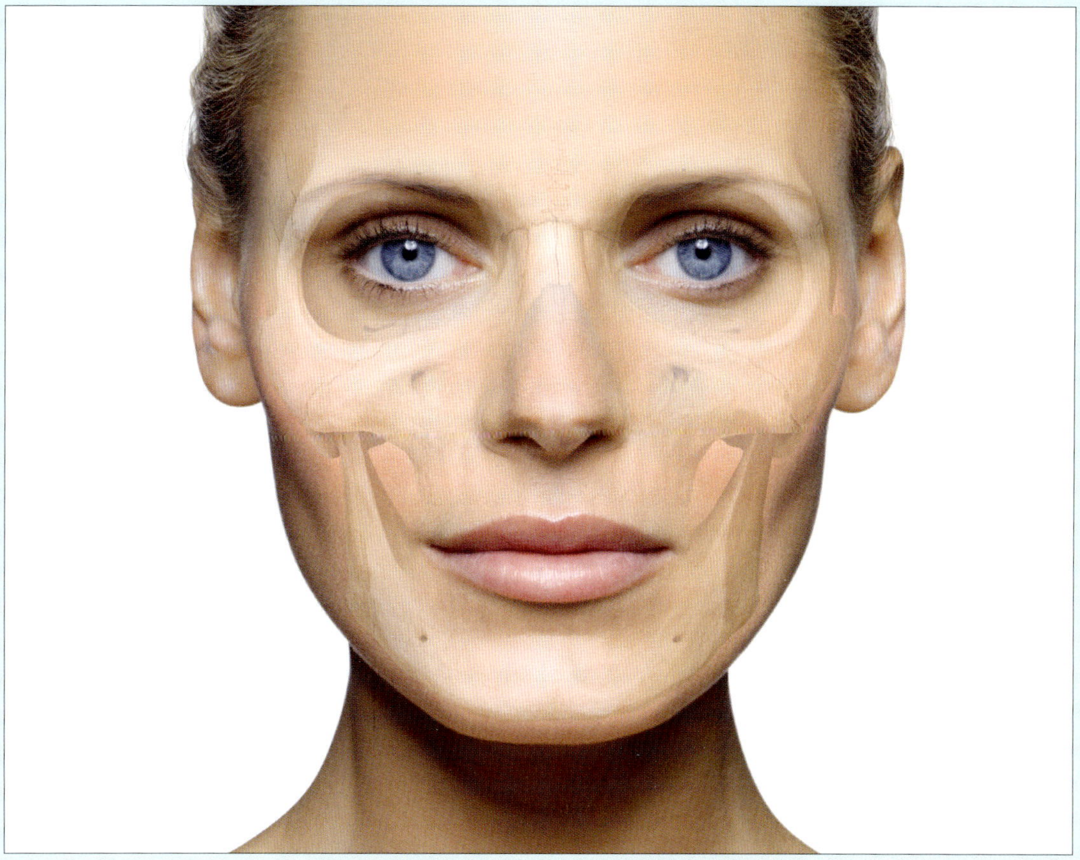

Übersicht der tastbaren Knochenvorsprünge

5.4.3 Faltenbeurteilung

Zur Beurteilung der Falten wird zunächst das Oberflächenrelief betrachtet. Die Palpation gibt weiteren Aufschluss über die Hautelastizität, Hautdicke und den Turgor. Die Beurteilung der Hautdicke ist gerade für augmentierende Verfahren wichtig, denn hiervon hängen beispielsweise die Tast- und Sichtbarkeit injizierbarer Substanzen wie auch die Injektionstiefe und -technik ab.

Knitterfalten

Feine Knitterfalten durch dünner gewordene Epidermis und Dermis sind von einer atrophierten Subkutis zu unterscheiden, die gröbere Falten hinterlässt. Die Hautoberfläche kann zusätzlich durch weitere Störungen des Mikroreliefs wie Narbenbildungen, Knötchen, Milien usw. verändert sein.

Faltenbildung aufgrund von Lichtschädigungen

Faltenbildung aufgrund einer Lichtschädigung beruht auf der Degeneration der elastischen Fasern und führt zu schlaffen Falten, im Extremfall mit oberflächlich herabsackenden Strukturen.

Mimische Falten

Vorrangig durch Muskelzug bedingte Faltenbilder zeichnen sich dadurch aus, dass die Haut in mimisch wenig belasteten Zonen noch faltenfrei oder -arm ist.

Atrophiebedingte Falten

Ist die Subkutis als Unterlage der Dermis geschrumpft, erweitert sich der Hautmantel, was zu einer Faltenbildung führt.

Schwerkraftbedingte Falten

Durch Schwerkraft hervorgerufene Falten verändern das Makrorelief, also die gesamten Gesichtskonturen, markant.

Schlafbedingte Falten

Durch Schlafgewohnheiten verursachte Falten sind in der Regel deutlich asymmetrisch im Gesicht erkennbar, weil praktisch jeder Mensch eine bevorzugte Schlafseite hat. Einziehungen durch Narben oder Grübchen als Unruheherde, von denen Falten ihren Ausgang nehmen können, sollten identifiziert werden. Die Palpation gibt weiteren Aufschluss über die Hautelastizität, die Hautdicke und den Turgor.

5.5 Objektivierung und Evaluation

Eine Objektivierung des Ausgangsbefundes ist die Basis für die Behandlung. Im Rahmen der Dokumentation dient die Objektivierung auch der Absicherung der Effizienz der durchgeführten Maßnahmen im Rahmen einer Qualitätssicherung.

Die Objektivierung dient der Beurteilung, wie sich Merkmale auf der Basis eines Eingangsbefundes verändern. Eine Objektivierung lässt sich mit wenig Aufwand in eine Befunddokumentation integrieren.

In jüngster Zeit wurde die sogenannte Wrinkle Severity Rating Scale (WSRS) im Kontext mit neuen Fillern speziell für den Nasolabialbereich eingeführt und validiert.

Faltenbefund	Augmentation mit Fillern	Alternativen
Feine Falten, oberflächliche Knitterfältchen und raue Haut	Augmentation mit unvernetzten Hyaluronsäurepräparaten	Oberflächlich: • Mikrodermabrasion • Peeling • Laser-Resurfacing
Durch Muskelzug hervorgerufene Mimikfalten	Lassen sich tief eingefurchte Falten durch Botulinumtoxin A nicht ausreichend glätten, kann eine augmentative Korrektur des Restbefundes erfolgen	Botulinumtoxin A (Mittel der ersten Wahl)
Elastotische Falten, im Wesentlichen bedingt durch Degeneration der elastischen und kollagenen Fasern, wie z. B. bei fortgeschrittenen Stadien der Lichtalterung	• Biorevitalisierung mit unvernetzten Hyaluronsäurepräparaten • Biostimulatoren wie Poly-L-Milchsäure und Kalzium-Hydroxylapatit • Augmentationsbehandlung in erster Linie als Kombinationsbehandlung, um nach anderen Behandlungen noch bestehende Restbefunde auszugleichen	Verfahren, die zur Kollagenbildung anregen: • nicht ablative Laserverfahren • Blitzlampe • Radiofrequenzverfahren Je nach Beschaffenheit der obersten Hautschichten: • ablative Laserbehandlung • chemisches Peeling Sonstige Optionen: • Fadenlifting
Schlafbedingte Falten, die häufig tiefer eingefurcht und begrenzt sind	Gut für die Augmentation mit höher- und hochvernetzten Präparaten geeignet	Wenn die Falten regional begrenzt sind, sind flächig wirkende Verfahren wie Peeling und mechanische Abrasio weniger geeignet
Falten durch Atrophie der Subkutis	Augmentation vorrangig mit vernetzten Hyaluronsäurepräparaten	• Laser-Resurfacing oder Peeling (verleiht den oberflächlicheren Schichten mehr Glätte) • Eigenfettaugmentation (regt zusätzlich die Kollagenbildung an) • Fadenlifting • Klassisches Facelifting
Schwerkraftbedingte Falten, hervorgerufen durch Atrophie der Subkutis und Tonusverlust des SMAS*	Keine primäre Indikation für die Augmentation mit Fillern	• Botulinumtoxin A bei schweren, herabhängenden Augenbrauen führt zu einer Anhebung der Brauen (Brauenlifting) • Fadenlifting • Klassisches Facelifting

Tab. 5.3 Übersicht: Indikationsstellung in Abhängigkeit vom Faltenbefund

* SMAS (superficial musculo-aponeurotic system)

WSRS	
0	keine Falten
1	sehr feine Falten
2	feine Falten
3	mitteltiefe Falten
4	sehr tiefe Falten

Tab. 5.4 Klassifizierung der Wrinkle Severity Rating Scale (WSRS)

Zur Beurteilung weiterer typischer Falten und Altersmerkmale gibt es validierte Skalen; sie sind im Kapitel 9 („Arbeitshilfen", s. S. 263 ff.) dargestellt:
- Stirnfalten (statisch und dynamisch)
- Krähenfüße (statisch und dynamisch)
- Glabellafalten (statisch und dynamisch)
- Augenbrauenposition
- Infraorbitale Leere
- Lippenvolumen (Ober- und Unterlippe)
- Periorale Falten (statisch und dynamisch)
- Kinn-Kiefer-Linie
- Mundwinkel
- Nasolabialfalten (statisch und dynamisch)
- Hautalterung an den Händen

Mit diesen Skalen lassen sich sowohl der Ausgangsbefund als auch das Therapieergebnis erfassen, bewerten und objektivieren.

5.6 Behandlungsplanung

Nach der Evaluation der Erwartungshaltung und der Untersuchung ist das weitere therapeutische Vorgehen zu planen. Ferner muss der zeitliche Ablauf eingehend mit der Patientin besprochen und auf folgende Punkte eingegangen werden:
- Soll der Effekt sofort sichtbar sein oder kann die Patientin Geduld aufbringen?
- Soll der Effekt eher lange anhalten?
- Wie viel Risiko ist die Patientin bereit einzugehen?
- Wie steht die Patientin zu einer Vortestung, zu einer Behandlungsserie?
- Welche Rolle spielen für die Patientin die Kosten?
- Welche Vorstellung macht sich die Patientin über das Ausmaß der Wirkung, die ein Verfahren erzielen kann?

Wenn diese Punkte nicht im Detail angesprochen und zufriedenstellend geklärt sind, wird die Patientin unter Umständen mit dem Behandlungsergebnis unzufrieden sein. Die Auswahl der Verfahren hängt im Wesentlichen von zwei Parametern ab:
1. vom Patientenwunsch, solange keine klaren Kontraindikationen bestehen.
2. vom vorliegenden Ausgangsbefund.

Zur vereinfachten Demonstration des Patientenwunsches eignet sich auch ein Handspiegel. Anhand des Spiegelbildes kann die Patientin dem Therapeuten die Details unmittelbar demonstrieren. Der Therapeut kann diese ggf. direkt mit einem Markierungsstift anzeichnen. Umgekehrt lassen sich vom Therapeuten auch die geplanten Injektionspunkte und das zu erwartende Ergebnis anhand des Spiegelbildes erläutern.

An diesem Punkt sollte der Behandler sich der Tatsache bewusst sein, dass etliche Patienten ihre Kenntnisse über Verfahren und vor allem Versprechungen, die hierüber gemacht werden, aus mehr oder weniger unseriösen Darstellungen in verschiedenen Medien beziehen.

Viele sogenannte Misserfolge wären nicht eingetreten, hätte man den Patienten rechtzeitig eine realistische Behandlungsperspektive aufgezeigt bzw. über alternative Behandlungsverfahren informiert.

Checkliste zur Klärung des Patientenwunsches

- Was genau möchte die Person geändert haben?
- Worin besteht ihre Motivation zur Änderung?
- Welche Erwartungen verknüpft sie mit der Änderung?
- Kann sie die Risiken und die Bedeutung der Compliance verstehen?
- Wie hoch ist ihr Angstlevel?
- Wie gut ausgeprägt ist ihr Selbstbewusstsein?
- Welche Haltung hat sie gegenüber dem Behandler?

5.7 Aufklärungsgespräch und Einverständniserklärung

Da es sich um die Behandlung von prinzipiell gesunden Menschen handelt, ist eine gründliche Aufklärung unerlässlich. Je invasiver das Verfahren ist, umso ausführlicher und umfangreicher sollte die Aufklärung sein. Dabei umfasst die Aufklärung unter Berücksichtigung der Wünsche und Ziele der Patientin
- die Art des gewählten Verfahrens
- die Erfolgsaussichten
- die Wirkungen und Nebenwirkungen
- die Risiken und Besonderheiten
- die zu erwartenden Folgen (down-time?)
- die voraussichtliche Haltbarkeit
- das zu erwartende Ergebnis
- ggf. Hinweis auf alternative Behandlungsformen
- Hinweise bezüglich einer Anwendung im Rahmen einer Off-Label-Therapie (z. B. im Falle einer Behandlung mit Botulinumtoxin A unbedingt erforderlich)

Für einen ästhetisch-korrigierenden Wahleingriff gibt es gut und weniger gut geeignete Patienten. Bei problematischen Patienten werden auch die Resultate überdurchschnittlich häufig problematisch ausfallen. Deshalb ist es ratsam, von vorneherein der Aufklärung ganz besondere Aufmerksamkeit zu schenken, von einem Eingriff auch ganz abzuraten oder ihn zumindest zeitlich zu verschieben, wenn folgende Situationen vorliegen:
- wiederholte psychische oder psychiatrische Erkrankungen
- Patienten mit minimalen objektivierbaren Veränderungen
- „Ärzte-Hopping": Eine Patientin, die vorher mit einer Reihe von Ärzten unzufrieden war, wird es höchstwahrscheinlich auch mit dem aktuellen Behandler sein

- unrealistische Erwartungen und fragwürdige Motive, z. B. „Retten der Beziehung", „Lösung aller Probleme"
- spontaner Entschluss

Erfahrungen deuten darauf hin, dass Männer, die sich ästhetischen Eingriffen unterziehen, im Durchschnitt emotional instabiler sind als die weibliche Klientel. Offenbar sind sie zudem zu einem größeren Prozentsatz unzufrieden und äußern dies aggressiver. Dieser Trend nimmt dem Anschein nach in dem Maß ab, in dem es für Männer akzeptabler wird, sich einer ästhetisch korrigierenden Prozedur zu unterziehen.

Im Rahmen des Aufklärungsgesprächs erfolgt die Befragung hinsichtlich der folgenden Kontraindikationen (s. Kapitel 5.3, „Anamnese", S. 88 f.):
- relevante Vorerkrankungen
- Allergien
- regelmäßige Einnahme von Medikamenten
- mögliche Schwangerschaft bzw. Stillzeit

Ferner ist zu eruieren, ob bereits andere ästhetische Maßnahmen oder Operationen im Gesichtsbereich vorgenommen wurden. Schwellungen und Entzündungen im geplanten Behandlungsgebiet und in benachbarten Regionen stellen eine zeitlich begrenzte Kontraindikation dar.

Schließlich sollten die geplante Vorgehensweise und die nächsten Schritte erläutert werden. Die Behandlung darf nicht im unmittelbaren Anschluss an das Aufklärungsgespräch durchgeführt werden.

Ein bedeutsamer Punkt im Rahmen des Aufklärungsgespräches ist die Erörterung der Kosten für die Behandlung. Die Kosten für die Behandlung müssen von den Patienten privat aufgebracht werden. Dabei ist zu beachten, dass eine Faltenbehandlung nach drei bis vier Monaten wiederholt werden muss. Die Aufwandspauschale ist natürlich individuell verhandelbar. Wichtig sind für Patienten Nachvollziehbarkeit und Transparenz. Insofern sollte es klare Richtgrößen geben – z. B. in Bezug auf behandelte Regionen.

Alle Maßnahmen – vom Aufklärungsgespräch über die Einwilligungserklärung bis hin zum Befund und der Behandlung – müssen dokumentiert werden. Hierzu empfehlen sich spezielle Dokumentationsvorlagen, die in der Patientenakte aufbewahrt werden können. Eine fotografische Verlaufsdokumentation sollte ebenfalls durchgeführt werden. Wer die Patientenbilder für Vorträge oder Publikationen verwenden möchte, benötigt hierzu eine schriftliche Einwilligungserklärung der Patientin. Eine solche Einwilligung sollte man sich im Vorfeld unterschreiben lassen.

Die Aufklärung ist im Anschluss schriftlich zu dokumentieren. Das alleinige Aushändigen eines Aufklärungsbogens ersetzt nicht die notwendige mündliche Aufklärung durch den Arzt. Da es sich hier um elektive Verfahren handelt, muss zwischen Aufklärung und Behandlung ein angemessener Zeitraum liegen, in dem die Patienten die Konsequenzen einer Behandlung in Ruhe überdenken können. Die Behandlung darf also nicht unmittelbar nach der Aufklärung erfolgen.

Checkliste: Aufklärungsgespräch

1. Es ist über Chancen, eingriffsspezifische Risiken, Behandlungsziel, Nutzen für die Patienten und Alternativen aufzuklären, wenn davon ausgegangen werden kann, dass diese einem medizinischen Laien nicht aufgrund von Allgemeinwissen bekannt sind oder sein sollten.
2. Je weniger der Eingriff medizinisch indiziert, notwendig oder dringlich ist, desto umfassender hat die Aufklärung zu erfolgen.
3. Je größer das Risiko eines Eingriffs ist, desto umfassender ist über seltene Risiken aufzuklären.
4. Je riskanter die Nebenwirkungen und Wechselwirkungen eines Medikamentes sind, desto umfassender ist über Risiken aufzuklären. In diesem Zusammenhang ist besonders die Aufklärung über eine für die Indikation nicht zugelassene Medikation (Off-Label-Use) bedeutsam.
5. Nach den Anforderungen der Rechtsprechung kann über sehr seltene Risiken aufzuklären sein, sofern diese im Falle ihrer Verwirklichung die Lebensführung schwer belasten und trotz ihrer Seltenheit für den Eingriff spezifisch, für den Laien aber überraschend sind (Parzeller et al. 2007).

Was Patienten nach einer Augmentationsbehandlung mit Fillern beachten sollten

Sofort nach der Behandlung können in der Regel Alltagsbeschäftigungen oder berufliche Tätigkeiten wieder aufgenommen werden.
Für gleichmäßige Verteilung des Präparats im Gewebe erfolgt eine ausgiebige Massage des Behandlungsareals mit antibiotikahaltiger Creme oder Salbe.
Wiederholte Kühlung des Behandlungsareals führt zu Schwellungsminderung und Reduktion der inflammatorischen Reaktion.

In den ersten Tagen nach der Behandlung sollte die Patientin
- nicht übermäßig Druck auf das Behandlungsareal ausüben
- nicht extensiv Sport treiben
- innerhalb der ersten 2 Wochen starke Sonnen-, Hitze- (Sauna, Dampfbad) und Kälteexposition meiden
- Injektionsstellen nicht mit den Fingern massieren, um Infektionen oder eine unbeabsichtigte Verteilung des Implantats zu vermeiden

5.8 Dokumentation

Für alle während und nach dem Aufklärungsgespräch getroffenen Vereinbarungen besteht eine Dokumentationspflicht. Darüber hinaus sollten Anamnese sowie alle Befunde und durchgeführten Interventionen dokumentiert und archiviert werden. Neben den Patientendaten und dem Ausgangsbefund werden die anatomische Lokalisation der Injektionspunkte und das verwendete Präparat mit folgenden Parametern eingetragen: Dosis je Punkt/Region, Gesamtdosis, Verdünnung und Chargennummer. Ein entsprechendes Muster für die Dokumentation findet sich im Kapitel 9, „Arbeitshilfen".

Eine Fotodokumentation ist bei allen ästhetischen Eingriffen unerlässlich. In mehreren Ebenen erfolgen unter standardisierten Parametern Eingangs-, Verlaufs- und Abschlussdokumentation (s. Kapitel 4.2, „Fotodokumentation", S. 78 ff.).

5.9 Archivierung

Dokumentationen benötigen ein Archivierungssystem. Daten müssen zuverlässig gespeichert und schnell wiedergefunden werden. Hierfür gibt es für alle Anwendungsbereiche verschiedene spezialisierte Systeme. Folgende Punkte sind beim Archivieren von Daten zu beachten:

- Regelmäßige Sicherung
- Professionelle Datenspeicher inklusive Backup-Lösungen und Verschlüsselung
- Berufsrechtliche Aufbewahrungsfristen (alle ärztlichen Aufzeichnungen müssen für die Dauer von mindestens zehn Jahren nach Abschluss der Behandlung aufbewahrt werden)
- Geltende Datenschutzregeln

Zu archivieren sind insbesondere die Anamnese, Diagnose, Untersuchungen, Befunde, angewendete Therapien und ihre Wirkungen, Eingriffe und ihre Wirkungen, Einwilligungen und Aufklärungen. Arztbriefe sind ebenfalls in die Patientenakte aufzunehmen.

5.9.1 Archivierung in der Cloud

Zur Archivierung von Daten ist das Sichern in der Cloud mittlerweile eine kostengünstige und bequeme Lösung. Einmal eingerichtet, werden sämtliche Dokumente, Fotos und sonstige relevante Dateien, inklusive Backup, auf einem Server abgelegt. In der Regel lassen sich verschiedene Systeme, Computer, Tablets, Smartphones und andere digitale Geräte anbinden und auch die Hersteller von Praxisverwaltungssystemen nutzen die Vorteile.

Ein Thema beim Speichern in der Cloud ist aber der Datenschutz: Die Patientendaten liegen auf den Servern einer externen Firma. Patientendaten sind hochsensibel, unterliegen der ärztlichen Schweigepflicht und müssen vor unberechtigter Einsichtnahme und Zugriff geschützt werden. Die Verantwortung hierfür trägt der Arzt. Daher sollte auf Anbieter mit Rechenzentren in der EU und eine entsprechende Verschlüsselung geachtet werden.

5.9.2 Archivierung mit Praxissoftware

Natürlich ist die Speicherung auch auf physischen Speichersystemen in der Praxis möglich, hier ist auf geeignete Backup-Medien, z. B. zusätzliche mobile Festplatten, und Backup-Routinen zu achten. Nicht empfehlenswert ist die Archivierung auf CDs, da viele optische Datenträger bereits nach wenigen Jahren erste Fehler aufweisen und unter Umständen nicht mehr gelesen werden können.

Die Sortierung sollte sich an die in der Praxis verwendete Software anlehnen. Denkbar ist beispielsweise eine Ordnung nach Patientennummer und in der zweiten Ebene nach Datum der Bildaufnahme. In jedem Fall sollte vorher gut überlegt werden, wie die Sortierung erfolgen soll, denn spätere Änderungen des Prinzips bedürfen sonst der Änderung aller Daten, um die Übersichtlichkeit zu gewährleisten. Viele Hersteller von Praxissoftware bieten in ihren Lösungen für die Verwaltung von Patientendaten eigene Fotodatenbanken an. Diese Möglichkeit zur Speicherung von Bildern ist zu favorisieren, da hier zusätzlich alle wichtigen Patientendaten vorliegen und man schnell und gezielt auf diese zugreifen kann.

5.10 Praxisorganisation

Leistungen wie die Verabreichung von Hyaluronsäure zur Behandlung mimisch bedingter Falten sind bekanntermaßen Selbstzahlerleistungen. Auf solche Leistungen sollte man Patienten vorab auch aufmerksam machen. Bei aufwendigeren Behandlungen empfiehlt sich die Erstellung eines Kostenvoranschlags. Sollte der Materialeinsatz während der Behandlung höher liegen als ursprünglich kalkuliert, sollte immer Transparenz über (zusätzliche) Kosten bestehen. Dazu gehört, dass das ganze Personal das Leistungsspektrum kennt und schon entsprechende Vorinformationen zu den einzelnen Zusatzangeboten geben kann.

5.10.1 Terminplanung

Bei der Terminplanung sollte schon bei der Nachfrage nach oder bei Interesse an einer Behandlung mit Hyaluronsäure ein entsprechender Zeitbedarf eingeplant werden. Diese Zeit ist wichtig, um umfassend und kompetent auf die Bedürfnisse der Patienten einzugehen. Der Lohn für die Zeitinvestition sind zufriedene und aufgeklärte Patienten mit dem Potenzial zum „Stammkunden". Wenn Patienten in einer Praxis rundum wohl und kompetent betreut werden und das Behandlungsergebnis sich mit den beiderseitigen Erwartungshaltungen deckt, entsteht eine solide und dauerhafte Patientenbindung. Hinzu kommt, dass sich eine gute Behandlung auf der Basis eines angemessenen Preis-Leistungs-Verhältnisses herumspricht und eine perfekte, gezielte Werbung darstellt.

5.10.2 Informationsmaterial

Sowohl geschulte Mitarbeiter als auch entsprechende Informationsmaterialien sind eine Möglichkeit, das Praxisangebot zu kommunizieren. Dies können z. B. Wartezimmer-TV oder im Wartezimmer ausliegende Tablets und Broschüren sein. Diese Medien werden genutzt, um die verschiedenen Verfahren, wie z. B. die Möglichkeiten der Faltenbehandlung, didaktisch gut aufbereitet darzustellen und so auch eine aktive Nachfrage auszulösen. Es gibt Hersteller von Fillerpräparaten, die ein sehr hochwertiges Informationsangebot bereitstellen.

Andere Möglichkeiten sind zudem Vortragsabende zu bestimmten Themen. Gute Veranstaltungen mit Fallvorstellungen bzw. Behandlungsdokumentationen, kombiniert mit einem professionellen Vortrag, vermitteln Kompetenz und Erfahrung. Gleichzeitig können bei solchen Vorträgen auch Fragen der Interessenten beantwortet und bestehende Vorurteile relativiert oder ausgeräumt werden.

Natürlich dienen diese Medien auch dazu, das individuelle Angebot der Praxis und das Praxisteam vorzustellen. Unter den gleichen Gesichtspunkten kommt der eigenen Webseite eine zentrale Rolle zu. Ergänzend wird zur Adressierung jüngerer Patienten zunehmend von Social-Media-Kanälen Gebrauch gemacht.

5.10.3 Medizinrechtliche Grenzen im Marketing

Bei der Erstellung sämtlicher Informations- und Werbematerialien ist zu beachten, dass für Werbung bei medizinischen Schönheitsbehandlungen die Vorschriften des Heilmittelwerbegesetzes (HWG) und des Gesetzes gegen den unlauteren Wettbewerb (UWG) sowie die einschlägigen berufsrechtlichen Regelungen einen eng gesteckten rechtlichen Rahmen bilden. Die heilmittelwerberechtlichen Vorschriften sollten Ärzte bei der Veröffentlichung von Informationen zu ihrem Leistungsspektrum deshalb stets im Blick haben.

Zentral ist dabei die Frage, ob, wie mit diesem Buch, Fachkreise adressiert werden, es sich um eine bloße Auflistung der angebotenen Behandlungen und sachliche Informationen handelt oder ein klar werblicher Charakter gegeben ist. Am stärksten reguliert ist die Werbung außerhalb von Fachkreisen, die sogenannte Laienwerbung. Sie ist nur unter sehr strengen Voraussetzungen erlaubt.

Beispielsweise ist die Werbung mit Vorher-nachher-Bildern für operative bzw. plastisch-chirurgische Verfahren ohne medizinische Notwendigkeit nicht gestattet. Dazu zählen primär operative plastisch-chirurgische Eingriffe wie Fettabsaugung und Brustvergrößerungen. Allerdings hat die Rechtsprechung in der jüngsten Vergangenheit die Vorschriften des HWG zunehmend enger ausgelegt. So wurden die Regelungen zu operativen plastisch-chirurgischen Eingriffen auch auf weniger invasive Eingriffe wie Unterspritzungen der Haut ausgedehnt. Zudem sollte bei Marketingaussagen auf die offiziell zugelassenen Anwendungsbereiche geachtet werden und nicht darüberhinausgehende Aussagen getroffen werden.

Im Zweifel sollte bei der Erstellung von Informationsmaterialien immer ein Anwalt zu Rate gezogen werden. Andernfalls drohen rechtliche Konsequenzen. Diese reichen von einer berufsrechtlichen Rüge über die Verhängung einer Geldbuße bis hin zu einer wettbewerbsrechtlichen Abmahnung.

5.10.4 Berufshaftpflicht- und Rechtschutzversicherung

Nicht jede Berufshaftpflicht beinhaltet einen Deckungsschutz für ästhetische Behandlungen. Vor der ersten Behandlung mit Hyaluronsäure ist daher eine Rücksprache mit der zuständigen Versicherung ratsam. Gleiches gilt für Botulinumtoxin A, Unterspritzungen mit Eigenfett und sonstige, der ästhetischen Medizin zugerechneten Eingriffe. Bei Fehlen des entsprechenden Schutzes sollte dieser dringend nachgeholt werden. Zur Erstellung eines Angebotes wird die betreffende Versicherung das ästhetische Leistungsspektrum der Praxis mittels eines vorgefertigten Fragebogens ermitteln und bedarfsweise Unterlagen wie Aufklärungsbögen anfordern.

Ebenso können aufgrund von therapiebedingten Nebenwirkungen und Komplikationen gerichtliche Verfahren im Sinne von Schadensersatzklagen auf den behandelten Arzt zukommen. Daher empfiehlt es sich, eine ausreichende Rechtschutzversicherung abzuschließen.

6 Behandlung

6 Behandlung

Nachdem in den vorangegangenen Kapiteln alle einer Behandlung vorausgehenden Schritte beschrieben wurden, werden in diesem Kapitel die notwendigen Behandlungsschritte und Rahmenbedingungen dargestellt. Ein Schwerpunkt ist dabei die Synopse der gängigsten Injektionstechniken und ihrer Modifikationen durch die Autoren.

6.1 Behandlungsumgebung/Setting

Die Behandlungsumgebung bzw. die Atmosphäre sollte ein möglichst hohes Maß an professioneller Fürsorge vermitteln. Dazu trägt ein heller, gut belüfteter und angenehm temperierter Behandlungsraum bei. Das Behandlungsgebiet ist für den Therapeuten und seine Assistenz idealerweise von allen Seiten bequem zugänglich.

Die Behandlung selbst sollte ohne Zeitdruck durchgeführt werden. Trotz optimaler Vorbereitungsgespräche werden unmittelbar vor der Behandlung immer noch Fragen, Sorgen oder erweiterte Behandlungswünsche von den Patienten vorgetragen. Auf diese sollte der Behandler offen, geduldig und ohne Hast reagieren. Nur bei vollkommener Compliance ist ein optimales Ergebnis der Behandlung zu erwarten. Aus dieser Sicht empfiehlt es sich, nochmals genau die geplante Behandlung zu beschreiben. Erst wenn alle offenen Fragen geklärt bzw. alle Unsicherheiten beseitigt sind, erfolgt die eigentliche Behandlung.

Auch die psychologische Betreuung bei angespannten Patienten ist wichtig, um die Behandlung schnell und angenehm durchführen zu können. Hilfreich sind taktile Reize („Stressbälle"), Musik und eine allgemein angenehme Atmosphäre.

6.2 Lagerung und Beleuchtung

Die Behandlung erfolgt in der Regel auf einem speziellen Behandlungsstuhl, der sich sowohl in der Höhe als auch in der Neigung verstellen lässt. Die Rückenlehne des Behandlungsstuhls sollte sich stufenlos bis hin zur Liegeposition absenken lassen. Dabei ist zu berücksichtigen, dass sich die Proportionen des Gesichts im Vergleich zur aufrechten Haltung bei einer liegenden Haltung verändern. Je aufrechter die Position, desto zuverlässiger gelingt die Behandlungsplanung; sie erfolgt daher in aufrechter Position. Die Behandlung in halb liegender Position ermöglicht es der Patientin, sich besser zu entspannen.

Um das Hautrelief und die Falten besser sichtbar zu machen, sollte die Ausleuchtung eher aus seitlicher Richtung erfolgen. Bei voller frontaler Ausleuchtung des Behandlungsareals sind die Falten schlechter sichtbar.

Die Arbeitshöhe wird dabei an die Größe des Behandlers angepasst, um eine rückenschonende und ergonomische Arbeitsweise bei aufrechter Körperhaltung zu gewährleisten.

6.3 Ergonomie

Unter Ergonomie wird in diesem Zusammenhang die rückenschonende Körperhaltung des Therapeuten verstanden. Eine ergonomische, rückenschonende Haltung ermöglicht es ihm, entspannt zu behandeln und Rückenproblemen gezielt vorzubeugen. Zu den Grundprinzipien der ergonomischen Arbeitshaltung gehören das Arbeiten mit gerade aufgerichtetem Oberkörper und die Vermeidung

Behandlungspositionen

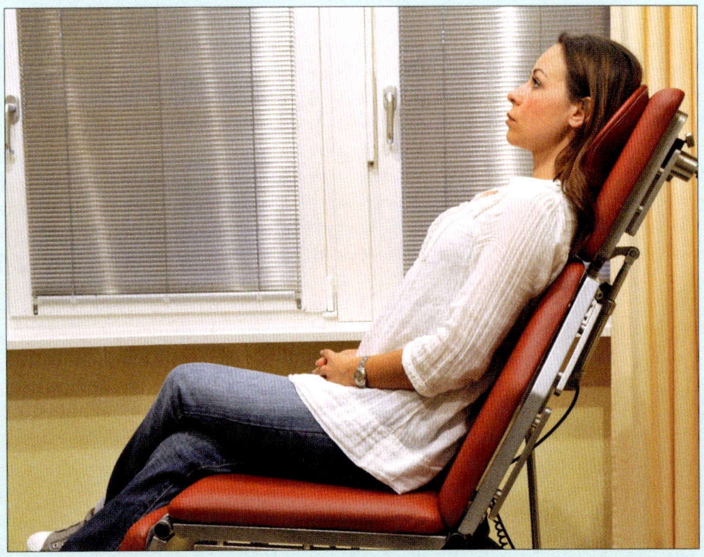

Aufrechte Position Da sich die Proportionen mit der Position ändern, erfolgt die Behandlungsplanung in aufrechter Position.

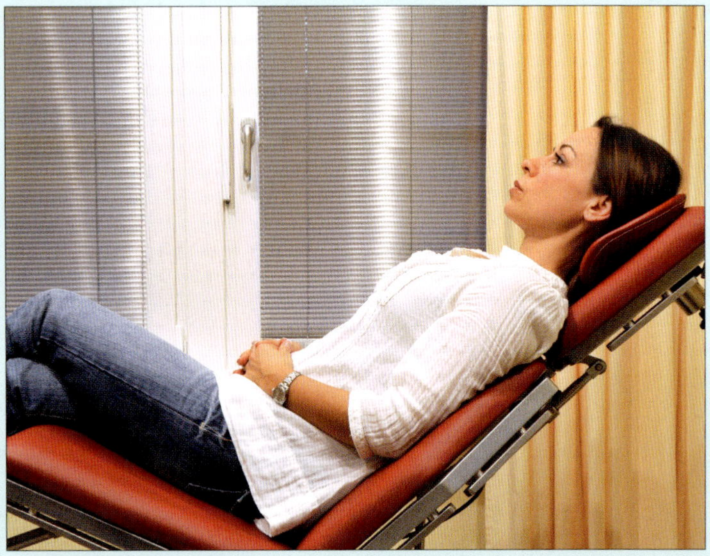

Halb liegende Position Die halb liegende Position erleichtert es der Patientin, sich zu entspannen, und ermöglicht dem Behandler, ergonomischer zu arbeiten, da alle Bereiche des Gesichts in dieser Position gut erreichbar sind.

Körperhaltung während der Behandlung

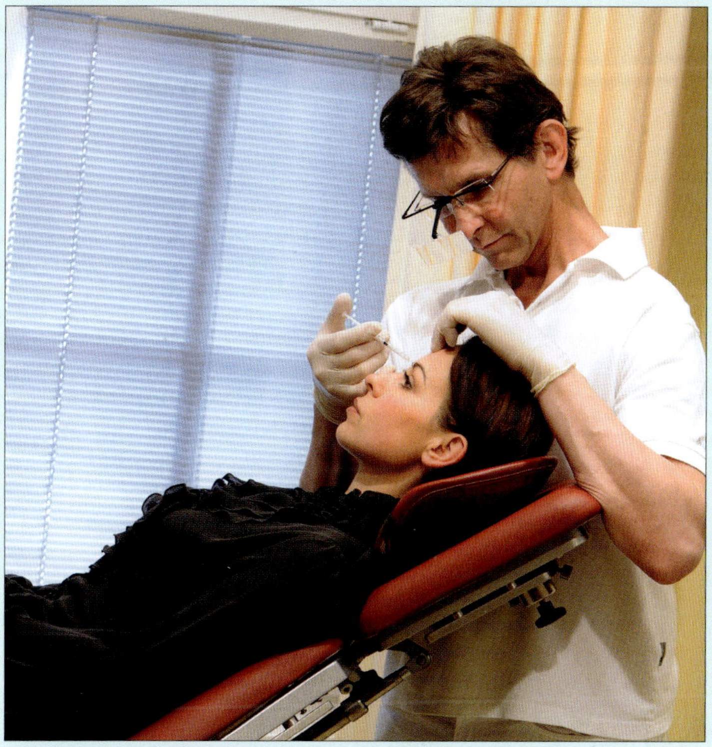

Optimale Haltung In dieser Position sind Becken und Schultern des Therapeuten nicht gegeneinander rotiert, die Rückenhaltung ist gerade und aufrecht und der Injektionsarm wird auf der Behandlungsliege abgestützt.

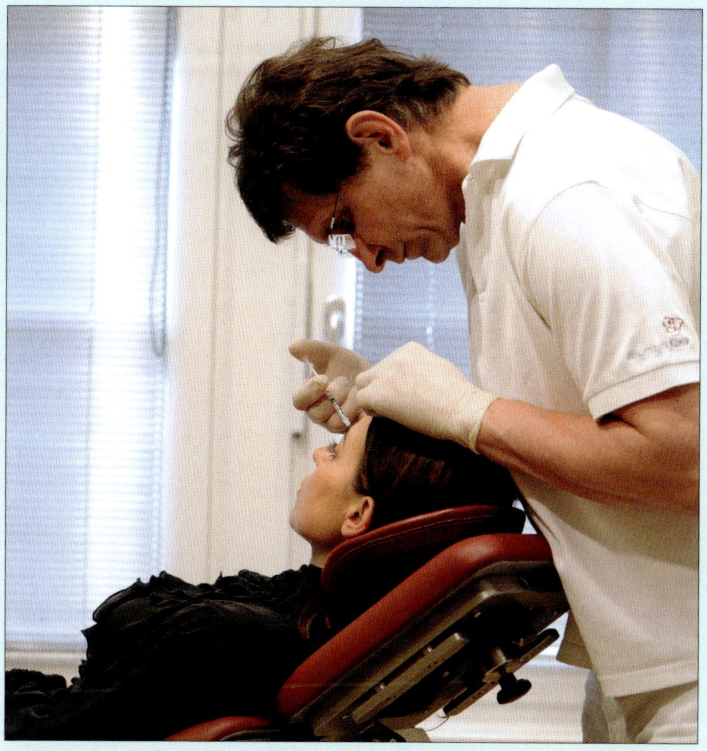

Falsche Haltung Hier ist die Behandlungshöhe deutlich zu gering: Der Therapeut muss den Rücken krümmen, was zu einer verstärkten Belastung im Bereich der Halswirbelsäule führt. In dieser Position ist keine entspannte, ergonomische Arbeitsweise möglich.

Hilfsmittel bei der Behandlung

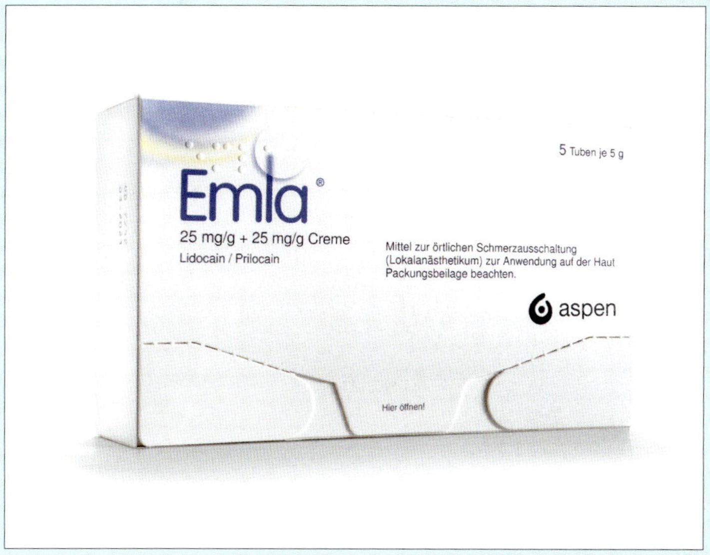

Topische Lokalanästhetika Lokalanästhetika auf der Basis von Lidocain & Prilocain oder Tetracain können bei empfindlichen Patienten zur Anästhesie verwendet werden. (EMLA® 25 mg/g + 25 mg/g Creme, © Aspen Germany GmbH, München).

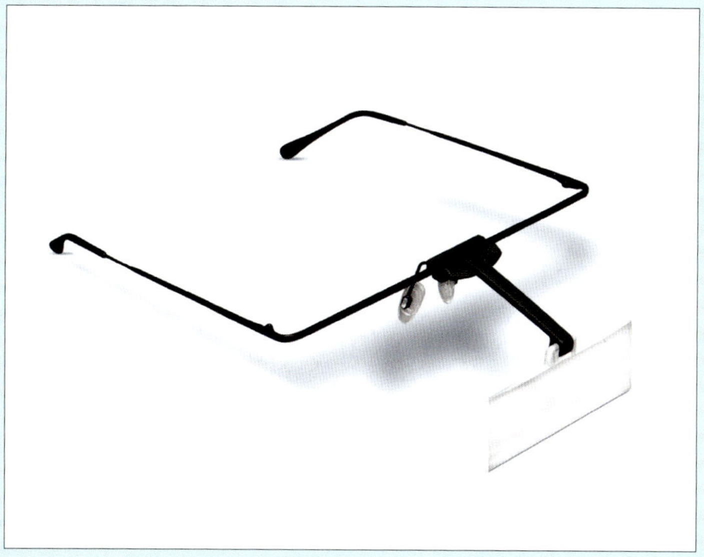

Lupenbrille Eine wie die hier gezeigte führt zu einer etwa vierfachen Vergrößerung und stellt eine ergonomische Erleichterung für den Therapeuten bei der Durchführung der Injektionen dar.

von Rotationsbewegungen zwischen Becken und Schultergürtel. Drehungen und Positionsänderungen erfolgen unter Einbeziehung des gesamten Körpers.

Optimal ist die Höhe der Behandlungsfläche dann, wenn sich das Behandlungsgebiet in Brusthöhe des Therapeuten befindet. Die Schultern des Behandlers hängen locker herab und der Injektionsarm kann mit dem Ellenbogen auf der Behandlungsliege abgestützt werden. Dies ermöglicht eine entspannte Haltung bei der Durchführung der Injektionen.

6.4 Hilfsmittel

Im Folgenden werden gängige Hilfsmittel beschrieben, die einerseits helfen, die Technik des Therapeuten zu optimieren, und andererseits die Behandlung für die Patientin angenehmer zu gestalten.

6.4.1 Lupenbrille

Mit einer Lupenbrille kann man im Nahbereich stereoskopisch sehen. Lupenbrillen besitzen ein großes Sichtfeld und ermöglichen auch in Randzonen ein scharfes Bild, das frei von Verzerrungen ist. Da die Injektionen mit feinen Nadeln und teilweise relativ oberflächlich durchgeführt werden, erleichtert eine Lupenbrille die Arbeitsweise ungemein. Sie erlaubt die Identifizierung und Schonung kleinster Gefäße, die bei der Behandlung – insbesondere im Periorbitalbereich – nicht verletzt werden sollten.

6.4.2 Eyeliner

Vor der Behandlung werden die Injektionsareale mit einem einfachen Eyeliner markiert. So kann der Patientin die beabsichtigte Vorgehensweise gut demonstriert werden.

Bei der Nutzung eines Eyeliners sollten zwei Aspekte berücksichtigt werden. Der Eyeliner sollte bevorzugt weißer bzw. heller Farbe sein und die Injektion nicht unmittelbar in die Markierung erfolgen. Insbesondere bei dunkelfarbigen Eyelinern besteht die Gefahr der Pigmentverschleppung in die Dermis und somit die Setzung einer dauerhaften Schmutztätowierung.

6.4.3 Coolpack

Coolpacks oder Eiswürfel, aus hygienischen Gründen in Einwegbeuteln wie z. B. Vlieshüllen verpackt, können vor oder nach der Behandlung zur Schmerzlinderung angewendet werden.

6.5 Spritzen und Kanülen

Abhängig von der behandelten Region, dem verwendeten Präparat und der Applikationsweise können unterschiedliche Nadeln für die Durchführung einer Augmentation geeignet sein (vgl. Tab. 6.1). Um ein schmerzarmes Eindringen in Haut und Muskeln zu ermöglichen, werden möglichst dünne Kanülen verwendet, die in der Regel mit Silikon beschichtet sind.

Injektionsnadeln und Kanülen

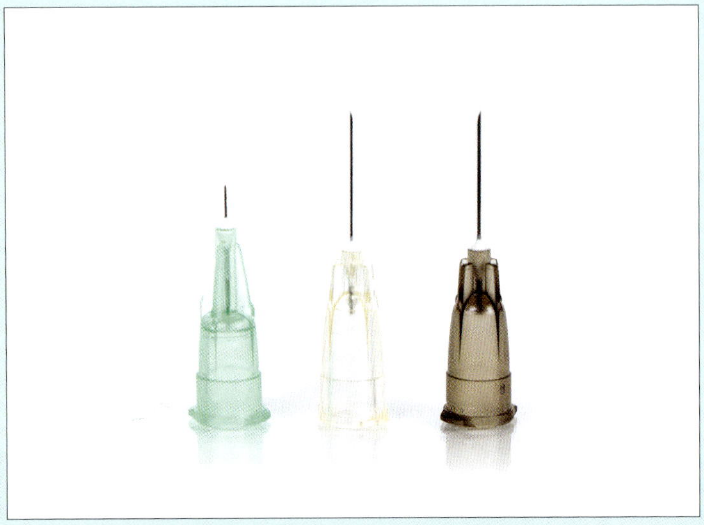

Mit feinen, spitzen Nadeln (hier 32, 30 und 27 Gauge) lässt sich der Filler fokussiert in oberflächlichen Ebenen oder vertikal auf den Knochen bzw. auf die Mukosa injizieren. Je nach Viskosität des Materials ist ein passender Lumendurchmesser zu wählen (vgl. Tab. 6.1, S. 103).

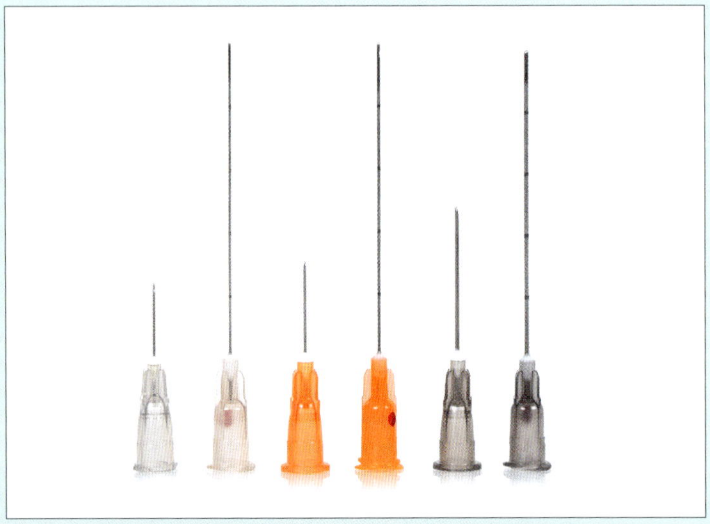

Stumpfe Kanülen werden dazu verwendet, den Filler horizontal unter schonender Gewebemobilisation zu applizieren. Für oberflächliche Anwendungen unter der Haut empfiehlt sich die 27-Gauge-Mikrokanüle (links).
Für ein tieferes Vorgehen (z. B. zur supramukosalen Behandlung der Nasolabial- oder Marionettenfalte) ist wegen des größeren Lumendurchmessers und des geringeren Verletzungsrisikos eine 25-Gauge- (Mitte) oder 22-Gauge-Kanüle (rechts) am besten geeignet.

Nadeln (spitz)	Geeignet für …			
Durchmesser	**Applikationstiefen**	**Injektionstechniken**	**Präparate**	**Indikationen/ klinische Ziele**
30–32 Gauge	Oberflächlich bis mitteltief (intradermal und subdermal)	• Tunneltechnik • Punkttechnik • Vibriertechnik • Sandwichtechnik • Fächertechnik • Criss-Cross-Technik • Tiefe Mesoaugmentation (TMA)	• 1, 2, A, B • Leicht injizierbare Hyaluronsäurepräparate mit geringer Partikelgröße bzw. Vernetzungsgrad und wenig Gewebewiderstand	• Oberflächliche Feinmodulation • Kosmetische Feinmodulation der Oberfläche, Homogenisierung und Konturkorrektur, Verschleierung atrophiebedingter Defizite
27 Gauge	Mitteltief bis maximaltief (subkutan, supraperiostal, supramukosal)	• Vibriertechnik • Sandwichtechnik • Fächertechnik • Criss-Cross-Technik • Vertikale supraperiostale Depottechnik (VSDT) • Tower-Technik (TT)	• 3, 4, B • Mäßig injizierbare Hyaluronsäurepräparate mit größeren Partikeln bzw. höherem Vernetzungsgrad und stärkerem Gewebewiderstand	• Mitteltiefe Sättigung und Verschleierung (Camouflage) von Substanzmängeln • Vertikaler Volumenaufbau • Gesichtskonturierung
21–23 Gauge	Maximaltief (supraperiostal)	Vertikale supraperiostale Depottechnik (VSDT)	• 4 • Schwer injizierbare, sehr steife Präparate zum länger anhaltenden Volumenaufbau	• Vertikaler Volumenaufbau • Gesichtskonturierung
Nokor-Nadel	Stichinzision zur Insertion der Kanüle	• Horizontale Augmentationstechniken • Eigenfetttransplantation	Abhängig von der gewählten Kanüle, s. u.	s. u.
Kanülen (stumpf)	**Geeignet für …**			
Durchmesser	**Applikationstiefen**	**Injektionstechniken**	**Präparate**	**Indikationen/ klinische Ziele**
27 Gauge Mikrokanüle	Oberflächlich bis mitteltief (intradermal, subdermal)	OHAK (oberflächliche horizontale Augmentationen mit Kanüle)	• 1, 2, A, B • Leicht injizierbare Hyaluronsäurepräparate mit geringer Partikelgröße bzw. niedrigem Vernetzungsgrad	• Hautoberflächenregeneration • Mesotherapie
22–25 Gauge	Tief (subkutan, supramukosal/ supraperiostal)	THAK	• 3, 4, B • Mäßig injizierbare Hyaluronsäurepräparate mit größeren Partikeln bzw. höherem Vernetzungsgrad	• Flächendeckende Gewebemoblisation, -homogenisierung und Augmentation • Aktivierung der fibrogenetischen Geweberegeneration
18 Gauge FAMI-Kanüle	Tief (subkutan, supramukosal/ supraperiostal)	Eigenfetttransplantation	Autologes Fettgewebe	• Volumenaufbau durch autologe Fetttransplantation • Aktivierung der fibrogenetischen Geweberegeneration

Tab. 6.1 Übersicht geeigneter Nadeln zum vertikalen und horizontalen Unterspritzen.

Eine Variable bildet der Lumendurchmesser, der passend zu der Partikelgröße bzw. Viskosität des Materials gewählt werden muss. Sehr feine Nadeln können beim Injizieren eines Hyaluronsäurepräparats mit großen Partikeln verstopfen. Außerdem muss bei der Injektion eines „steifen" Fillers durch eine dünne Nadel ein höherer Stempeldruck aufgebracht werden, wodurch das Injektionsmaterial ggf. mechanisch belastet und verändert werden kann. Eigenfett kann sich bei hohem Druck verflüssigen.

Für die klassischen intra- und subdermalen Augmentationsmaßnahmen sind feine 30–32 Gauge Nadeln zu benutzen. Die niedrigviskosen Hyaluronsäurepräparate (Fillernavigator 1) lassen sich mit den dünnen Nadeln gut mit der erforderlichen Genauigkeit unter der Hautoberfläche platzieren, um die beabsichtigte Feinkorrektur zu erzielen. Für vertikale, volumenprojizierende Augmentationen mit hochviskosen Hyaluronsäurepräparaten sollten größere Lumendurchmesser (21–27 Gauge) gewählt werden, um eine Beanspruchung des Materials bzw. ein Verstopfen der Nadel zu vermeiden.

Praxistipp

Da die Kanülen beim Punktieren abstumpfen, sollte man sie spätestens nach 20 Punktionen auswechseln.

Ist eine flächendeckende, horizontale Augmentationsmaßnahme vorgesehen, sollte mit einer stumpfen Nadel gearbeitet werden, um das Gewebe atraumatisch zu mobilisieren und Verletzungen, z. B. an größeren Blutgefäßen, zu vermeiden. Die atraumatische Kanüle wird über eine Stichinzision in die jeweilige Gewebeschicht eingeführt, die zunächst mit einer sogenannten Nokor-Nadel mit scharfer, lanzettenförmiger Spitze gesetzt wird. Abhängig vom verwendeten Präparat und dessen Eigenschaften sind auch beim horizontalen Applizieren unterschiedliche Lumendurchmesser zu wählen. Unmittelbar unter der Hautoberfläche kommen dünne 25–28 Gauge Mikrokanülen zum Einsatz. Für eine subkutane bzw. supramukosale Gewebemobilisierung und -unterfütterung werden in der Regel 22–25 Gauge Kanülen verwendet. Der Einsatz von größeren Lumendurchmessern in tieferen Gewebeebenen ermöglicht einerseits ein einfacheres Injizieren der moderat viskosen Präparate (Fillernavigator 3), zum anderen werden dadurch Verletzungen vermieden. Die Transplantation von Eigenfett wird standardmäßig mit einer FAMI-Kanüle (FAMI = facial autograft muscle injection) durchgeführt.

Beim vertikalen Injizieren gilt: Je dünner die spitze Nadel, desto gewebeschonender und schmerzärmer die Injektion.

Beim horizontalen Injizieren gilt: Je dicker die stumpfe Kanüle, desto gewebeschonender und schmerzärmer die Injektion (eine dünne stumpfe Nadelspitze ist spitzer und dadurch verletzender als eine dicke stumpfe Nadelspitze).

6.6 Anästhesieverfahren

Das Auftreten von Schmerzen im Rahmen einer Augmentationsbehandlung ist abhängig

- von der individuellen Empfindlichkeit der Patienten
- von der Region (die Lippenregion ist z. B. sehr schmerzempfindlich) und
- von der Invasivität der geplanten Maßnahme.

Es gilt Anästhesieformen zu finden, die diesen Parametern gerecht werden. Das Spektrum reicht von der Applikation lokaler Kältereize durch Eiswürfel oder Kältespray bis hin zu regionalanästhetischen Verfahren wie Nervenblockaden.

6.6.1 Oberflächenanästhesie durch Externa

Bei besonders empfindlichen Patienten können vor der Behandlung Lokalanästhetika in Salbenform aufgetragen werden. Eines der Standardmedikamente besteht aus einer Kombination aus Lidocain und Prilocain (EMLA®). Um eine ausreichende Analgesie zu erzielen, sollte das Anästhetikum mindestens 30 bis 60 Minuten vor dem Eingriff im Okklusionsverfahren aufgetragen werden. Ebenfalls sehr wirksam ist eine Mischung aus Lidocain und Tetracain in Gelform. Dieses Gel wirkt schnell und sehr intensiv. Ein neueres Produkt auf dem Markt ist die Analgesiecreme Pliaglis®, eine Mischung aus Lidocain und Tetracain (Herstellernachweis s. Kapitel 10, „Anhang", S. 274).

6.6.2 Oberflächenanästhesie durch Infiltration von Lokalanästhetika

Unter Berücksichtigung der Kontraindikationen können zu behandelnde Areale mit geeigneten Lokalanästhetika infiltriert werden. Die oberflächliche Infiltration des Lokalanästhetikums kann jedoch zu einer Anhebung und Glättung des zu augmentierenden Gewebes und einem Verstreichen der Falten führen. Dadurch lassen sich die Falten unter Umständen nicht mehr exakt lokalisieren und augmentieren.

6.6.3 Nervenblockaden

Für die Behandlung im Gesicht kommen vor allem Nervenblockaden des N. mandibularis und des N. infraorbitalis in Betracht. Eine besondere Form der Weichteilanästhesie ist der ringförmige Mukosablock im Abstand von 2 cm um den Mund herum, 1 cm vom Lippeninnenrand entfernt in einer Linie parallel zur Lippenlinie. Der Mukosablock führt zur schlagartigen Anästhesie der Lippe.

Dabei verzieht sich der Mund nicht. Nach einer halben Stunde ist die Anästhesie abgeklungen, die Patienten können dann wieder essen und sprechen.

6.6.4 Zentrale Schmerzausschaltung

In Ausnahmefällen, bei stark schmerzempfindlichen Patienten und/oder Injektion sehr großer Volumina, kann eine zentrale Schmerzausschaltung mit kurzwirksamen Opioiden, wie Remifentanil (Ultiva®), erfolgen. Diese werden durch einen erfahrenen Anästhesisten als Boli in einer Dosierung von 25–50 µg oder über einen Perfusor verabreicht.

Remifentanil ist ein selektiver μ-Opioid-Agonist mit raschem Wirkungseintritt und sehr kurzer Wirkungsdauer. In Kombination mit lokal anästhesierenden Quaddelungen für die Zugangsstellen wird durch die systemische Remifentanil-Gabe eine schmerzlose Injektion erreicht.

Gelegentlich kann ein vorübergehender Schwindel auftreten. Allgemein ist die Gabe von Remifentanil gut verträglich, sodass Nebenwirkungen selten beobachtet werden.

Durch die Vigilanzminderung unter Therapie ist eine postinterventionelle Beobachtung von mindestens einer halben Stunde zu gewährleisten und die Patienten dürfen in den nächsten Stunden nicht am Straßenverkehr teilnehmen.

6.6.5 Komplikationsmöglichkeiten

Die Durchführung einer Infiltrationsanästhesie und einer peripheren, operationsfeldnahen Nervenblockade liegt in der Verantwortung des

Okklusionsverfahren

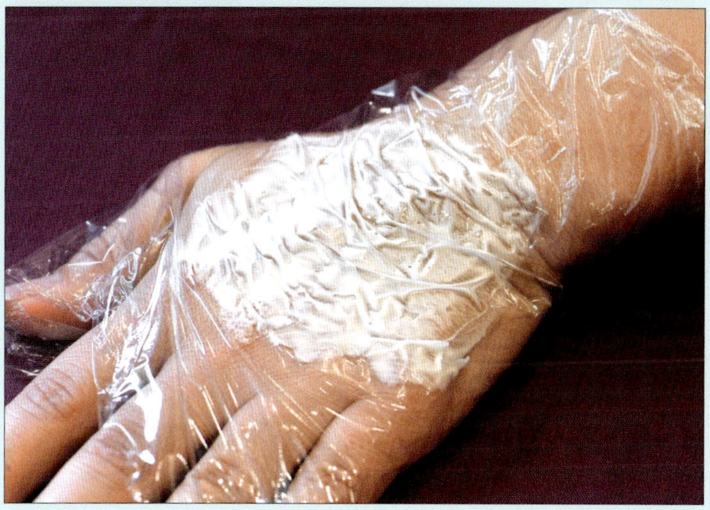

Die Creme wird flächig aufgetragen und durch eine Folie mindestens eine Stunde abgedeckt.

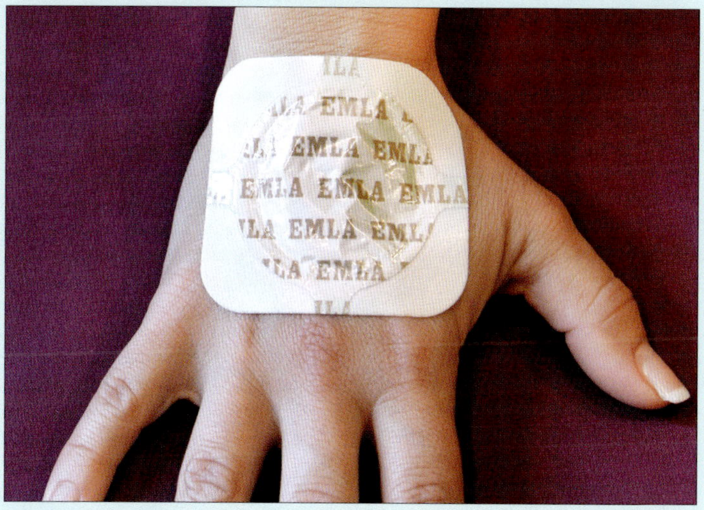

Es sind auch Fertigpflaster verfügbar, die mindestens 30 Minuten vor dem Eingriff aufgebracht werden.

Blockade des N. infraorbitalis

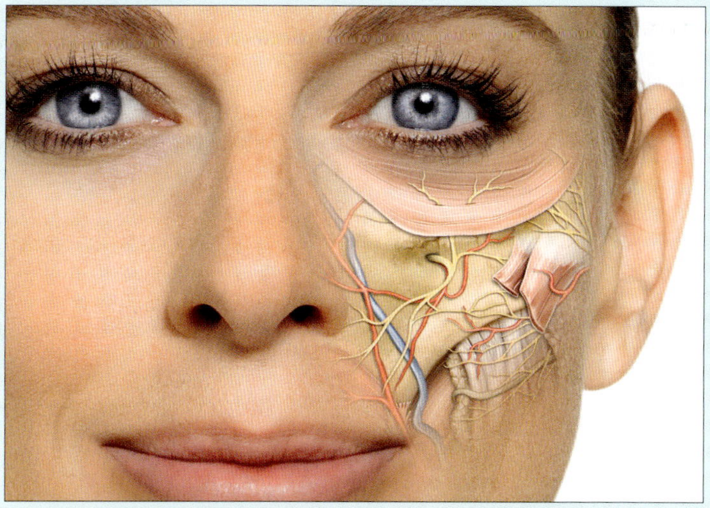

Nervenaustrittspunkt des N. infraorbitalis

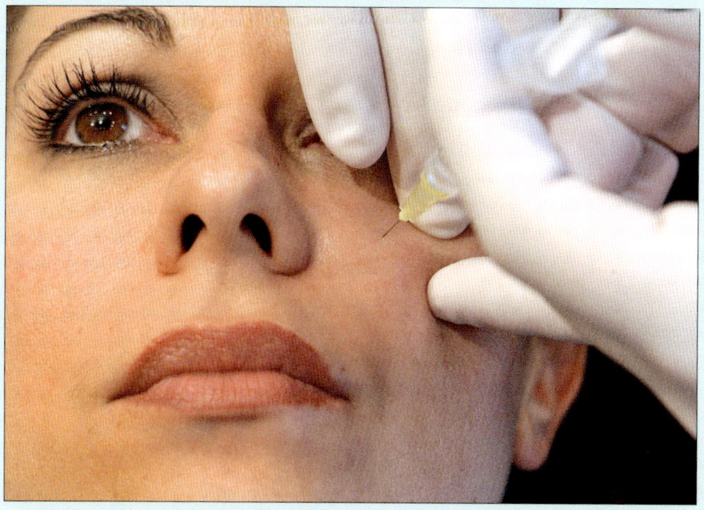

Die Blockade des N. infraorbitalis kann von enoral oder, wie hier gezeigt, direkt im Bereich des Nervenaustrittspunktes mit einem Lokalanästhetikum infiltriert werden.

Mukosablock

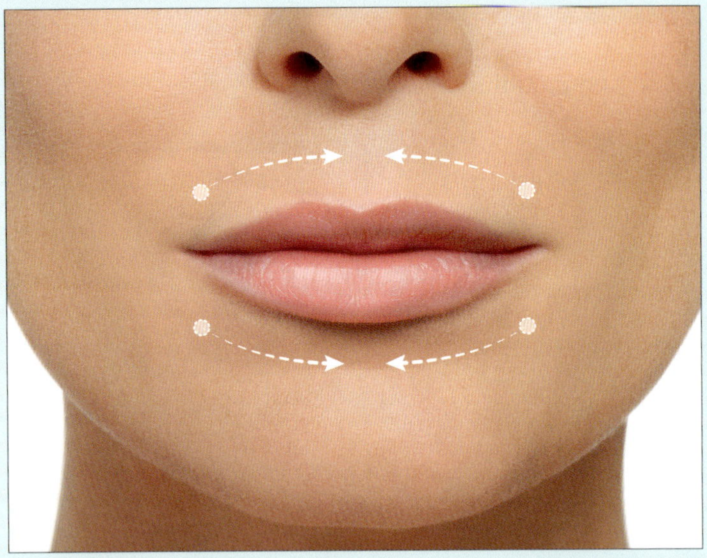

Schematische Darstellung der Injektionspunkte und der Injektionsrichtung des Mukosablocks.

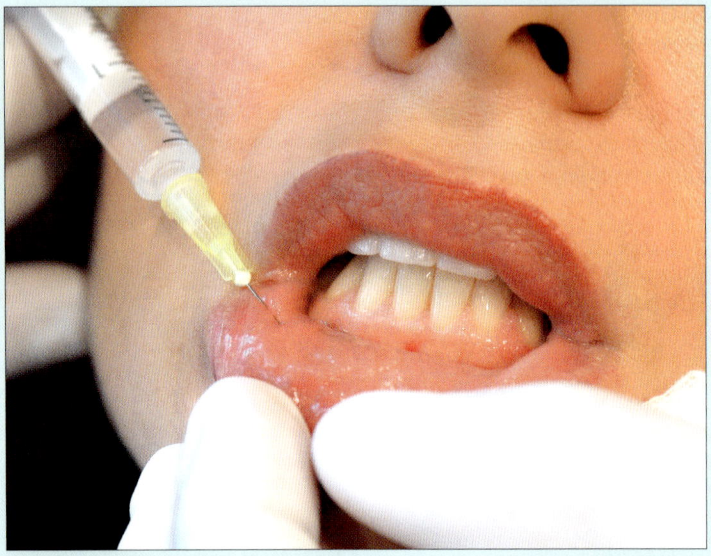

Der Mukosablock wird von enoral durchgeführt. Der Therapeut erfasst die Lippe mit Daumen und Zeigefinger im lateralen Bereich, die Nadel wird nahe dem Mundwinkel inseriert, die Nadel wird vorgeschoben in Richtung Lippenmitte. Die Injektion erfolgt unter Zurückziehen der Nadel.

behandelnden Therapeuten und erfordert von ihm Kenntnisse, Erfahrungen und Fertigkeiten in der Lokal- und Regionalanästhesie. Bei den injektionsspezifischen Komplikationen handelt es sich in erster Linie um kleine Hämatome und lokale Schwellungen, die meist nach wenigen Tagen abgeklungen sind. Nervenirritationen durch Nadelpunktion sind reversibel und treten am häufigsten bei Leitungsanästhesien auf. Fehlende oder ungenügende Wirkung der Betäubung ist meist auf eine mangelnde Injektionstechnik oder eventuell auf anatomische Varianten des Nervenverlaufs zurückzuführen. Vor dem Einsatz eines örtlichen Betäubungsmittels im Rahmen der Infiltrations- und Leitungsanästhesie muss eine bekannte Unverträglichkeit oder eine Allergie gegenüber dem Lokalanästhetikum sowie gegenüber Konservierungsmitteln anamnestisch ausgeschlossen werden. Der Konservierungsstoff Methyl-4-Hydroxybenzoat ist den Mehrfachentnahmeflaschen zugesetzt; Natriumdisulfit findet sich als Konservierungsmittel in Flaschen und Ampullen mit Adrenalin-Zusatz. Auch bei Verwendung lokalanästhetikahaltiger Externa bei der Oberflächenanästhesie ist auf die Verträglichkeit der Wirk- und Konservierungsstoffe zu achten.

Akute Warnzeichen einer allergischen Reaktion sind Rötung der Haut, Unruhezustand, Angst und Luftnot des Patienten. Folgende Symptome können auftreten: Erythem, Urtikaria, Blutdruckabfall, Tachykardie, Übelkeit, Erbrechen, abdominale Schmerzen, Bronchospastik, Atemstillstand mit Hypoxie, Kreislaufstillstand. Das Vollbild dieser allergischen Reaktion wird als anaphylaktischer Schock bezeichnet.

Eine Intoxikation kann durch versehentliche intravasale Applikation oder die Gabe zu hoher Dosen eines Lokalanästhetikums entstehen. Die subjektiven Warnzeichen der zentralen Intoxikation wie Schwindel, metallischer Geschmack im Mund, Ohrensausen und plötzliche Angst müssen, wenn vom Patienten artikuliert, ernst genommen werden und gehen der kardialen Intoxikation voraus.

Die objektiven Warnzeichen einer Intoxikation: Verwirrtheit, Wortwiederholung, Unruhe und Zittern können den behandelnden Arzt auf die Problematik hinweisen. Die Lokalanästhesieverabreichung muss bei ersten Symptomen sofort beendet werden. Der Erregungszustand des Zentralnervensystems äußert sich mit unregelmäßiger Atmung, Muskelzuckungen, Übelkeit, Erbrechen, generalisierten Krämpfen, Puls- und Blutdruckanstieg. Eine schwere Intoxikation kann zu Bewusstlosigkeit, Atemstillstand, Bradykardie, Blutdruckabfall und schließlich zu Herzstillstand führen. Zur Therapie dieser Komplikationen wird auf die aktuellen Empfehlungen der Deutschen Gesellschaft für Anästhesiologie und Intensivmedizin (DGAI) verwiesen.

Cave

Auch ultrakurz wirkende Opioide wie Remifentanil können in niedrigster Dosierung zur Atemdepression führen. Die Anwendung setzt die Bereitstellung einer Notfallausrüstung mit Monitoring und Geübtheit in der Anwendung voraus und sollte dem Anästhesisten vorbehalten sein.

6.7 Injektionstechniken und -effekte

In den vergangenen Jahren hat es einige Entwicklungen auf dem Gebiet der Applikationsweisen von Hyaluronsäurepräparaten gegeben. Die klassischen Injektionstechniken, mit denen die Filler intra- und subdermal verabreicht werden, finden weiterhin ein breites Anwendungsspektrum. Durch die oberflächlichen Fillerinjektionen lassen sich Hautdefekte behandeln und atrophiebedingte Defizite (bis zu einem gewissen Grad) verbessern. Zur Therapie von subfazialen Gewebedefiziten kommen seit einigen Jahren tiefe Augmentationstechniken zum Einsatz.

Im Folgenden geben die Autoren eine Übersicht über die praktischen Behandlungsmöglichkeiten mit Hyaluronsäurefillern. Klassische und innovative Injektionsverfahren sollen dabei gleichermaßen Erwähnung finden. Da die Augmentationstechniken derzeit einer rasanten Entwicklung unterliegen, kann keine Garantie für die Vollständigkeit und Aktualität der hier beschriebenen Methoden gegeben werden.

6.7.1 Grundregeln

Die Injektionen können durch den Therapeuten im Sitzen oder im Stehen verabreicht werden. In jedem Fall ist darauf zu achten, dass eine ergonomische Arbeitsweise gewährleistet ist (s. Kapitel 6.3, S. 100 f.). Der Ellenbogen der Injektionshand sollte auf der Unterlage abgestützt werden.

Die Spritze wird zwischen Zeige- und Mittelfinger gehalten. Der Daumen liegt locker auf dem Stempel. Mit der Kleinfingerseite bzw. mit dem kleinen Finger stützt sich die Injektionshand ab. Diese Position ist die Grundposition bei der Injektion.

Handhaltung beim Spritzen

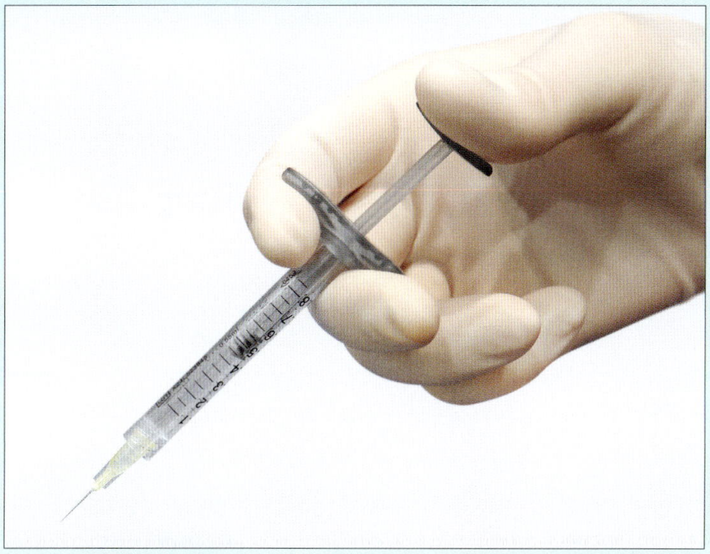

Grundhaltung Die Spritze wird zwischen Zeige- und Mittelfinger gehalten. Der Daumen liegt locker auf dem Stempel.

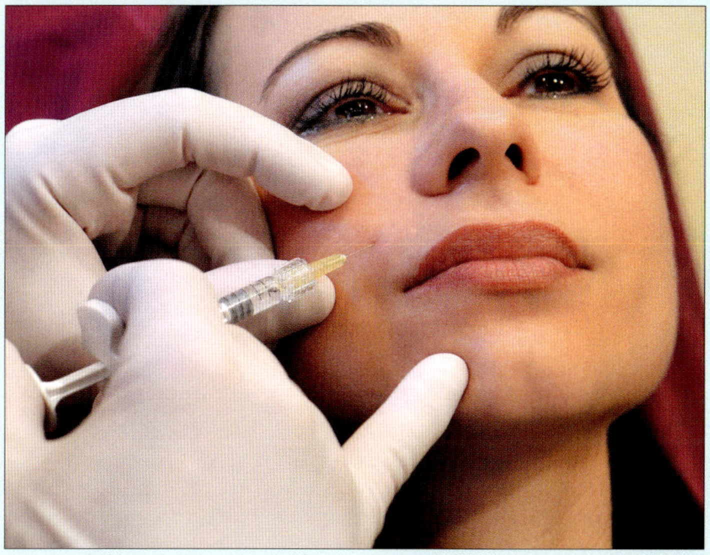

Im Gesicht Mit der Kleinfingerseite bzw. mit dem kleinen Finger stützt sich die Injektionshand ab. Diese Position ist die Grundposition bei der Injektion.

6

6.7.2 Klassische Injektionstechniken

Lineare Technik (Tunneltechnik)

Video
Tunneltechnik

Die lineare Technik gehört zu den Standardtechniken und eignet sich für die oberflächliche Behandlung von schmalen, geradlinig verlaufenden Falten. Die Tunneltechnik ist ihre Verfeinerung und wird eingesetzt, damit sich die Substanz nicht im Gewebe verteilt, sondern exakt dort verbleibt, wo sie injiziert wurde. Die lineare Technik ist nicht nur auf Applikationen in der mittleren Dermis beschränkt, sondern in allen Hautschichten möglich. Normalerweise erfolgt die Injektion beim Zurückziehen der Nadel, manchmal aber auch beim Vorschieben: Push-forward-Technik.

Tipps und Tricks: Bei tiefen Falten durch Substanzverlust des Subkutangewebes kann man zusätzlich mittels einer Unterspritzung in der tiefen Dermis unterfüttern (s. Seite 113, „Sandwichtechnik").

Cave

Zu hoher Stempeldruck führt zum Verlegen der Kanüle. Eine Überkorrektur mit viskoseren, stärker stabilisierten Hyaluronsäurepräparaten sollte immer vermieden werden. Gerade die Restylanepräparate können sonst unschöne Streifen hinterlassen.

Lineare Technik

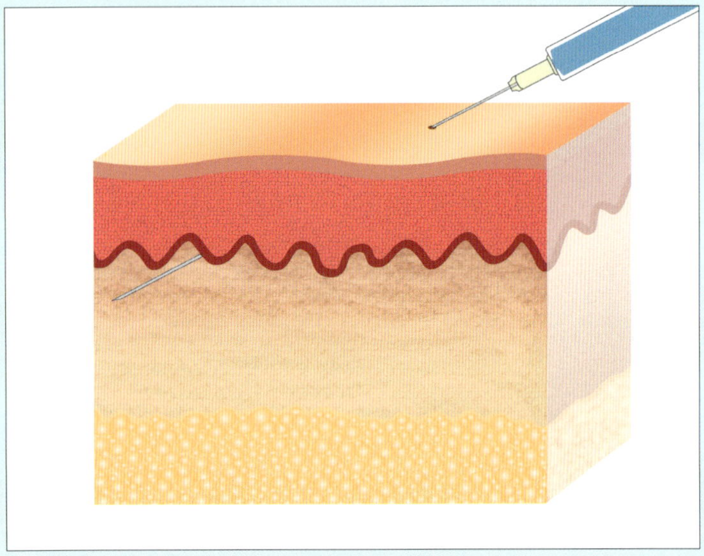

Der Einstich erfolgt schräg bis tangential zur Hautoberfläche.

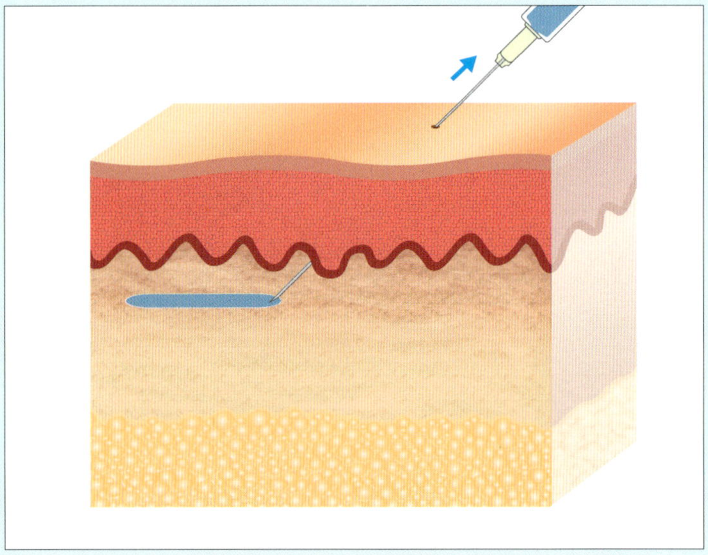

Die Einbringung der Substanz erfolgt unter Zurückziehen der Nadel.

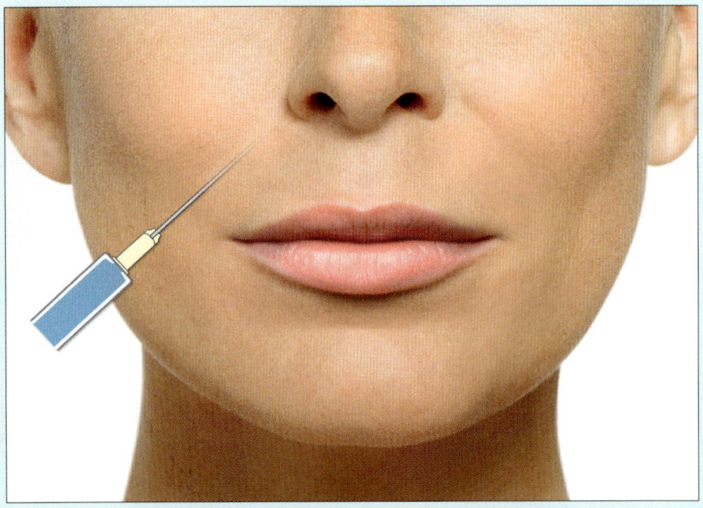

Dabei folgt der Injektionskanal der Faltenrichtung.

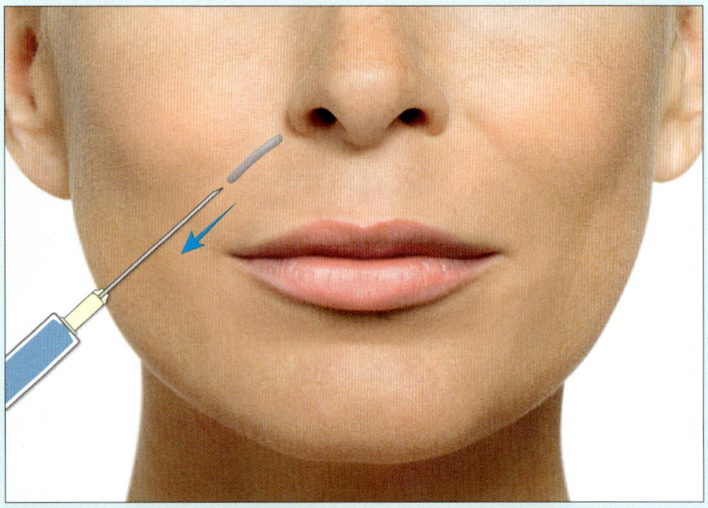

Das Ergebnis sollte eine vollständige Einebnung bzw. eine leichte Unterkorrektur sein.

Punkttechnik

Synonyme: Serielle Technik, Droplet-Technik, Micro-Droplet-Technik, Multipunkturtechnik, multiple Mikroinjektionen, Mikro-Quaddelinjektionen, Serienpunktionstechnik.

Die Punkttechnik ist eine Standardtechnik für einen gleichmäßigen Aufbau der unteren Dermis durch serielle Materialabgabe. Der Materialverlust ist aufgrund des kurzen Injektionswegs gering. Die Technik eignet sich besonders gut für eine oberflächliche Augmentation bei seborrhoischer Haut.

Tipps und Tricks: Besonders gut lassen sich oberflächliche und feine Fältchen korrigieren, wenn man den Anschliff der Nadel nach unten richtet.

Cave

Bei zu hohem Materialverbrauch und einer zu oberflächlichen Quaddelung kann es zu einem bläulich durchschimmernden, glasigen Erscheinungsbild kommen (Tyndall-Effekt). Dieser Effekt kann bei allen oberflächlichen Injektionen auftreten.

Punkttechnik

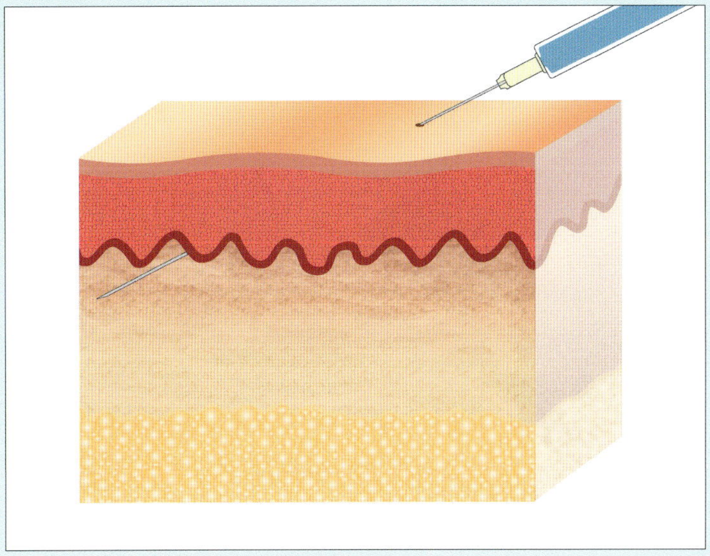

Das zu injizierende Material wird in die obere Dermis appliziert.

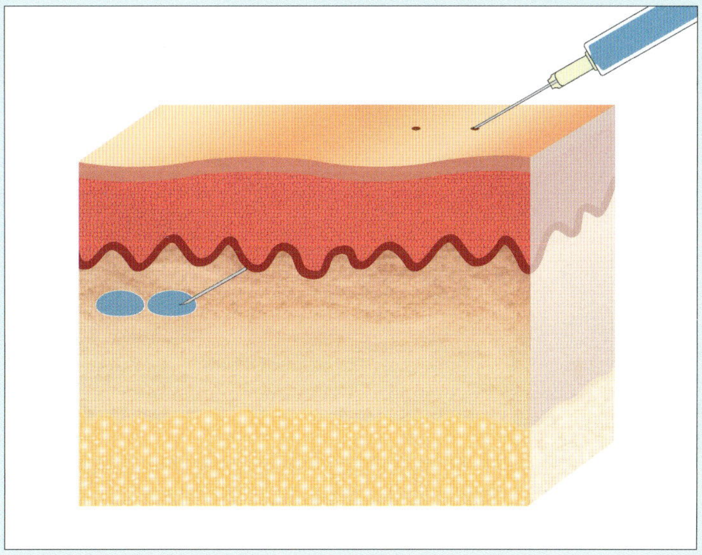

Der Einstich erfolgt im Winkel von 45 oder 90 Grad zur zu augmentierenden Falte.

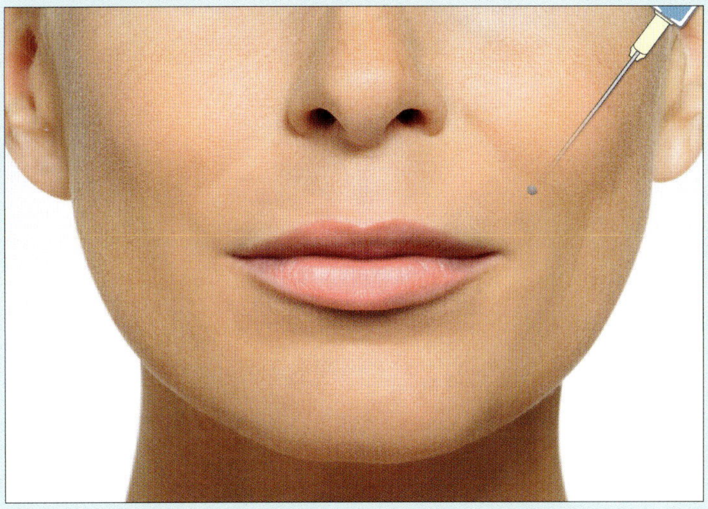

Dabei werden die einzelnen Punkte perlenkettenartig nebeneinandergesetzt, sodass praktisch eine durchgängige Linie entsteht.

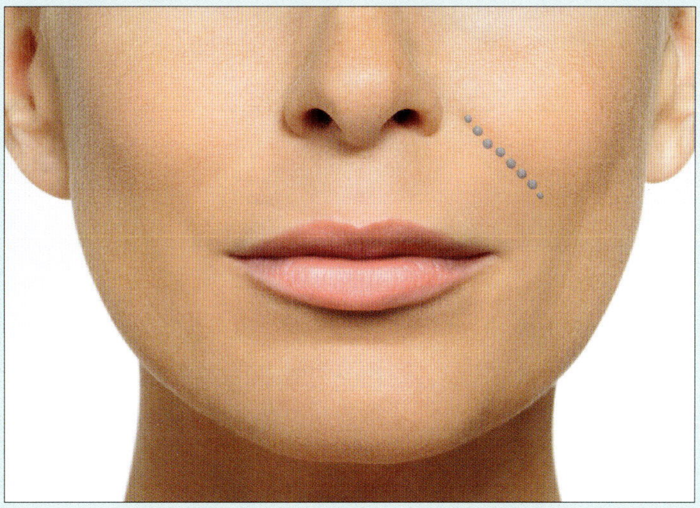

Das Ergebnis ist eine gute Augmentation bei geringerem Materialverbrauch.

Dehnungstechnik

Video
Dehnungstechnik

Die Dehnungstechnik ist eine Modifikation der linearen Technik, Punkttechnik oder vertikalen Technik, bei der mittels zusätzlicher maximaler Dehnung der Haut der interstitielle Gewebedruck zur Vorbereitung des Augmentationsvorgangs verändert wird.

So wird Einfluss auf die Verteilung der Substanz während der Injektion genommen. Die assistierte Dehnungstechnik eignet sich z. B. für feine Oberlippenfalten oder für eine oberflächliche Korrekturen von Stirnfalten. Es lässt sich eine exakte Augmentation bei geringem Materialverbrauch erzielen.

Tipps und Tricks: Die Haut wird durch die Assistenz so stark gespannt, dass ein übermäßiger Materialverbrauch sofort unter der Haut sichtbar würde.
Der interstitielle Gewebedruck bestimmt die Verteilung des Fillers im Gewebe. Somit wird eine wulstartige Korrektur, insbesondere bei horizontalen Stirnfalten und bei radiären Mundfalten, vermieden.
Ein Nachlassen der Dehnung macht sich sofort durch einen reduzierten Stempelwiderstand bemerkbar.

Dehnungstechnik

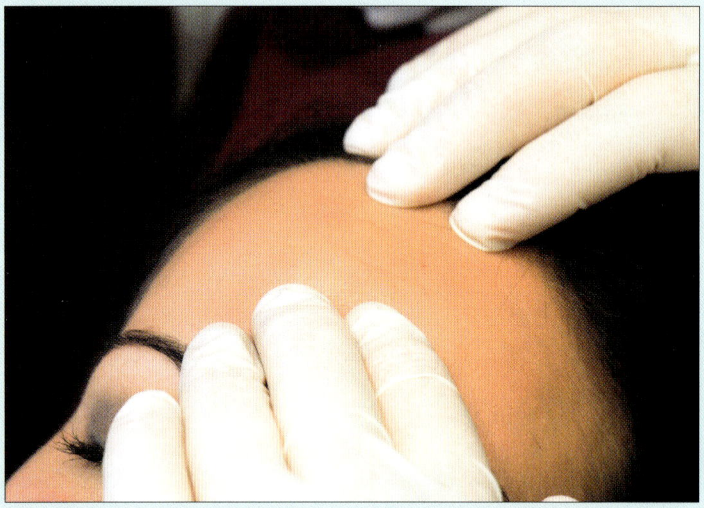

Die Haut wird durch eine Assistenz quer zum Faltenverlauf gespannt.

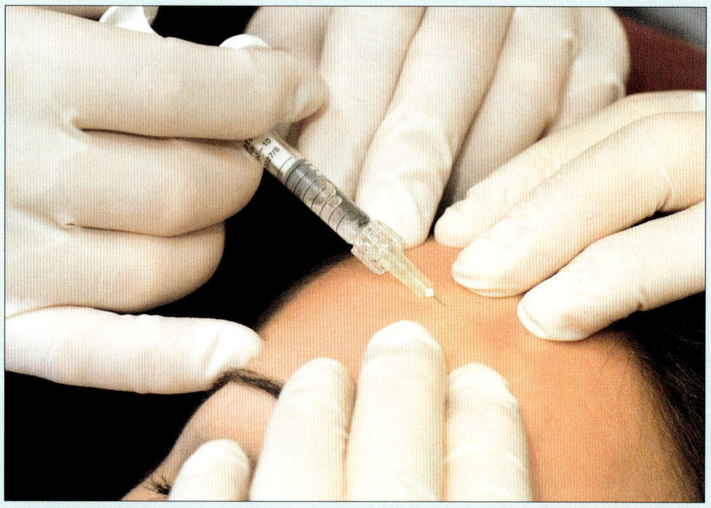

Die Kanüle wird bei gespannter Haut in der oberen Dermis in das Augmentationsareal vorgeschoben. Die Kanülenkontur zeichnet sich durch die Spannung unter der Haut ab.

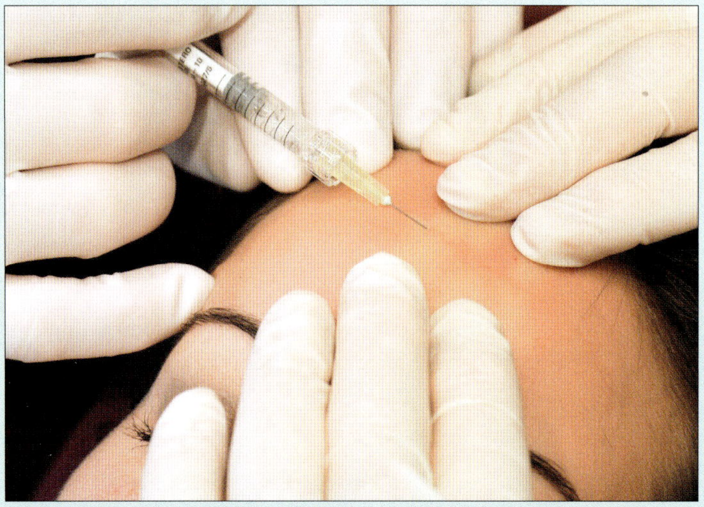

Die Einbringung der Substanz geschieht unter Zurückziehen der Nadel. Die Applikation erfolgt in die obere Dermis.

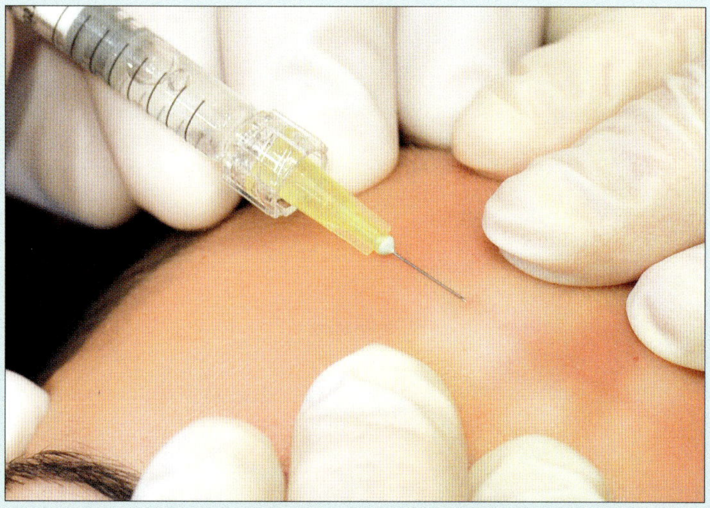

Der Blanching-Effekt durch die Dehnungstechnik wird deutlich sichtbar.

6

Kompressionstechnik

Video
Kompressionstechnik

Die Kompressionstechnik ist eine Modifikation der linearen Technik, Punkttechnik oder vertikalen Technik, bei der mittels zusätzlicher maximaler Kompression der Haut der interstitielle Gewebedruck zur Vorbereitung des Augmentationsvorgangs verändert wird.

So wird Einfluss auf die Verteilung der Substanz während der Injektion genommen.

Tipps und Tricks: Diese Technik kann ohne Assistenz durchgeführt werden. Die kontralaterale Injektionshand erfasst und komprimiert die Haut des Augmentationszielpunktes so stark wie möglich, sodass das Augmentationsziel den Scheitelpunkt der Falte darstellt. Somit werden gezielte Weichteilaugmentationen, insbesondere im Bereich der lateralen Mundwinkel, der Marionetten- und Nasolabialfalten, der Glabellaregion und im Augenbereich ermöglicht.

Kompressionstechnik

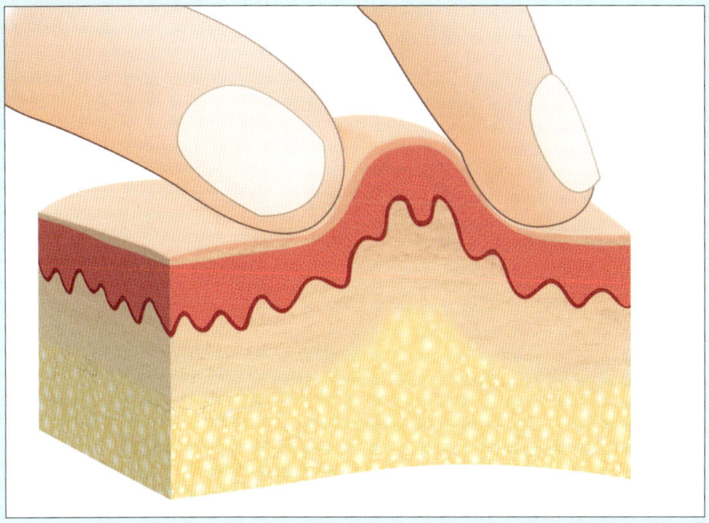

Die Haut wird zwischen Daumen und Zeigefinger komprimiert.

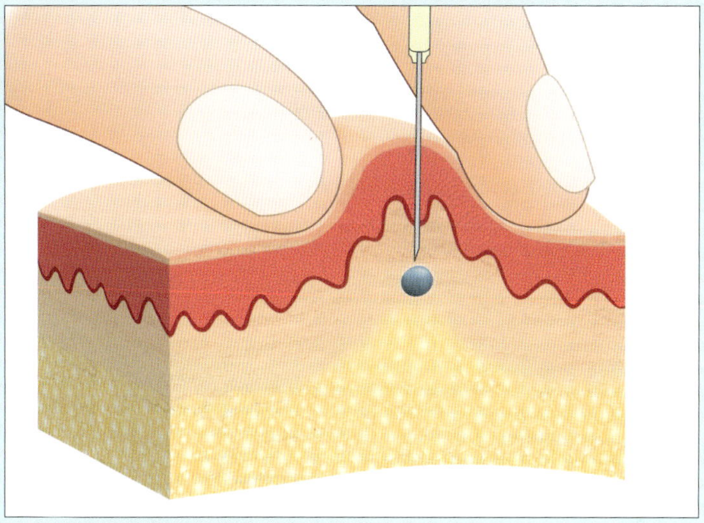

Die Injektion erfolgt in den Scheitelpunkt des komprimierten Hautareals mittels Punkttechnik.

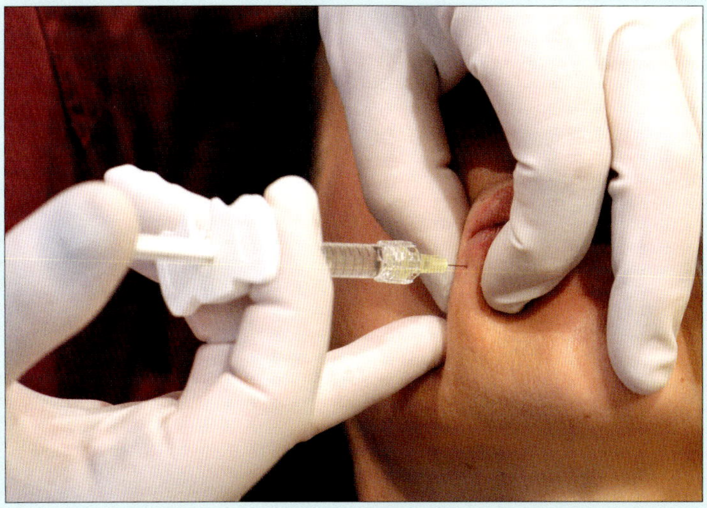

Daumen und Zeigefinger komprimieren eine Marionettenfalte.

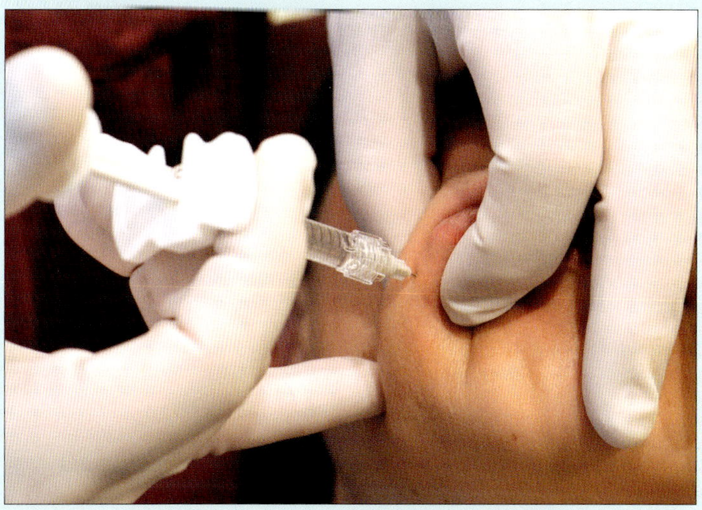

Der Einstich erfolgt im Scheitelpunkt der Falte.

Vibriertechnik

Die Vibriertechnik ist eine Modifikation der linearen Technik bzw. der Tunneltechnik. Volumendefizite, beispielsweise im Nasolabialbereich oder in schlüsselförmigen Aknenarben, profitieren besonders von der Vibriertechnik.

Schon bei einer einmaligen Behandlung lässt sich die gewünschte Modellierung erzielen.

Tipps und Tricks: Gezieltes Vibrieren führt zu einer peripheren Verteilung (Spreading) des Augmentationsmaterials und dadurch zu einer Stabilisierung der Dermis.
So wenig wie möglich Material verwenden, ggf. nach zwei Monaten die Behandlung wiederholen.

6

Vibriertechnik

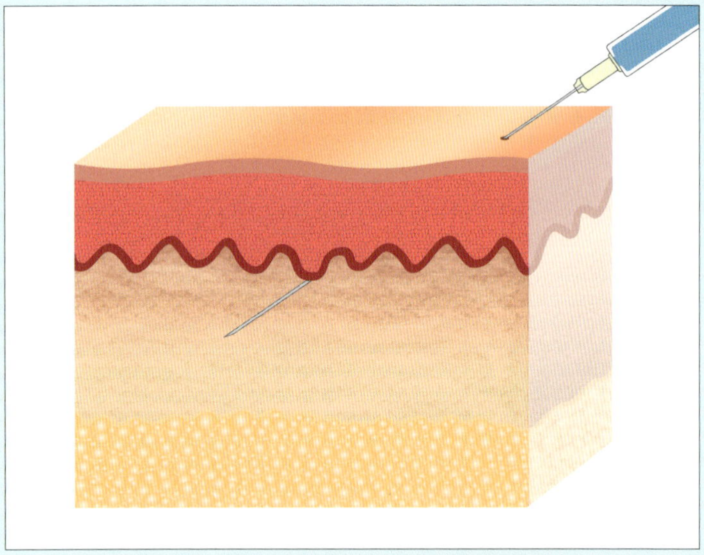

Der Einstich erfolgt flach im Faltenverlauf.

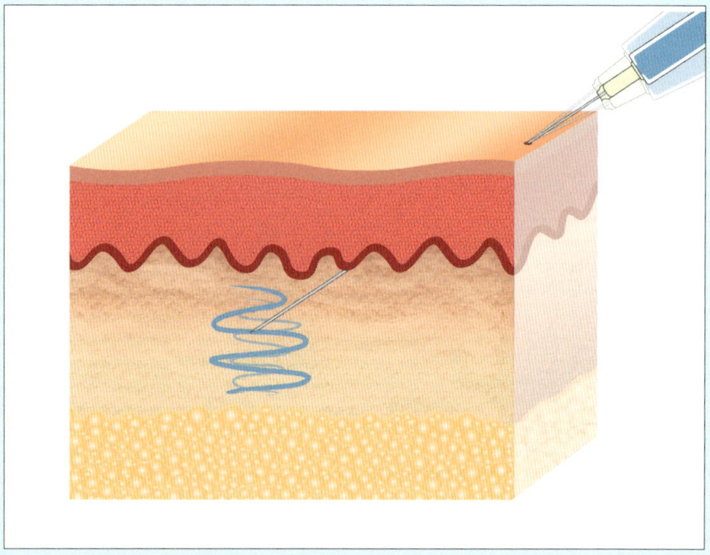

Die Substanz wird in der oberen, mittleren und tieferen Dermis diffus verteilt.

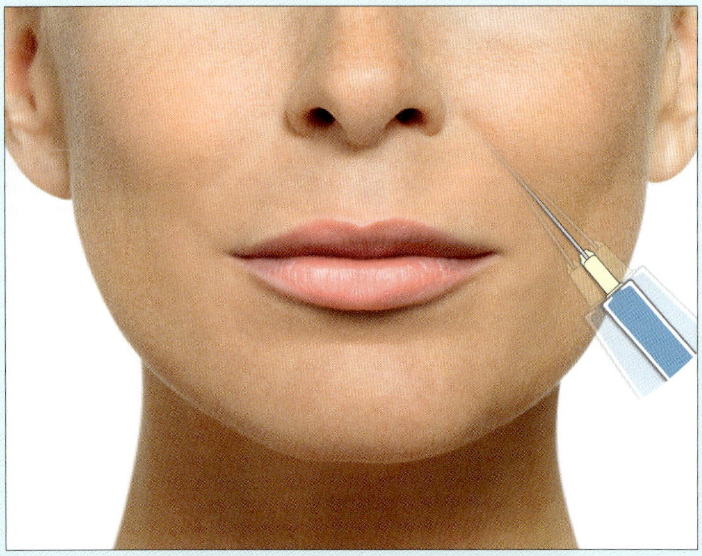

Die Injektion erfolgt bei minimalem Stempeldruck mittels eines kurzhubigen, hochfrequenten Vor- und Zurückziehens der Spritze in verschiedenen Ebenen.

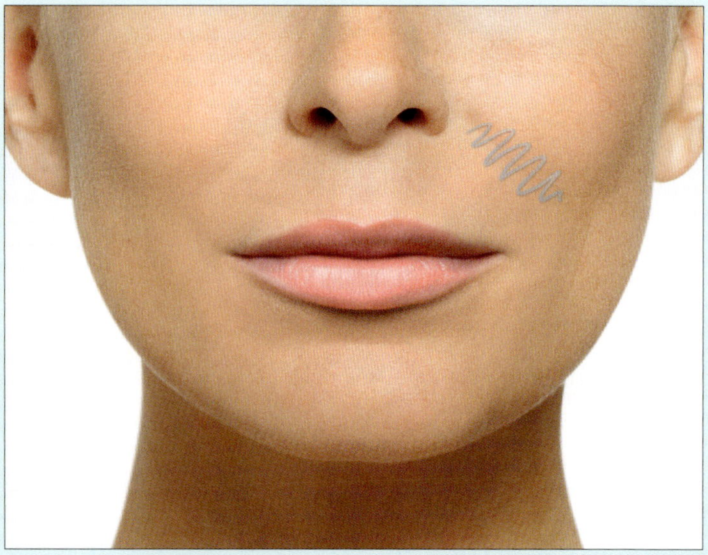

Auf diese Weise werden kleinste Präparatmengen diffus unter der Falte platziert – von außen sichtbare perlenschnurartige Quaddeln werden so vermieden.

Sandwichtechnik

Synonym: Layertechnik. Die Sandwichtechnik wird zum subdermalen Aufbau von Hautdefekten sowie bei tieferen und rigideren Faltenbefunden eingesetzt. Dabei werden zwei oder mehrere Schichten des Augmentationsmaterials übereinander platziert. Hierbei können auch unterschiedlich viskose Hyaluronsäurepräparate übereinander verwendet werden.

Tipps und Tricks: Geeignet sind hierfür verschieden stark vernetzte Hyaluronsäurepräparate oder Eigenfett für die Tiefe und weniger stark vernetzte Hyaluronsäurepräparate für die oberflächliche Anwendung.
Die Sandwichtechnik kann zeitlich versetzt erfolgen oder direkt in einer Sitzung.

Cave
Um Gewebeverletzungen zu vermeiden, sollte die Sandwichtechnik nicht für die Kompensation von tiefen subkutanen Substanzmängeln eingesetzt werden.
Hierfür sind vertikale oder atraumatische horizontale Techniken geeignet.

Sandwichtechnik

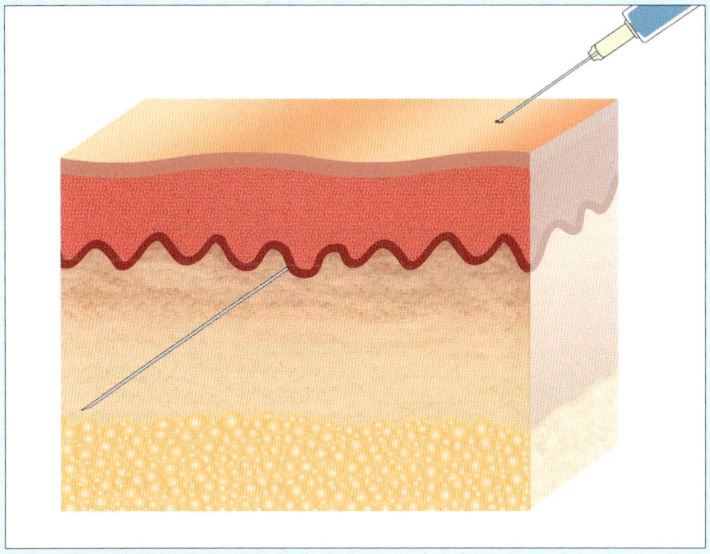

Der Einstich erfolgt etwas steiler in einem Winkel von 30 bis 40 Grad.

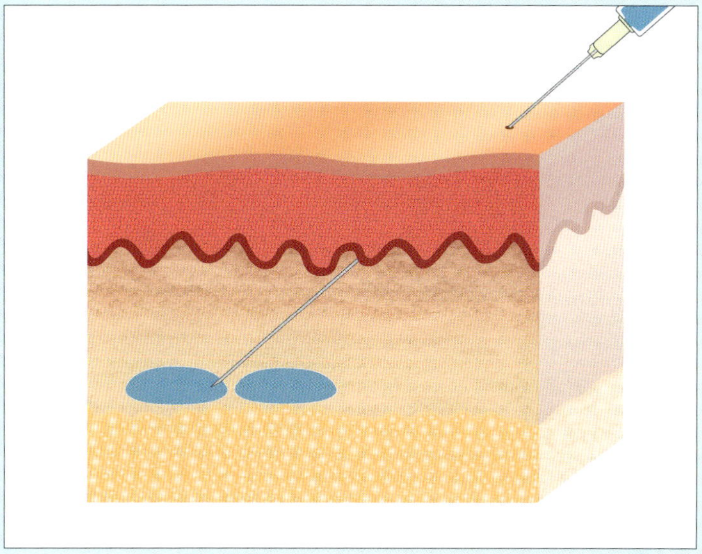

Die Applikation des Füllmaterials kann in allen Ebenen erfolgen. Es wird mit der Injektion in der tiefsten Schicht begonnen.

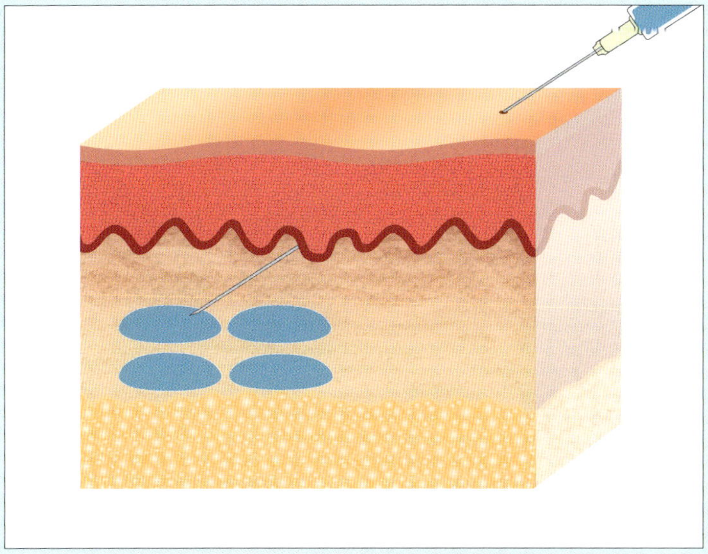

Dann erfolgt ein zweiter flacherer Einstich in einem Winkel von 15 bis 20 Grad.

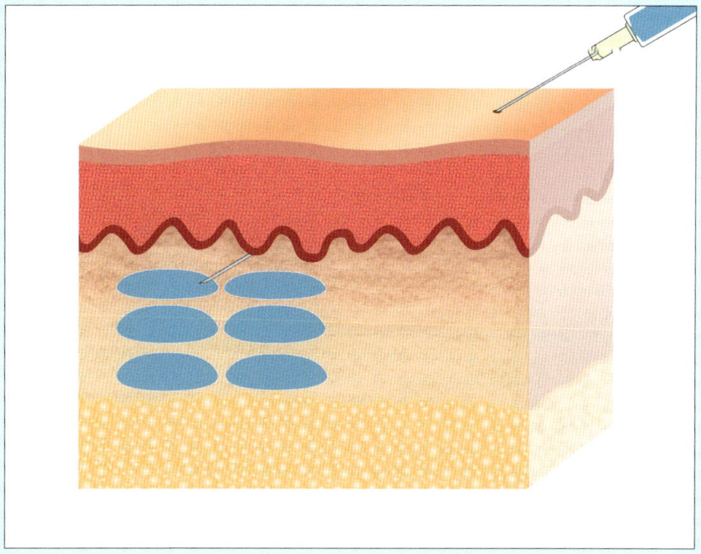

Bei Bedarf erfolgt eine dritte oberflächliche Injektion in der epidermal-dermalen Junktionszone.

Fächertechnik
Die Fächertechnik ist eine von einem Injektionspunkt ausgehende, seriell durchgeführte, fächerförmige Tunneltechnik.

Die Fächertechnik ist für den seitlichen Gesichts- und Wangenbereich geeignet, um größere Areale schnell und flächig zu augmentieren.

Tipps und Tricks: Beim Zurückziehen unbedingt den Stempeldruck kurz vor dem Erreichen der Einstichstelle verringern, damit es hier nicht zu einer übermäßigen Materialakkumulation kommt.

Fächertechnik

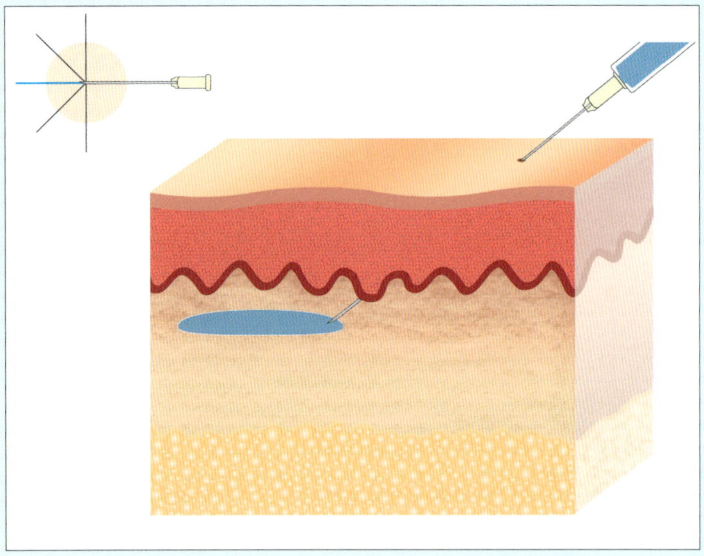

Der Einstich erfolgt in einem Winkel von etwa 45 Grad.

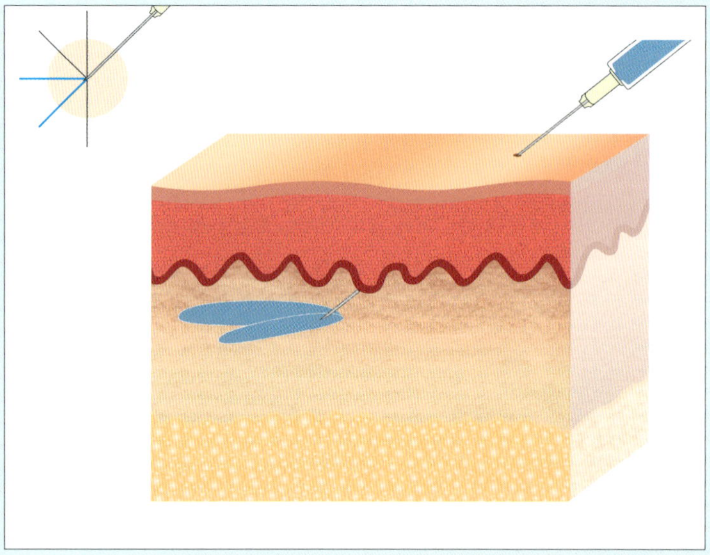

Injektion beim Zurückziehen.

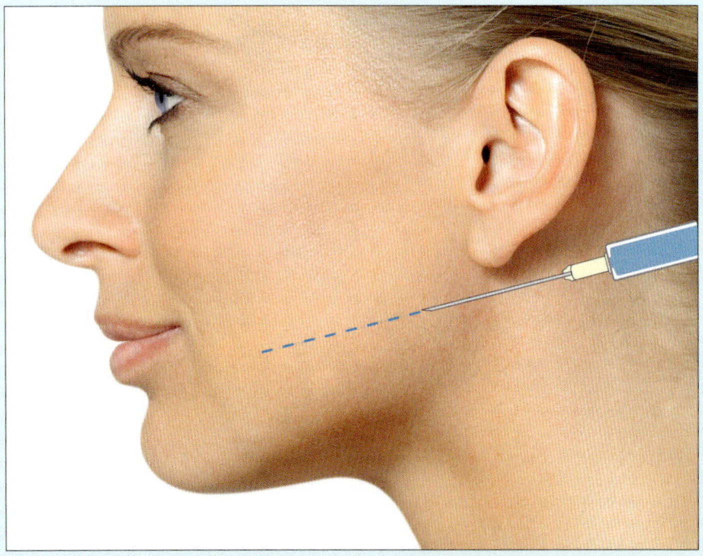

Nadel nicht ganz aus der Haut ziehen, …

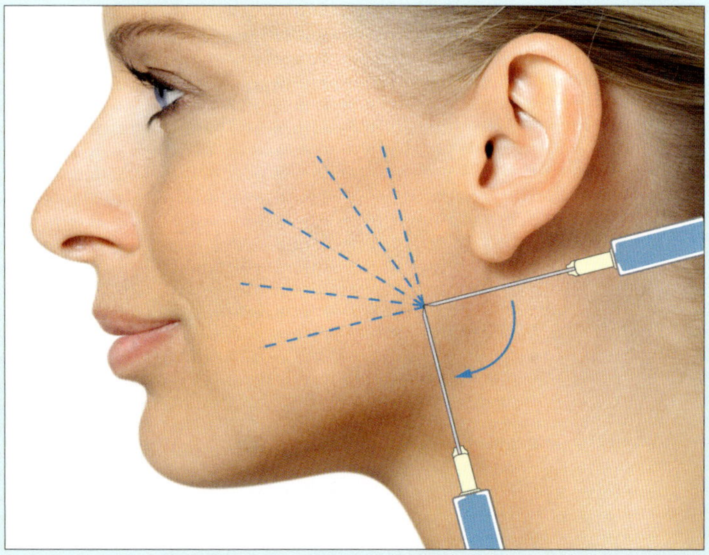

… sondern in einem anderen Winkel wieder vorschieben.

Criss-Cross-Technik

Die Criss-Cross-Technik ist eine rasterförmig angeordnete serielle Tunneltechnik. Sie kann zur oberflächlichen Elastosebehandlung der gealterten Haut eingesetzt werden (Biorevitalisierung). Sie dient auch zur oberflächlichen Korrektur von ausgebreiteten Defekten mit dem Ziel, in der Dermis ein flächiges und stützendes Netz anzulegen. Diese Technik kann bei ästhetischen Behandlungen im Allgemeinen, aber auch zur Behandlung von Brandverletzungen oder schwachem Bindegewebe im Besonderen eingesetzt werden. Die Präparate sollten immer in die gleiche Ebene injiziert werden, um Unebenheiten zu vermeiden.

Tipps und Tricks: Mithilfe der Criss-Cross-Technik können alle Lagen der Haut erreicht werden:
- Biorevitalisierung: oberflächlich, Verwendung von unvernetzten Hyaluronsäurepräparaten
- Knitterfältchen: Stützung der mittleren Dermis mit geringgradig vernetzten Hyaluronsäurepräparaten
- Substanzdefekte: Subdermale Verschleierung (nicht Behebung!) des Defizits mit moderat vernetzten Hyaluronsäurepräparaten.

Criss-Cross-Technik

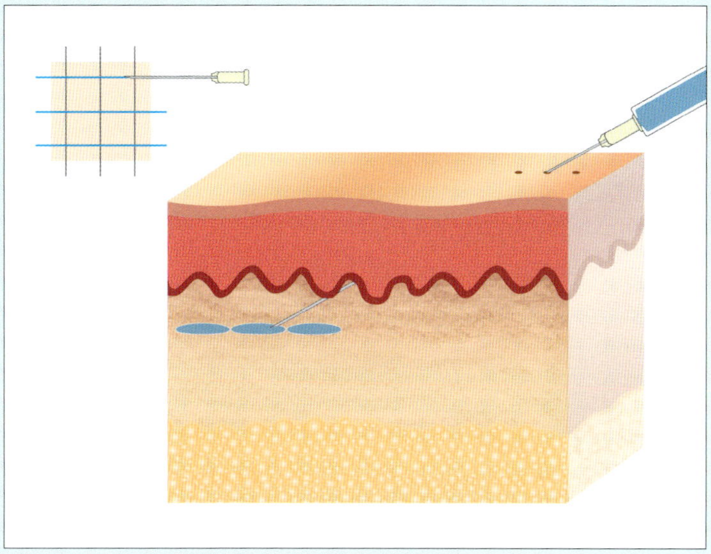

Zunächst erfolgen linienförmige Injektionen jeweils von nebeneinanderliegenden Einstichpunkten. Die Injektion wird mit leichtem, gleichmäßigem Kolbendruck beim Zurückziehen durchgeführt.

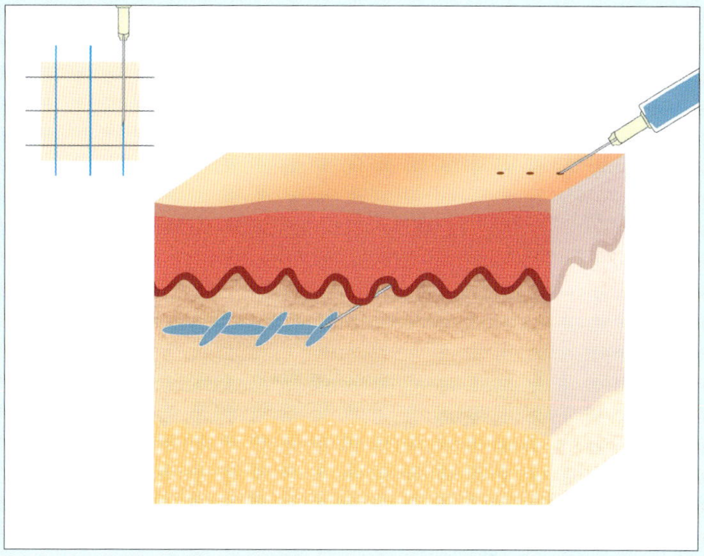

Eine zweite Serie linienförmiger Injektionen erfolgt 90 Grad versetzt.

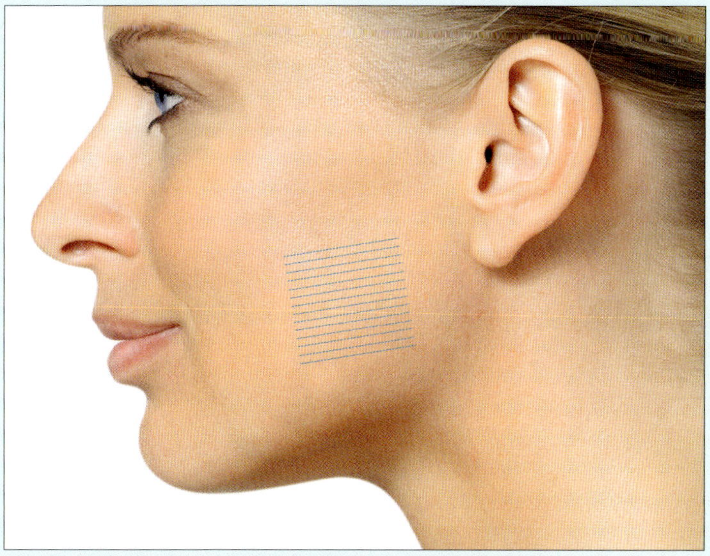

Für jede Linie erfolgt ein neuer Einstich.

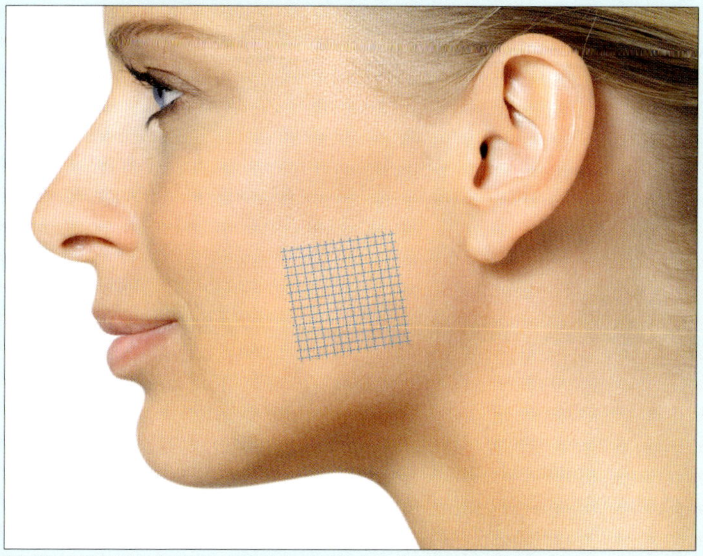

Die Injektionen folgen einem Karomuster.

6.7.3 Vertikale Injektionstechniken

Die vertikalen Injektionstechniken können als die substanzielle Weiterentwicklung der Volumentherapie mit Hyaluronsäurefillern angesehen werden. Sie ermöglichen eine fokussierte und kausale Therapie der ausschlaggebenden Mängel im tiefen subkutanen Fettgewebe. Eingesetzt werden hochviskose, stabilisierte Präparate, die eine minimale horizontale Materialverbreitung zulassen, wodurch der effektivste Projektionseffekt, ausgehend von der Basis des Substanzmangels, erreicht werden kann.

Durch die vertikale Insertion der Nadel auf ein mechanisches Widerlager (Periost oder Mukosa) wird gewährleistet, dass das volumengebende Material zielgenau an seinen Bestimmungsort in den Bereich des tiefen ursächlichen Defizits platziert wird. Dieser supraperiostale Injektionspunkt wird von den Autoren als „Sweetspot" bezeichnet. Ein vereinzeltes suraperiostales Depot ist bereits ausreichend, um den Gesamtkomplex, ausgehend von seiner Basis, wieder unter Spannung zu setzen und dadurch aufsteigen zu lassen. Mit der auf diese Weise erreichbare Projektion lassen sich selbst schwere Substanzmängel sichtbar beheben, ohne eine unnatürlich wirkende Überprojektion durch weitere oberflächliche Materialzugabe zu riskieren. Gleichzeitig kann durch die vertikale Nadelinsertion verhindert werden, dass Blutgefäße punktiert werden und das Material intravaskulär verabreicht wird.

Es ist allgemein anerkannt, dass die hier vorgestellten vertikalen Depottechniken die ursprünglich gelehrte Säulentechnik im Gesicht abgelöst haben. Letztere bewirkt im Hinblick auf die beschriebenen Indikationen rasch eine ungewollte statische Überprojektion. Die Säulentechnik wird aber weiterhin zum Volumenaufbau am Körper eingesetzt.

Trifft der Therapeut beim vertikalen Injizieren den Sweetspot des Substanzmangels, wird der Projektionseffekt unmittelbar durch Aufsteigen der Gewebestrukturen sichtbar. Ist die Injektion in ein involviertes echtes Halteband erfolgt, ist ein akustisches Knirschen zu vernehmen.

Cave

Beim vertikalen Injizieren muss die Nadel in jedem Fall ganz bis auf die Knochenhaut bzw. die Mukosa vorgeschoben werden, um intravasale Injektionen zu verhindern. Es empfiehlt sich, eher ein Verbiegen und Abstumpfen der Nadel in Kauf zu nehmen als eine mögliche Gefäßpunktion durch zu oberflächliches Injizieren.

6

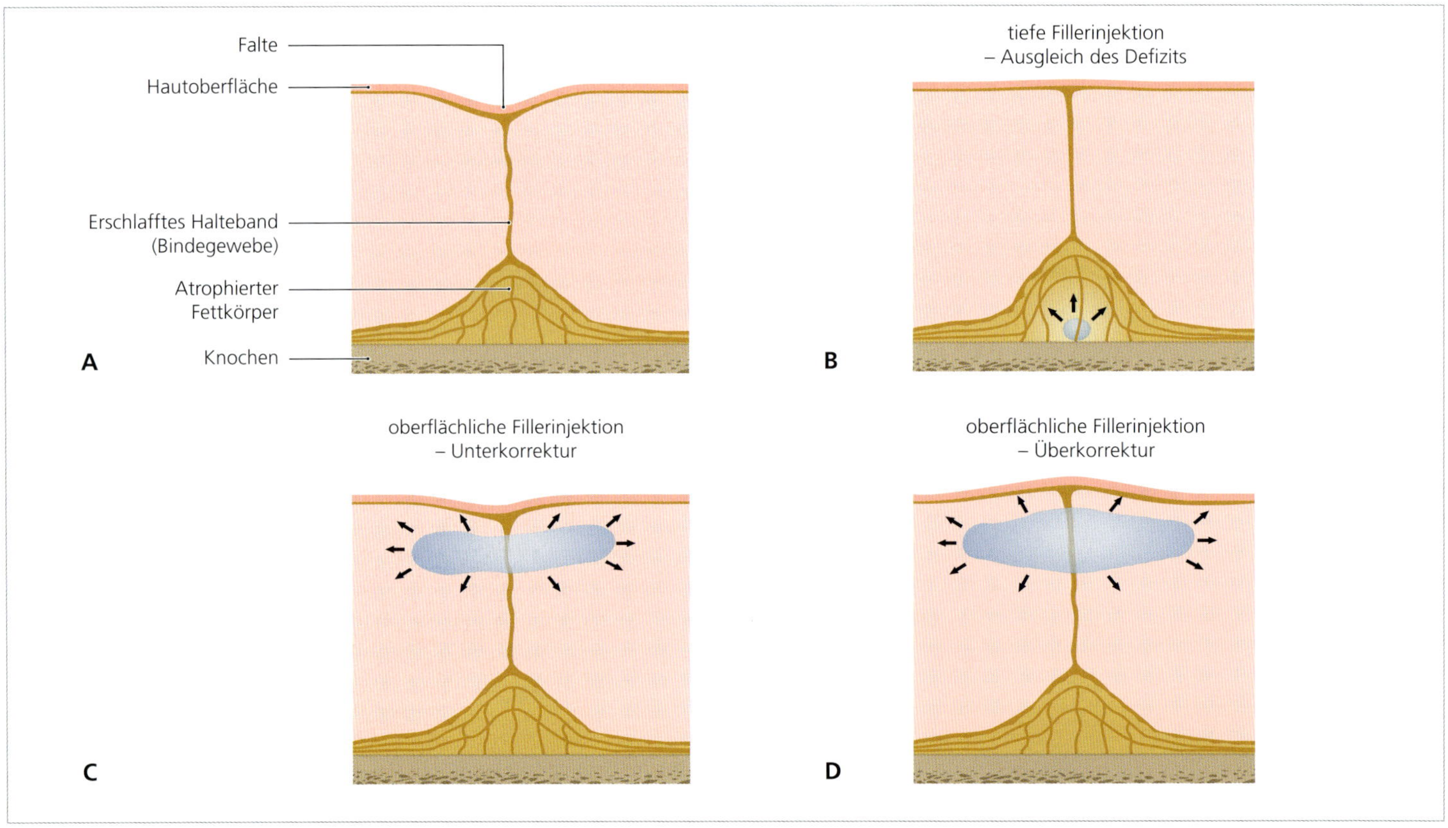

Sweetspot eines Substanzmangels im tiefen Fettgewebe (**A**) und Vergleich der Projektionseffekte nach vertikaler Fillerinjektion (**B**) und oberflächlicher Materialabgabe (**C** und **D**). Durch die Verabreichung kleinster Mengen eines hochgradig quervernetzten Präparats an den supraperiostalen Entstehungsort des Defizits (Sweetspot) werden die Haltebänder wieder unter Spannung gesetzt, wodurch sich der Gesamtgewebekomplex natürlich anhebt. Auf diese Weise lassen sich schwere atrophiebedingte Falten proportional und mit sofortig sichtbarer Wirkung beheben. Im Gegensatz dazu kommt es beim oberflächlichen Applizieren aufgrund der starken horizontalen Materialausbreitung zu einer Verschleierung der beabsichtigten Projektionswirkung. Die Aufwendung ähnlicher Materialmengen führt deswegen zu einer unbefriedigenden Unterkorrektur (**C**). Bei dem Versuch, das sichtbare Defizit durch die Zugabe immer größerer oberflächlicher Materialmengen zu beheben, entsteht häufig eine unnatürliche, statische und ebenso unbefriedigende Überkorrektur (**D**).

Vertikale supraperiostale Depottechnik (VSDT)

Video
VSDT

Mithilfe der vertikalen supraperiostalen Depottechnik kann der ergiebigste Projektionseffekt mit kleinstmöglichem Materialaufwand erreicht werden. Es wird ein einzelnes supraperiostales oder supramukosales Depot in den Sweetspot des Substanzmangels, vorzugsweise in den Bereich involvierter Haltebänder, verabreicht. Die depotförmige Volumenkompensation in der Tiefe reicht aus, um die Haltebänder erneut unter Spannung zu setzen und den Gesamtgewebekomplex „aufsteigen" zu lassen. Die harmonische Glättung des Defizits ist dann unmittelbar äußerlich sichtbar. Durch mehrere nebeneinandergesetzte vertikale Depots lassen sich weitreichende Substanzmängel wie beispielsweise eine tiefe Nasolabialfalte proportional und ohne die Notwendigkeit einer temporären Überkorrektur harmonisieren.

Tipps und Tricks: Indem der Therapeut mit dem Zeigefinger der kontralateralen Hand in den Mund des Patienten greift und ein Widerlager für die Injektion schafft, lassen sich im Bereich der Nasolabialfalte gezielte supramukosale Depots in die Sweetspots des ausschlaggebenden Substanzmangels setzen.

Vertikale supraperiostale Depottechnik

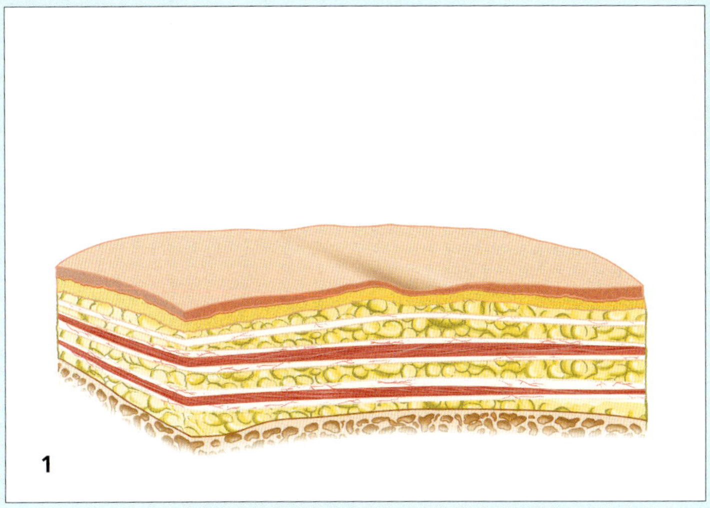

Die Technik nutzt vorgegebene anatomische Strukturen, wie hier den Knochen.

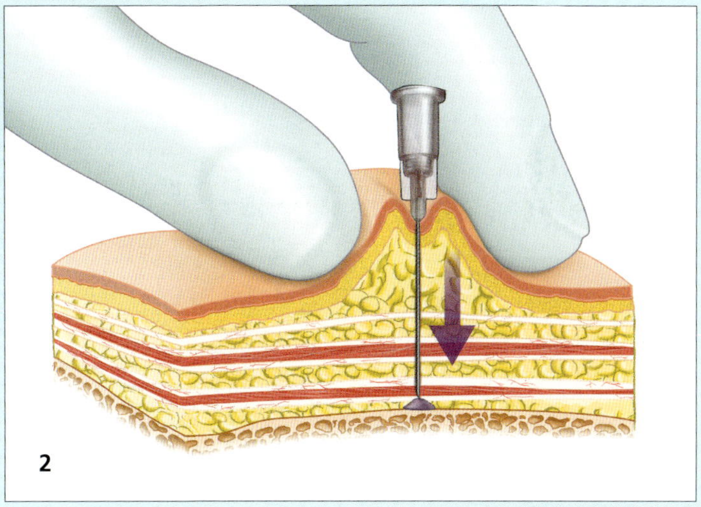

Durch einen maximaltiefen Einstich der Nadel unter Kompression der Struktur wird gewährleistet, dass die Injektion direkt über der Basis (hier supraperiostal) erfolgt. Dabei kann praktisch ausgeschlossen werden, dass intravasal injiziert wird.

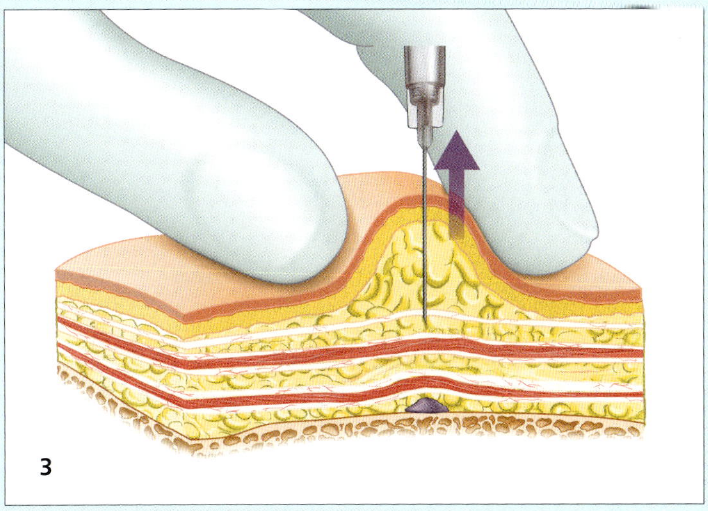

Verabreicht wird nur eine geringe Menge eines entsprechend hochviskosen, stabilen Fillerpräparats, ehe die Nadel wieder zurückgezogen wird.

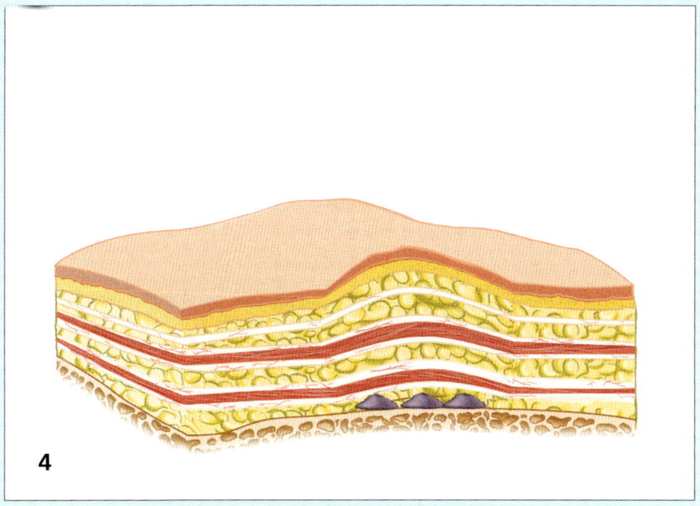

Die Projektionseffizienz mehrerer nebeneinandergesetzter supraperiostaler Depots ist ausreichend, um schwere substanzbedingte Defizite zu beheben.

Tower-Technik (TT)

Video
Tower-Technik

Die Tower-Technik ist eine Abwandlung der vertikalen supraperiostalen Depottechnik. In ihrem Fall werden über dem Bereich des defizitären Sweetspots nach Verabreichung des maximaltiefen Depots – unter langsamem Zurückziehen der Nadel – münzstapelförmig weitere Depots in die unterschiedlichen Gewebeebenen bis in den subdermalen Plexus injiziert. Auf diese Weise kann eine zusätzliche statische Stabilisierung und Sättigung des Gewebekomplexes mit Flüssigkeiten erreicht werden. Die Effizienz der Projektion ist bei der Tower-Technik im Vergleich zur VSDT geringer, da der profundal erreichte Projektionseffekt durch die horizontale Materialausbreitung in den oberflächlicheren Gewebeschichten insgesamt verschleiert wird.

Tipps und Tricks: Die Tower-Technik ist insbesondere geeignet, wenn es sich bei der Basis des Substanzmangels nicht um das Skelett, sondern um die Mukosa handelt. Über einer knöchernen Grundlage kann die ziehharmonikaartige Gewebeverdichtung schnell in einer unnatürlich statischen Überprojektion resultieren. Die Autoren empfehlen, grundsätzlich erst ein vereinzeltes maximaltiefes Depot zu setzen und den sichtbaren Effekt abzuwarten. Gegebenfalls kann die gewünschte Gewebeprojektion damit schon erreicht sein.

Tower-Technik

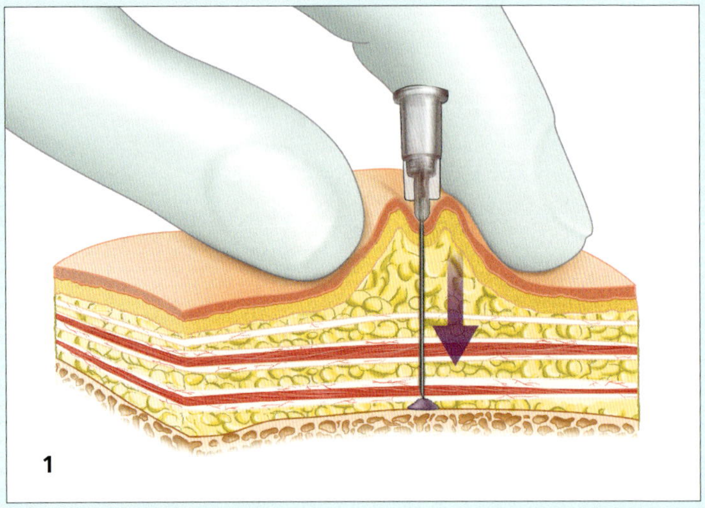

Die Insertion der Nadel erfolgt in vertikaler Richtung bis auf die knöcherne bzw. mukosale Basis. Hier wird das maximaltiefe Fillerdepot verabreicht.

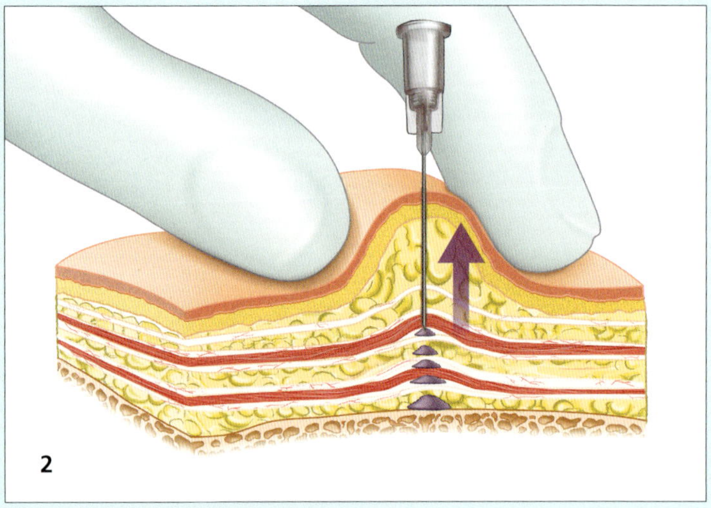

Während die Nadel langsam zurückgezogen wird, werden weitere einzelne Depots in die verschiedenen Gewebeschichten verabreicht.

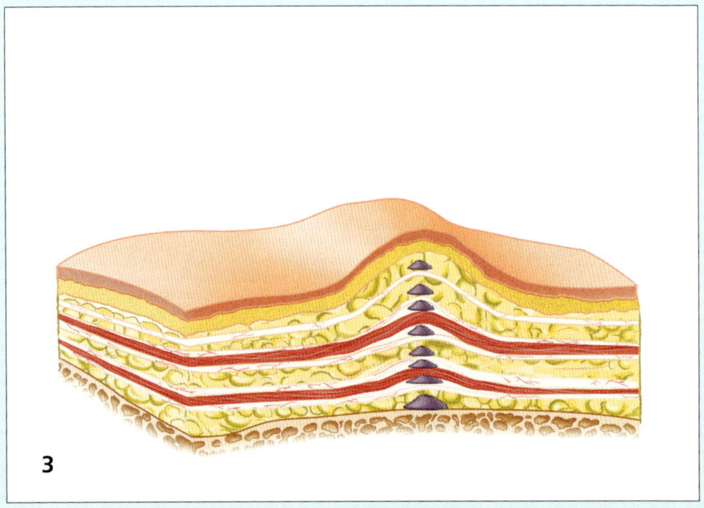

Es ergibt sich einer ziehharmonikaartige Verdichtung, die den Gewebekomplex augmentiert und mit Flüssigkeiten sättigt.

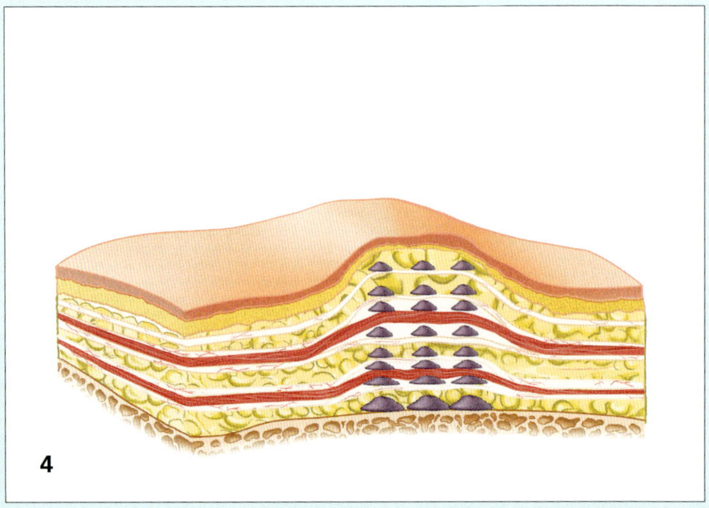

Die Anwendung der Tower-Technik entlang einer Falte, mit 3–7 mm Abstand zwischen den einzelnen Depottürmen, führt zu einer profundalen Kompensation des Volumendefizits und statischen Stabilisierung des atrophisierten Gewebes.

Volumenaufbau durch vertikale Fillerinjektionen

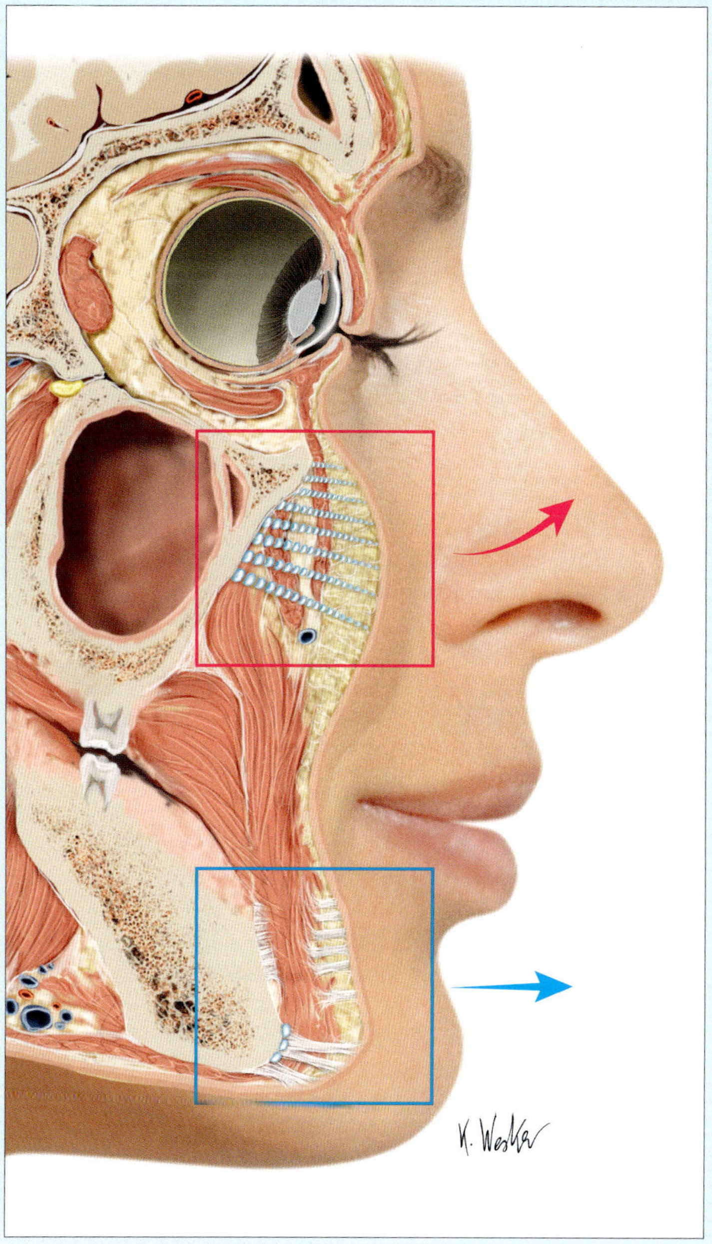

Kombination der Tower-Technik (TT) im Bereich von Mittelgesicht und Nasolabialfalte und vertikalen supraperiostalen Depottechnik (VSDT) am Kinn.

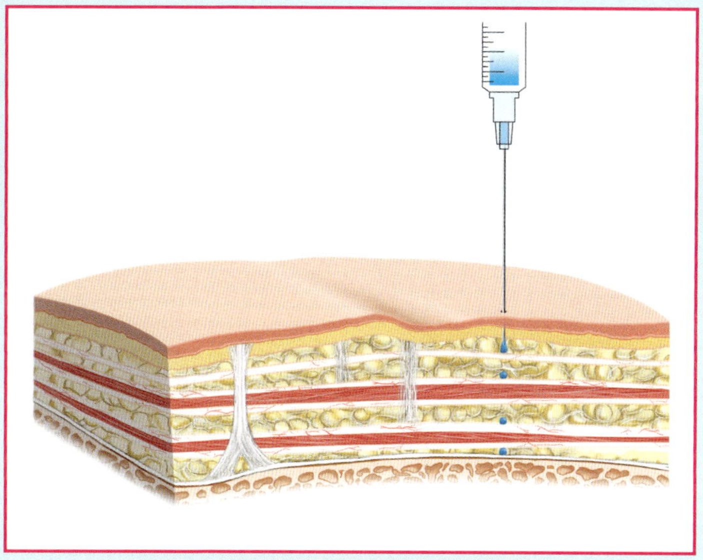

Die vertikale **Tower-Technik** dient der Volumenprojektion und statischen Stabilisierung, vorzugsweise über nicht knöchernen Bereichen.

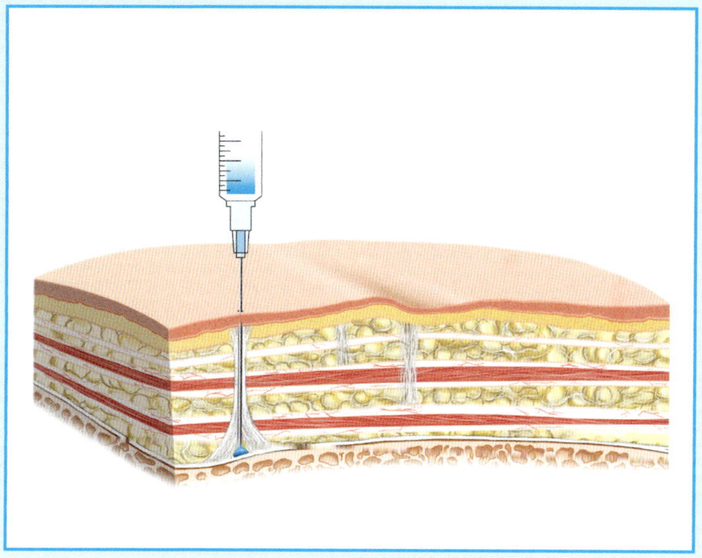

Die **vertikale supraperiostale Depottechnik** erzielt den größtmöglichen Projektionseffekt bei geringstem Materialaufwand. Sie ist bei schweren Substanzmängeln über einer knöchernen Basis, insbesondere unter Beteiligung der echten Haltebänder, indiziert.

Tiefe Mesoaugmentation (TMA)

Die Flüssigkeits- und Versorgungszustände in den tiefen subfaszialen Fettkörpern sind entscheidend für die Geschwindigkeit der Gewebeatrophie und deren Auswirkungen für die Spannungs- und Versorgungslage im Gesamtgewebekomplex. Eine Mesotherapie in Kombination mit einer Augmentationsmaßnahme ist deswegen nicht nur unter der Hautoberfläche, sondern insbesondere auch in den tieferen Gewebeebenen im Bereich der Auslösestrukturen indiziert. Die entsprechenden Präparate (Fillernavigator A) werden zu diesem Zweck seriell in vertikaler Richtung knochennah bzw. auf die Mukosa appliziert. Die dadurch erreichte Rehydratation und physiologische Unterstützung des atrophisierten Subkutangewebes, in Kombination mit einem leichten Hebeeffekt, führen zu einer proportionalen Harmonisierung der Gesamtverhältnisse. Die klinische Erfahrung der Autoren hat ergeben, dass die mittels tiefer Mesoaugmentation erreichbaren Verbesserungen im Hinblick auf eine Homogenisierung und Revitalisierung der Hautoberfläche signifikanter sind als diejenigen nach einer standardmäßigen oberflächlichen Applikation des Mesofillers.

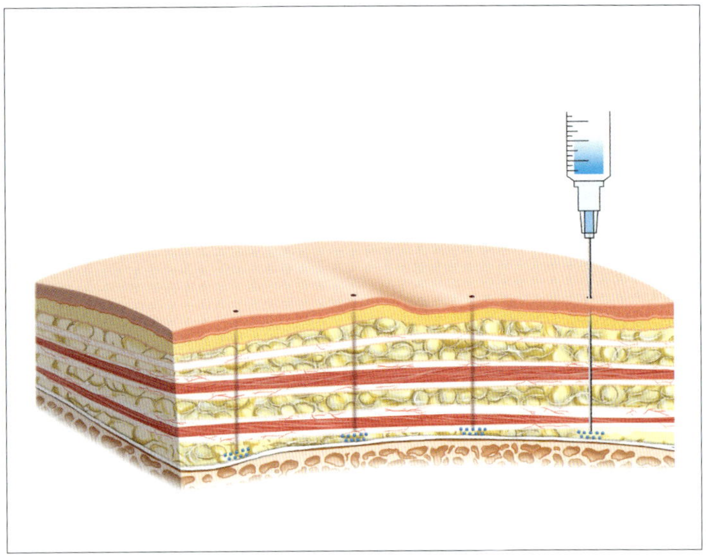

Bei der tiefen Mesoaugmentation (TMA) wird der Mesofiller supraperiostal bzw. supramukosal injiziert. Durch die Verbesserung der Zustände im atrophierten Fettgewebe können die Gesamtverhältnisse physioanatomisch und klinisch wirkungsvoller harmonisiert werden als durch eine oberflächliche Applikation, wie sie von den Herstellern empfohlen wird.

Tipps und Tricks: Die tiefe Mesoaugmentation eignet sich beispielsweise für eine Komplettbehandlung der Wange zur generellen Gesamtharmonisierung in Kombination mit einem leichten Projektionseffekt. Die Nadeln sind vertikal bis auf das Periost bzw. die Mukosa vorzuschieben, um Gefäßpunktionen zu vermeiden.

6.7.4 Horizontale Augmentationstechniken

Video
HAK

Ist eine flächendeckende Augmentationsmaßnahme vorgesehen, kommen horizontale Injektionstechniken mit der stumpfen Kanüle zum Einsatz. Wie das der vertikalen Applikationsweisen hat sich auch das Anwendungsgebiet der horizontalen Techniken stark erweitert, seit es darum geht, kausale Therapiekonzepte an den einzelnen Zielstrukturen umzusetzen.

Durch eine atraumatische Gewebemobilisierung in horizontaler Richtung wird mit der stumpfen Kanüle der Injektionsraum homogenisiert und gleichzeitig die fibrogenetische Geweberegeneration aktiviert. Dadurch, dass den altersbedingten Mängeln mechanisch und materialabhängig entgegengewirkt wird, lässt sich eine natürliche Harmonisierung der Verhältnisse auf unterschiedlichen Gewebeebenen erreichen. Ein solches Vorgehen ist sinnvoll, wenn größere Gesichtsbereiche, beispielsweise die komplette Wangenregion, gleichmäßig augmentiert werden sollen. Eine weitere Indikation stellen Strukturen dar, bei denen Haltebänder oder andere, möglicherweise fibrotische Einheiten an der atrophisierten Basis anhaften und dadurch zur Faltenbildung beitragen. Ein Beispiel dafür sind die Marionettenlinien. Atraumatisch können die anatomischen Einheiten von der Basis befreit werden, um anschließend wieder verbessert anwachsen zu können. Eine Unterfütterung der homogenisierten Ankerfläche mit einem gering- bis höhergradig vernetzten Hyaluronsäurefiller schafft einen natürlichen Projektionseffekt, ohne dass Knötchenbildung oder eine statische Überprojektion risikiert werden.

Das Verfahren kann je nach Indikation oberflächlich (obere bis mittlere Dermis), mitteltief (mittlere bis tiefe Dermis, subdermal), tief (subkutan) oder maximal tief (supraperiostal, -mukosal) angewendet werden. In jedem Fall wird die behandelte Gewebefläche in einem Behandlungszug ebenmäßig projiziert, mit neuen Flüssigkeiten gesättigt und infolge der Kollagen- und Elastininduktion gestrafft.

Bei der horizontalen Applikation von Hyaluronsäurepräparaten oder Eigenfett mit atraumatischen Kanülen werden Mikroläsionen gesetzt, die die fibrogenetische Geweberegeneration mit Neokollagen- und Neoelastinsynthese aktivieren. Im Falle von Hyaluronsäurepräparaten kann sich das Gewebe nach der Behandlung daher auf zweierlei Weise – flüssigkeitsbedingt und fibrogenetisch – auch im biologischen Sinne regenerieren.

Oberflächliche horizontal mobilisierende Augmentation (OHAK)

Die oberflächliche Variante der horizontalen Augmentationstechnik (**O**berflächliche **H**orizontal mobilisierende **A**ugmentation mit der **K**anüle, OHAK) dient einer Gesamtverbesserung der Hautbeschaffenheit infolge einer flächigen Rehydratation und Revitalisierung der Kutis. Mit einer Mikrokanüle (27 Gauge) wird im intradermalen bzw. subdermalen Plexus sanft eine homogene horizontale Injektionsebene geschaffen und mit einem stark hygroskopischen, niedrig viskosen Füllmaterial unterfüttert. Auf diese Weise ergibt sich eine gleichmäßige, wasserbindende Stützschicht unmittelbar unter der Hautoberfläche.

Durch die Verbesserung der subdermalen Zustände wird die Hautbeschaffenheit funktionell (Elastizität, Spannkraft, Widerstandsfähigkeit) und ästhetisch (strahlender Teint, Geschmeidigkeit, Homogenität) reguliert und das Fortschreiten von Hautalterungserscheinungen unterbunden. Die durch feine Mikroläsionen induzierte fibrogenetische Neokollagensynthese wirkt ferner der UV-bedingten Hautelastose entgegen und vermag „Runzelhaut" zu straffen.

Tipps und Tricks: Alternativ zur hautoberflächenregenerierenden Augmentation (HORA) mittels subdermal horizontaler Gewebemobilisation kommen die serielle Punkttechnik, die Criss-Cross-Technik oder die tiefe Mesoaugmentation infrage.

Horizontale Augmentationstechniken

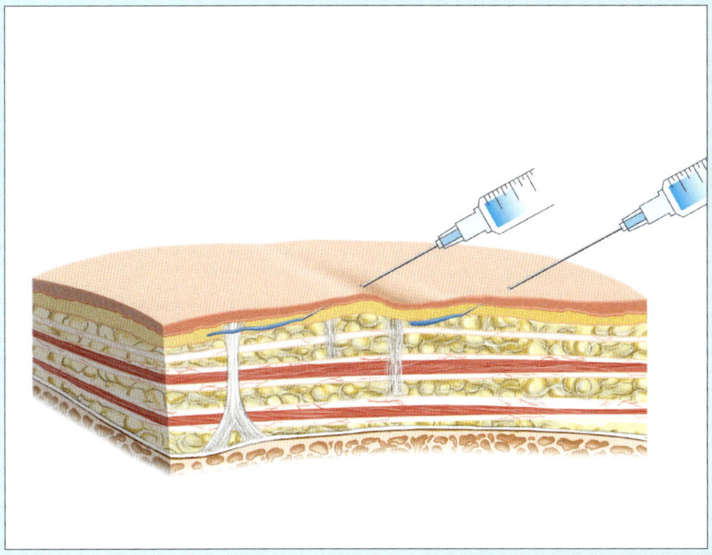

Oberflächlich wird mit einer stumpfen Mikrokanüle eine wasserbindende Schicht intra- bzw. unmittelbar subdermal geschaffen. Dadurch kann die Hautoberfläche großflächig rehydriert und revitalisiert werden.

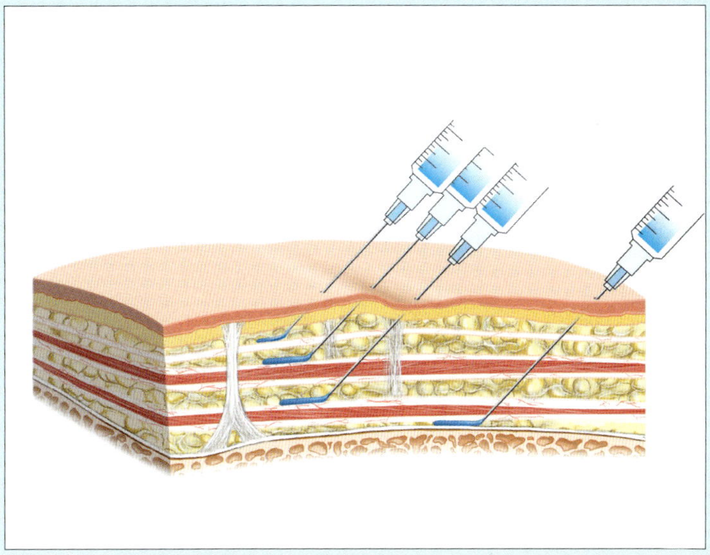

Durch eine mitteltiefe bis tiefe Anwendung der horizontalen Augmentationsweise können flächige Substanzmängel im Fettgewebe (in den oberflächlichen Fettkompartimenten wie im tiefen Fett unterhalb des SMAS) kompensiert und eine natürliche, an den Ursachen ansetzende Gesamtverbesserung geschaffen werden.

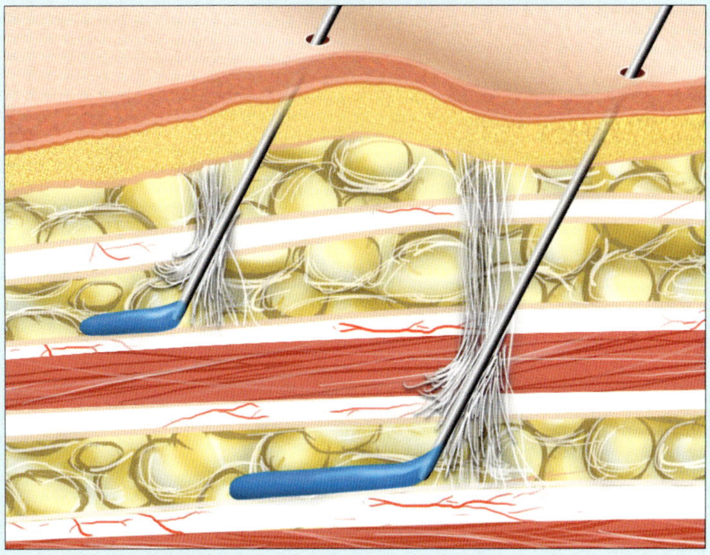

Beim Mobilisieren und Homogenisieren der horizontalen Injektionsfläche werden feine Strukturen, die mit der atrophisierten Basis verwachsen sind, auf sanftem Weg anatomisch befreit. Dadurch können Zugkräfte auf die Haut, die zur Ausprägung der Falte beitragen, verringert werden. Gleichzeitig führen die atraumatisch verursachten Mikroläsionen zu einer klinisch vorteilhaften fibrogenetischen Regeneration des behandelten Gewebes.

Tiefe horizontal mobilisierende Augmentation (THAK)

Durch eine subkutane Anwendung der horizontal mobilisierenden Augmentationstechnik (**T**iefe **H**orizontale **A**ugmentation mit der **K**anüle, THAK) können atrophiebedingte Substanzmängel über größeren Arealen proportional harmonisiert und eine flächendeckende Gesamtverbesserung geschaffen werden. Die Applikationstiefe ist in diesem Fall abhängig von der jeweils behandelten Zielstruktur. Die THAK kommt beispielsweise supraperiostal zum Einsatz im Bereich der Stirn oder supramukosal im Bereich der Nasolabialfalte oder Marionettenlinie. Durch die sanfte Gewebemobilisation in horizontaler Richtung werden die an der Ankerfläche anhaftenden, möglicherweise fibrotischen Strukturen befreit und die Zugkräfte auf die Haut verringert. Dadurch können Falten, die duch den Einzug der Haut über einem atrophisierten Bereich entstanden bzw. verstärkt worden sind, gemildert werden. Die gleichzeitige homogene Unterfütterung der Verankerungsbasis mit einem moderat viskosen Filler schafft einen harmonischen Projektionseffekt, z. B. auch über stark muskulär beeinflussten Bereichen. Die durch Mikroläsionen induzierte fibrogenetische Aktivierung und flüssigkeitsbedingte Gewebesättigung führen ferner zu einer physiologischen Regeneration der Zustände im behandelte Gewebe.

6

Tipps und Tricks: Indem der Therapeut im Bereich der Marionettenlinien oder Nasolabialfalten mit dem Zeigefinger der kontralateralen Hand in den Mund des Patienten fährt und die mukosale Basisfläche stabilisiert, wird die horizontale Mobilisation erleichtert.

6.7.5 Injektionsabhängige Effekte

Blanching-Effekt

Der Blanching-Effekt beschreibt das Abblassen der Haut unter dem Druck des injizierten Präparats. Durch Ausbreitung und Verdrängung kommt es zu einer Komprimierung oberflächlicher Gefäße und somit zu einer Verblassung der Haut.

Das Auftreten des Blanching-Effekts ist ein Hinweis darauf, dass das Material intradermal appliziert worden ist.

Überkorrektur

Bei injizierbaren Substanzen wie Eigenfett oder Kollagen, die einem raschen Abbau unterliegen, ist eine Überkorrektur sinnvoll, ja sogar notwendig. Bei fehlender Überkorrektur ist die Patientin überdurchschnittlich rasch vom Ergebnis enttäuscht. Innerhalb relativ kurzer Zeit nimmt das Volumen auf das gewünschte Maß ab.

Vor allem nach der Erstinjektion findet eine deutliche Resorption statt. Nach Folgeinjektionen ist diese häufig deutlich geringer ausgeprägt. Man braucht weniger Material, kommt dem therapeutischen Ziel immer näher und die Ergebnisse halten länger an, wenn die Patienten regelmäßig betreut werden.

Unterkorrektur

Bei Substanzen, die im Gewebe nicht abgebaut werden, ist eine Überkorrektur strikt zu vermeiden, da sie sich nicht mehr ausgleicht. Daher nimmt man in der Tendenz hier eher eine Unterkorrektur vor, um dann nach mindestens sechs Wochen Behandlungspause darauf weiter aufzubauen.

Korrekturlevel

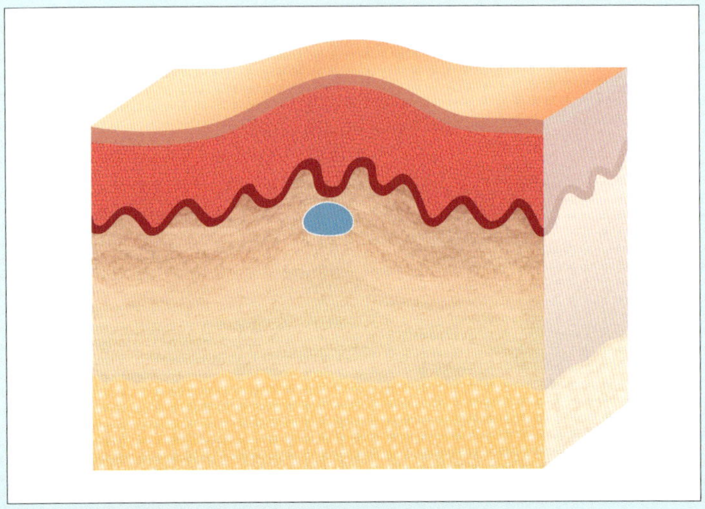

Überkorrektur Eine Überkorrektur ist bei Substanzen, die einem raschen Abbau unterliegen, erforderlich.

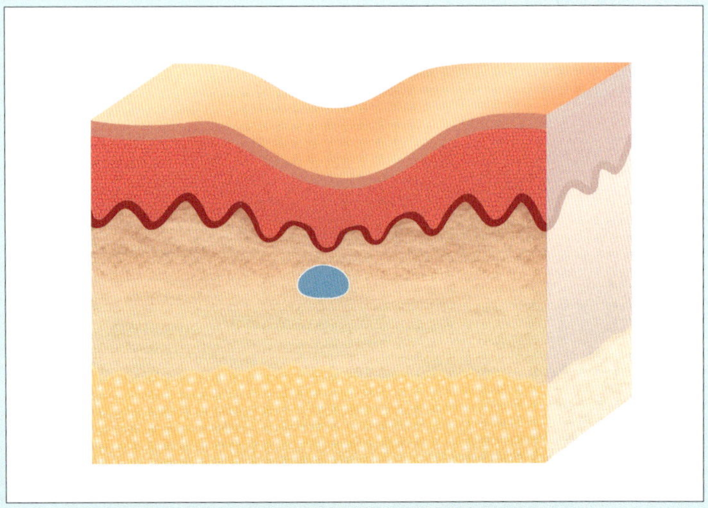

Unterkorrektur Eine Unterkorrektur ist bei der Verwendung von nicht abbaubaren Substanzen erforderlich.

6.8 Vor- und Nachbehandlung des Gesichts

Die Patientin sollte am Behandlungstag kein Make-up aufgelegt haben oder dieses sollte vor der Behandlung entfernt werden.

Bei sehr empfindlichen Patienten kann vor der Injektionsbehandlung eine analgosedierende Maßnahme ergriffen werden (s. Kapitel 6.6).

Das zu behandelnde Areal wird vor der Injektion desinfiziert. Neben Antiseptika mit Alkohol wie Octeniderm® sind alkoholfreie Antiseptika aufgrund ihrer geringeren hautirritativen Wirkung besonders geeignet (z. B. Octenisept®).

Es kann hin und wieder vorkommen, dass kleinere oberflächliche Hautgefäße punktiert werden und sich Hämatome bilden. Auf Wunsch kann mit heparinhaltigen Externa behandelt werden. Auch eine Kühlung kann zum Einsatz kommen. Zu beachten ist jedoch, dass die durch Kühlung erreichte Vasokonstriktion nicht nur das Hämatom minimiert, sondern bei intravasal applizierten Fillerprodukten auch zu einer endgültigen Verlegung des Gefäßes und damit zu einer Ischämie führen kann. Wir empfehlen daher, erst nach mehreren Stunden zu kühlen.

7 Regionäre Anwendungen

7 Regionäre Anwendungen

7.1 Globaler Ansatz

Aus einem Mangel an entsprechend weitreichenden anatomischen Kenntnissen und darauf aufbauenden kausalen Behandlungsstrategien hat die Anti-Aging-Medizin lange versucht, eine Harmonisierung des Gesichts auf primär destruktivem Niveau zu erreichen. Die diesem Ansatz zugrunde liegende Annahme, Alterserscheinungen seien irreversibel und nicht auf einem protektiven, wiederherstellenden Weg zu beeinflussen, konnte durch die Ergebnisse der wasserbindenden Augmentationstherapie widerlegt werden.

Klinische Evidenz auf Basis reproduzierbarer Behandlungsergebnisse mit Hyaluronsäurefillern hat die Hypothese bestätigt, dass die initialen Zeichen des Attraktivitätsverlusts im Gesicht reversibel und therapieabhängig schonend zu beeinflussen sind.

Nach heutigem Kenntnisstand werden die folgenden beeinflussbaren Gewebeereignisse für die Entstehung prominenter Altersstrukturen im Gesicht verantwortlich gemacht:

- Atrophiebedingtes Schrumpfen der tiefen Fettkörper und Volumenverlust der Weichteilbasis
- Beeinträchtigung der Spannungsverhältnisse im Gesamtgewebekomplex durch mangelnde ligamentäre Zugkräfte
- Verlust der biomechanischen Unterstützung der Haut
- Schwerkraftbedingtes Absinken der destabilisierten Weichteile und Haut
- Hypertonisierung und Volumenschwund der mimischen Muskulatur
- Verschiebung des Kräftegleichgewichts zwischen muskulären Depressoren und Elevatoren zugunsten der Depressoren
- Mangelnde Versorgungs- und Flüssigkeitszustände in den subkutanen Gewebeebenen und an der Hautoberfläche
- Degenerative Veränderungen von Haut und Bindegewebe (Elastose, Fibrose)

Die Volumentherapie mit Hyaluronsäurefillern stellt derzeit den einzigen Therapieansatz dar, der den altersbedingten Mängeln im Gesicht ganzheitlich und proportional an ihren Ursachen im atrophisierten Gewebe entgegenzuwirken vermag. Grundvoraussetzend ist ein harmonisches Vorgehen an den einzelnen anatomischen Zielstrukturen in ihrem gewebespezifischen, regionären und globalen Kontext. Dafür sind in jedem Gesicht die individuellen Zeichen des altersbedingten Attraktivitätsverlusts selektiv zu erheben und maximal schonend, d. h. gewebeprotektiv und materialsparend, mit ausreichender therapeutischer Ergiebigkeit zu bedienen.

Grundsätzlich kommen unterschiedliche methodische Herangehensweisen mit Hyaluronsäurefillern infrage, um die 6 geforderten Dimensionen der proportionalen Behandlung (s. oberen Kasten) in einem erfolgreichen attraktivitätssteigernden Therapiekonzept umzusetzen. Die Autoren möchten im Folgenden eine Methode vorstellen, die sich über einen Zeitraum von 5 Jahren klinischer Erprobung durch ausgesprochen zufriedenstellende und reproduzierbare Ergebnisse bewährt hat. Es liegt jedoch in ihrer Intention zu betonen, dass Alternativmaßnahmen ebenso geeignet sein können.

Speziell im Gesicht sind bei einer ästhetisch harmonisierenden Behandlung insgesamt 6 Dimensionen der Proportionalität zu berücksichtigen:

- 1.–3. Dimension:
  der anatomische Aufbau des Gesichts
- 4. Dimension:
  die muskulär bedingte Dynamik des Gesichts
- 5. Dimension:
  der Verlauf der Zeit (alter Mensch vs. junger Mensch)
- 6. Dimension:
  die Psyche (Motivation der Behandlung)

Da sich die in diesem Werk gegebenen Standardempfehlungen nur auf die ersten 4 Dimensionen der Proportionalität beziehen können, ist jedes individuelle Therapiekonzept im Hinblick auf die 5. und 6. Dimension eigenständig zu adaptieren.

Neben dem Auffüllen von Volumendefiziten im klassischen Sinne sind auch mechanische Techniken zur anatomischen Gewebemobilisierung und fibrogenetischen Aktivierung sowie die flüssigkeitsbedingte sekundäre Geweberegeneration elementare Therapieaspekte im globalen Ansatz mit Hyaluronsäurepräparaten. Aus diesem Grund bevorzugen die Autoren, ihre Methode als **M**inimal **I**nvasive **A**ugmentations **C**hirurgie (MIAC) zu bezeichnen.

In diesem Kapitel sollen zunächst die grundlegenden Strategien der MIAC vorgestellt werden, die den Praktizierenden befähigen, die Methode eigenständig an den im Gesamtgesicht befindlichen Indikationen anzuwenden. Anschließend wird auf die Behandlung der einzelnen regionären Zielstrukturen im Detail eingegangen. Klassische und innovative Behandlungsweisen sollen dabei gleichermaßen Erwähnung finden.

Als oberste Regel für eine harmonisierende, attraktivitätssteigernde Maßnahme gilt, die natürlichen Gewebestrukturen so wenig wie möglich zu schädigen. Stattdessen sollten die altersbedingten Mängel auf gewebeschonende Weise dort behoben werden, wo sie entstehen. Der Einsatz von volumengebendem Material sollte möglichst sparsam erfolgen und im Idealfall auch die biologische Geweberegeneration durch die Maßnahme erlaubt werden. Durch ganzheitliche Therapiekonzepte mit Hyaluronsäurefillern können die genannten Behandlungsziele möglich gemacht und vorhersagbar reproduziert werden.

7.1.1 Behandlungsziele und -maßnahmen der MIAC

Ziel der MIAC ist eine ganzheitliche Harmonisierung der Verhältnisse im Gesicht auf physiologischem, anatomischem und klinischem Niveau. Das wird grundsätzlich durch eine Kombination von 5 praktischen Maßnahmen erreicht, die abhängig von dem dahinter stehenden Therapieziel auf unterschiedlichen Ebenen im Gewebekomplex angewendet werden:

- **I Klassische oberflächliche Augmentationstechniken (OAT)** zur dekorativen Verschleierung (Camouflage) verschieden ausgeprägter Defizite
- **II Vertikale Augmentationstechniken (VAT)** zur fokussierten Kompensation der Mängel im tiefen Fettgewebe
- **III Tiefe horizontal mobilisierende Augmentationen mit der Kanüle (THAK)** zur Gesamtverbesserung flächendeckender und dynamisch beeinflusster Gewebemissstände
- **IV Hautoberflächenregenerierende Augmentation (HORA)** zur Rehydratation und Revitalisierung der Hautoberfläche
- **V Tiefe Mesoaugmentation (TMA)** zur Verbesserung der Versorgungszustände im atrophierten Subkutangewebe

Eine Therapie auf allen 5 Behandlungsebenen impliziert gewissermaßen das maximale Spektrum an therapeutischen Mitteln und Möglichkeiten einer attraktivitätssteigernden Maßnahme mit Hyaluronsäurefillern. Was vom Therapeuten verlangt wird, ist, für jede individuell zu verbessernde Zielstruktur eine passende Technik und ein geeignetes Produkt für die zweckdienlichste Augmentationsmaßnahme auszuwählen. Ausschlaggebend für die Wahl des Vorgehens sollten der klinische Befund, der Wunsch des Patienten und die persönliche praktische Erfahrung des Therapeuten sein.

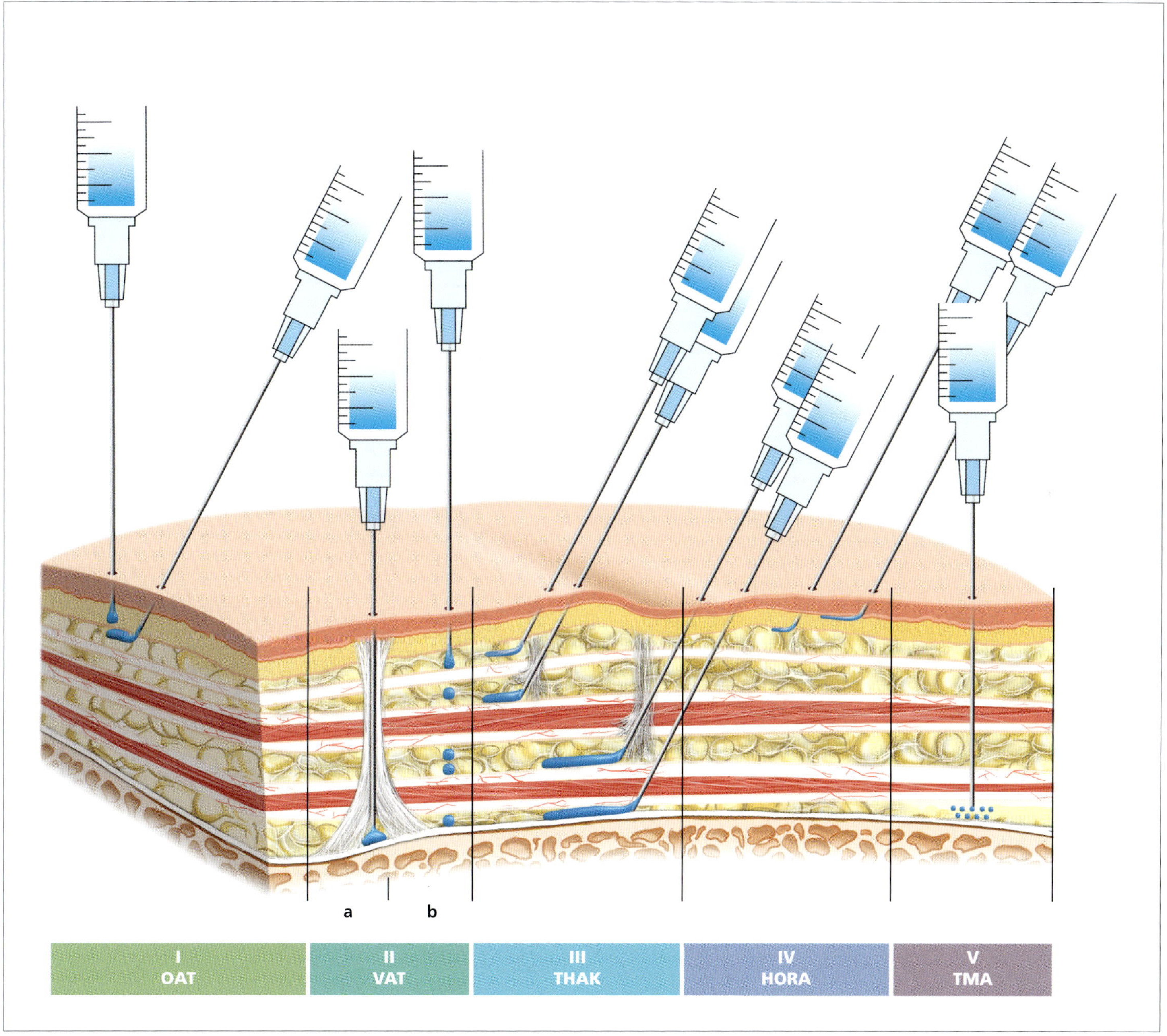

Die 5 Ebenen der proportionalen Behandlung nach Sattler: I Oberflächlich verdeckende Augmentationstechniken (OAT), II Vertikale, mangelkompensierende Augmentationstechniken (VAT); III flächendeckende horizontale Augmentationstechniken mit der Kanüle (THAK); IV Hautoberflächenregenerierende Augmentationstechniken (HORA), V Tiefe Mesoaugmentation (TMA).

Maßnahmen und Ziele der MIAC

Bezeichnung der Maßnahme	Injektionstiefe	Applikationstechniken	Geeignete Produkte (s. „Fillernavigator", S. 61 ff.)	Klinische Ziele und Indikationen
I **Klassische oberflächliche Augmentationstechniken (OAT)** 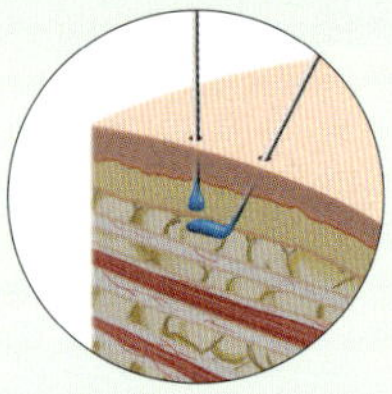	• Intradermal • Subdermal (= subkutane Gewebe unmittelbar unterhalb der Dermis) • Subkutan	• Tunneltechnik • Punkttechnik • Vibriertechnik • Sandwichtechnik • Fächertechnik • Criss-Cross-Technik	1, 2	• Dekorative Verschleierung diverser atrophiebedingter Defizite • Korrektur von feinen, insbesondere elastotischen Hautfalten • Feinkonturierung der Hautoberfläche
II **Vertikale Augmentationstechniken (VAT)** 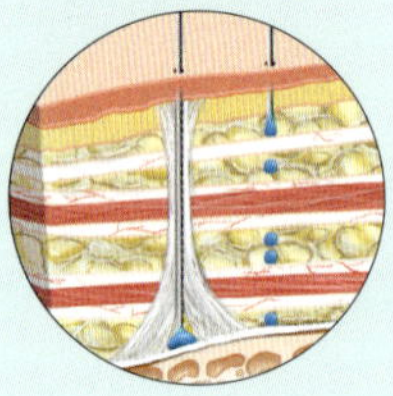	• Supraperiostal • Supramukosal • Ggf. münzstapelförmige Depots durch den gesamten Gewebekomplex	• IIa Vertikale supraperiostale Depottechnik (VSDT) • IIb Tower-Technik (TT)	3, 4 In Ausnahmefällen, z. B. Tränenrinne, auch 2	• Volumenkompensation an den tiefen Auslösestrukturen • Ganzheitliche Gewebeprojektion • Gesichtskonturierung • Tiefe Falten und schwere Substanzmängel
III **Tiefe horizontal mobilisierende Augmentation mit der Kanüle (THAK)** 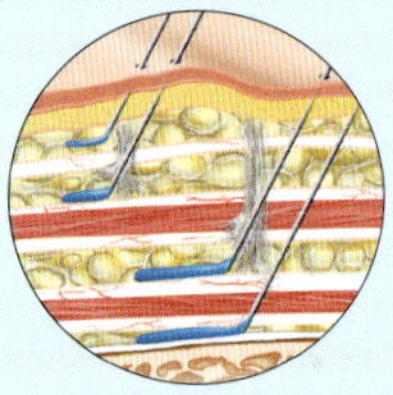	• Subkutan • Submuskulär (= tiefe Fettkörper) • Supraperiostal • Supramukosal	• Tiefe horizontal mobilisierende Augmentationen mit der Kanüle (THAK)	2, 3, 4	• Flächendeckende Volumenprojektion und Gesamtverbesserung • Anatomische Befreiung anhaftender Strukturen • Fibrogenetische Aktivierung • Mitteltiefe und tiefe Falten • Großflächige Substanzmängel • Muskulär beeinflusste Altersstrukturen
IV **Hautoberflächenregenerierende Augmentation (HORA)** 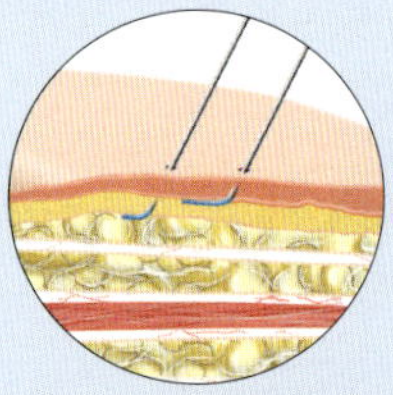	• Intradermal • Subdermal	• Oberflächliche horizontal mobilisierende Augmentation mit der Kanüle (OHAK) • Serielle Punkttechnik • Criss-Cross-Technik	1, A, B	• Verbesserung der Hautbeschaffenheit • Rehydratation und Homogenisierung der Hautoberfläche • Diverse Hautdefekte • Fortgeschrittene Hautalterung („Runzelhaut") • Lippen
V **Tiefe Mesoaugmentation (TMA)** 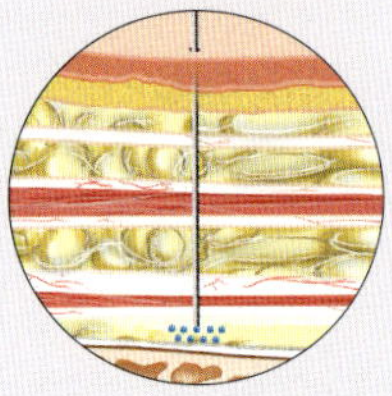	• Supraperiostal • Supramukosal	Serielle VSDT	A	Gesamtharmonisierung durch Verbesserung der Flüssigkeits- und Versorgungszustände im tiefen Fettgewebe

Tab. 7.1 Übersicht der MIAC nach Sattler zur Umsetzung ganzheitlich ursachenbehebender Augmentationsmaßnahmen.

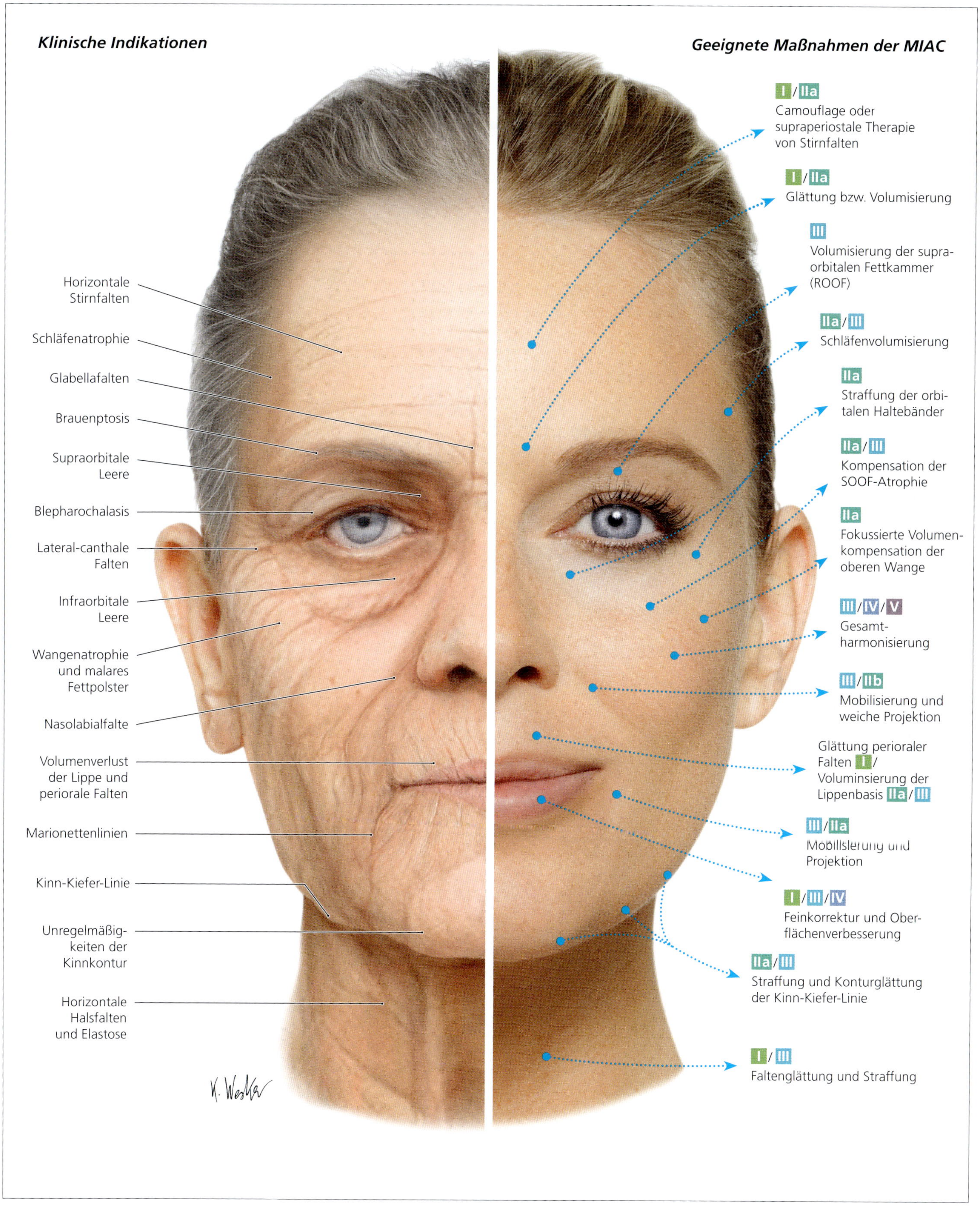

Übersicht der Indikationen und klinischen Maßnahmen der MIAC im Gesamtgesicht.

I Klassische oberflächliche Augmentationstechniken (OAT)

Indikationen

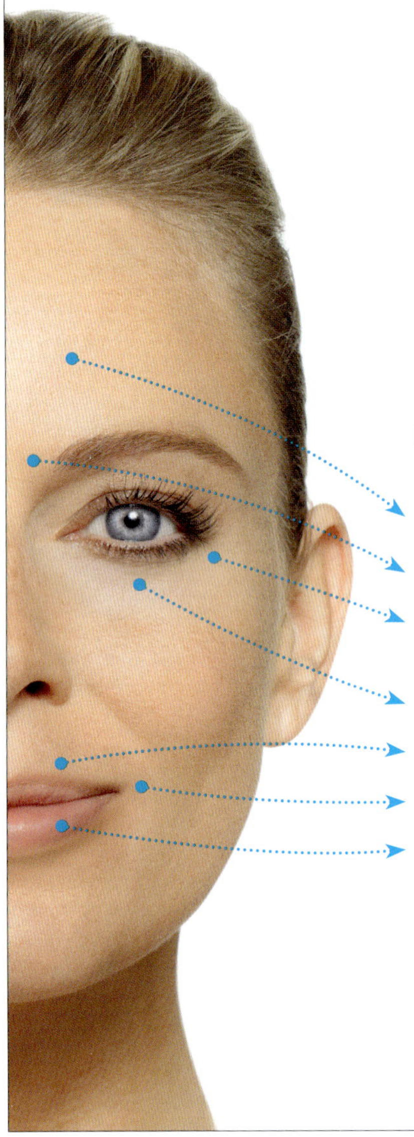

Regionäre Strukturen:

- Diverse Hautdefekte
- Feine Stirnfalten
- Feine Glabellafalten
- Feine periorbitale und lateral-canthale Falten
- Unterlidfalten
- Feine periorale Falten
- Mundwinkel
- Lippen

Praktisches Vorgehen

Injektionstiefen: Intradermal, subdermal, Subkutis

Applikationstechniken: Lineare Tunneltechnik, Punkttechnik, Vibriertechnik, Sandwichtechnik, Fächertechnik, Criss-Cross-Technik

Produkte: 1 (S. 64), 2 (S. 65)

Nadeln: 30 Gauge

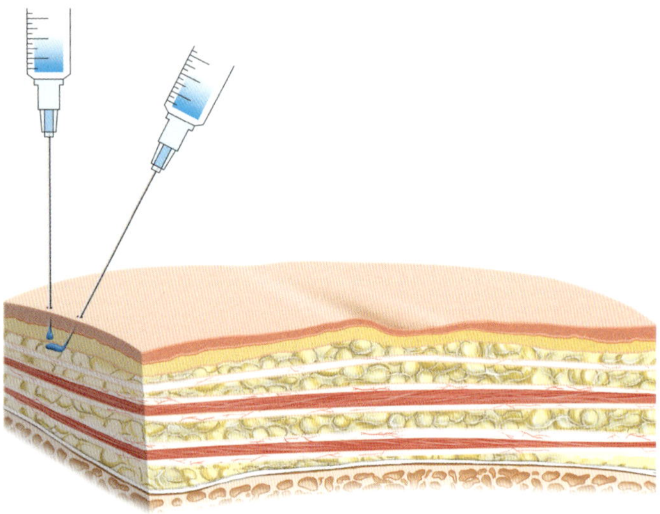

I
OAT

Behandlungsziele

- Dekorative Verhüllung (Camouflage) unterschiedlich ausgeprägter Defizite ohne Behandlung der tiefen Auslösestrukturen
- Feinkorrektur elastosebedingter Falten
- Glättung und Feinkonturierung des Oberflächenreliefs
- Sättigung der subkutanen Stützschicht
- Verbesserung der Hautbeschaffenheit
- Kosmetische Optimierung des Behandlungsergebnisses einer ursachenbezogenen Therapiemaßnahme (z. B. einer Volumenkompensation mit Fillern oder Botulinumtoxin-A-Injektionen)

Vorhersagbarer postoperativer Verlauf

Primäre klinische Verbesserung: Eine erste Verbesserung zeigt sich unmittelbar post injectionem durch die oberflächliche Gewebeverdichtung. Innerhalb der nächsten 2 bis 3 Wochen erreicht der Korrektureffekt sein Maximum.

Sekundäre Therapieeffekte: Infolge der verbesserten dermalen bzw. subdermalen Flüssigkeitszustände ist eine sekundäre biologische Regeneration der Hautoberfläche zu erwarten. Nach 2 bis 5 Monaten kann die Materialintegration als größtenteils abgeschlossen angesehen werden.

Temporäre Nebenwirkungen: Bis zu 2 bis 5 Tagen nach der Behandlung kann es zu begrenzten Schwellungen, Entzündungen und Hautpunktionshämatomen (Echymosen) kommen.

II Vertikale Augmentationstechniken (VAT)

Indikationen

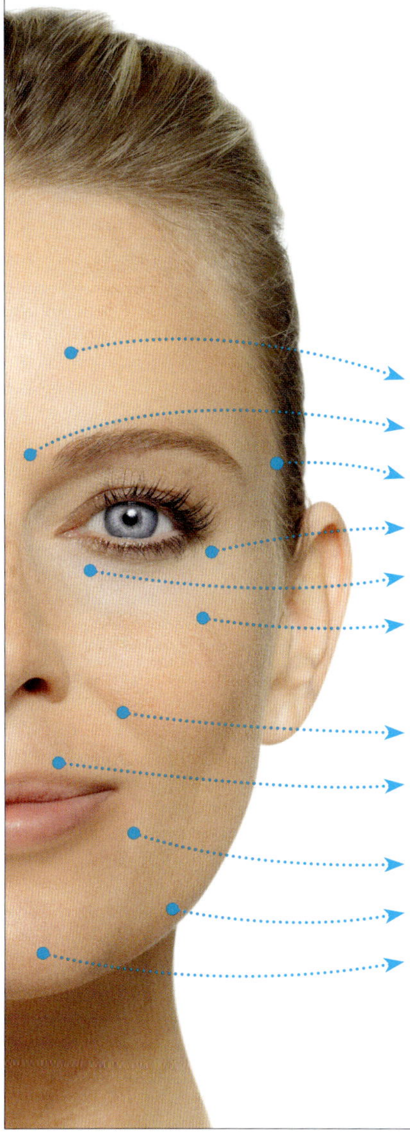

Regionäre Strukturen:

- Tiefe Stirnfalten
- Tiefe Glabellafalten
- Schläfenatrophie
- Lateral-canthale Falten
- Infraorbitale Leere
- Malares Fettpolster und zygomatico-kutanes Ligament
- Nasolabialfalte
- Volumisierung der Lippen(basis)
- Marionettenlinien
- Kinn-Kiefer-Linie
- Kinnvolumisierung

Praktisches Vorgehen

Injektionstiefen: Supraperiostal oder supramukosal in die Sweetspots der atrophisierten Zielstruktur; als einzelnes Depot (VSDT) oder münzstapelförmig aufsteigende Depots von der Basis bis in den dermalen Plexus (TT)

Applikationstechniken: VSDT oder TT

Produkte: bei Einzelfällen 2 (S. 65), 3 (S. 68), 4 (S. 70)

Nadeln: 21–27 Gauge

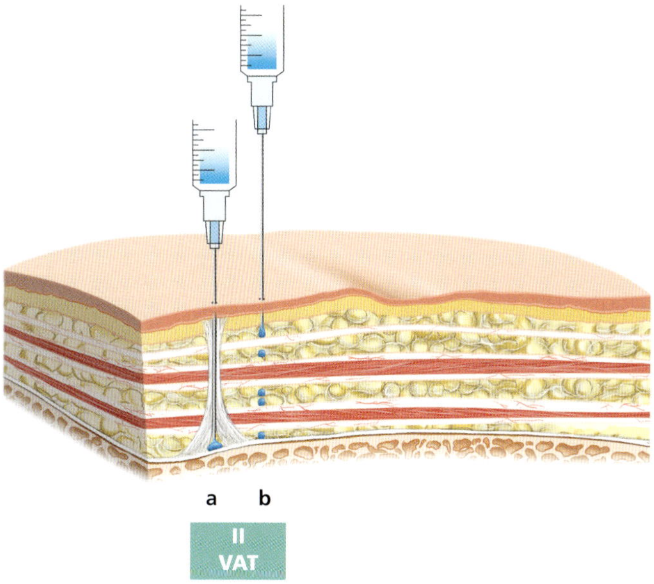

Behandlungsziele

- Kompensation der auslösenden Substanzmängel im tiefen Fettgewebe
- Fokussierte, harmonisierende Gewebeprojektion mit geringstem Materialaufwand
- Wiederherstellung der gewebestabilisierenden und -augmentierenden Spannungsverhältnisse durch die Haltebänder
- Ggf. mit statischer Stabilisierung des Zielgewebes (TT)

Vorhersagbarer postoperativer Verlauf

Primäre klinische Verbesserung: Ist die Injektion in den Sweetspot geglückt, lässt sich der Projektionseffekt unmittelbar durch Aufsteigen des Zielgewebes wahrnehmen. Den größtmöglichen Umfang erreicht die Harmonisierung nach 2 bis 3 Wochen.

Sekundäre Therapieeffekte: Durch die verbesserte Wasserbindekapazität der Weichteilbasis ist im Anschluss an die Augmentationsbehandlung, insbesondere nach Anwendung der Tower-Technik, mit einer sekundären biologischen Regeneration der flüssigkeitsabhängigen Zustände im Gesamtgewebekomplex zu rechnen. Nach 2 bis 5 Monaten kann die Materialintegration als größtenteils abgeschlossen angesehen werden.

Temporäre Nebenwirkungen: Möglich sind die üblichen vorübergehenden Nebenwirkungen nach Fillerinjektionen (s. Kapitel 3.4, S. 58) wie begrenzte Schwellungen über 2 bis 5 Tage. Insofern die Nadel vertikal mit behutsamer Penetrationsgeschwindigkeit und in Zusammenarbeit mit dem Patienten kontrolliert bis auf die knöcherne (bzw. mukosale) Basis vorgeschoben und dort injiziert wurde, sind schwerwiegende Nebenwirkungen wie intravasale Injektionen nahezu auszuschließen.

III Tiefe horizontal mobilisierende Augmentationen mit der atraumatischen Kanüle (THAK)

Indikationen

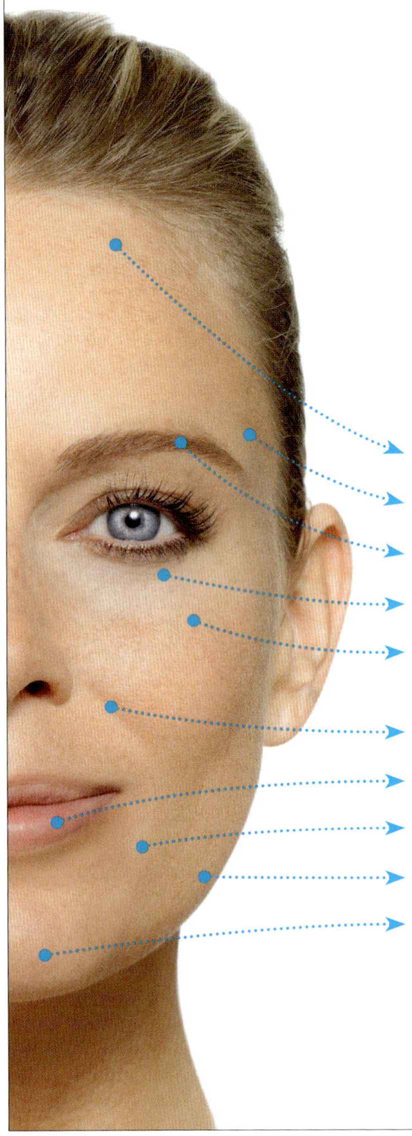

Regionäre Strukturen:

- Stirnvolumisierung
- Schläfenvolumisierung
- Augenbrauenptosis
- Infraorbitale Leere
- Gesamtharmonisierung des Mittelgesichts
- Nasolabialfalte
- Lippen
- Marionettenlinien
- Kinn-Kiefer-Linie
- Kinnvolumisierung

Praktisches Vorgehen

Injektionstiefen: Subkutan, supramukosal, supraperiostal, submuskulär (= in tiefe Fettkörper)

Applikationstechniken: THAK

Produkte: 3 (S. 68), 4 (S. 70), B (S. 73)

Nadeln: 22–25 Gauge

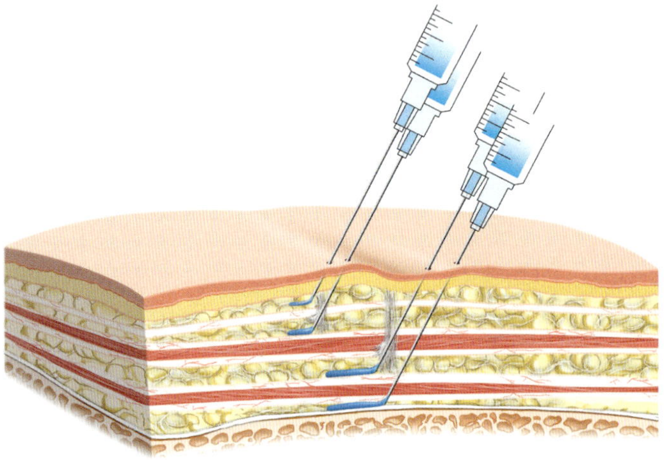

III
THAK

Behandlungsziele

- Flächendeckende Gewebehomogenisierung und -augmentation
- Harmonische Projektion von stark muskulär beeinflussten Bereichen
- Anatomische Befreiung von an der atrophierten Basis anhaftenden Strukturen und Reduktion der Zugkräfte auf die Haut
- Fibrogenetische Aktivierung mit Neokollagen- und Neoelastinsynthese

Vorhersagbarer postoperativer Verlauf

Primäre klinische Verbesserung: Abhängig von der behandelten Zielstruktur und der Tiefe der Behandlung ist unmittelbar nach der Gewebemobilisation eine klinische Verbesserung zu erkennen. Dementsprechend kann entschieden werden, ob ergänzend zu der mobilisierenden Maßnahme z. B. noch ein vertikal erreichter Projektionseffekt erforderlich ist (z. B. bei der Therapie einer tiefen Nasolabialfalte und Marionettenlinien). Mit dem größtmöglichen Umfang der Harmonisierung ist nach 2 bis 3 Wochen zu rechnen.

Sekundäre Therapieeffekte: Durch die flächige Verbesserung der Flüssigkeitszustände und die mit der stumpfen Kanüle induzierten fibrogenetischen Aktivitäten ist eine umfangreiche sekundäre Geweberegeneration durch physiologische Mechanismen zu erwarten. Nach 2 bis 5 Monaten kann die Materialintegration als größtenteils abgeschlossen angesehen werden.

Temporäre Nebenwirkungen: Möglich sind die üblichen vorübergehenden Nebenwirkungen nach Fillerinjektionen (s. Kapitel 3.4, S. 58) wie begrenzte Schwellungen über 2 bis 5 Tage. Insofern in tieferen Ebenen im Bereich größerer Blutgefäße mit einer breiten stumpfen Kanüle (22 Gauge) gearbeitet wird, sind größere Nebenwirkungen, z. B. durch intravasale Injektionen, äußerst unwahrscheinlich.

IV Hautoberflächenregenerierende Augmentationen (HORA)

Indikationen

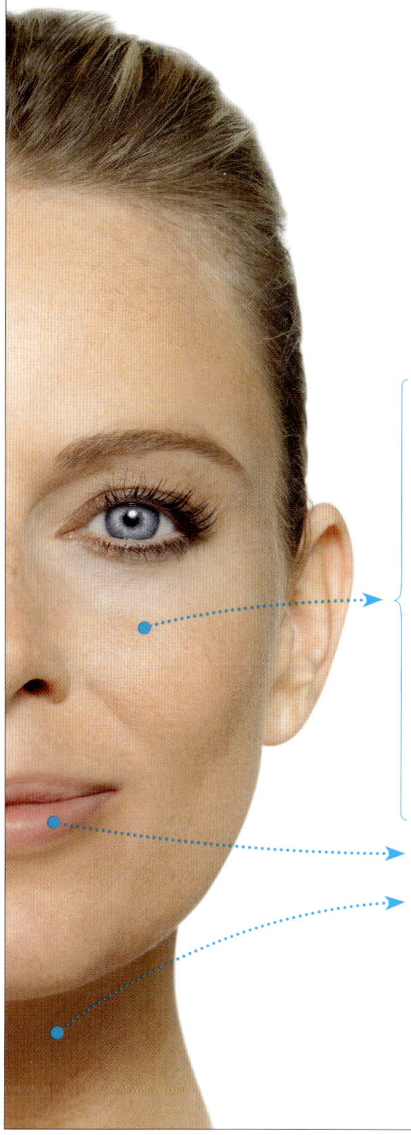

Regionäre Strukturen:

- Oberflächliche Gesamtgesicht-harmonisierung
- Diverse Hautdefekte
- Hauttrockenheit
- Mangeldurchblutete Haut
- Lichtgeschädigte Haut
- Altersbedingte „Runzelhaut"
- Beanspruchte Haut
- Lippen
- Hals- und Dekolleté
- Hände

Praktisches Vorgehen

Injektionstiefen: Intradermal, subdermal

Applikationstechniken: OHAK, serielle Punkttechnik, Criss-Cross-Technik

Produkte: 1 (S. 64), A (S. 72), B (S. 73)

Nadeln: 30–32 Gauge Nadel, 27 Gauge Mikrokanüle (OHAK)

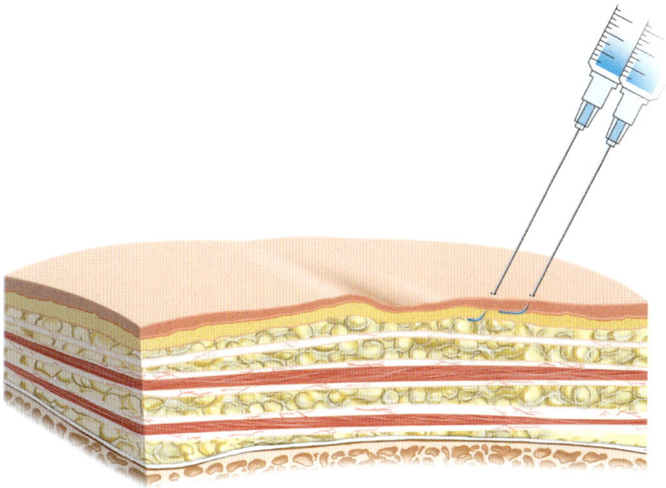

IV HORA

Behandlungsziele

- Homogenisierung der Hautoberfläche und Beseitigung von Hautdefekten
- Harmonisierung der physiologischen und klinischen Eigenschaften der Haut (Feuchtigkeitsgehalt, Geschmeidigkeit, Teint)
- Sättigung der subdermalen Unterstützung der Haut
- Verbesserung der Nährstoffversorgung der Haut und Regulation der epidermalen Barrierefunktion

Vorhersagbarer postoperativer Verlauf

Primäre klinische Verbesserung: Möglicherweise ist eine leichte oberflächliche Homogenisierung unmittelbar erkennbar. Bis die Hautregenerationsmechanismen eingeleitet wurden und ihr Ergebnis äußerlich sichtbar ist, vergehen 2 bis 3 Wochen.

Sekundäre Therapieeffekte: Durch die Maßnahme werden die flüssigkeitsbedingte Geweberegeneration und, abhängig der Injektionstechnik sowie -tiefe, ggf. auch die fibroblastische Neokollagen- und Neoelastinsynthese induziert. Im Anschluss an den primären Effekt ist deswegen mit einer weiteren Verbesserung der Hautbeschaffenheit und Prävention von Hautalterung durch die sekundären Effekte der Hyaulronsäureinjektion zu rechnen.

Temporäre Nebenwirkungen: Möglich sind die üblichen vorübergehenden Nebenwirkungen nach Fillerinjektionen (s. Kapitel 3.4, S. 58) wie begrenzte Schwellungen über 2 bis 5 Tage. Im Sinne der fibroblastischen Aktivierung können kleine Hautpunktionshämatome sogar wünschenswert sein.

V Tiefe Mesoaugmentation (TMA)

Indikationen

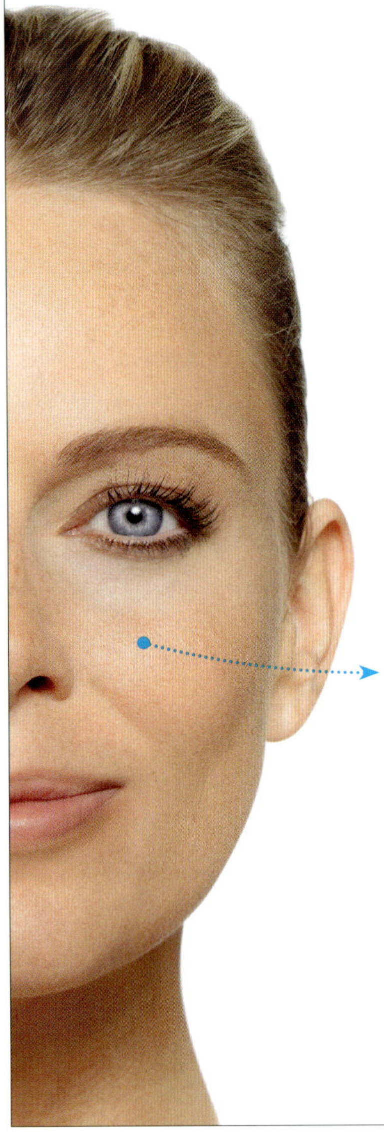

Regionäre Strukturen:

- Gesamtgesichtsharmonisierung
- Diverse Hautdefekte
- Großflächige Weichteilatrophie
- Hautalterung, insbesondere über atrophisierten Bereichen

Praktisches Vorgehen

Injektionstiefen: Supraperiostal, supramukosal

Applikationstechniken: Serielle VSDT

Produkte: A (S. 72)

Nadeln: 27 Gauge

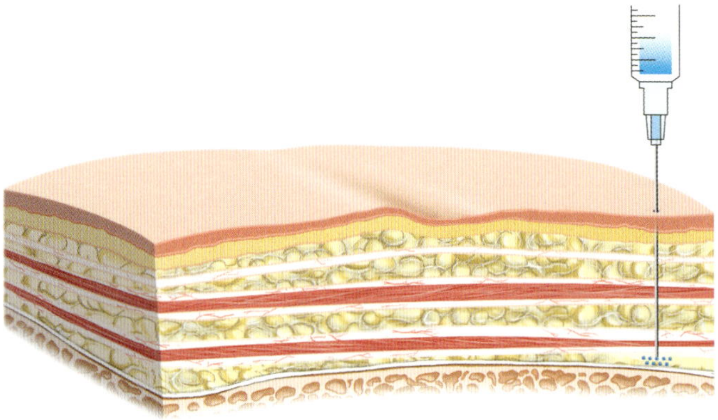

V
TMA

Behandlungsziele

- Flüssigkeitsbedingte und physiologische Unterstützung der atrophierten Weichteilbasis
- Natürliche Geweberegeneration
- Dezenter Hebeeffekt
- Äußerlich wahrnehmbare Gesamtverbesserung

Vorhersagbarer postoperativer Verlauf

Primäre klinische Verbesserung: Eine leichte Hebelwirkung und äußerliche Gesamtverbesserung sind in der Regel unmittelbar erkennbar. Bis die Geweberegenerationsmechanismen eingeleitet wurden und ihr endgültiges Ergebnis sichtbar ist, vergehen einige Wochen.

Sekundäre Therapieeffekte: Die sekundären Effekte der Maßnahme im Sinne einer flüssigkeits-, wirkstoffs- und fibroblastenabhängigen Geweberegeneration können als die primäre Intention der TMA angesehen werden. Diese Prozesse benötigen einige Monate Zeit, um abgeschlossen zu sein.

Temporäre Nebenwirkungen: Möglich sind die üblichen vorübergehenden Nebenwirkungen nach Fillerinjektionen (s. Kapitel 3.4, S. 58) wie begrenzte Schwellungen über 2 bis 5 Tage. Es sollte vertikal auf den Knochen injiziert werden, um das Risiko einer intravasalen Injektion zu minimieren.

7.2 Stirnregion

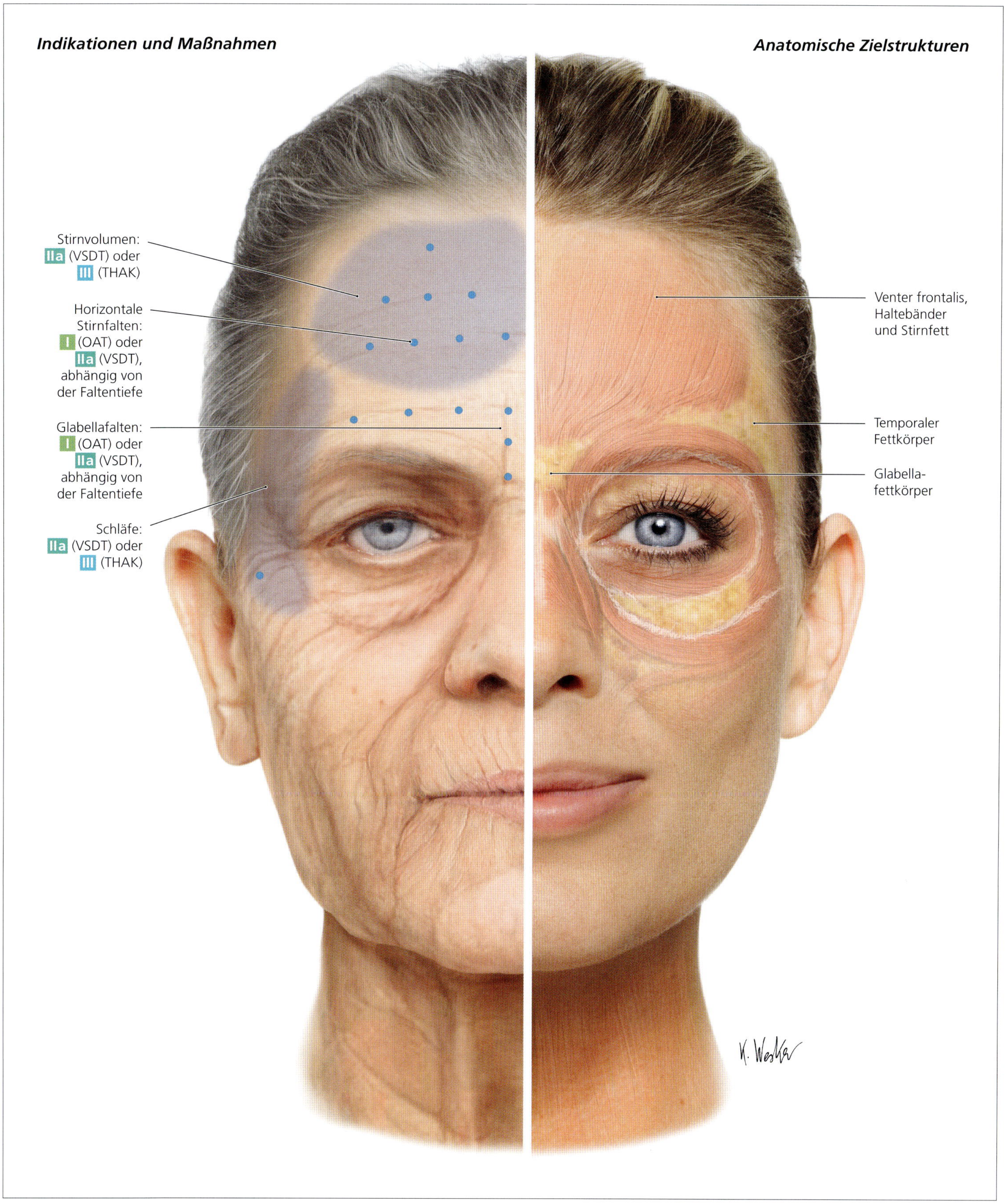

Gesamtübersicht der Zielstrukturen und praktischen Maßnahmen einer ursachenbezogenen Augmentationstherapie der Stirnregion.
• VSDT (oder alternativ OAT zur Camouflage); THAK.

7

7.2.1 Horizontale Stirnfalten und Stirnvolumen

Horizontale Stirnfalten sind Aufmerksamkeitsfalten, die beim Zuhören, bei Interesse oder bei Anteilnahme auftreten. Sie signalisieren Lebenserfahrung und sind grundsätzlich positiv belegt. Stirnfalten wirken nur negativ, wenn sie besonders tief ausgeprägt sind. Diese Falten werden durch die Kontraktion des Venter frontalis des M. epicranius hervorgerufen und treten in jungen Jahren ausschließlich dynamisch zum Vorschein. Alters- und expositionsbedingte Einflüsse führen darüber hinaus zu einer Abnahme des Stirnvolumens und elastotischen Veränderungen der Haut, wodurch die dauerhafte Persistenz von Stirnfalten im Alter verstärkt wird.

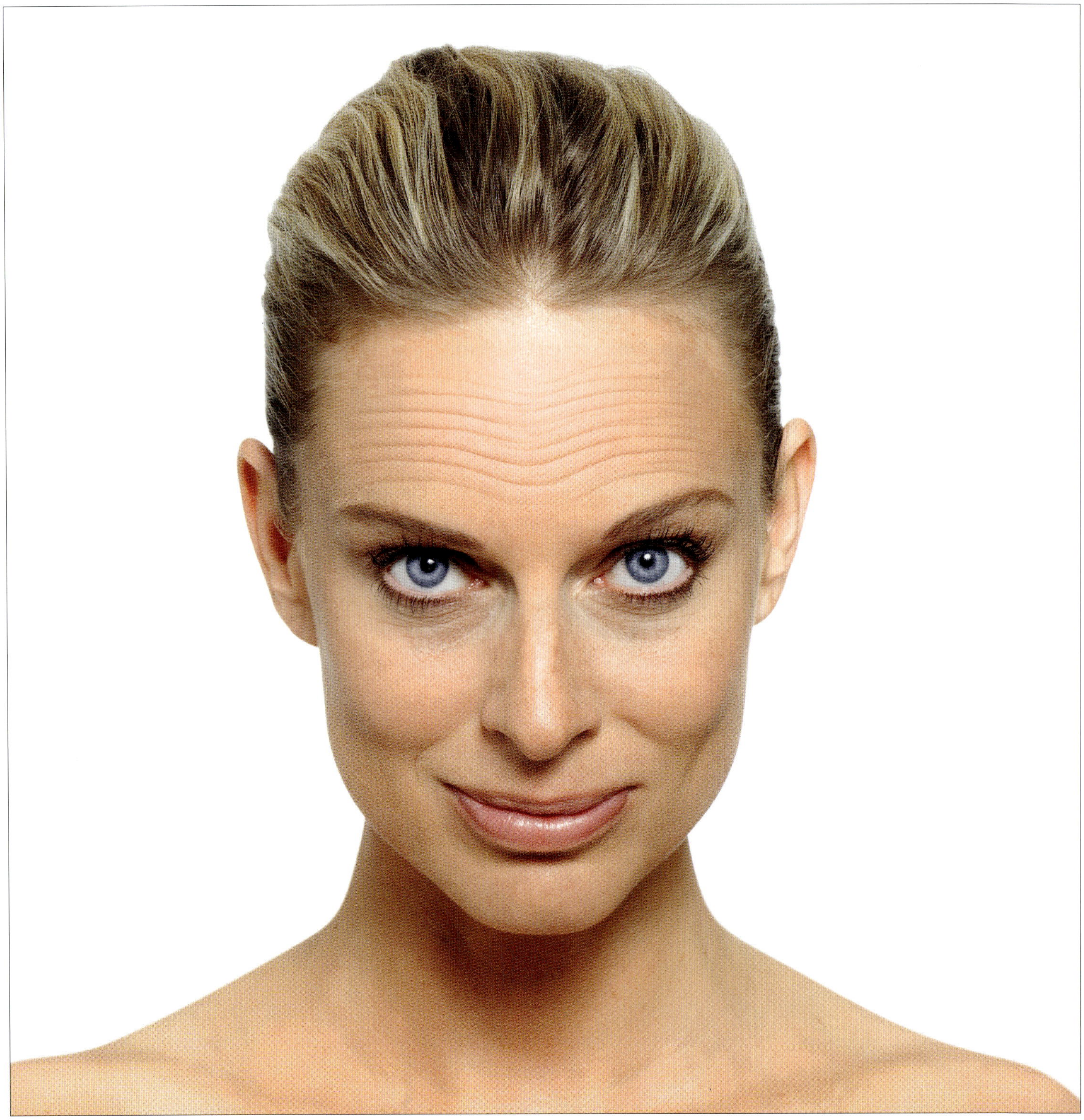

Patientenauswahl/Bewertung der Indikation
Dynamisch hervorgerufene Falten, die die Patientin subjektiv beeinträchtigen, sollten mittels dosisabhängiger Denervation mit Botulinumtoxin A behandelt werden. Horizontale Falten, die im Ruhezustand persistieren, können durch eine Augmentation gemildert werden. Durch eine, insbesondere vertikale, Volumenbehandlung der Falten wird gleichzeitig eine harmonisierende Gesamtvolumisierung der Stirn erreicht.

Anatomie

Der M. occipitofrontalis und der meist unregelmäßig und nur rudimentär ausgebildete M. temporoparietalis werden zusammen als M. epicranius bezeichnet. Dessen Venter frontalis kann die Augenbrauen anheben und dadurch die Stirn in tiefe Querfalten legen.

Unterhalb des Stirnmuskels liegen keine subfaszialen Fettkörper. Die oberflächliche Fettschicht ist lateral gering und ventral moderat ausgeprägt.

Die Blutversorgung erfolgt über die A. supratrochlearis, die A. supraorbitalis und A. temporalis superficialis sowie über deren Äste.

Im kaudalen Stirnbereich befinden sich die Gefäße unterhalb der Muskeln, durchdringen diese jedoch im weiteren Verlauf und laufen im subkutanen Gewebe Richtung Haaransatz.

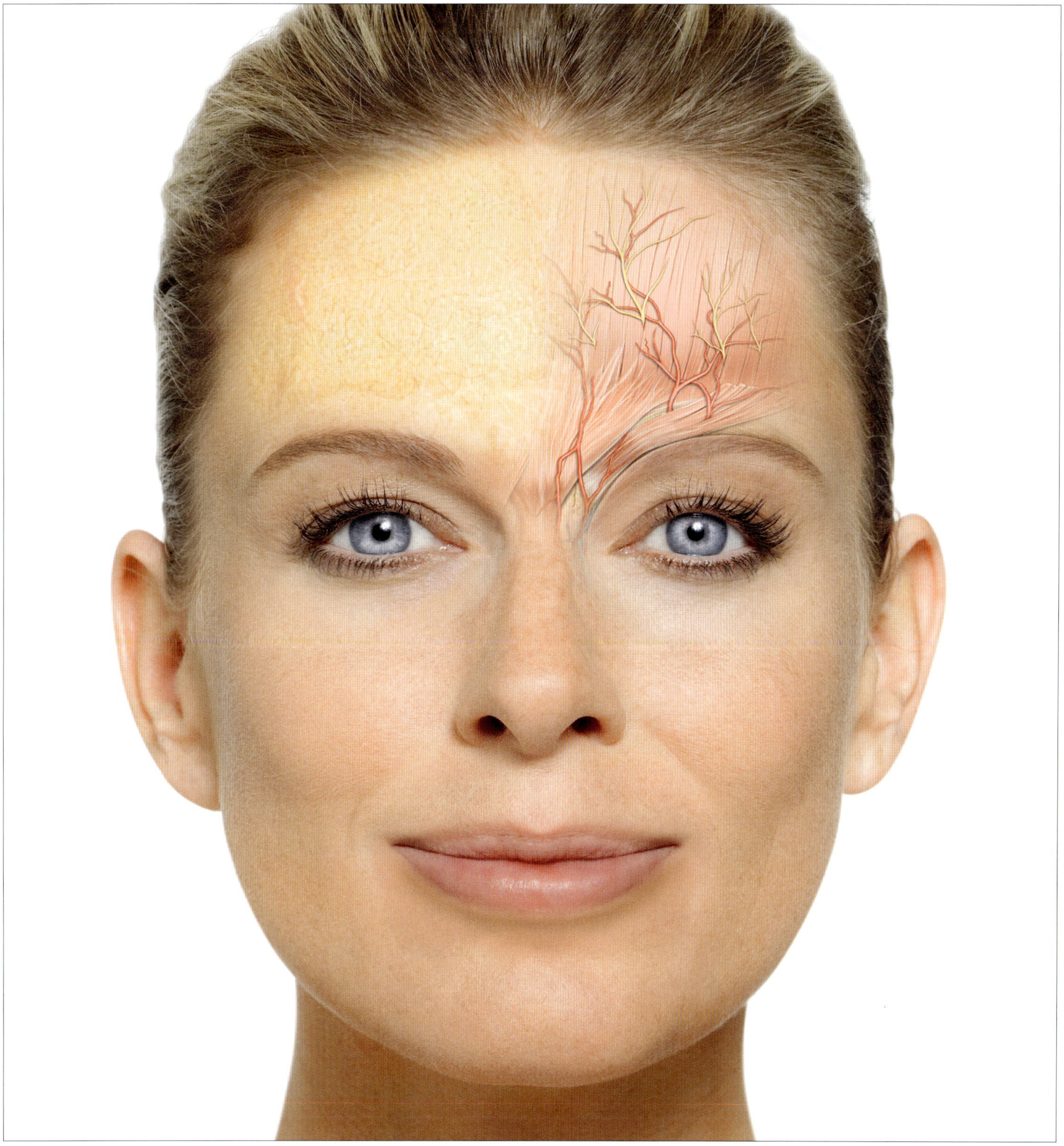

Behandlungsplanung – Oberflächliche Faltenkorrektur
Mittels oberflächlicher Augmentationstechniken können feine, persistierende Stirnfalten zu einem gewissen Grad vermindert werden. Ergänzend sollte eine Therapie mit Botulinumtoxin A erwogen werden.

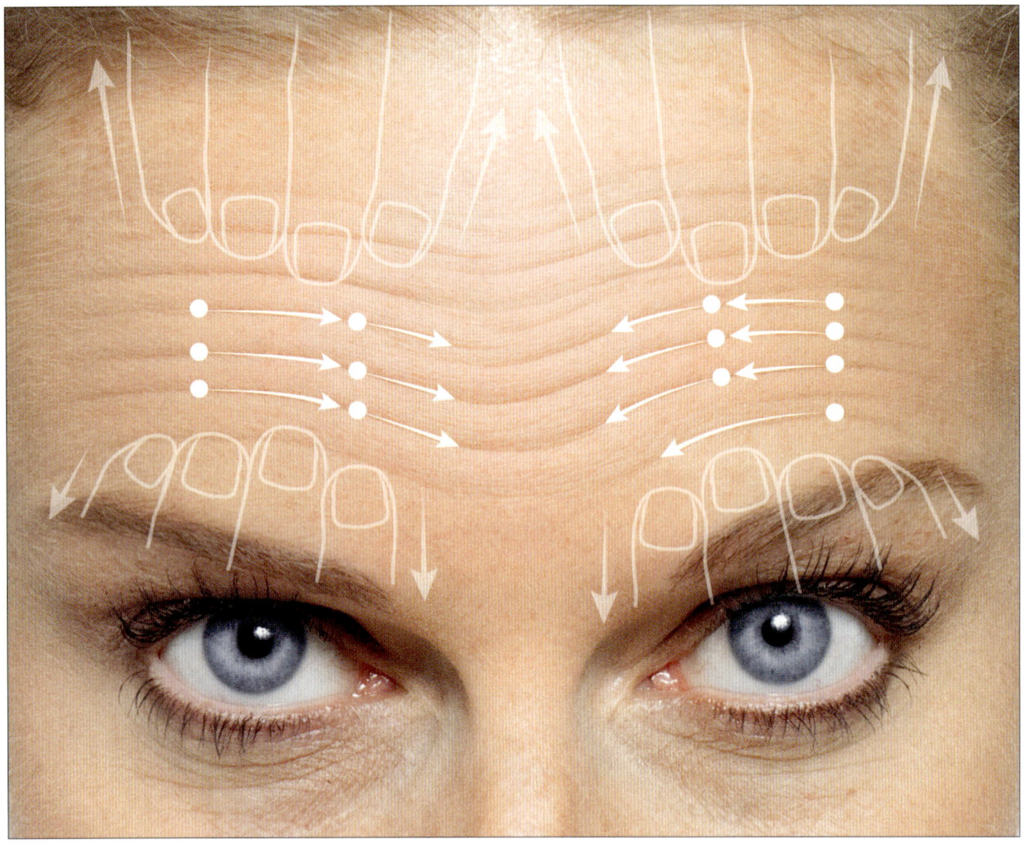

Technik Lineare Technik/Dehnungstechnik
Injektionspunkte 1 bis 2 Punkte pro Falte
Injektionstiefe Intradermal

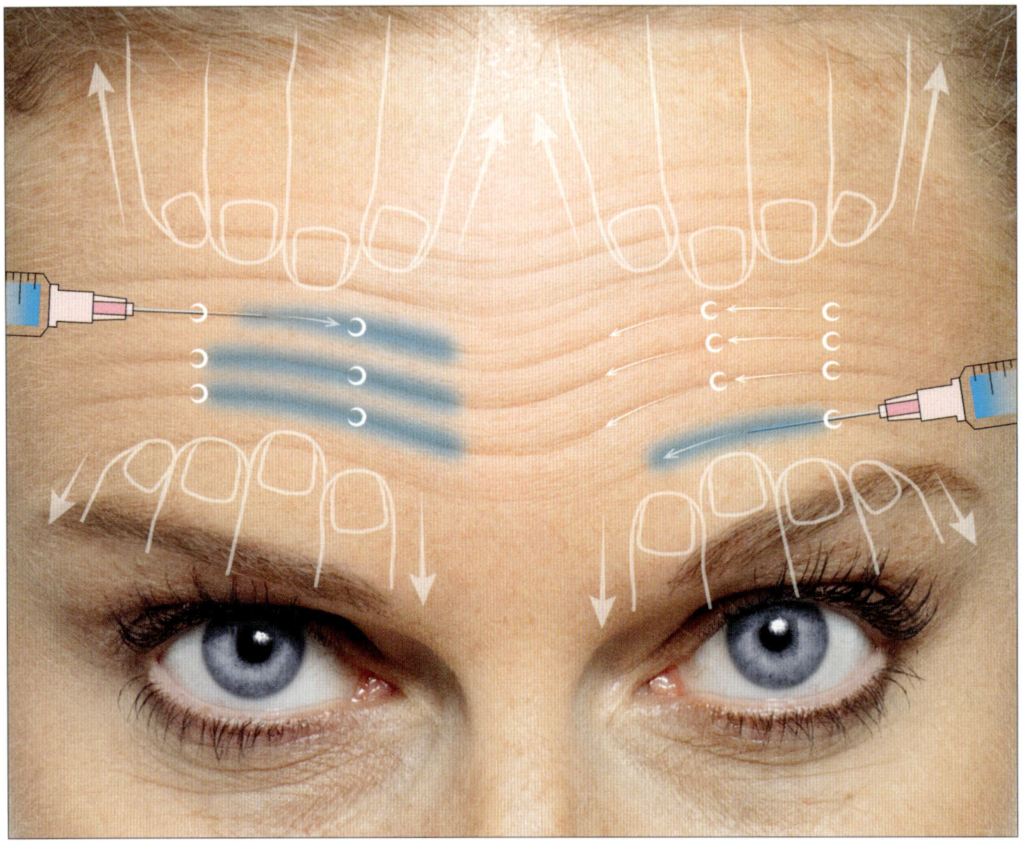

Volumen 0,01–0,02 ml/Injektion
Nadel 30 Gauge

Behandlung – Oberflächliche Faltenkorrektur

Dehnungstechnik

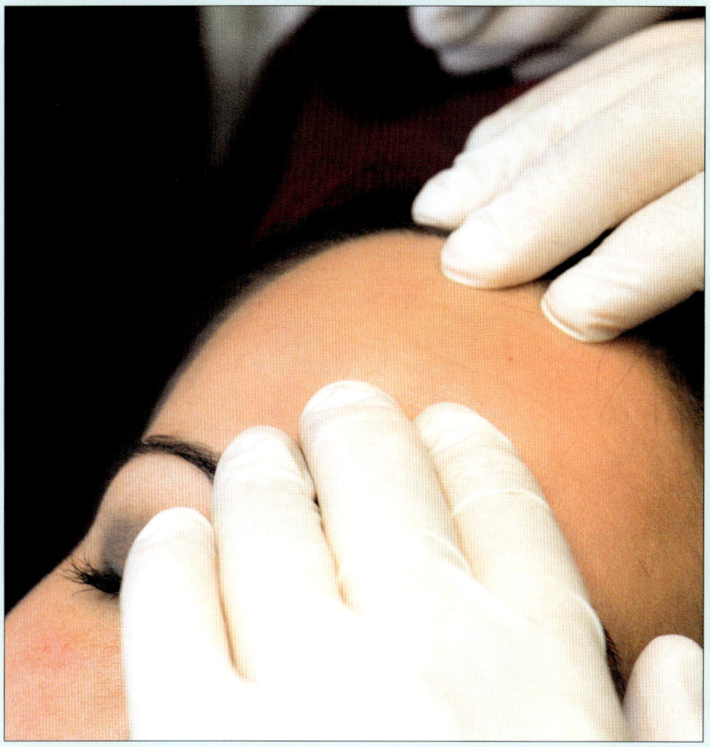

Die Haut wird quer zum Faltenverlauf durch eine Assistenz maximal gedehnt und stabilisiert.

Lineare Technik

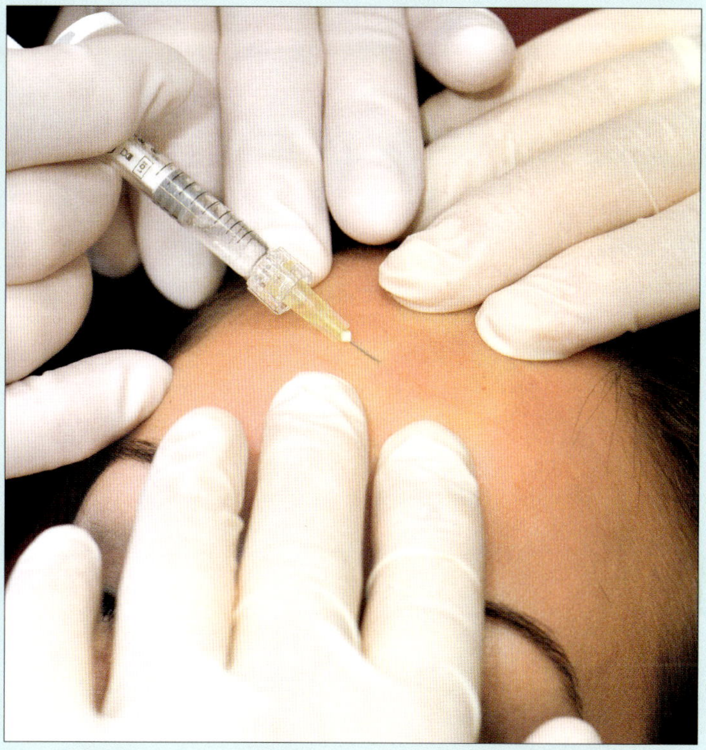

Die Nadel wird mit der linearen Technik oberflächlich im Faltenverlauf vorgeschoben. Während des Zurückziehens erfolgt die Injektion des Füllmaterials. Die intradermale Applikation des Füllmaterials führt zu einer deutlich sichtbaren Abblassung der Haut in Injektionsarealen (Blanching). Dieser Blanching-Effekt ist von der Hautabblassung, die durch die maximale Dehnung der Haut zustande kommt, zu unterscheiden.

Behandlungsablauf

- Entfernen von Make-up
- Desinfektion
- Anästhesie (nur bei sehr empfindlichen Patienten)
- Injektion: Lineare Technik
- Massage/Modellierung des Fillers
- Kühlen nach der Behandlung
- Patienteninfo für das Verhalten nach der Behandlung
- Kontrolltermin vereinbaren

Präparateauswahl

1 Filler für oberflächliche Augmentationen (S. 64)
2 Filler für mitteltiefe Augmentationen (S. 65)

Praxistipp

Dynamisch hervorgerufene Stirnfalten und Zornesfalten können durch eine vorangehende Botulinumtoxin-A-Behandlung der entsprechenden Muskeln behandelt werden.

Kombinationsmöglichkeiten

Insbesondere wenn sich die Falten dynamisch verstärken lassen, ist eine Botulinumtoxin-A-Behandlung der Stirn- und Glabellamuskeln mindestens zwei Wochen vor der Augmentation zu empfehlen.

Komplikationen/Umgang mit Komplikationen

- Insbesondere bei dünner Haut besteht die Gefahr einer wulstartigen Überkorrektur als Folge der oberflächlichen Fillerinjektion. Diese ist für die betroffenen Patienten stärker stigmatisierend als die zuvor belastende Falte. Aus diesem Grund kommt der Dehnungstechnik mit maximaler Spannung entscheidende Bedeutung zu, denn mit ihrer Hilfe wird die Überkorrektur definitiv vermieden.
- Es können sich tastbare Knötchen durch Aggregation der verwendeten Substanz bilden. Eine modulierende Massage des eingebrachten Materials direkt nach der Injektion führt zu einer gleichmäßigen Verteilung.
- Es können Entzündungen im Bereich der eingebrachten Substanz auftreten.

Behandlungsplanung – Stirnvolumisierung
Ziel ist eine Stirnvolumisierung und harmonische Glättung der statischen Falten durch Kompensation der profundalen Volumendefizite. Das kann durch eine vorsichtige vertikale Quaddelung der Ligamente im Faltenverlauf oder eine flächendeckende horizontale Augmentation mit der stumpfen Kanüle umgesetzt werden.

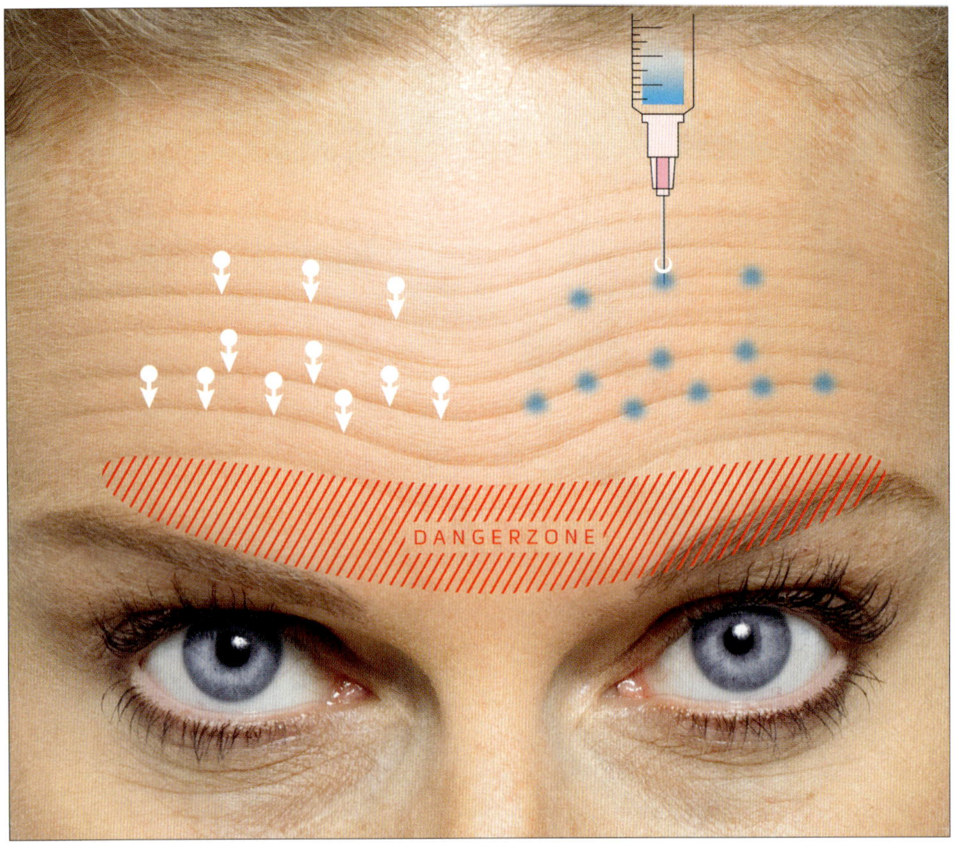

Technik Vertikale supraperiostale Depottechnik (VSDT)
Injektionspunkte 3–4 Sweetspots pro Falte (Quaddelung der Ligamente); etwa 30 Injektionspunkte insgesamt
Volumen 0,02–0,03 ml/Punkt; etwa 1 ml insgesamt
Nadel 27 Gauge

Cave: Die Injektion sollte ganz vorsichtig unter genauer Beobachtung der Projektion erfolgen. Das Material ist anschließend gut einzumassieren und gleichmäßig zu verteilen.
Cave: Danger zone im Bereich 1,5–2 cm kranial der Orbitakante. In diesem Bereich verlaufen die Arterien supraperiostal. Daher sollte in diesem Bereich keine Injektion erfolgen.

Video
Stirn VSDT

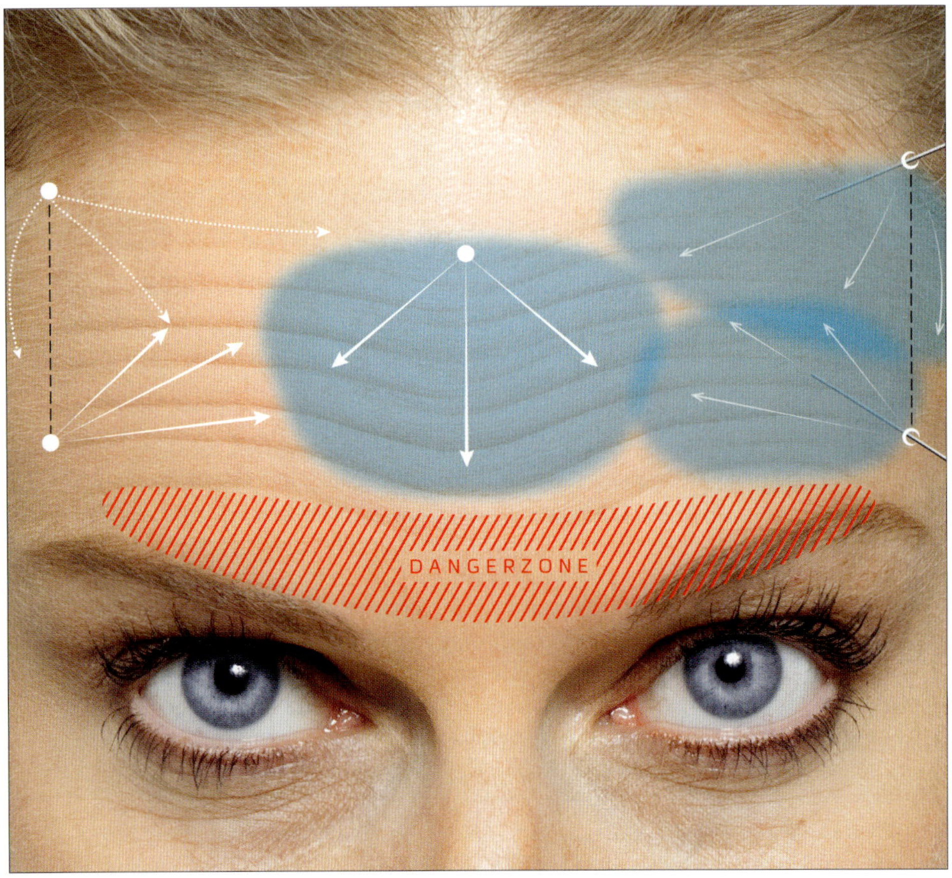

Technik Tiefe horizontale Augmentation mit der Kanüle (THAK)
Insertionsstelle *Proximal* (bei Bedarf), Haaransatz auf Höhe der medialen Crista temporalis
Distal, 1,5–2,0 cm proximal des Orbitarandes auf der Crista temporalis
Zentral, Mittellinie am oberen Ende der Konkavität
Injektionstiefe und -richtung Supraperiostal, fächerförmig von der medialen Crista nach kraniomedial und von der Stirnmitte nach kaudolateral
Volumen 0,2–0,5 ml/Seite
Nadel 22 Gauge Kanüle

Cave: Die quer verlaufenden Septen, die zur Darstellung der Stirnfalten beitragen, verhindern eine ebenmäßige Ausbreitung des horizontal applizierten Füllmaterials. Die Behandlungsergebnisse sind deswegen weniger gut vorhersagbar als nach einer vertikalen Quaddelung der Stirnligamente (s. o.).
Cave: Danger zone im Bereich 1,5–2,0 cm kranial der Orbitakante. In diesem Bereich verlaufen die Arterien supraperiostal und somit in der Behandlungszone der THAK.

Video
Stirn THAK

Behandlung – Stirnvolumisierung

VSDT

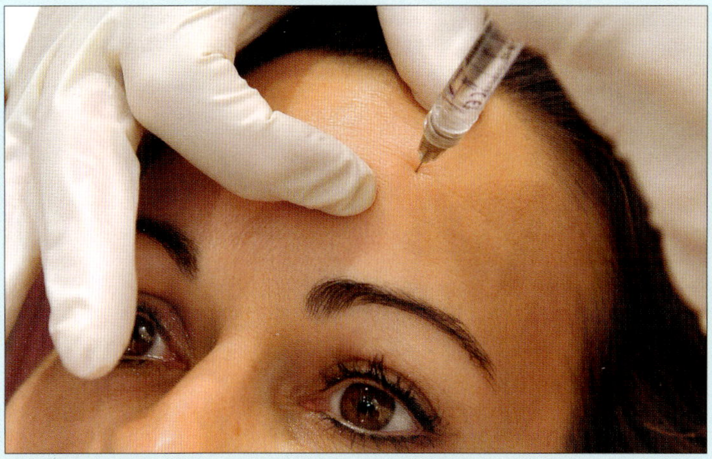

Nach bewusster Provokation der horizontalen Falten werden die Stirnligamente durch vertikale Injektionen im Faltenverlauf gequaddelt. Die Nadel wird dazu unter behutsamer Penetrationsgeschwindigkeit in den Sweetspot der Falte eingestochen und bis auf die knöcherne Basis vorgeschoben. Die Haut kann dabei mit der kontralateralen Hand leicht gedehnt werden. Unter strenger palpatorischer und visueller Kontrolle wird supraperiostal ein minimaldosiertes Fillerdepot injiziert.

THAK

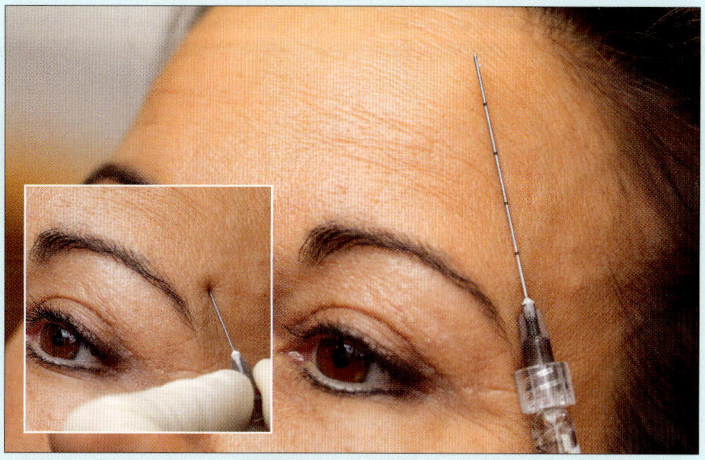

Alternativ kann mithilfe einer stumpfen Kanüle das volumisierende Material in horizontaler Richtung eingebracht werden. Die Stichinzision erfolgt an der medialen Crista temporalis (kleine Abbildung). Die Kanüle wird in supraperiostaler Ebene zum Liegen gebracht und das Füllmaterial mit Fächertechnik in jede Stirnhälfte appliziert.

Behandlungsablauf

- Entfernen von Make-up
- Desinfektion
- Anästhesie (nur bei sehr empfindlichen Patienten)
- Injektion: VSDT, THAK
- Massage/Modellierung des Fillers
- Kühlen nach der Behandlung
- Patienteninfo für das Verhalten nach der Behandlung
- Kontrolltermin vereinbaren

Präparateauswahl

3 Filler für tiefe Augmentationen (S. 68)
4 Filler für maximaltiefe Augmentationen (S. 70)

Im Stirnbereich ist eine gute Modellierbarkeit des Materials wichtig. Modellierresistente Produkte wie z. B. Belotero® Intense sollten nicht eingesetzt werden.

Praxistipp

Aufgrund der starken Septierung der Stirnregion ist eine homogene Materialverteilung mit einem horizontalen Vorgehen schwer zu erreichen. Die Autoren empfehlen deswegen für eine flächendeckende Stirnvolumisierung die vertikale Quaddelung der Ligamente im Faltenverlauf (VSDT). Wird das Material anschließend gut einmassiert, ist von einem Eingriff nichts mehr zu sehen. Durch eine vorangegangene Botulinumtoxin-A-Behandlung der Muskulatur kann das Behandlungsergebnis optimiert werden.

Kombinationsmöglichkeiten

Wenn sich die Falten dynamisch verstärken lassen, ist eine Botulinumtoxin-A-Behandlung der Stirn- und Glabellamuskeln ein bis zwei Wochen vor der Augmentation zu empfehlen.

Komplikationen/Umgang mit Komplikationen

- Insbesondere bei dünner Haut besteht die Gefahr einer depotartigen Verdickung als Folge der Fillerinjektion. Diese ist für die betroffenen Patienten stärker stigmatisierend als die zuvor belastende Falte. Aus diesem Grund ist eine behutsame Injektion mit einem gut modellierbaren Material und anschließender sorgfältiger Massage grundlegend, um eine Überkorrektur zu vermeiden.
- Es können sich tastbare Knötchen durch Aggregation der verwendeten Substanz bilden. Eine modulierende Massage des eingebrachten Materials direkt nach der Injektion führt zu einer gleichmäßigen Verteilung.
- Es können Entzündungen im Bereich der eingebrachten Substanz auftreten.
- Punktion und Verschluss eines Astes der A. ophthalmica im Stirnbereich können zur Erblindung führen.

Cave

Bei einer tiefen Stirnbehandlung ist die Injektion in ein größeres versorgendes Gefäß unbedingt zu vermeiden. Aus diesem Grund muss die Nadel vertikal höchst vorsichtig bis auf den Knochen vorgeschoben und es muss unter strenger visueller und palpatorischer Kontrolle injiziert werden. Horizontal muss eine möglichst breite, stumpfe Kanüle (22 G) verwendet werden.

7.2.2 Glabellafalten

Die Stirn ist die „Leinwand der Seele". Auf der Stirn visualisiert sich die individuelle Stimmungslage des Menschen. Die sogenannte Zornesfalte (Glabella) ist die prominenteste und ausdrucksstärkste Mimikkomponente des menschlichen Gesichts. Unabhängig von der tatsächlichen Stimmung schafft eine ausgeprägte Zornesfalte eine negative Ausdruckslage. Die negative Wirkung der Zornesfalte wird den Betroffenen oft von ihrer Umwelt mit Bemerkungen wie „Schau doch nicht so grimmig!" zurückgemeldet.

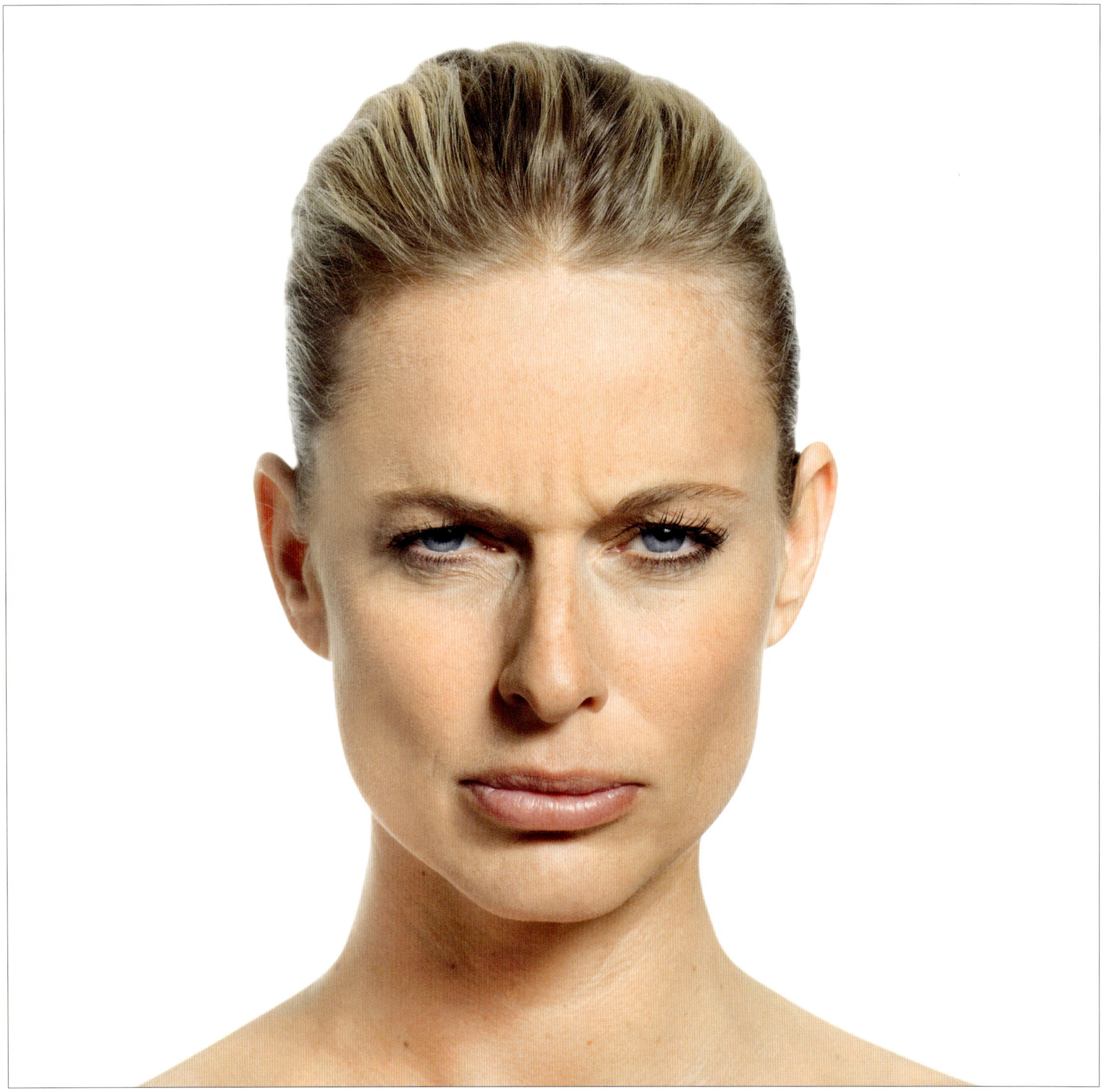

Patientenauswahl
Bei Patienten, denen es gelingt, die Zornesfalten dynamisch bzw. willkürlich hervorzubringen, sollte als Therapiemaßnahme eine dosisabhängige Muskeldenervation mit Botulinumtoxin A durchgeführt werden. Persistierende Falten, insbesondere bei älteren Patienten, können dann mit geeigneten Fillern ergänzend behandelt werden.

Bewertung der Indikation
Die Zornesfalte lässt sich im Rahmen einer Kombinationsbehandlung (vorangehende Injektion von Botulinumtoxin A, danach Augmentation) sehr gut glätten. Kontinuierliche Auffrischungsbehandlungen ermöglichen ein optimales und dauerhaftes Ergebnis.

Anatomie
Die Zornesfalten werden im Wesentlichen durch das Zusammenspiel dreier verschiedener Muskeln gebildet:
- M. procerus (1)
- M. corrugator supercilii (2) und
- M. depressor supercilii (3)

Der M. procerus zieht, gemeinsam mit dem M. corrugator supercilii, die Haut der medialen Augenbrauen zur Nasenwurzel hinunter und bewirkt damit tiefe Querfalten über der Nasenwurzel. Der M. corrugator supercilii zieht gemeinsam mit dem M. depressor supercilii die medialen Augenbrauen nach medial und kaudal; damit entstehen senkrechte Fältchen zwischen den Augenbrauen und über der Nasenwurzel.

Unterhalb der mimischen Muskulatur liegt der tiefe Glabellafettkörper. Dessen altersbedingte Atrophie beeinträchtigt die Spannungsverhältnisse und begünstigt eine persistierende Zornesfalte im fortgeschrittenen Alter.

Die arterielle Blutversorgung erfolgt vornehmlich über die A. supratrochlearis, welche am supratrochlearen Foramen an der medialen Orbitakante entlang des Knochens zieht und in ihrem weiteren nach superior gerichteten Verlauf durch den M. corrugator supercilii stößt, ehe sie im subkutanen Gewebe weitere Äste abgibt.

In der zentralen Glabellaregion, um den M. procerus, verlaufen weitestgehend nur subkutan lokalisierte Gefäße.

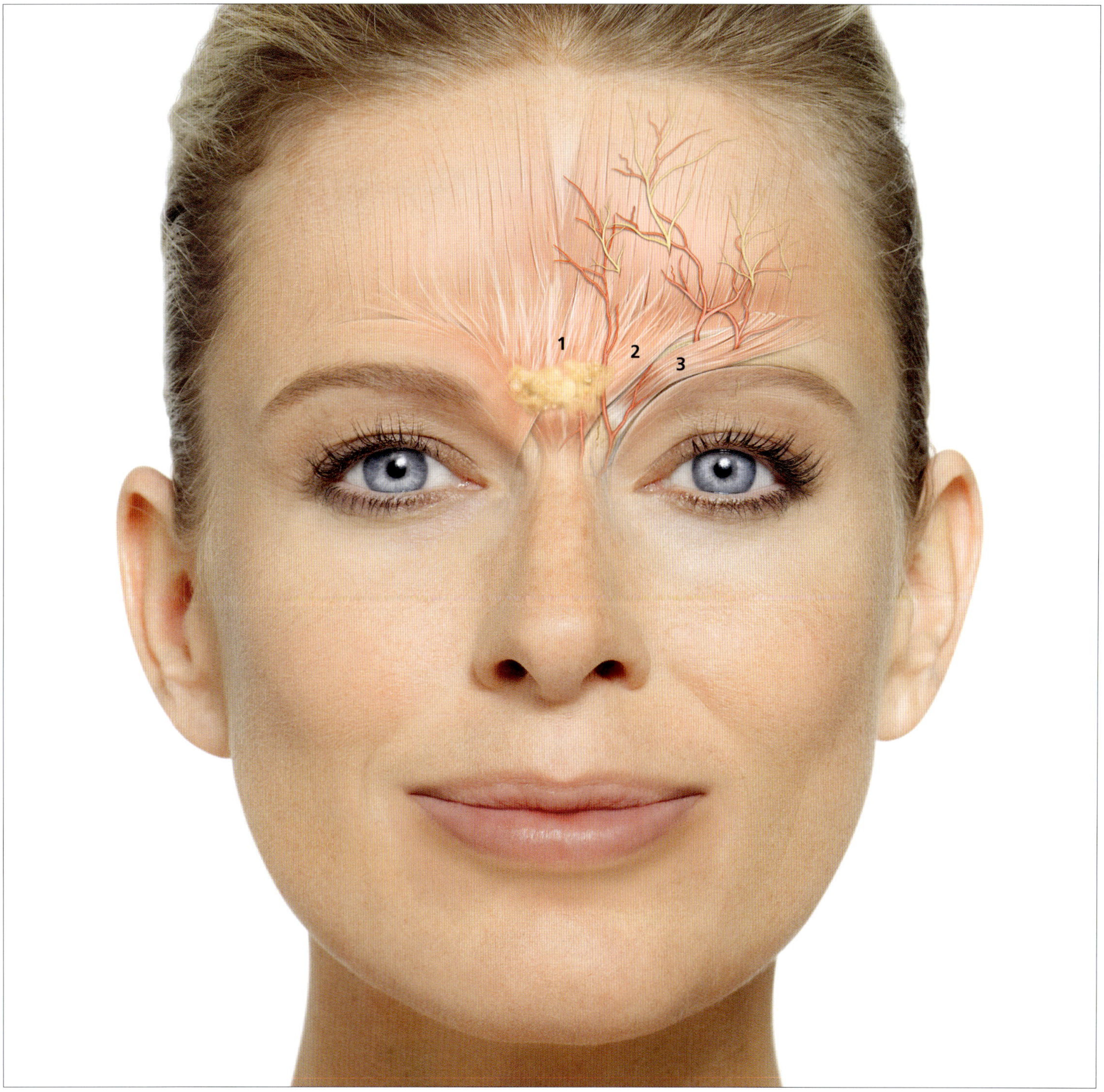

Behandlungsplanung – Oberflächliche Faltenkorrektur
Das Ziel der oberflächlichen Augmentation ist die dekorative Verschleierung persistierender Glabellafalten nach erfolgter Botulinumtoxin-A-Therapie..

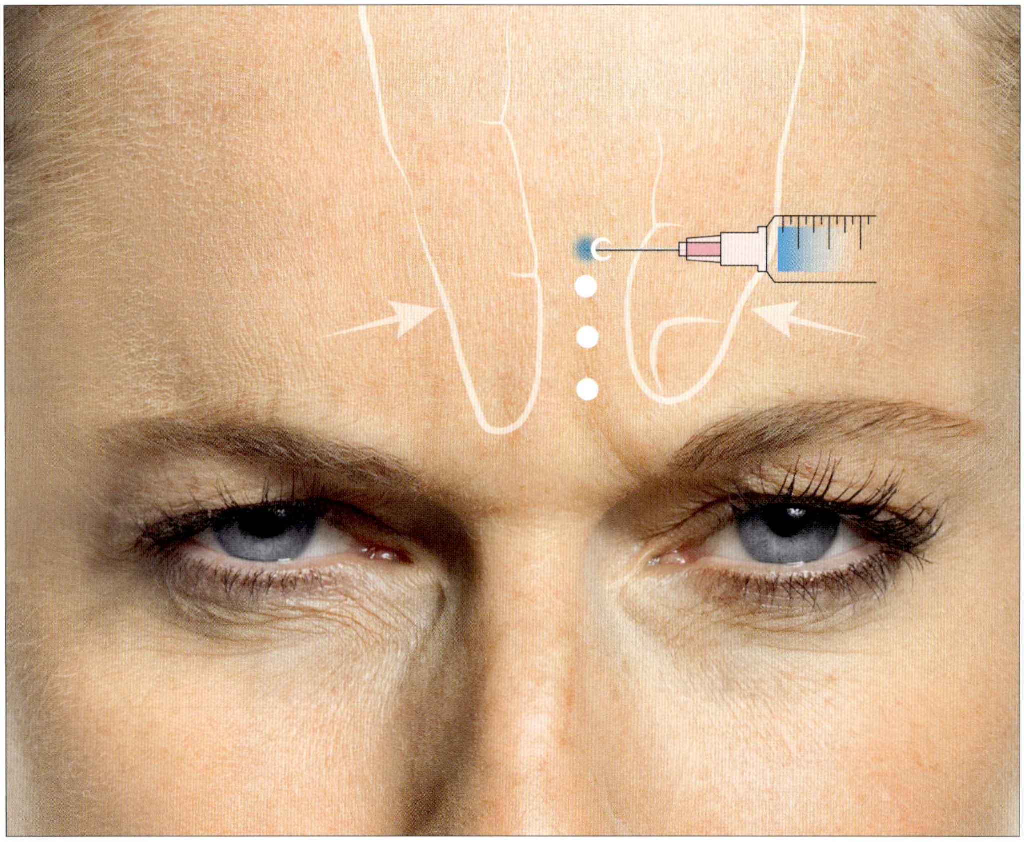

Technik Punkttechnik mit Kompression; insbesondere bei seborrhoischer Haut sinnvoll
Injektionspunkte Mehrere pro Falte, abhängig von der Ausprägung
Injektionstiefe Intradermal
Volumen 0,05 ml/Punkt
Nadel 30 Gauge

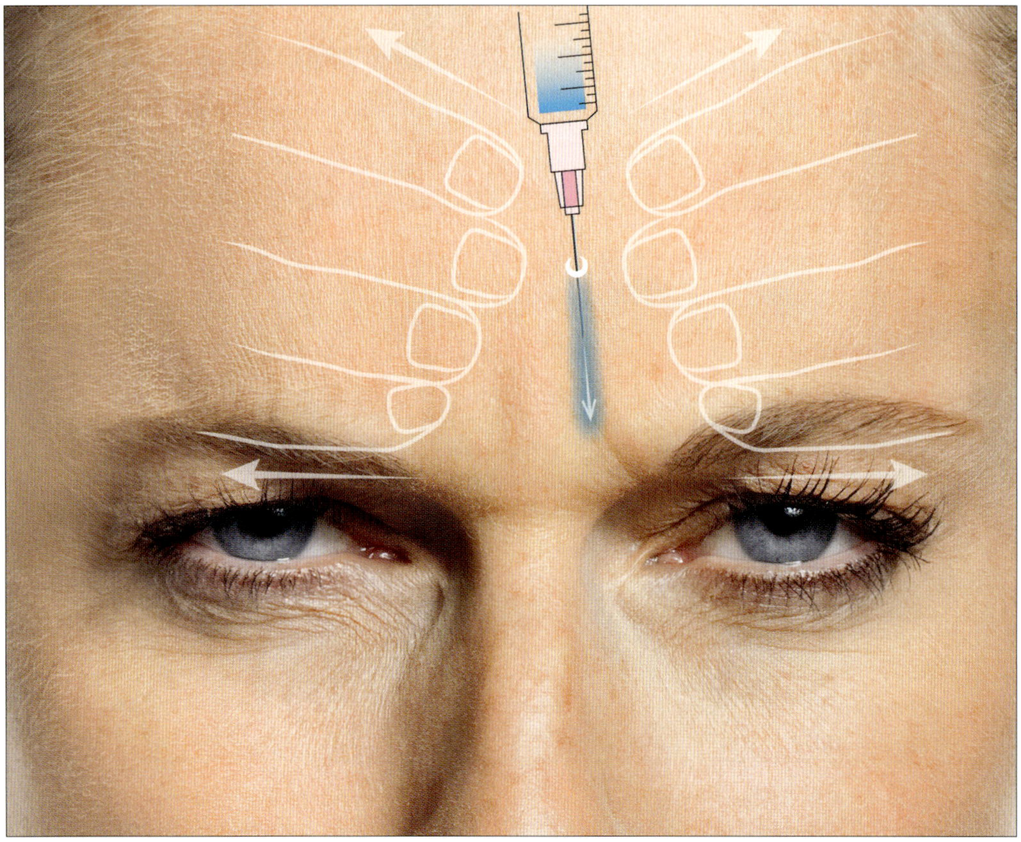

Technik Lineare Technik mit Dehnung
Injektionspunkte 1 Punkt am proximalen Ende der Falte, ggf. 1 weiterer Punkte entlang des Faltenverlaufs
Injektionstiefe Intradermal
Volumen 0,05–0,1 ml/Linie
Nadel 30 Gauge

Behandlung – Oberflächliche Faltenkorrektur

Punkttechnik mit Kompression

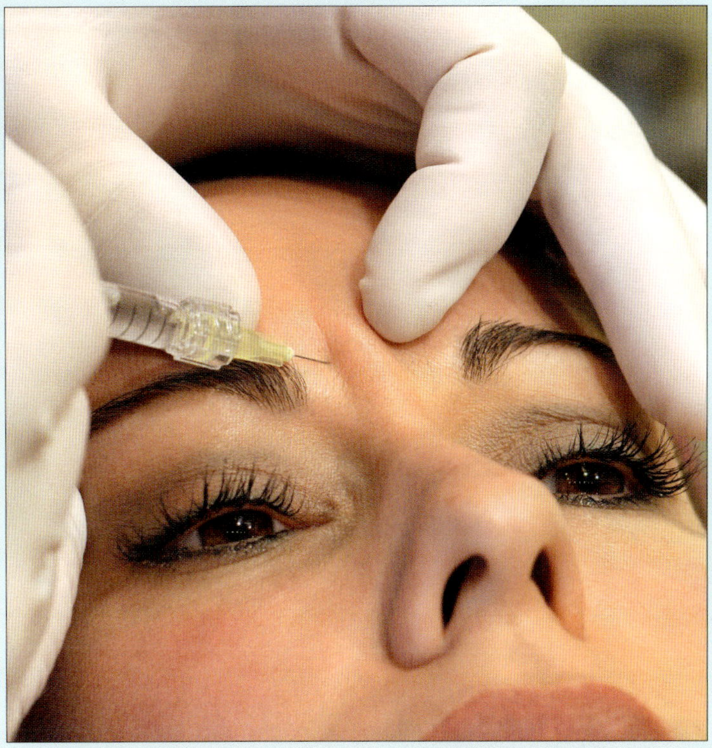

Die Injektion erfolgt mittels Punkttechnik unter Kompression der Haut entlang der Ausprägung der Glabellafalte. Injektionstiefe und Injektionsmenge sind optimal, wenn an jedem Punkt ein Blanching-Effekt zu beobachten ist.

Lineare Technik mit Dehnung

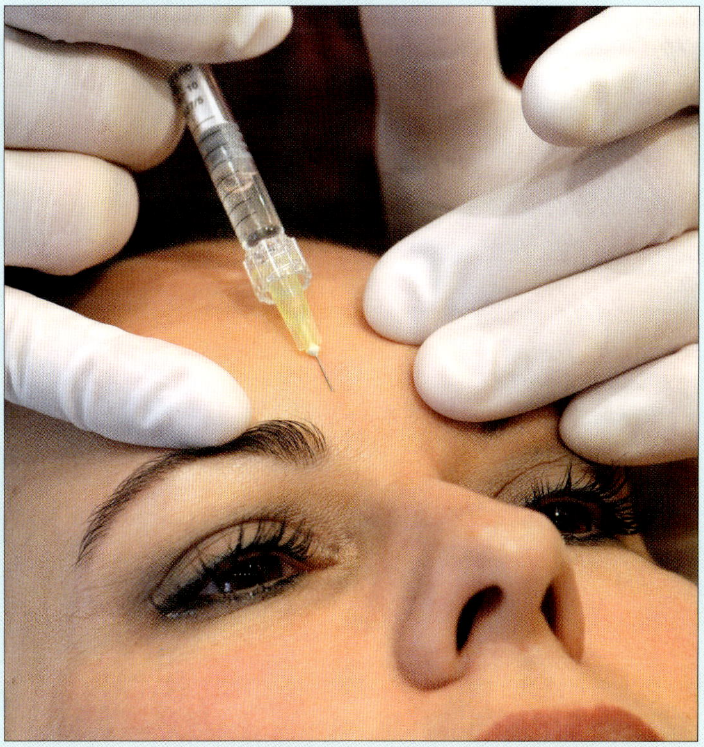

Die Injektion erfolgt unter maximaler Dehnung der Haut. Es wird aus kranialer Richtung eingestochen. Die Nadel wird dann in Richtung der Faltenausprägung nach kaudal vorgeschoben. Die Fillersubstanz wird beim Zurückziehen der Nadel appliziert. Bei korrekter, intradermaler Applikation kommt es zu einer Abblassung der Haut (Blanching-Effekt).

Behandlungsablauf
- Entfernen von Make-up
- Desinfektion
- Anästhesie (nur bei sehr empfindlichen Patienten)
- Injektion: Punkttechnik, Lineare Technik
- Massage/Modellierung des Fillers
- Kühlen nach der Behandlung
- Patienteninfo für das Verhalten nach der Behandlung
- Kontrolltermin vereinbaren

Präparateauswahl

1 Filler für oberflächliche Augmentationen (S. 64)
2 Filler für mitteltiefe Augmentationen (S. 65)

Praxistipp

Die Behandlung sollte als Ergänzungsmaßnahme zu einer Denervationstherapie mit Botulinumtoxin A durchgeführt werden. Der Behandlungserfolg ist nur in mehreren Sitzungen erreichbar.

Kombinationsmöglichkeiten

Medikamentöse Denervation der Glabellamuskeln ein bis zwei Wochen vor der Augmentation.

Komplikationen/Umgang mit Komplikationen
- Es können sich tastbare Knötchen durch Aggregation der verwendeten Substanz bilden. Eine modulierende Massage des eingebrachten Materials direkt nach der Injektion führt zu einer gleichmäßigen Verteilung.
- Es können Entzündungen im Bereich der eingebrachten Substanz auftreten.

Cave

Der Glabellabereich wird durch Äste der A. ophthalmica gut durchblutet, sodass durch intraarterielle Injektionen neben Nekrosen auch Fälle von Erblindung beschrieben wurden. Gefäßpunktionen durch unkontrolliertes, zu tiefes Injizieren müssen in jedem Fall gemieden werden.

Behandlungsplanung – Volumenaufbau der Glabella
Ziel der tiefen Augmentation ist eine Kompensation der atrophiebedingten Substanzmängel im Glabellafettkörper. Durch die Volumenprojektion der Weichteilbasis können die Ligamente wieder unter Spannung gesetzt und die Haut gestrafft werden, wodurch die vorwiegend muskulär bedingten Falten gemildert werden. Der Augmentation sollte eine Denervationstherapie mit Botulinumtoxin A vorangegangen sein

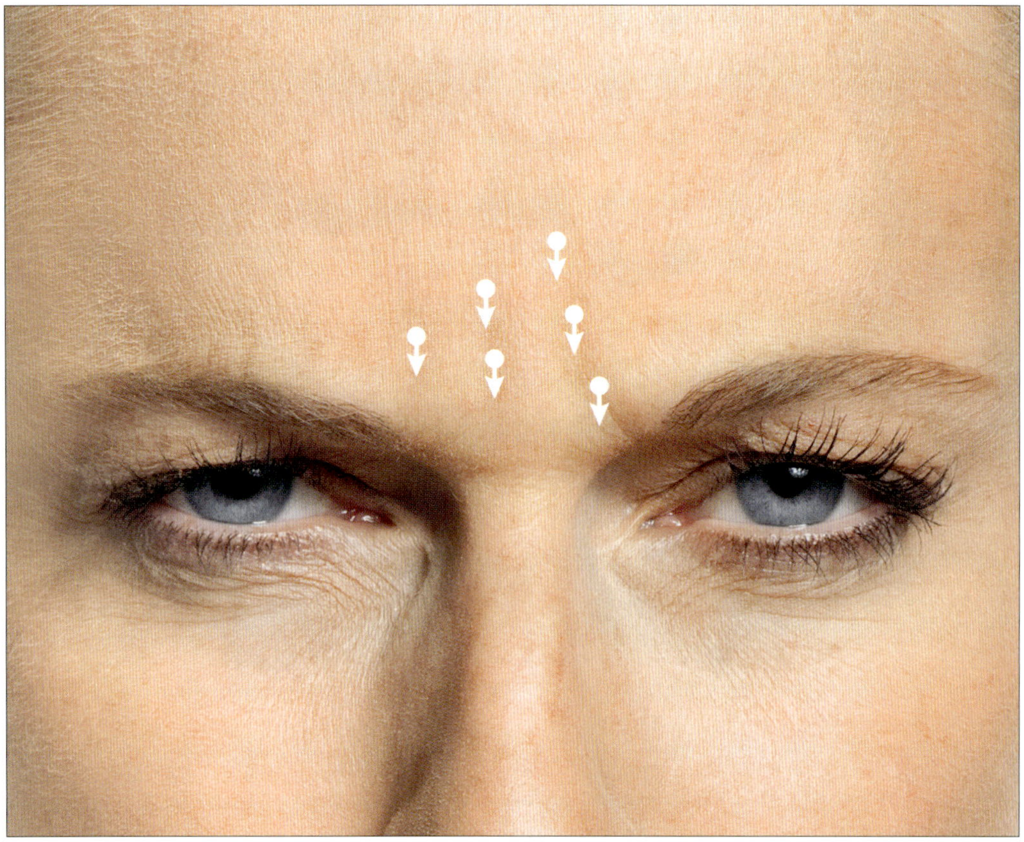

Technik Vertikale supraperiostale Depottechnik (VSDT)
Injektionspunkte Mehrere Sweetspots pro Falte, je nach Ausprägung

Cave: Durch behutsamen Vorschub der Nadel auf das Periost unter Zusammenarbeit mit dem Patienten als auch unter Abstandswahrung zur Orbitakante und strikte Injektion in die Faltenbasis ist eine Gefäßpunktion verhinderbar.

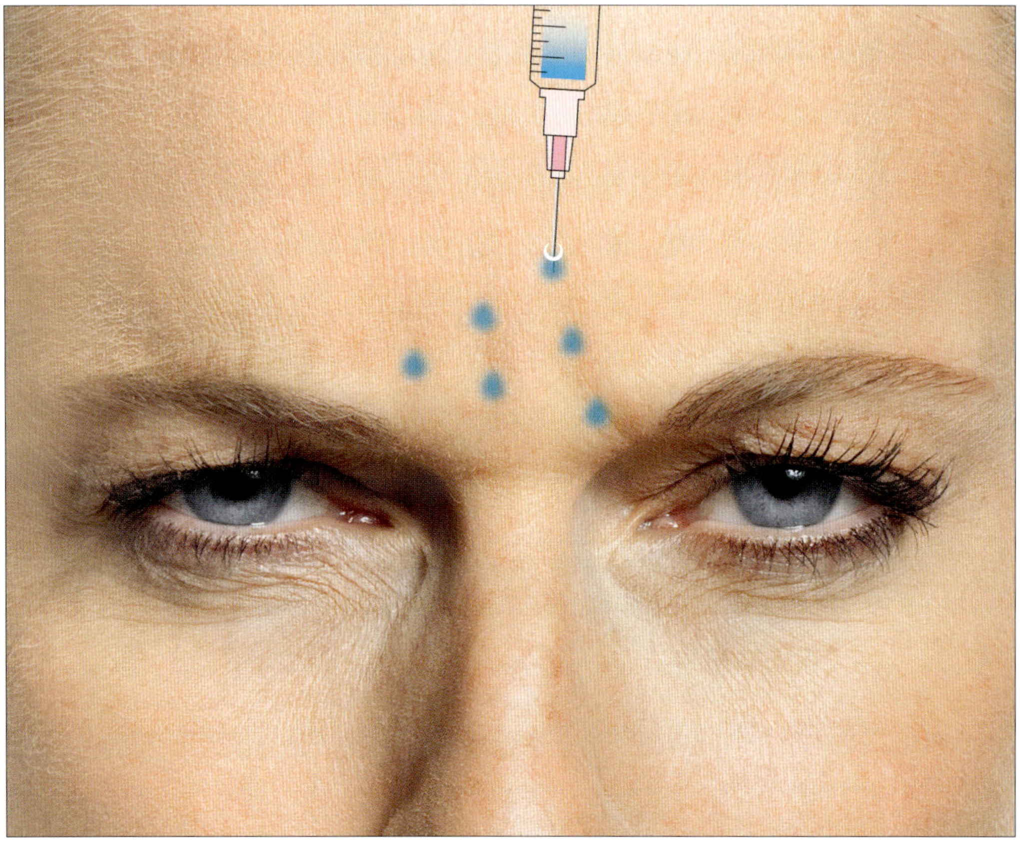

Volumen 0,05 ml/Punkt
Nadel 27 Gauge

Video
Glabella VSDT

Behandlung – Volumenaufbau der Glabella

VSDT

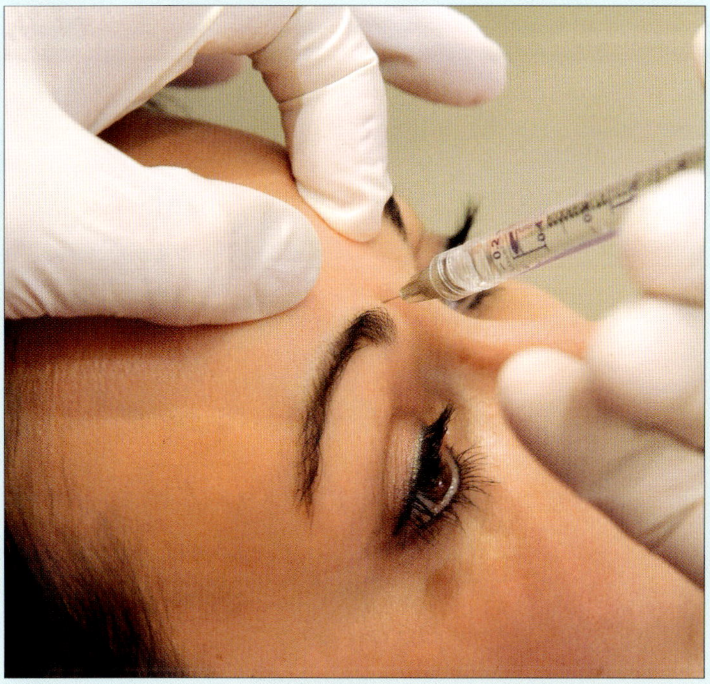

Mit der kontralateralen Hand wird die Region bei der Injektion palpatiert und leicht komprimiert.

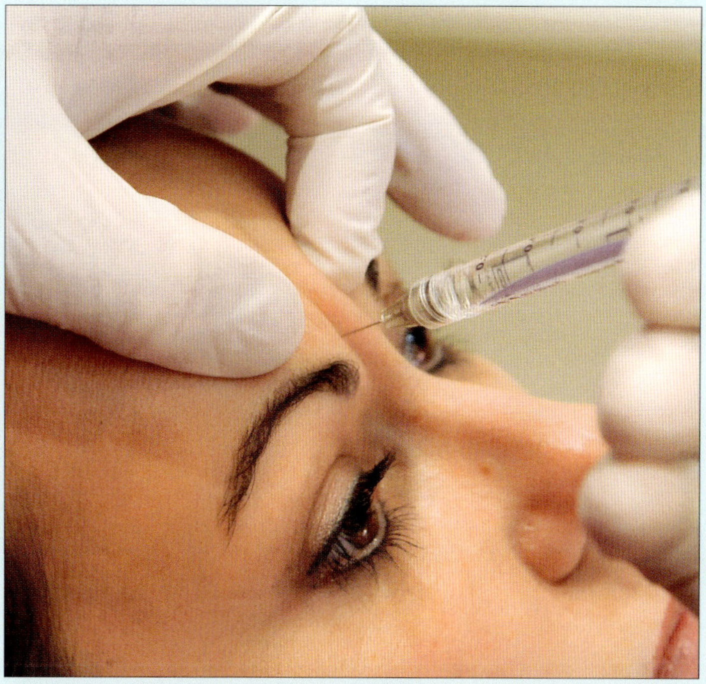

Der Nadeleinstich erfolgt vertikal, in jedem Fall bis auf den Knochen. Die Nadel wird behutsam vorgeschoben und es wird nur injiziert, wenn die knöcherne Basis ohne merkwürdiges Empfinden des Patienten erreicht worden ist. So kann eine Gefäßkonfrontation nahezu ausgeschlossen werden.

Behandlungsablauf

- Entfernen von Make-up
- Desinfektion
- Anästhesie (nur bei sehr empfindlichen Patienten)
- Injektion: VSDT
- Massage/Modellierung des Fillers
- Kühlen nach der Behandlung
- Patienteninfo für das Verhalten nach der Behandlung
- Kontrolltermin vereinbaren

Präparateauswahl

3 Filler für tiefe Augmentationen (S. 68)
4 Filler für maximaltiefe Augmentationen (S. 70)

Kombinationsmöglichkeiten

Medikamentöse Denervation der Glabellamuskeln ein bis zwei Wochen vor der Augmentation.

Komplikationen/Umgang mit Komplikationen

- Es können sich tastbare Knötchen durch Aggregation der verwendeten Substanz bilden. Eine modulierende Massage des eingebrachten Materials direkt nach der Injektion führt zu einer gleichmäßigen Verteilung.
- Es können Entzündungen im Bereich der eingebrachten Substanz auftreten.

Praxistipp

- Die Behandlung sollte als Ergänzungsmaßnahme zu einer Denervationstherapie mit Botulinumtoxin A durchgeführt werden. Der Behandlungserfolg ist nur in mehreren Sitzungen erreichbar.
- Eine ausschließliche Injektion in den Faltenverlauf unter behutsamem Vorführen der Nadel bis auf den Knochen in Zusammenarbeit mit dem Patienten verhindert das Risiko einer intravasalen Injektion.
- Die A. supratrochlearis zieht in der Incisura frontalis um die mediosuperiore Orbitakante und verläuft supraperiostal, bis sie den M. corrugator supercilii durchstößt. Zudem ist sie stets (unmittelbar) lateral der Glabellafalte anzutreffen.

7.2.3 Schläfen/Temporalregion

Eine Atrophie des tiefen temporalen Fettkörpers führt relativ früh zu einer Abnahme des Schläfenvolumens und einem sichtbareren Hervortreten der Blutgefäße. Auch wenn diese Region augenscheinlich für eine ästhetische Maßnahme marginal erscheint, trägt eine Volumisierung der Schläfe nicht nur signifikant zu einer Harmonisierung des gesamten oberen Gesichtsdrittels bei, sondern auch zur einer Optimierung der gesamten Gesichtskontur.

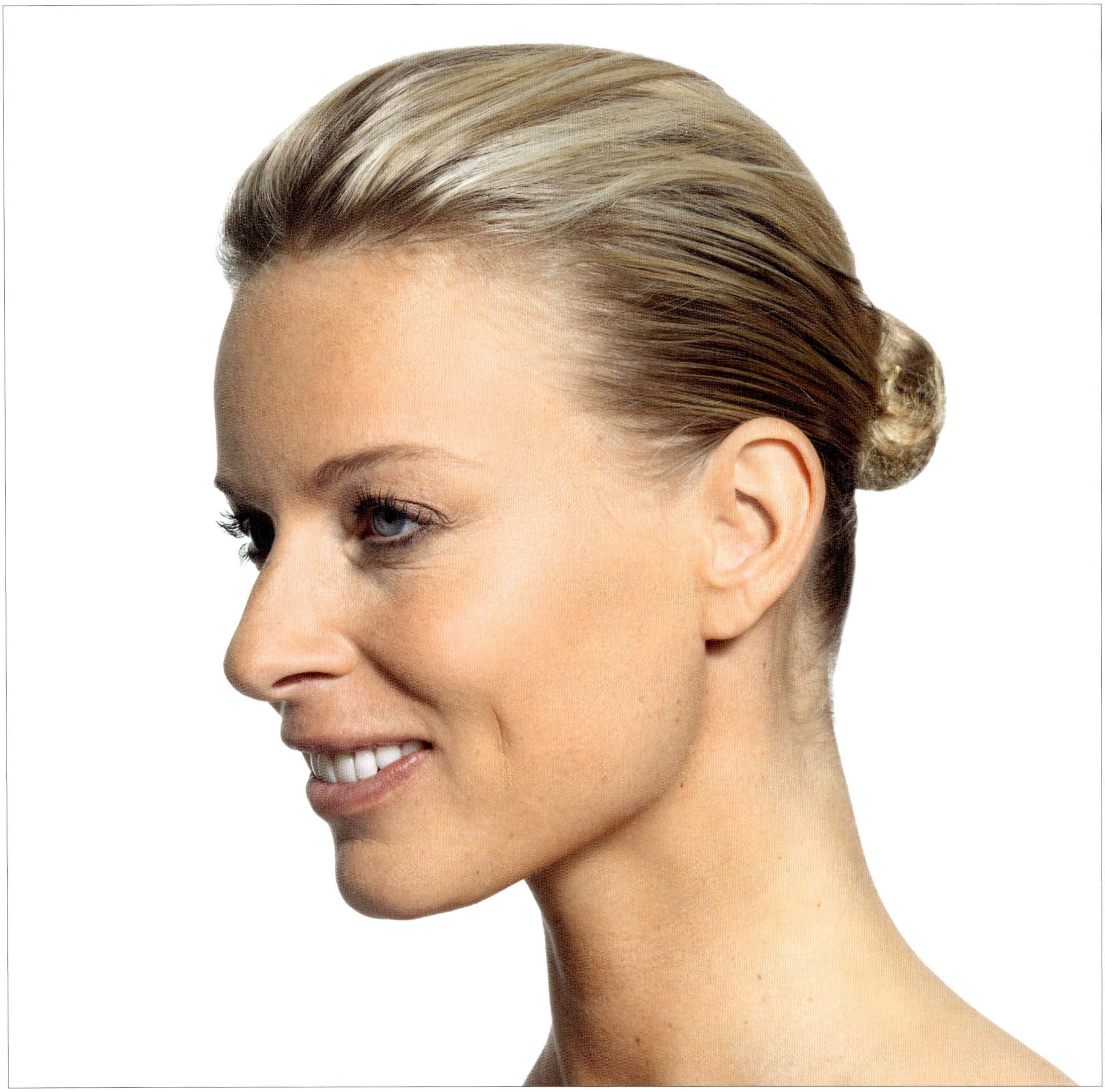

Patientenauswahl
Patienten, die sichtbare Blutgefäße im Schläfenbereich aufweisen profitieren besonders von einem Volumenaufbau der Schläfe.

Bewertung der Indikation
Eine harmonisierende Projektion der Temporalregion lässt sich gut mittels tiefer Augmentationstechniken in der Vertikalen oder Horizontalen umsetzen. Auch die lateral-canthalen Falten können im selben Behandlungsgang gemildert werden. Kontinuierliche Auffrischungsbehandlungen ermöglichen ein optimales und dauerhaftes Ergebnis.

Anatomie

Die Schläfe wird nach kranial von der Crista temporalis, nach medial durch den knöchernen Orbitarand, nach kaudal durch den Arcus zygomaticus und nach lateral durch eine vertikale Linie 1–3 cm hinter dem äußeren Gehörgangs begrenzt.

Klinisch unterteilt man die Schläfe in einen anterioren und einen posterioren Anteil. Dies entspricht einer vertikalen Linie durch die Mitte des Arcus zygomaticus, was dem Mittelpunkt zwischen Malareminenz (auf Höhe einer horizontalen Linie durch den lateralen Kanthus) und der Basis des Tragus entspricht. Ferner erfolgt die Gliederung durch eine imaginäre Linie im 30°-Winkel durch den Tragus in einen superioren und inferioren Part.

Zusätzlich weist diese Region eine weitere Besonderheit auf. Sie weicht von der klassischen Fünfschichtung des Gesichts (Kutis, oberflächliches Fett, Muskulatur, tiefes Fett, Knochen) ab. Unterhalb der Haut und des subkutanen Fettgewebes befindet sich die Fascia temporalis superficialis und das sogenannte tiefe Schläfenfett. Sodann schließt sich die Fascia temporalis profunda an, welche sich aus einer superfiziellen und einer profunden Lamina zusammensetzt. Zwischen beiden Laminae findet sich der als superfizielles Schläfenfettkompartiment bezeichnete Fettkörper. Zuletzt schließen sich das tiefe temporale Fettkompartiment, der M. temporalis und der Schädelknochen an.

Die A. temporalis superficialis verläuft in der Fascia temporalis superficialis. Es bestehen Anastomosen zur supratrochlearen und supraorbitalen Arterie und somit zur A. ophthalmica.

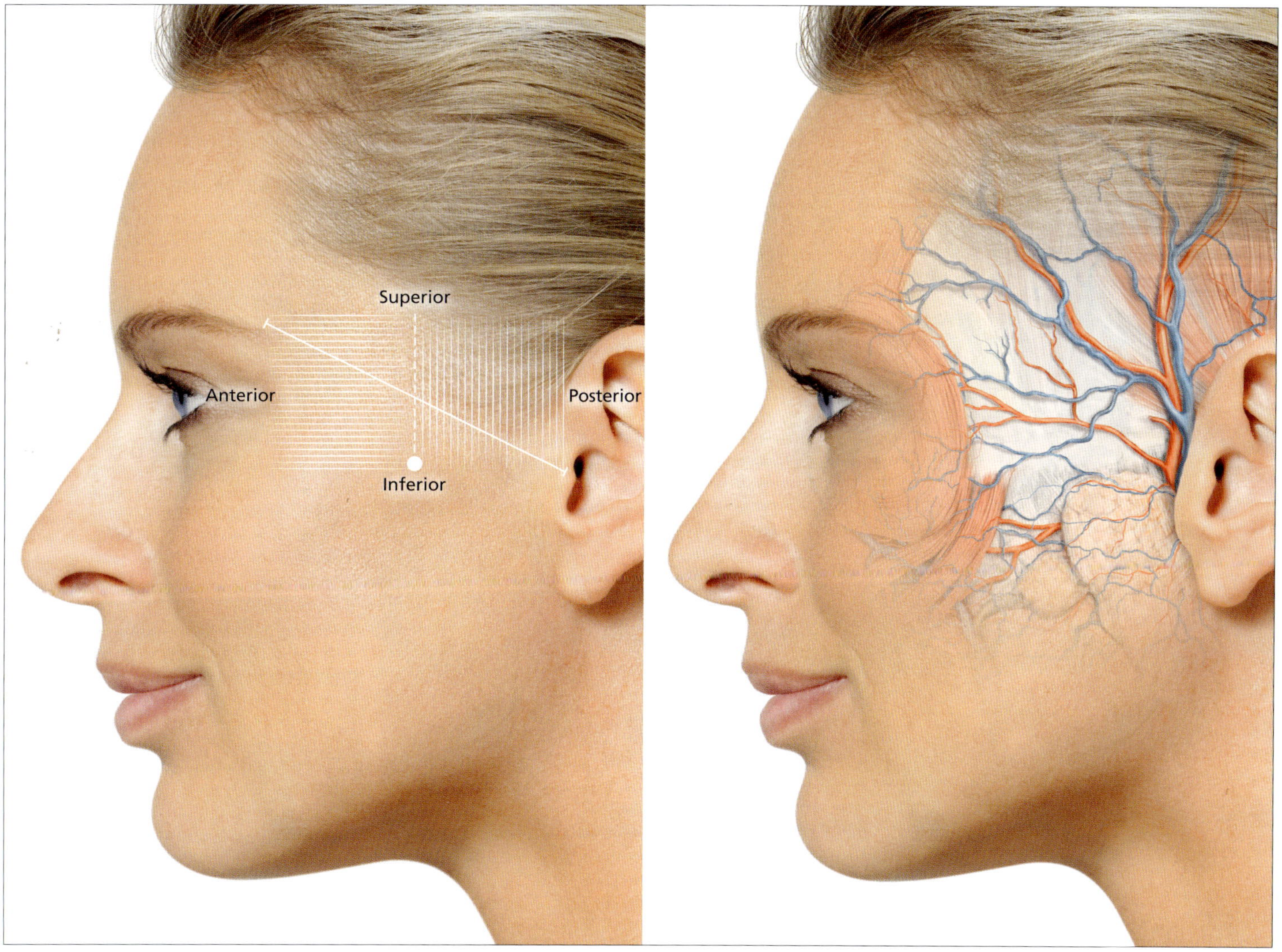

Behandlungsplanung – Anteriore Schläfenvolumisierung
Ziel der Behandlung ist eine Kompensation der atrophiebedingten Substanzmängel im temporalen Fettkörper. Dafür kommt entweder die Applikation von vertikalen supraperiostalen Depots oder eine tiefe horizontale Augmentationsmaßnahme mit der stumpfen Kanüle infrage.

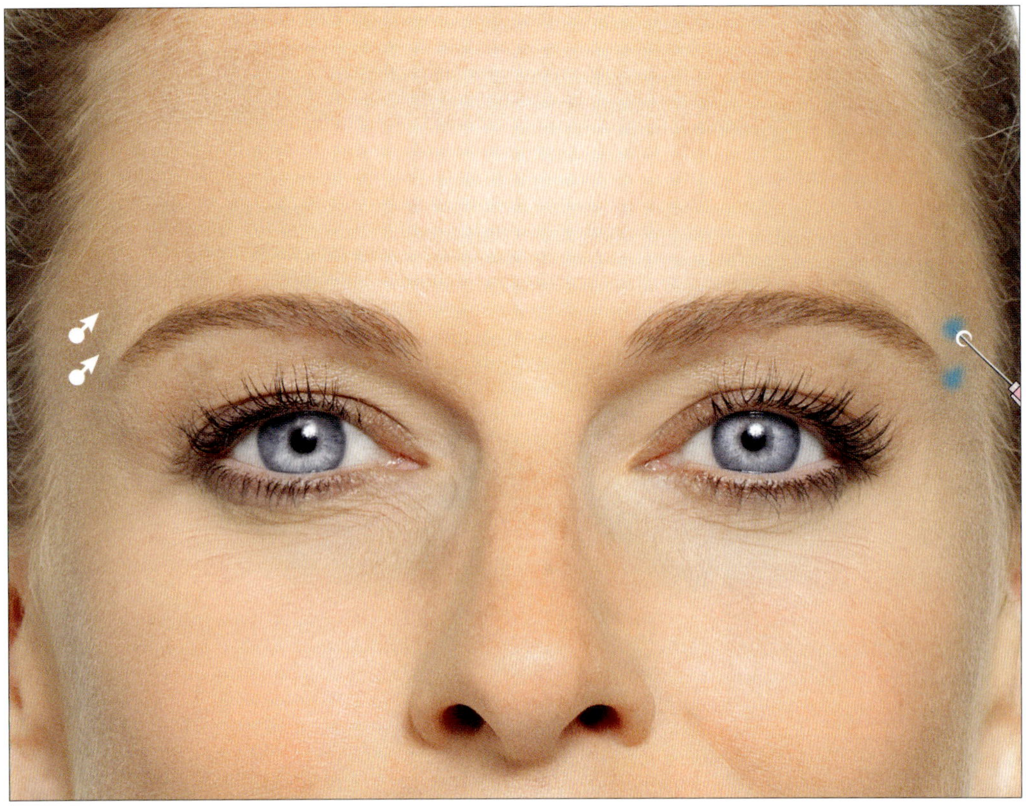

Technik Vertikale supraperiostale Depottechnik (VSDT)
Injektionspunkte 1 Sweetspot 1 cm entlang der medialen Crista temporalis, dann ca. 1 cm (senkrecht zur Crista) nach kaudal. Bedarfsweise ein weiterer Sweetspot unterhalb des ersten.
Volumen 0,1–0,3 ml/Punkt
Nadel 27 Gauge

Cave: Nadel schräg in Richtung der Crista temporalis einführen!
Cave: Durch vorherige Palpation und behutsames Einbringen der Nadelspitze auf den Knochen in Zusammenarbeit mit dem Patienten Konfrontation der A. temporalis vermeiden!
Cave: Die meisten Gefäße verlaufen im inferioren Schläfenbereich. Daher in dieser Region nicht mit spitzer Nadel arbeiten!

Video
Anteriore Schläfe
VSDT

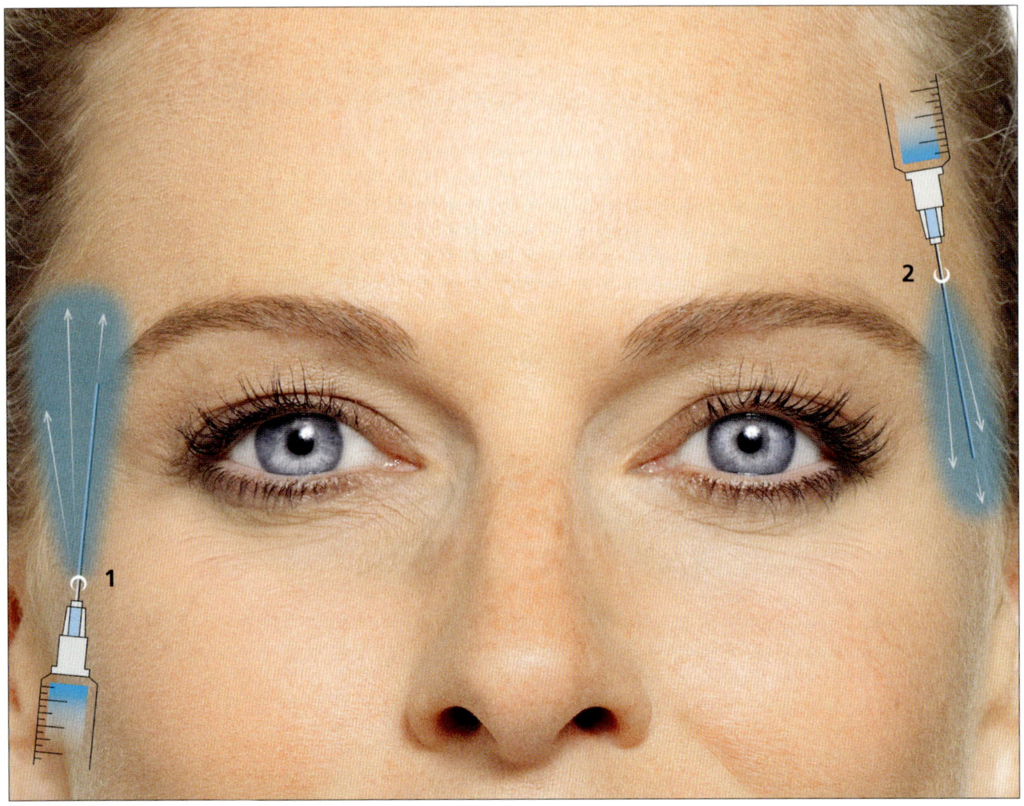

Technik Tiefe horizontale Augmentation mit der Kanüle (THAK)
Insertionsstelle (1) Mittelpunkt des Arcus zygomaticus
(2) Mittlerer Abschnitt der Crista temporalis
Injektionstiefe und -richtung Subkutan, fächerförmig
Volumen 0,2–0,5 ml
Nadel 22 Gauge Kanüle

Video
Anteriore Schläfe
THAK

Behandlung – Anteriore Schläfenvolumisierung

VSDT

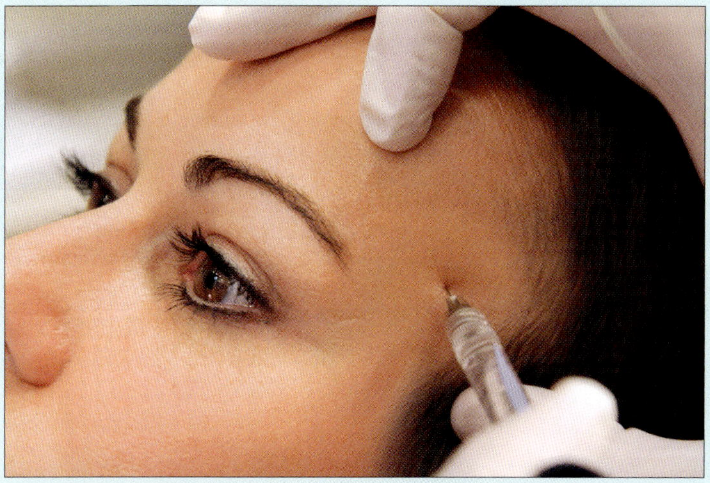

Die Nadel wird mit behutsamer Penetrationsgeschwindigkeit schräg, zur Crista temporalis gerichtet, bis zum Knochen eingeführt. Vernimmt der Patient dabei kein unangenehmes oder merkwürdiges Gefühl, kann das supraperiostale Depot injiziert werden, ohne dass eine Gefäßkonfrontation zu befürchten ist.

THAK

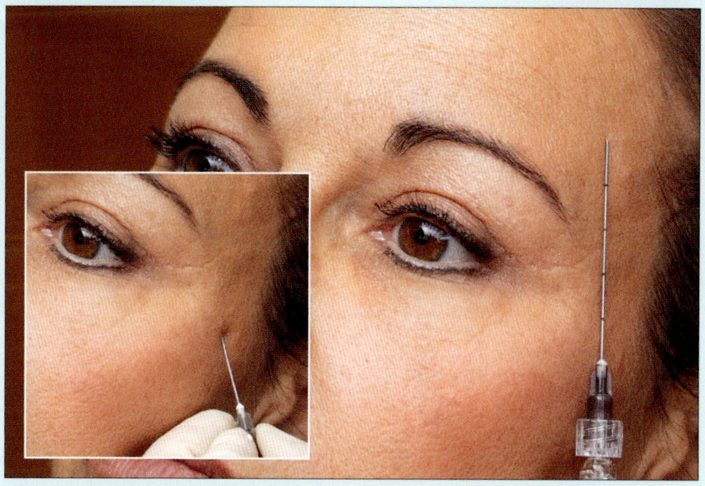

Die Haut wird mittels Stichinzision am Mittelpunkt des Arcus zygomaticus geöffnet und die (22 Gauge) Kanüle eingeführt (kleine Abbildung). Die Kanüle wird subkutan zum Liegen gebracht und das Gewebe mit der stumpfen Spitze fächerförmig mobilisiert. Dabei wird eine bedarfsabhängige Fillerdosis (0,2–0,5 ml) injiziert. Alternativ erfolgt die Stichinzision an der Crista temporalis.

Behandlungsablauf
- Entfernen von Make-up
- Desinfektion
- Anästhesie (nur bei sehr empfindlichen Patienten)
- Injektion: VSDT, THAK
- Massage/Modellierung des Fillers
- Kühlen nach der Behandlung
- Patienteninfo für das Verhalten nach der Behandlung
- Kontrolltermin vereinbaren

Präparateauswahl

3 Filler für tiefe Augmentationen (S. 68)
4 Filler für maximaltiefe Augmentationen (S. 70)

Kombinationsmöglichkeiten

Chemisches Peeling, Laser-Resurfacing, Medical Needling

Komplikationen/Umgang mit Komplikationen
- Der Schläfenbereich ist gut durchblutet und eine intravasale Injektion auf alle Fälle zu vermeiden (s. untere Kästen).
- Es können Entzündungen im Bereich der eingebrachten Substanz auftreten.
- Durch den Stichkanal bei der vertikalen Technik kann Material retrograd in den M. temporalis fließen und zu Kauschwierigkeiten führen.

Praxistipp
- Bei Anwendung der vertikalen Technik kommt es zusätzlich zum Lifting der lateralen Braue.
- Bei der VSDT werden im Vergleich zur horizontalen Technik größere Mengen des Fillers benötigt.
- Keine vertikale supraperiostale Injektion in den inferioren Schläfenanteil, da
  - durch retrograden Materialfluss in das tiefe temporale Schläfenfettkompartiment, welches einer Fortsetzung des Bichat-Fettkörpers entspricht, der Filler bis in die Wangen migrieren kann,
  - in diesem Areal die meisten Gefäße verlaufen.
- Beim vertikalen Injizieren muss durch ein vorsichtiges Einführen der Nadel bis zum Knochen das Risiko einer intravasalen Injektion ausgeschlossen werden.
- Es empfiehlt sich eine Zusammenarbeit mit dem Patienten: Solange der Patient kein ungewöhnliches Gefühl äußert, ist nicht von einer Konfrontation des Gefäßes auszugehen und die Injektion sicher.
- Für weniger erfahrene Therapeuten ist möglicherweise das horizontale Vorgehen mit einer ausreichend stumpfen Kanüle (22 G) das sicherste Verfahren, um Komplikationen gänzlich zu vermeiden.
- Bei ausgeprägten Befunden empfiehlt sich eine Kombination aus VSDT und THAK.
- Zur Ausschattierung bei zeitgleicher Gewebeatrophie medial der Crista temporalis empfehlen wir die Abgabe von 3–4 supraperiostalen Boli mittels VSDT oder über den Zugangspunkt auf der Crista temporalis bei THAK. Bei beiden Verfahren sollte zur Vermeidung einer intravasalen Injektion auf einen Abstand von ca. 2 cm zum Orbitarand geachtet werden.

Behandlungsplanung – Posterosuperiore Schläfeninjektion
Ziel der Behandlung ist ein Lifting insbesondere des mittleren und unteren Gesichtsdrittels. Durch Injektion in den posterosuperioren Abschnitt der Schläfe, welcher größtenteils von Haaren bedeckt ist, kommt es zu einer Straffung der Wangen, einer Optimierung der Kinn-Kiefer-Linie sowie der Nasolabial- und der Mentolabialfalte. Die Behandlung wird mit einer stumpfen Kanüle praktiziert.

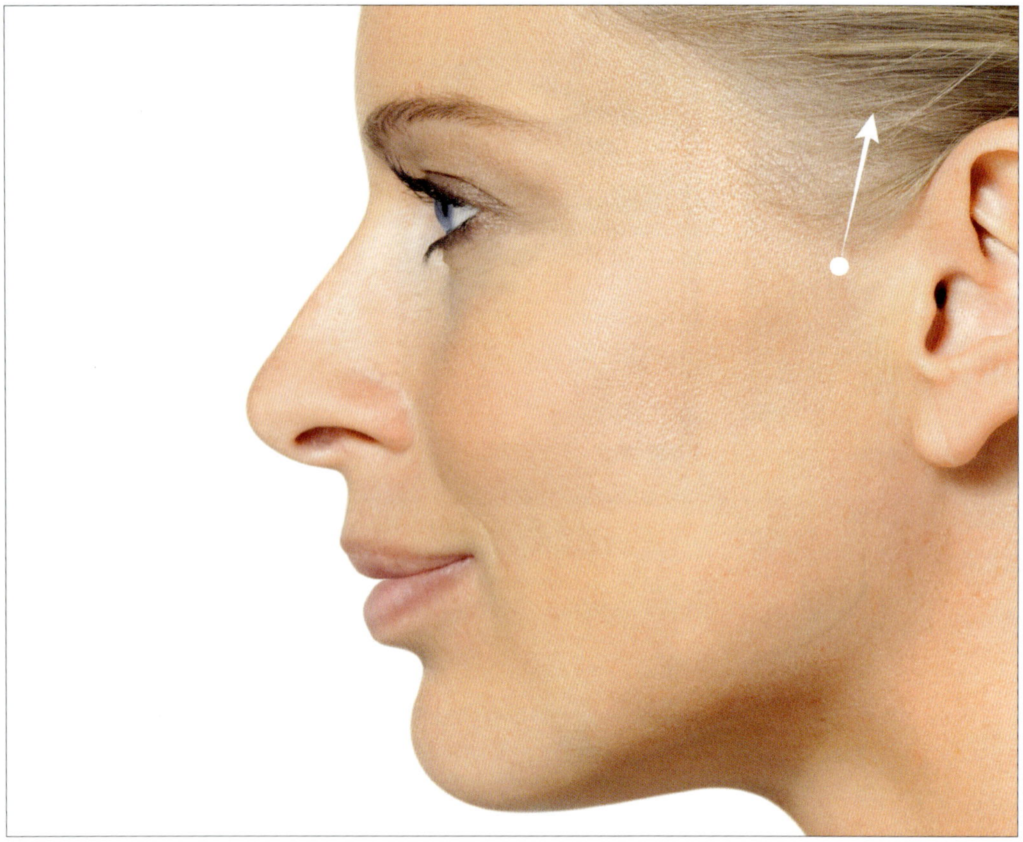

Technik Tiefe horizontale Augmentation mit der Kanüle (THAK)
Insertionsstelle 1,0–1,5 cm anterior zum Apex des Tragus
Injektionstiefe und -richtung Subkutan, Bolus am proximalen Punkt unter den Haaransatz

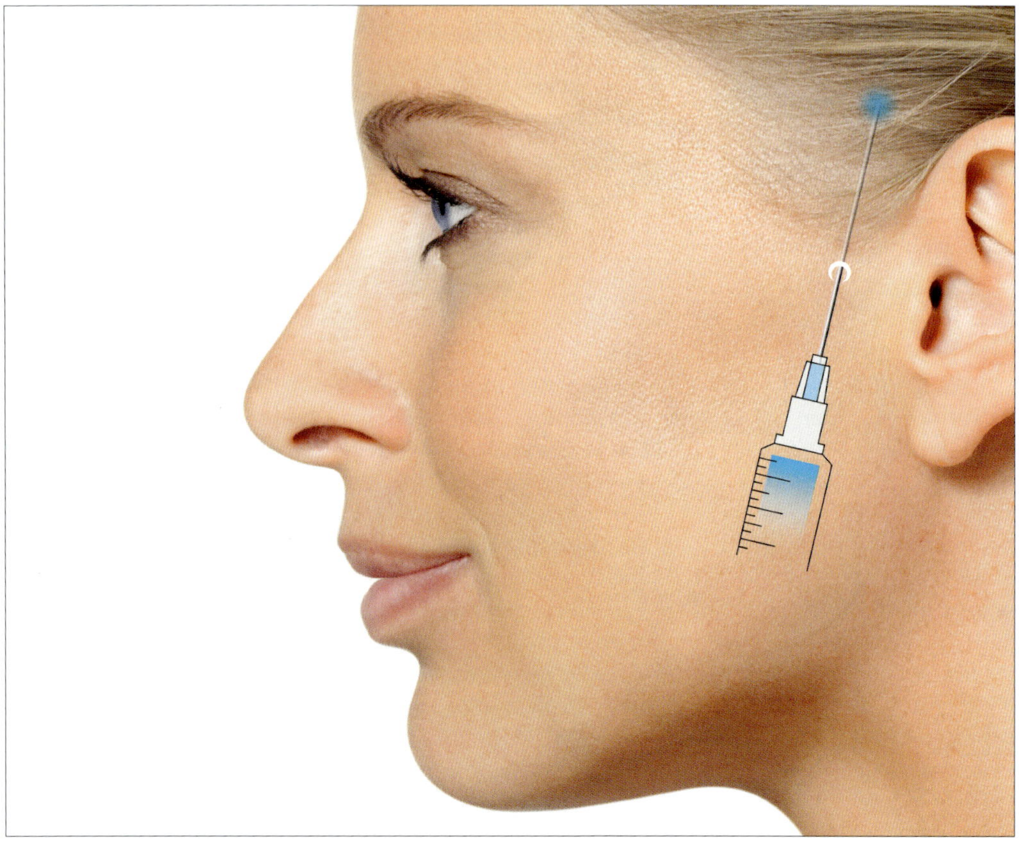

Volumen 0,2–1,0 ml
Nadel 22 Gauge Kanüle (50 mm, gelegentlich 70 mm)

Video
Posterosuperiore Schläfe THAK

Behandlung – Posterosuperiore Schläfeninjektion

THAK

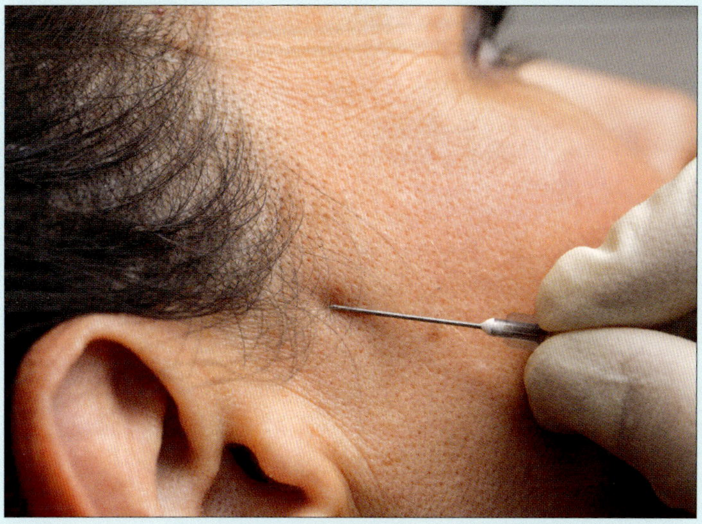

Die Haut wird mittels Stichinzision ca. 1 cm anterior des Apex des Tragus geöffnet.

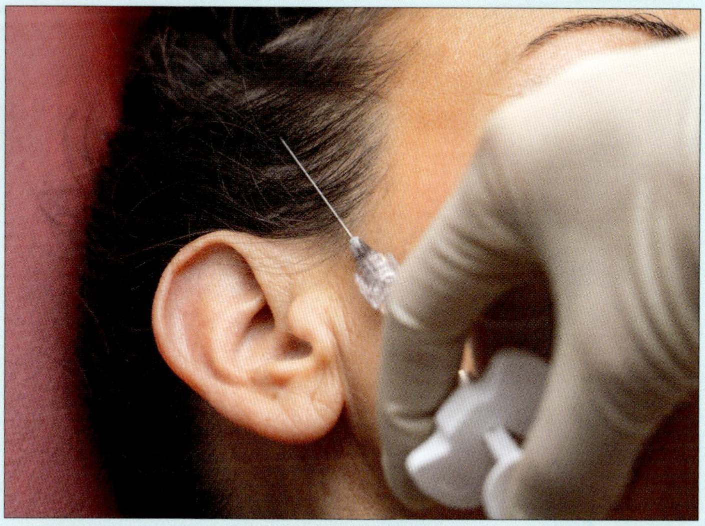

Anschließend wird die Kanüle (22 G) eingeführt, subkutan zum Liegen gebracht und vollständig nach kranial vorgeschoben. Sodann wir ein Bolus (0,2–1 ml) unterhalb der Haare appliziert.

Behandlungsablauf
- Entfernen von Make-up
- Desinfektion
- Anästhesie (nur bei sehr empfindlichen Patienten)
- Injektion: THAK
- Kühlen nach der Behandlung
- Patienteninfo für das Verhalten nach der Behandlung
- Kontrolltermin vereinbaren

Präparateauswahl

3 Filler für tiefe Augmentationen (S. 68)

4 Filler für maximaltiefe Augmentationen (S. 70)

Komplikationen/Umgang mit Komplikationen
- Aufgrund der guten Durchblutung der Schläfenregion mit Anastomosen zu Ästen der A. carotis interna ist eine intravasale Injektion zu vermeiden (s. Kasten).
- Es können Entzündungen im Bereich der eingebrachten Substanz auftreten.

Praxistipp
- Nach der Injektion sollte das Behandlungsareal lediglich leicht massiert werden, da der Filler sich langsam in das umgebende Gewebe integrieren soll.
- Bei Männern mit geringer Behaarung in diesem Bereich muss das Vorgehen ggf. angepasst werden, um die Sichtbarkeit des Produkts zu vermeiden.
- Aufgrund der Nähe zur A. temporalis empfehlen wir ausschließlich eine Behandlung des subkutanen Gewebes unter Verwendung einer stumpfen Kanüle.
- Tritt während des Vorschiebens der Kanüle ein Widerstand auf, kann nach Bedarf ein kleiner Mikrobolus injiziert werden, welcher den weiteren Vorschub erleichtert.

Cave

Die A. temporalis ist vor der Behandlung zu palpieren. In Abhängigkeit der Lokalisation muss möglicherweise die Insertionsstelle zur Augmentation angepasst werden. Auf eine streng subkutane Applikation ist zu achten. Zusätzlich muss eine möglichst breite, stumpfe Kanüle (22 Gauge) verwendet werden.

⚠ Bitte unbedingt die Herstellerhinweise zu den Präparaten, ihren Dosierungen und die einschlägigen Fachinformationen berücksichtigen.

7

7.3 Periorbitalregion

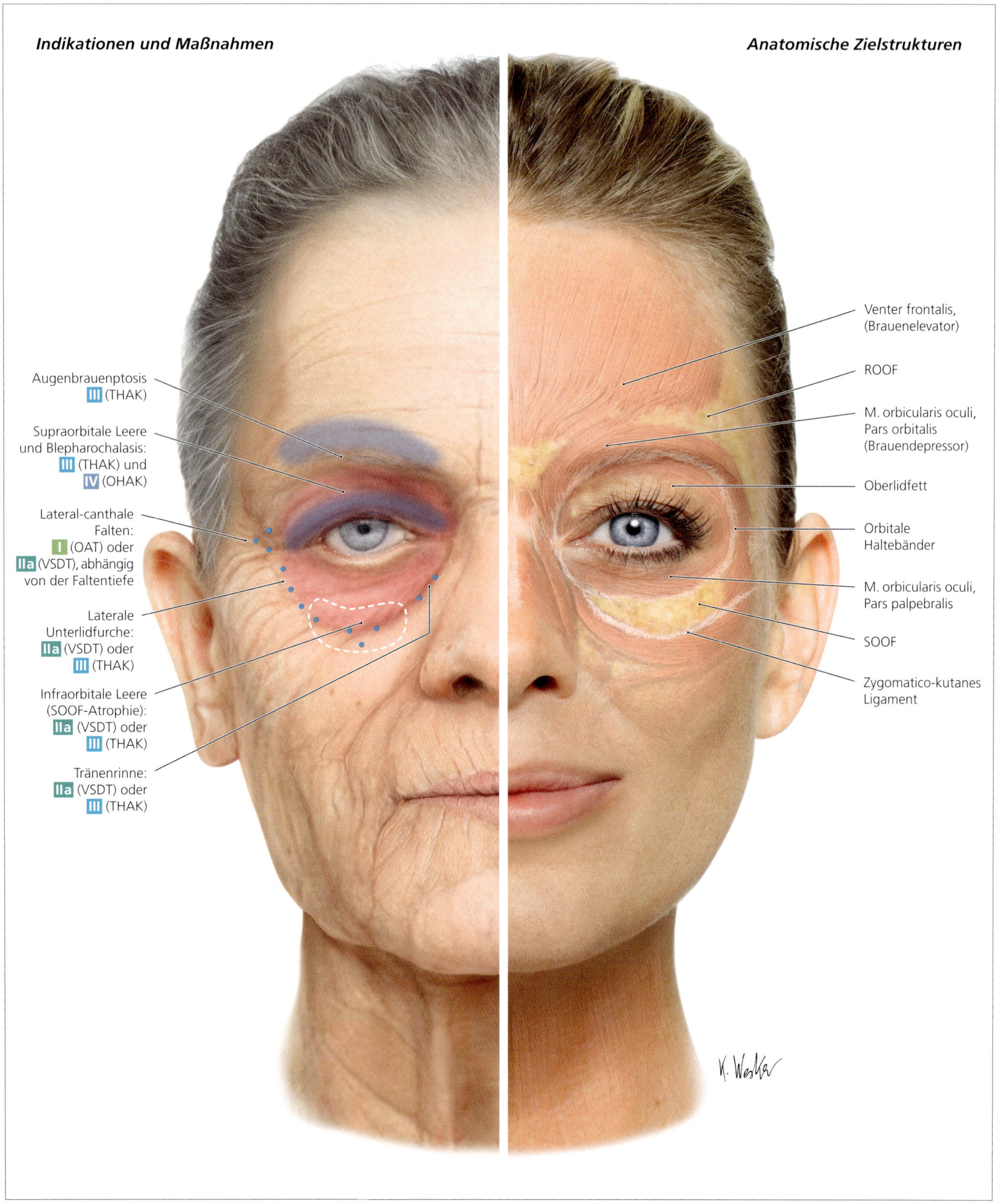

Gesamtübersicht der Zielstrukturen und praktischen Maßnahmen einer ursachenbezogenen Augmentationstherapie der Periorbitalregion.
• VSDT (oder alternativ OAT zur Camouflage); THAK; OHAK sowie THAK

7.3.1 Supraorbitalregion (Brauen und Oberlid)

Die Brauen sind markante Bezugsformen im Gesicht. Brauenfarbe, -stellung, -wölbung, -dichte und -verlauf tragen maßgeblich zur Wirkung des gesamten Gesichts bei. Tiefe, hängende Brauen vermitteln einen müden, abgespannten Ausdruck. Hohe, gewölbte Brauen lassen das Gesicht frischer, wacher und jugendlicher wirken.

Brauen und Oberlidregion können als ein zusammenhängender Komplex begriffen werden, der über einen gemeinsamen Aufhängeapparat stabilisiert wird. Im Zuge einer atrophiebedingten Brauenptosis senkt sich auch die feine, gering mit Fett gepolsterte Oberlidhaut, wodurch es zum Faltenwurf, ggf. auch zur Blepharochalasis kommen kann. Anlagebedingt ist im Alter außerdem die Hohläugigkeit (supraorbitale Leere) zu beobachten. Die Augenpartie des Betroffenen wirkt müde und ausgezehrt und erhält totenkopfartige Züge.

Als Anhaltspunkte für die Beschreibung einer idealen Augenbrauenform unterteilt man die Braue in drei Drittel. Die Voraussetzung hierfür ist allerdings eine Idealposition der Augen, die im dargestellten Fall allerdings nicht vorliegt. Der Abstand der Augen zueinander beträgt dabei eine Augenbreite. Die ersten beiden Drittel steigen sanft von medial nach lateral an und fallen danach leicht ab. Die Bezugspunkte lassen sich über drei Hilfslinien darstellen.

- **Augenbrauenbeginn** Senkrechte Linie direkt neben dem Nasenflügel
- **Krümmungs- oder Scheitelpunkt** Verbindungslinie Nasenflügel – Pupille – Braue
- **Brauenende** Verbindungspunkt Nasenflügel – lateraler Augenwinkel – Brauenende (jenseits dieses Punktes stören Brauenhärchen möglicherweise das harmonische Bild)

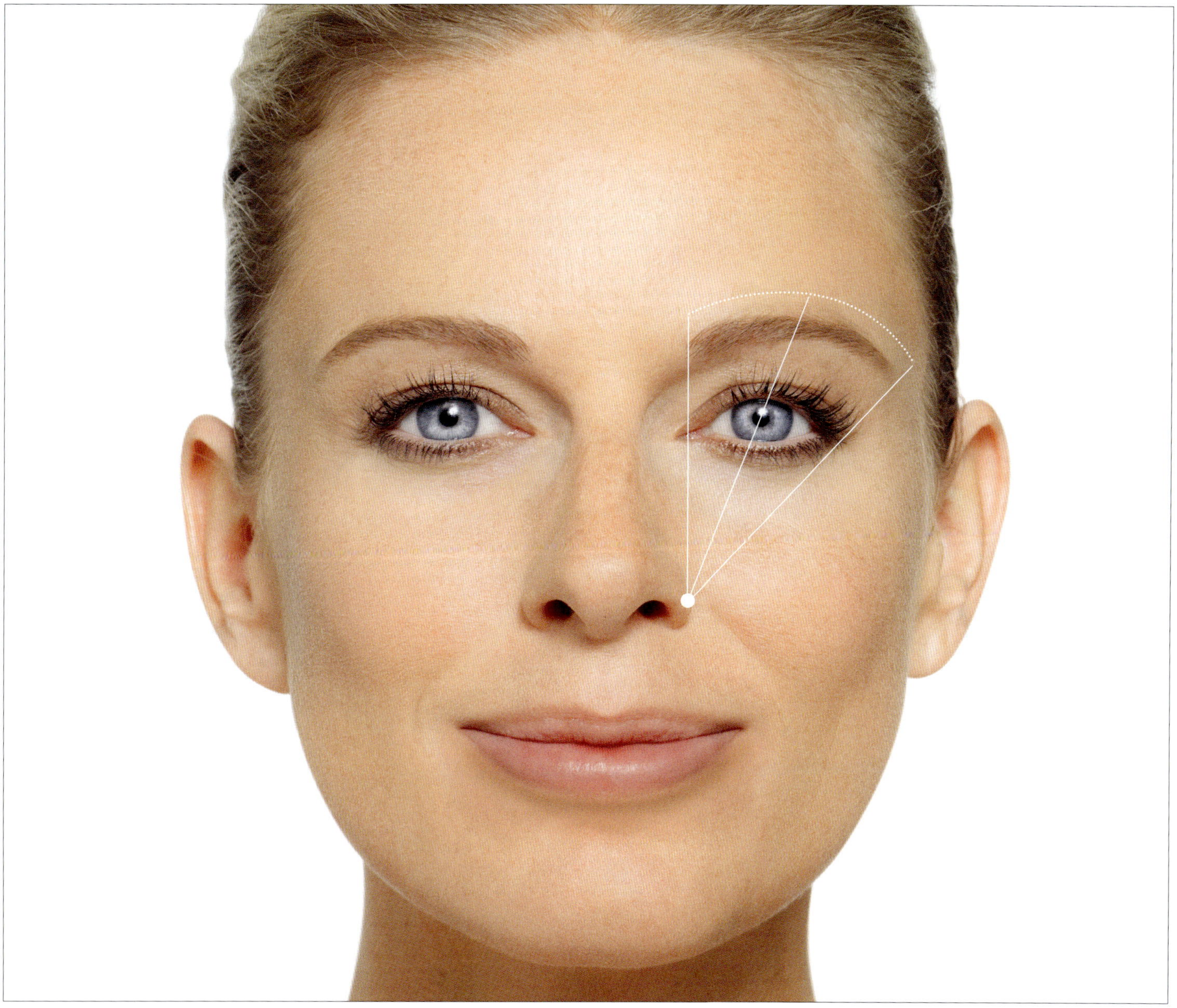

Anatomie

Die Supraorbitalregion ist eine oberflächliche Fettglatze. Unmittelbar unter der Haut liegt der orbikulare Ringmuskel, dessen Pars orbitalis gemeinsam mit dem M. corrugator supercilii und dem M. procerus als Augenbrauendepressor fungiert. Unter der Muskelschicht befindet das retroorbicularis oculi fat pad ROOF (1, **R**etro**O**rbicularis **O**culi **F**at) als polsternde Weichteilbasis der Supraorbitalregion. Infolge altersbedingter atrophischer Prozesse schrumpft diese volumen- und spannungsbildende Komponente. Durch die Destabilsierung des Aufhängeapparats kommt es zu einer Absenkung von Braue und Oberlidhaut. Eine atrophiebedingte Fettleere unterhalb des Foramen supraorbitale kann zu der Darstellung einer totenkopfartigen Hohläugigkeit führen. Die altersbedingte supraorbitale Ptosis und Faltenbildung wird verstärkt durch das sich allmählich entwickelnde Kräfteungleichgewicht zwischen den hypertonisierenden muskulären Depressoren und dem schwächer werdenden Venter frontalis, dem einzigen Augenbrauenheber.

Der Brauen- und Oberlidbereich wird vornehmlich durch Äste (A. supraorbitalis und A. supratrochlearis, A. dorsalis nasi) der A. ophthalmica der A. carotis interna versorgt, welche in diesem Areal in der Tiefe verlaufen. Im medialen Bereich verläuft zudem die A. angularis.

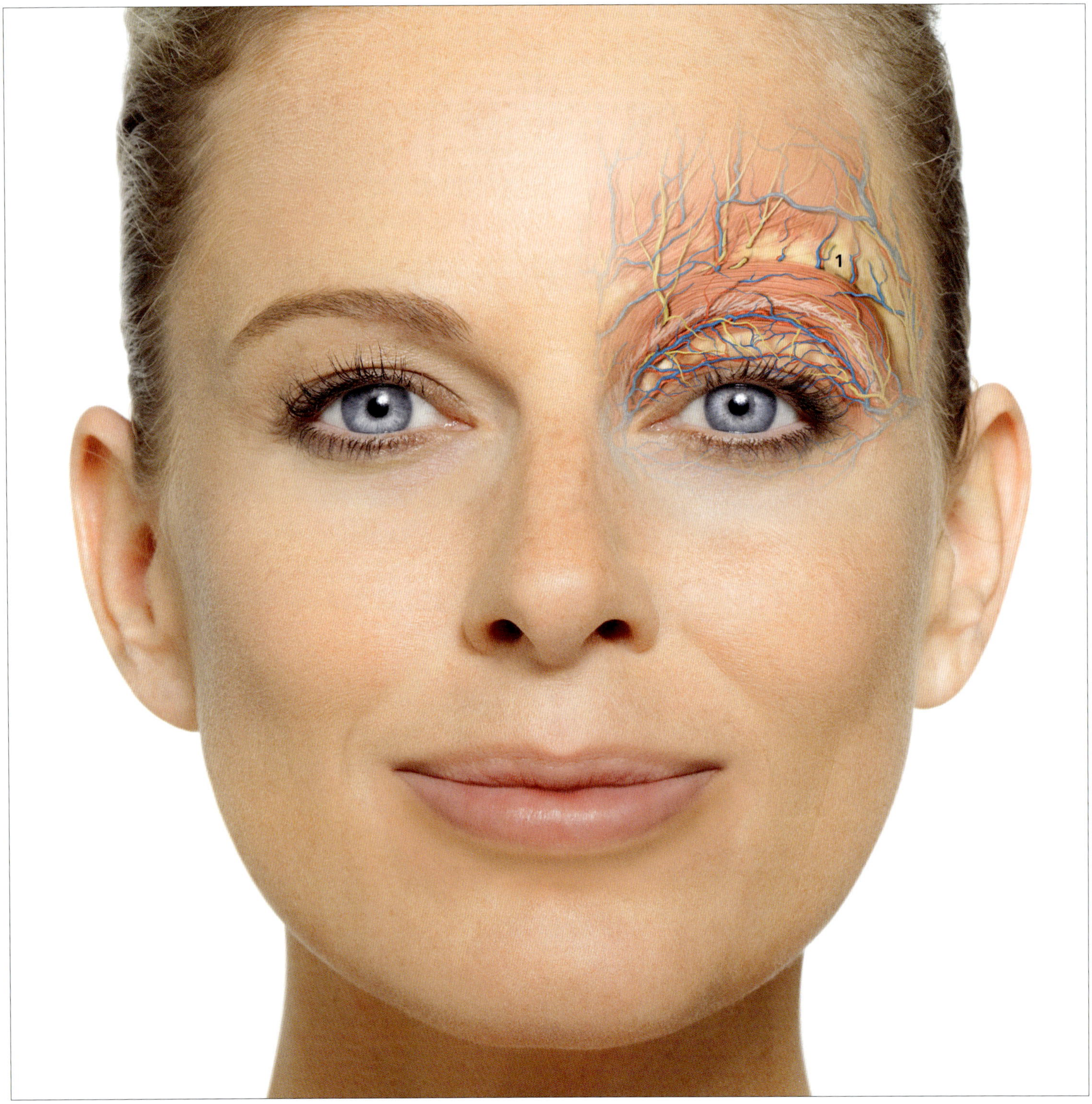

Veränderungen der Augenbrauen im natürlichen Alterungsprozess

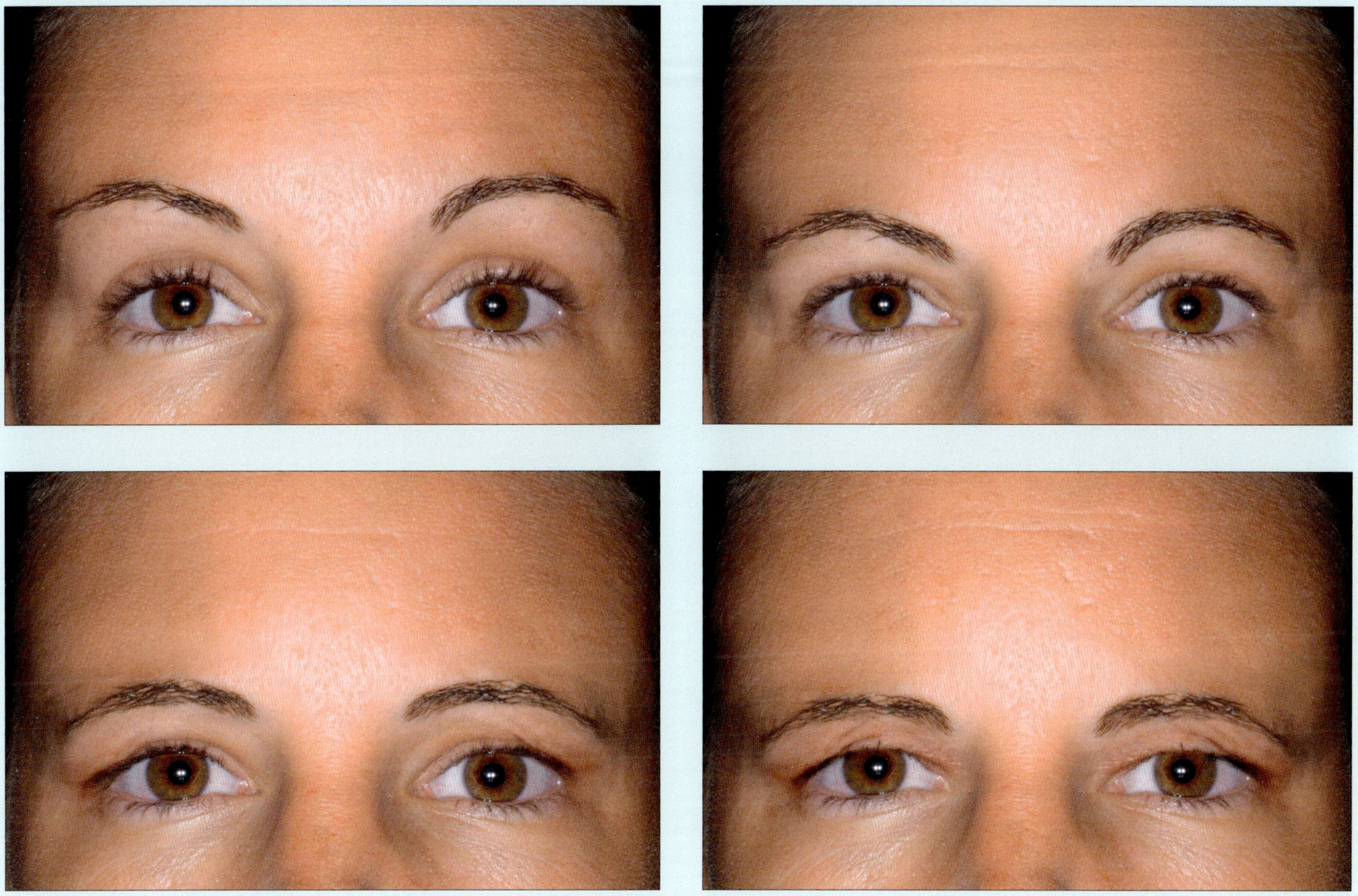

Befund und Patientenauswahl

Im Rahmen der normalen Alterungsvorgänge im Supraorbitalbereich kommt es u. a. zu einer Absenkung der Braue, besonders im lateralen Anteil. Weiterhin kommt es zu einem Verlust der geschwungenen Form und Höhe der Augenbrauen. Am Oberlid stellt sich ein zunehmender Faltenwurf (Hautptosis) und ggf. eine Hohläugigkeit dar. Da diese Ereignisse mit einem Substanzverlust der tiefen supraorbitalen Fettkörper verbunden sind, lassen sie sich mittels minimalinvasiver Augmentationsmaßnahmen verbessern. Ist die Merkmalsausprägung in erster Linie atrophiebedingt, kann die Volumentherapie bereits ausreichend sein und eine Botulinumtoxin-A-Behandlung oder gar eine chirurgische Maßnahme überflüssig machen. Bei einer schweren Form der Brauenptosis oder Blepharochalasis ist es jedoch möglich, dass nur eine Operation das für den Patienten zufriedenstellende Ergebnis liefern wird.

Ferner sind bei der Modellierung der Braue die geschlechtsspezifischen Unterschiede und Vorlieben zu berücksichtigen. Frauen bevorzugen eher geschwungene, etwas hochstehende Brauen. Bei Männern geht die Tendenz zu geraderen und markanten Augenbrauen. Dennoch müssen die Augenbrauen mit dem individuellen Gesichtsausdruck ein harmonisches Gesamtbild ergeben.

Bewertung der Indikation

Mittels tiefer Augmentationsmaßnahmen können die Defizite im supraperiostalen Fett kompensiert und dadurch die klinischen Altersmerkmale der Supraorbitalregion wie Brauenptosis und Hohläugigkeit natürlich verbessert werden. Die Augmentation der Braue sollte ggf. in Kombination mit einer Botulinumtoxin-A-Behandlung der Augenbrauendepressoren (chemischer Brauenlift) durchgeführt werden. Durch die Anwendung von oberflächlichen Augmentationstechniken kann das Ergebnis der Brauenmodulation z. B. durch eine Anhebung des lateralen Brauenanteils optimiert und eine Verbesserung der Hautbeschaffenheit am Oberlid erreicht werden. Insgesamt verhilft die Augmentationstherapie zu einem wachen, aufmerksamen, interessierten und angstfreien Gesichtsausdruck und kann möglicherweise eine bereits zufriedenstellende minimalinvasive Alternative zur Operation (Stirnlift, Lidchirurgie) darstellen.

Behandlungsplanung – Augmentation der Braue
Ziel der Behandlung ist eine Augmentation der Braue durch eine Volumenkompensation im ROOF. Durch die Volumisierung der Fettkammer wird eine Straffung des Aufhängeapparats von Braue und Oberlid erreicht und der supraorbitale Komplex angehoben. Die Augmentation erfolgt mittels einer horizontal mobilisierenden Injektion mit der stumpfen Kanüle. Zusätzlich kann durch eine weitere Injektion eine Hervorhebung des lateralen Augenbrauenanteils zur Betonung des Brauenbogens umgesetzt werden.

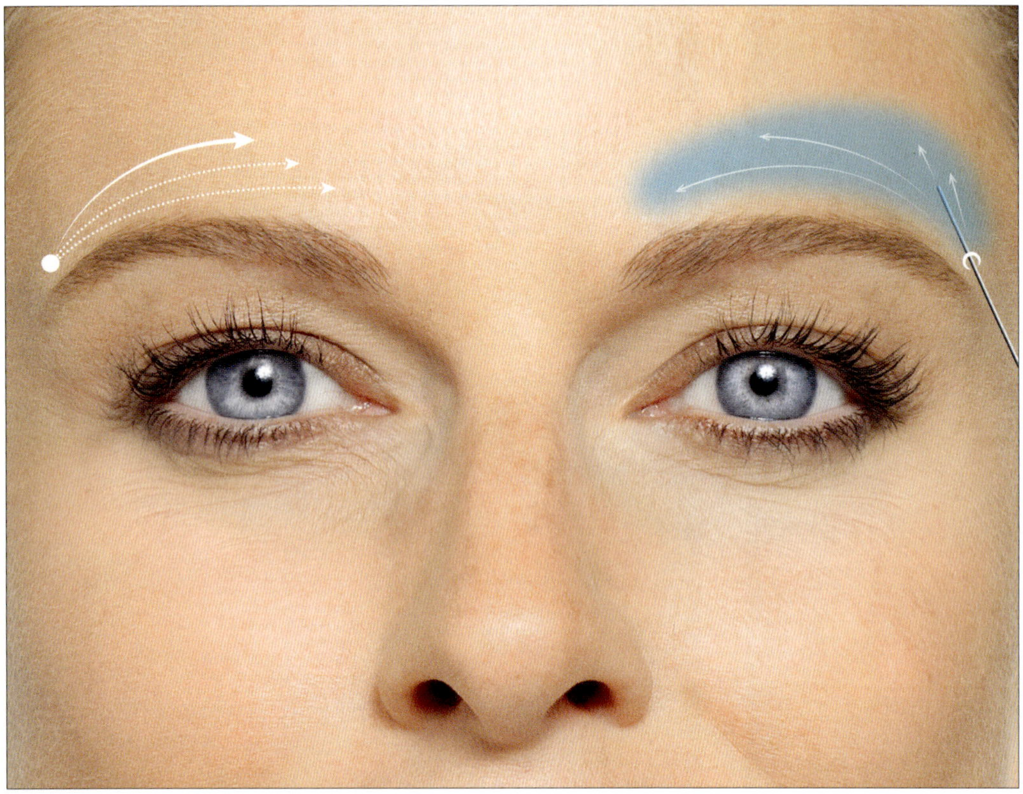

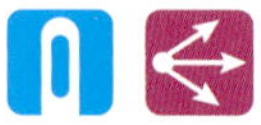

Technik Horizontale Augmentation mit der Kanüle (THAK)
Insertionsstelle Am lateralen Ende der Braue, auf Höhe der Crista temporalis
Injektionstiefe und -richtung Ins ROOF von lateral nach medial
Volumen 0,2–0,3 ml
Nadel 22–25 Gauge Kanüle

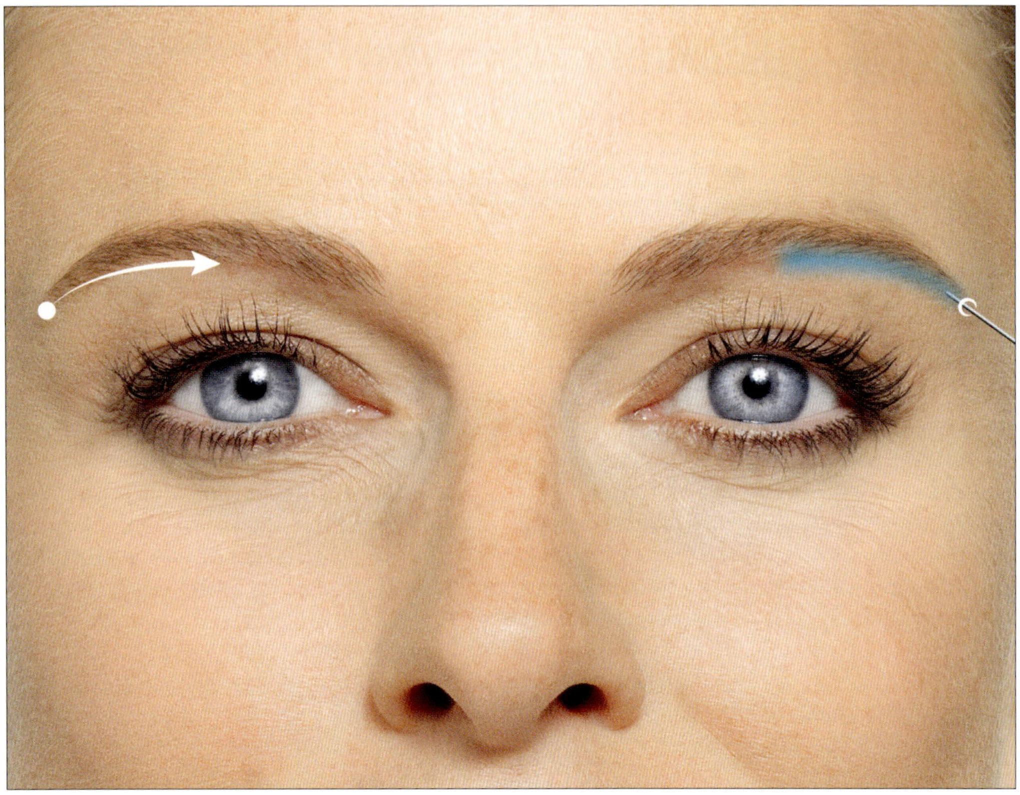

Technik Tunneltechnik
Injektionsstelle Am lateralen Ende der Braue
Injektionstiefe Subdermal
Volumen Je nach Befund 0,2–0,5 ml
Nadel 30 Gauge, alternativ: Kanüle (25–27 Gauge)

7

Behandlung – Augmentation der Braue

THAK

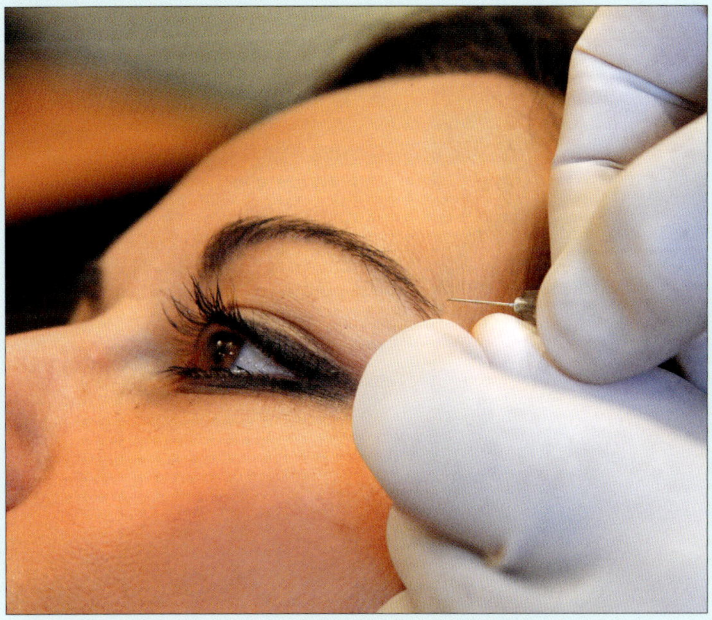

Am lateralen Ende der Augenbraue, auf Höhe der Crista temporalis, wird die Hautoberfläche gegriffen und mithilfe der Nokor-Nadel geöffnet.

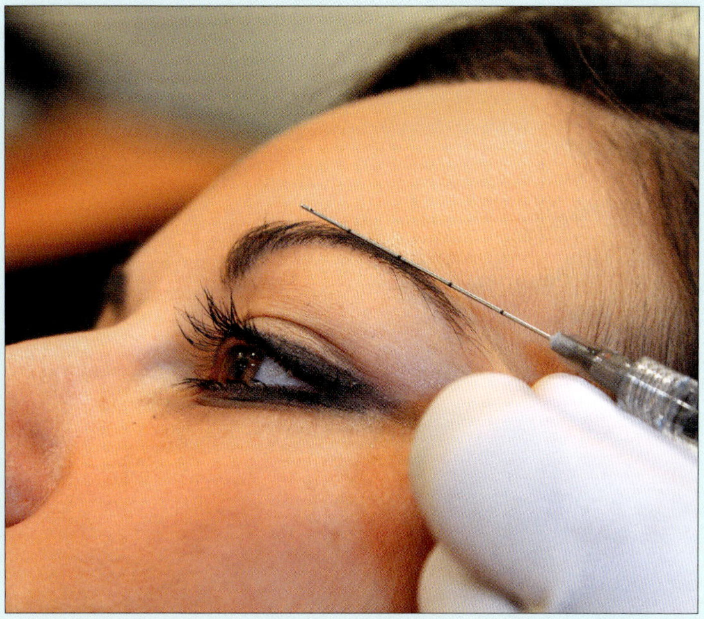

Anschließend wird die Kanüle in das Fettpolster vorgeschoben und das Gewebe sanft mobilisiert. Dabei wird eine bedarfsabhängige Menge Füllmaterial (0,2–0,3 ml pro Braue) injiziert.

Behandlungsablauf
- Entfernen von Make-up
- Desinfektion
- Anästhesie (nur bei sehr empfindlichen Patienten)
- Injektion: THAK, ggf. mit oberflächlicher Korrektur
- Massage/Modellierung des Fillers
- Kühlen nach der Behandlung
- Patienteninfo für das Verhalten nach der Behandlung
- Kontrolltermin vereinbaren

Präparateauswahl
Aufgrund der geringen Tiefe der Injektion und anatomischen Feinheit der Strukturen:
1 Filler für oberflächliche Augmentationen (S. 64)
2 Filler für mitteltiefe Augmentationen (S. 65)

In der für Schwellungen anfälligen Region eignen sich vorzugsweise Präparate mit geringerem Wasserbindevermögen.

Kombinationsmöglichkeiten
- Medikamentöse Denervation des M. orbicularis oculi ein bis zwei Wochen vor der Augmentation
- Neokollagenese zum Lifting der Brauen durch mikrofokussierten Ultraschall in der Stirnregion

Komplikationen/Umgang mit Komplikationen
- Es können sich tastbare Knötchen durch Aggregation der verwendeten Substanz bilden. Eine modulierende Massage des eingebrachten Materials direkt nach der Injektion führt zu einer gleichmäßigen Verteilung.
- Es können Entzündungen im Bereich der eingebrachten Substanz auftreten.

Praxistipp
- **Bei Asymmetrie nur die tiefer stehende Braue behandeln!**
- **Durch eine vorausgegangene Botulinumtoxin-A-Therapie (chemischer Brauenlift) kann das Behandlungsergebnis verbessert werden.**
- **Wenn eine akzidentielle Brauenptosis infolge einer Botulinumtoxin-A-Behandlung der Orbitalregion entsteht, kann diese durch eine Augmentationsbehandlung (teilweise) antagonisiert werden.**
- **Die Region ist für Schwellungen nach der Behandlung prädisponiert. Um diese möglichst gering zu halten, sollten Hyaluronsäurepräparate mit eher geringer Wasserbindekapazität (z. B. Restylane® Vital Light) verwendet werden.**
- **Da insbesondere im medialen Anteil die Gefäße in der Tiefe verlaufen, sollte dieser Bereich nur mit der stumpfen Kanüle (22–25 Gauge) behandelt werden.**

Behandlungsplanung – Oberlid

Ziel der Behandlung ist eine Volumisierung des Oberlids zur Therapie der supraorbitalen Leere und Hautfaltenbildung. Es wird ein Vorgehen auf zwei Ebenen empfohlen, das, um Blutungen zu verhindern, am besten mit einer stumpfen Kanüle durchgeführt wird. Zunächst wird eine geringe Menge tief in den Bereich der oberen Umschlagfalte verabreicht, um das Hohlauge zu beheben. Anschließend wird mit der Kanüle oberflächlich die Hautoberfläche des gesamten Oberlids zwischen oberer Umschlagfalte und knöchernem Orbitarand unterfüttert und gestrafft.

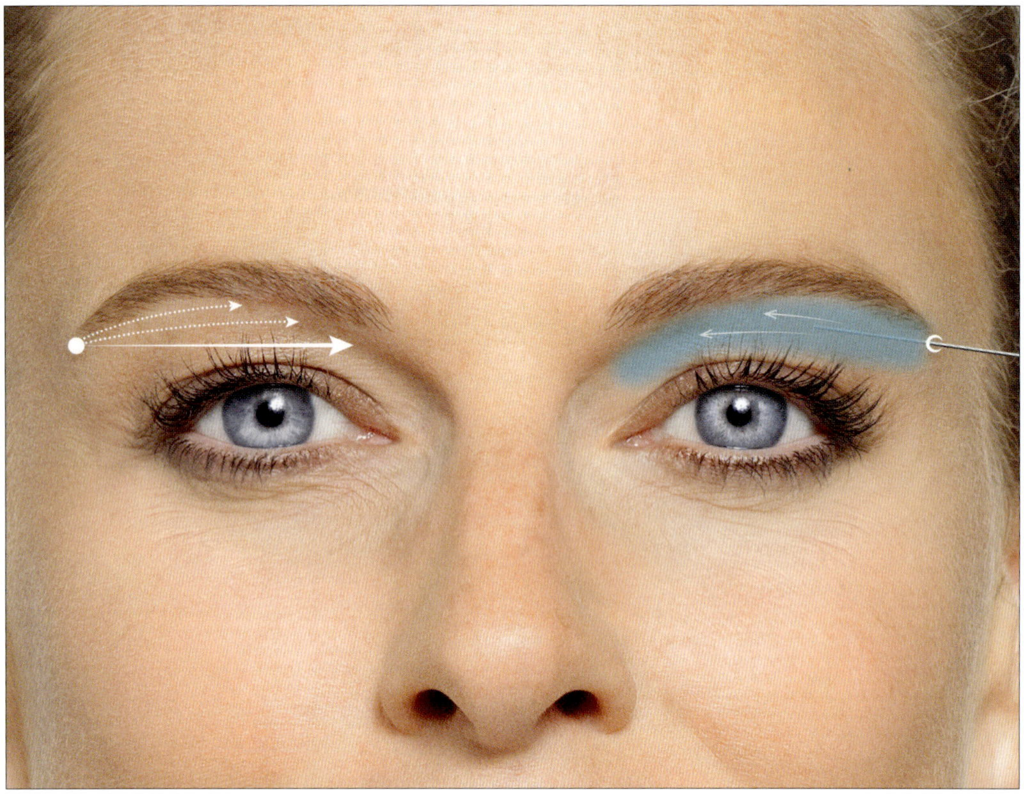

Technik THAK
Insertionsstelle Laterosuperiorer Orbitarand
Injektionstiefe und -richtung Submuskulär entlang der oberen Umschlagfalte des Oberlids von lateral nach medial in das tiefe Fett (ROOF)
Volumen 0,2–0,4 ml
Nadel 22–25 Gauge Kanüle

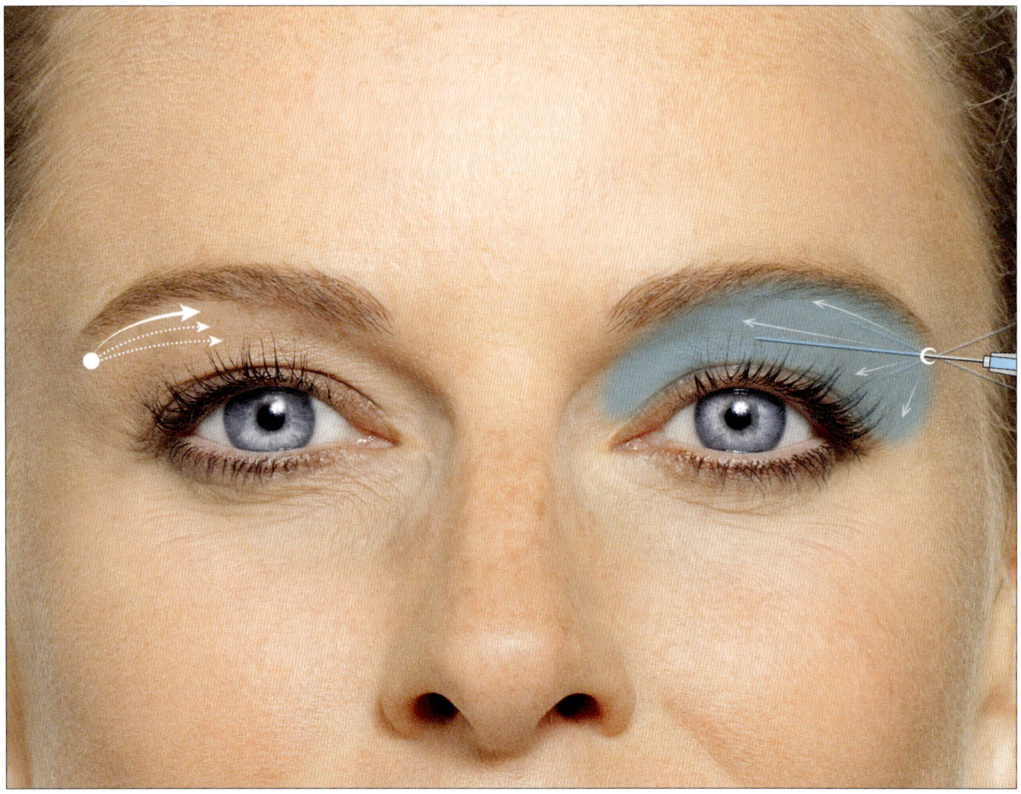

Technik Oberflächliche horizontale Augmentation mit der Kanüle (OHAK)
Insertionsstelle Gleiche Eintrittsstelle am lateralen Orbitarand
Injektionstiefe und -richtung Subdermal von lateral nach medial im ganzen Oberlidbereich
Volumen 0,05–0,2 ml
Nadel 22–25 Gauge Kanüle

Behandlung – Oberlid

THAK

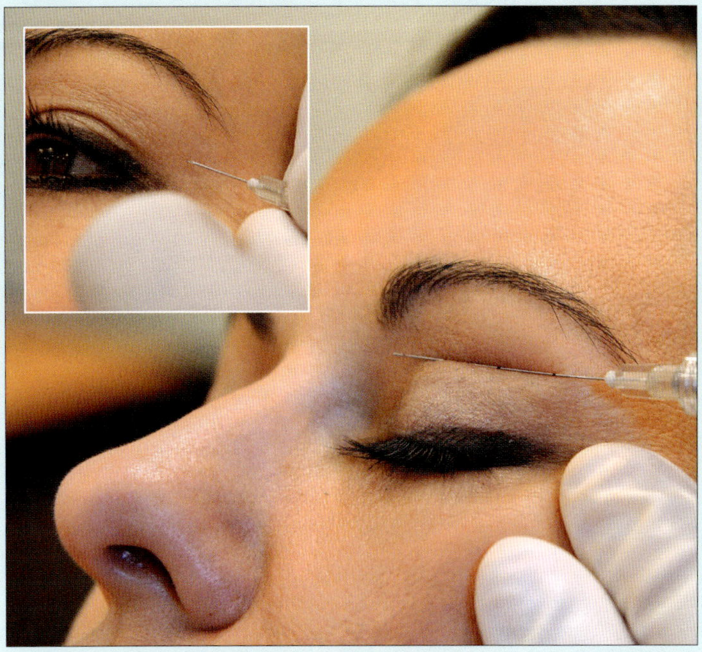

Die Stichinzision wird an der lateralen Orbitakante auf Höhe des lateralen Endes der Umschlagfalte mithilfe einer Nokor-Nadel gesetzt (kleine Abbildung). Die Kanüle wird nach medial vorgeschoben und im tiefen Fettgewebe (ROOF) zum Liegen gebracht. Durch eine Injektion von ca. 0,05–1 ml Filler unter sanfter Gewebemobilisation wird der supraorbitale Substanzmangel kompensiert.

OHAK

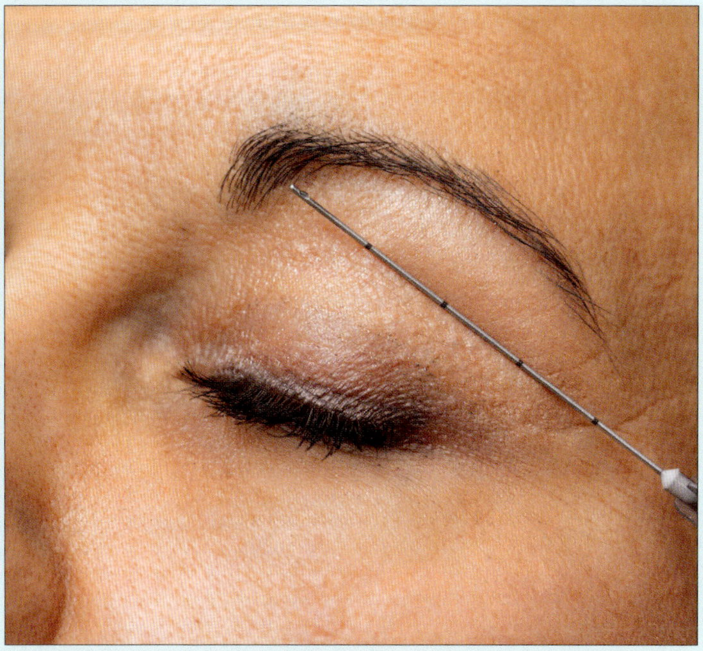

Anschließend wird mit der Kanüle im Bereich des gesamten Oberlids die subdermale Ebene unter der Hautoberfläche mobilisiert und mit 0,05–0,2 ml Füllmaterial unterfüttert.

Behandlungsablauf
- Entfernen von Make-up
- Desinfektion
- Anästhesie (nur bei sehr empfindlichen Patienten)
- Injektion: THAK, OHAK
- Massage/Modellierung des Fillers
- Kühlen nach der Behandlung
- Patienteninfo für das Verhalten nach der Behandlung
- Kontrolltermin vereinbaren

Präparateauswahl
Aufgrund der geringen Tiefe der Injektion und anatomischen Feinheit der Strukturen:
1 Filler für oberflächliche Augmentationen (S. 64)
2 Filler für mitteltiefe Augmentationen (S. 65)

In der für Schwellungen anfälligen Region eignen sich insbesondere Präparate mit geringerem Wasserbindevermögen.

Kombinationsmöglichkeiten
Medikamentöse Denervation des M. orbicularis oculi ein bis zwei Wochen vor der Augmentation.

Komplikationen/Umgang mit Komplikationen
- Die Injektion unter die feine Oberlidhaut mag Sorgen bereiten, ist aber grundsätzlich ungefährlich. Der Bulbus ist weit genug entfernt, um nicht verletzt zu werden. Um Blutungen gering zu halten, sollte trotz der Feinheiten der anatomischen Strukturen mit einer ausreichend stumpfen Kanüle (22–25 G) gearbeitet werden.
- Es können sich tastbare Knötchen durch Aggregation der verwendeten Substanz bilden. Eine modulierende Massage des eingebrachten Materials direkt nach der Injektion führt zu einer gleichmäßigen Verteilung.
- Es können Entzündungen im Bereich der eingebrachten Substanz auftreten.

Praxistipp
- **Mit Schwellungen ist zu rechnen, weswegen auf Präparate mit möglichst geringer wasserbindender Wirkung zurückgegriffen werden sollte.**
- **Durch die Anwendung der zweistufigen horizontalen Augmentationsweise wird das Gewebe materialbedingt gefüllt, flüssigkeitsabhängig revitalisiert und fibrogenetisch regeneriert. Auf diese Weise kann eine maximale Verbesserung der atrophie- und hautalterungsbedingten Veränderungen erreicht werden.**
- **Um eine Beschwerung des Oberlids und so die Optik eines Schlupflids zu vermeiden oder ihr entgegenzuwirken, sollten in der subdermalen Ebene nur geringste Mengen des Fillers appliziert werden.**

⚠ Bitte unbedingt die Herstellerhinweise zu den Präparaten, ihren Dosierungen und die einschlägigen Fachinformationen berücksichtigen.

7.3.2 Lateral-canthale Falten („Krähenfüße“)

Die Augenpartie gehört zu den interessantesten Arealen des Gesichts. Durch die Augen kommunizieren Menschen und sind in der Lage, Reaktionen und Gefühle anderer zu deuten. Lachfältchen vermitteln grundsätzlich eine positive Ausstrahlung. Erst wenn die glatte, zentrifugale Ausrichtung der einzelnen Falten unterbrochen wird, entstehen die sogenannten Krähenfüße. Die Faltenausprägung hängt dabei auch von der Hautdicke und den alterungsbedingten elastotischen und atrophiebedingten Gewebeveränderungen ab. Menschen mit dickerer Haut haben tiefere Falten, wohingegen Menschen mit dünnerer Haut ein feineres und oberflächlicheres Faltenrelief aufweisen.

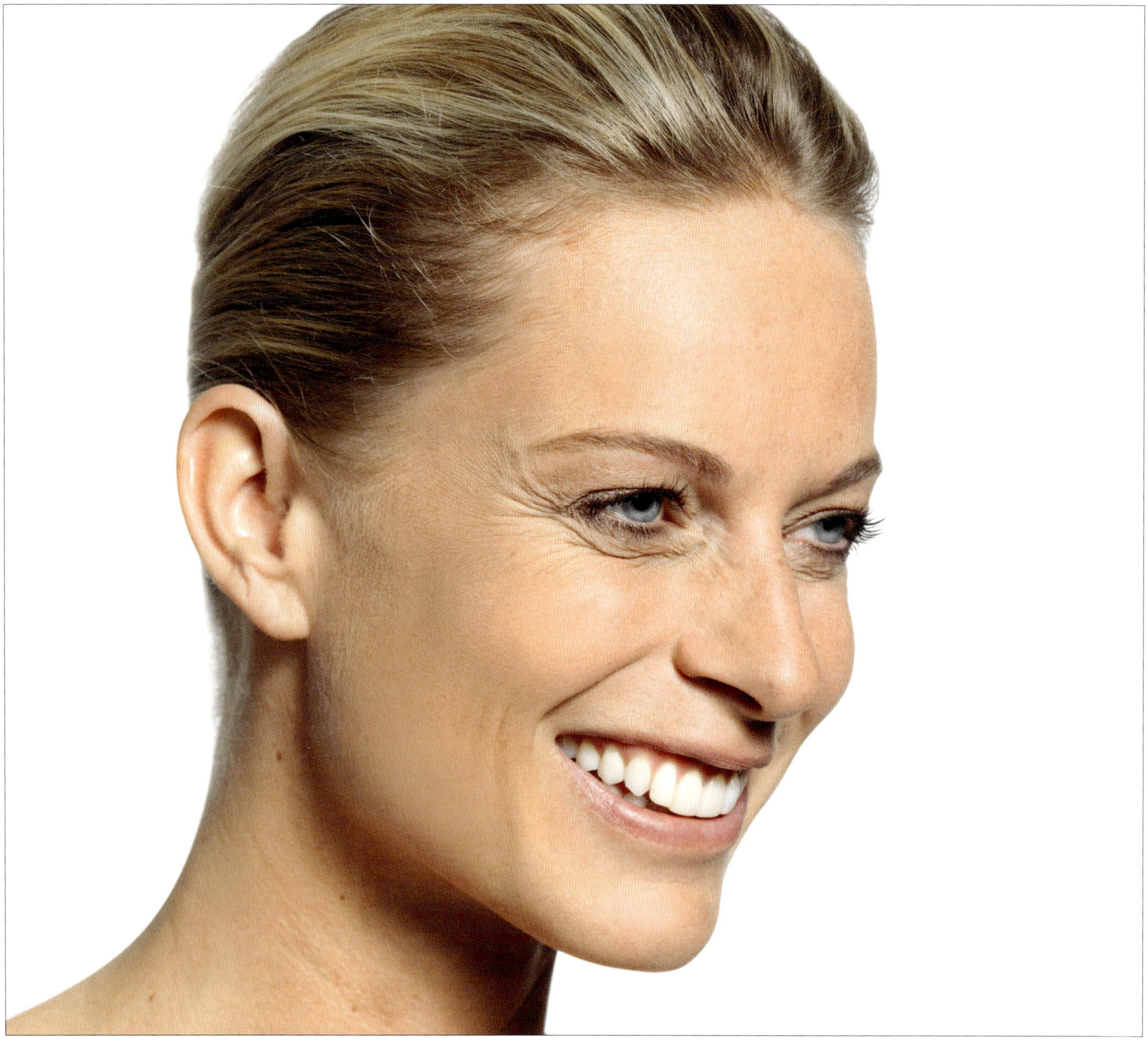

7

Patientenauswahl

Es muss zwischen statischen und dynamischen Falten unterschieden werden. Die dynamischen Falten können willkürlich (z. B. beim Lachen oder Zusammenkneifen der Lider) hervorgerufen werden und sind eine Indikation für Botulinumtoxin A. Patienten mit vermehrter statischer Faltenbildung sind geeignete Kandidaten für eine Augmentationsbehandlung. Ausgeprägte elastotische Veränderungen sollten allerdings bevorzugt und initial mit hautregenerierenden Verfahren wie Peeling, Laser-Resurfacing oder Medical Needling behandelt werden.

Männer wünschen normalerweise eine partielle Reduktion der orbitalen Falten und sind damit bereits zufrieden. Frauen hingegen möchten oft eine komplette Reduktion der seitlichen Augenfalten erreichen.

Bewertung der Indikation

Statische Falten am lateralen Kanthus können gut mit augmentativen Verfahren behandelt werden. Bei tiefen Falten sind bevorzugt vertikale Projektionsmaßnahmen indiziert. Feine oberflächliche Falten können durch behutsames intra- und subdermales Applizieren geglättet werden.

Anatomie

Der M. orbicularis oculi (1) erzeugt beim Lachen die typischen Lachfältchen, die vom lateralen Augenwinkel zur Seite hin ausstrahlen. Dabei können diese Fältchen je nach individueller Ausdehnung des Muskels bis in die Wangenpartie auslaufen.

Unterhalb des Muskels befindet sich das tiefe Fett und das Septum orbitale. Vom Rand der Orbita ausgehend ziehen die orbitalen Haltebänder (2) eine Verbindung zur Haut. Bei gutem Zustand der Fettbasis ist diese Verbindung straff. Im Zuge eines atrophiebedingten Schrumpfens des Fettpolsters kommt es im Alter zu einem Spannungsverlust der orbitalen Haltebänder. Dadurch, dass die Verankerung zwischen Haut und Unterlage gelockert wurde, wird eine statische Faltenbildung verstärkt. Ferner kann auch eine Elastosis actinica der periorbitalen Haut zur Faltenbildung beitragen.

Die arterielle Gefäßversorgung des Bulbus erfolgt durch Äste der A. ophthalmica. Im medialen Bereich besteht über die A. dorsalis nasi eine Anastomose zur A. angularis und somit zum Versorgungsgebiet der A. carotis externa.

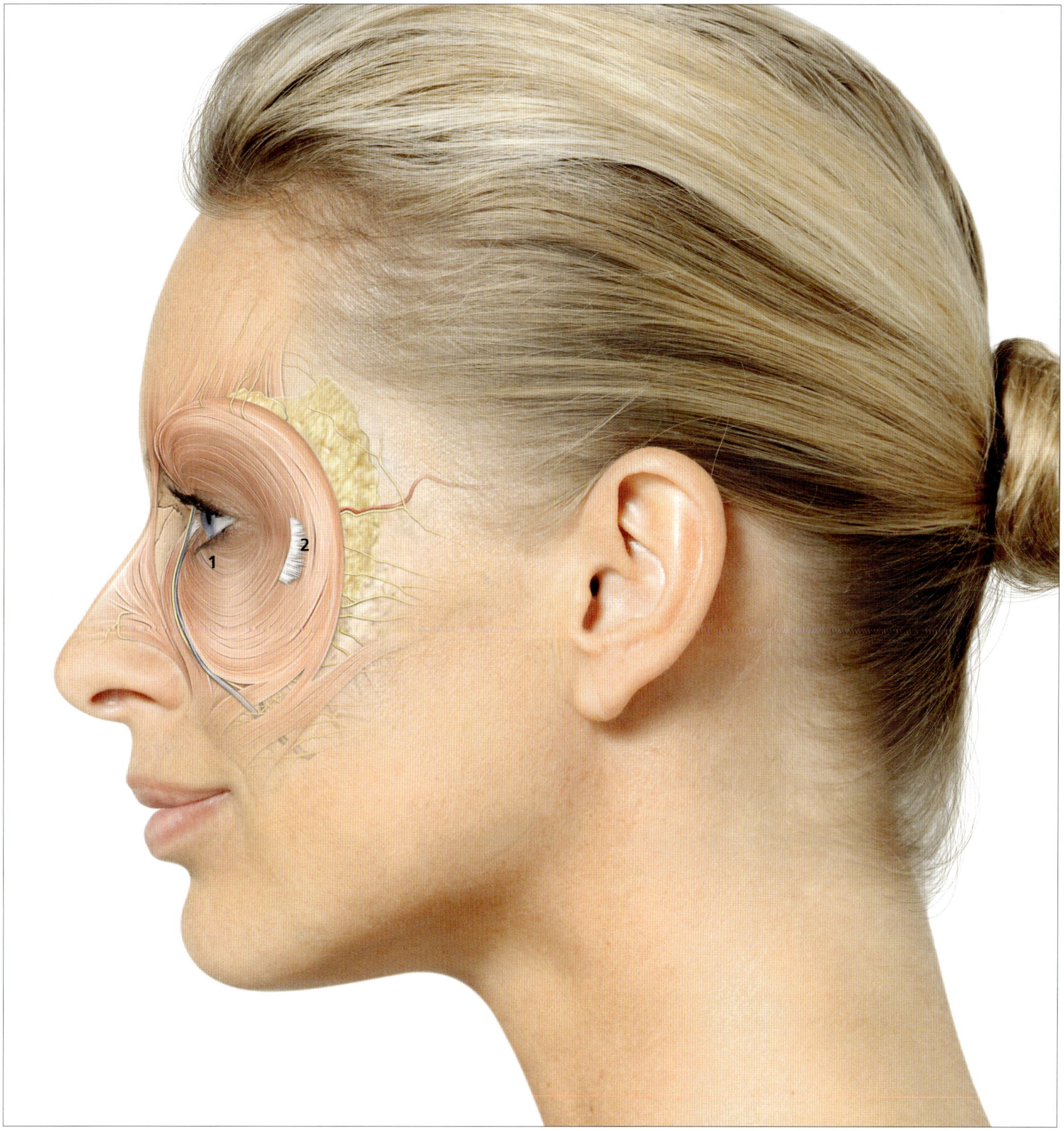

Behandlungsplanung – Oberflächliche Faltenkorrektur

Ziel der Behandlung ist eine oberflächliche Feinkorrektur der lateral-canthalen Falten. Die Maßnahme kann z. B. bei dünner Haut und feiner Faltenbildung oder zur Optimierung der Ergebnisse einer Botulinumtoxin-A-Behandlung gefragt sein.

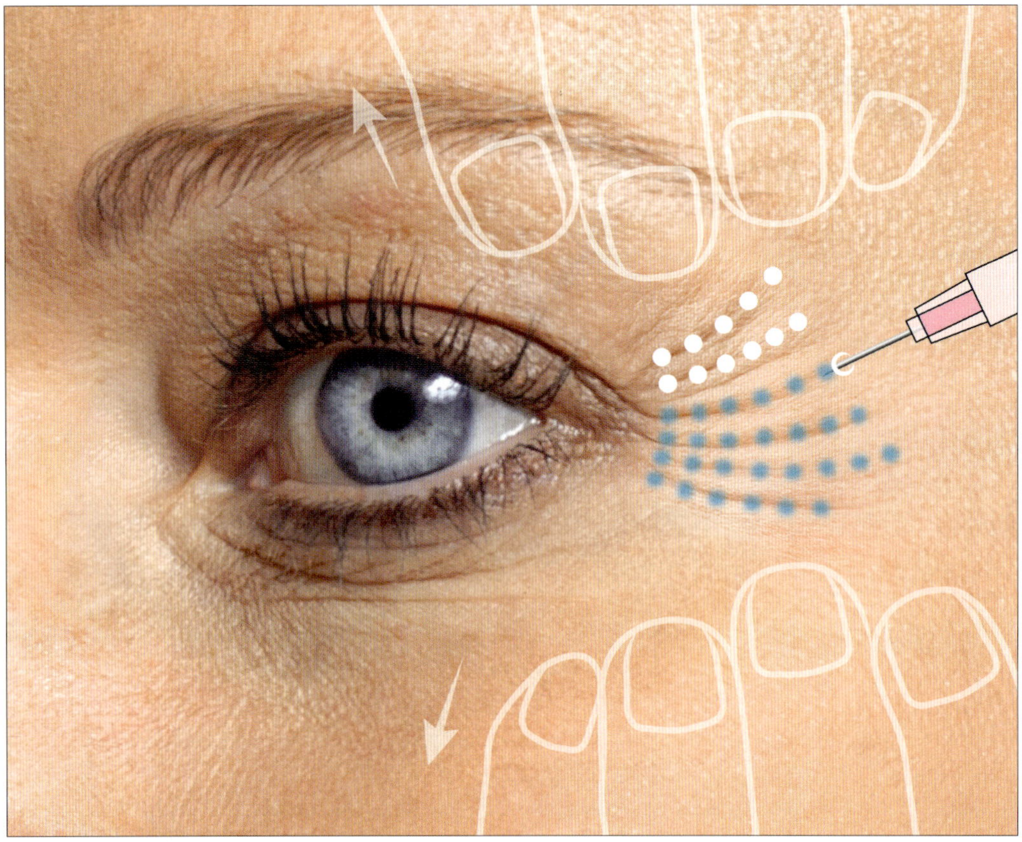

Technik Punkttechnik mit leichter Dehnung
Injektionspunkte 3–5 Punkte entlang der lateral-canthalen Falten
Injektionstiefe Intradermal
Volumen Minimalste Dosierung
Nadel 30–32 Gauge

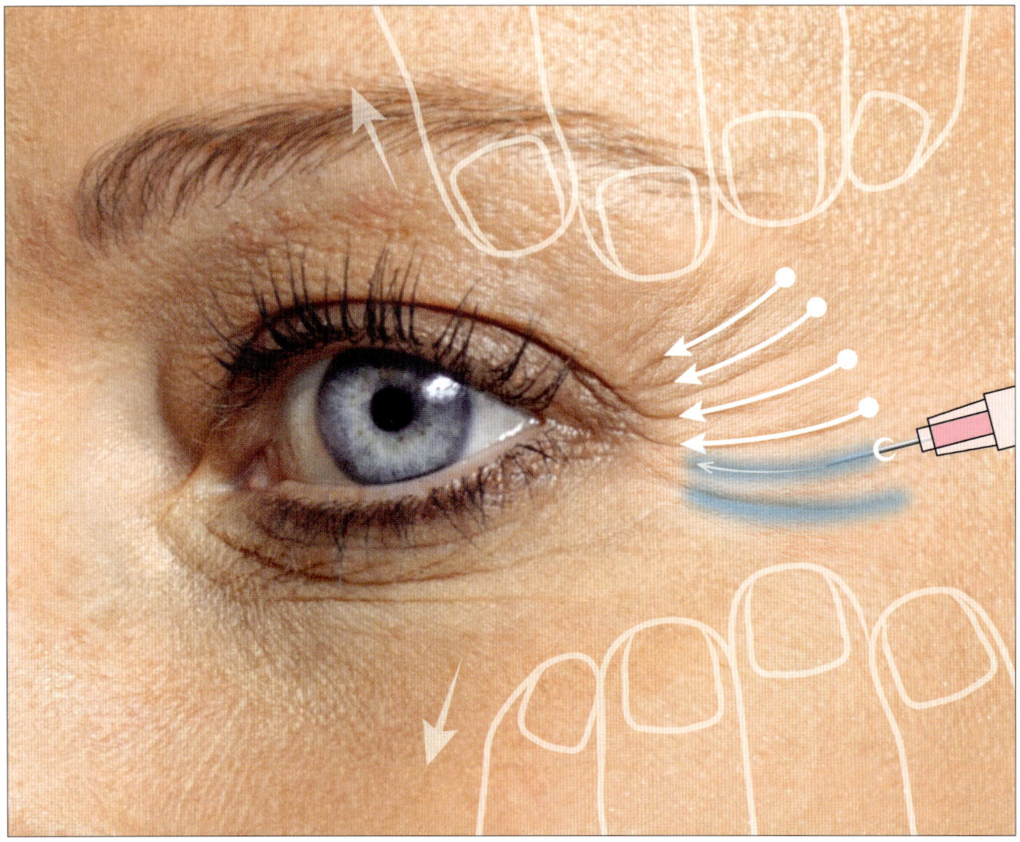

Technik Tunneltechnik mit leichter Dehnung
Injektionspunkte Am lateralen Rand der Falten
Injektionstiefe Intradermal
Volumen < 0,05 ml/Punkt
Nadel 30–32 Gauge

Video
Lateral canthale Falten
Tunneltechnik

Behandlung – Oberflächliche Faltenkorrektur

Punkttechnik mit Dehnung

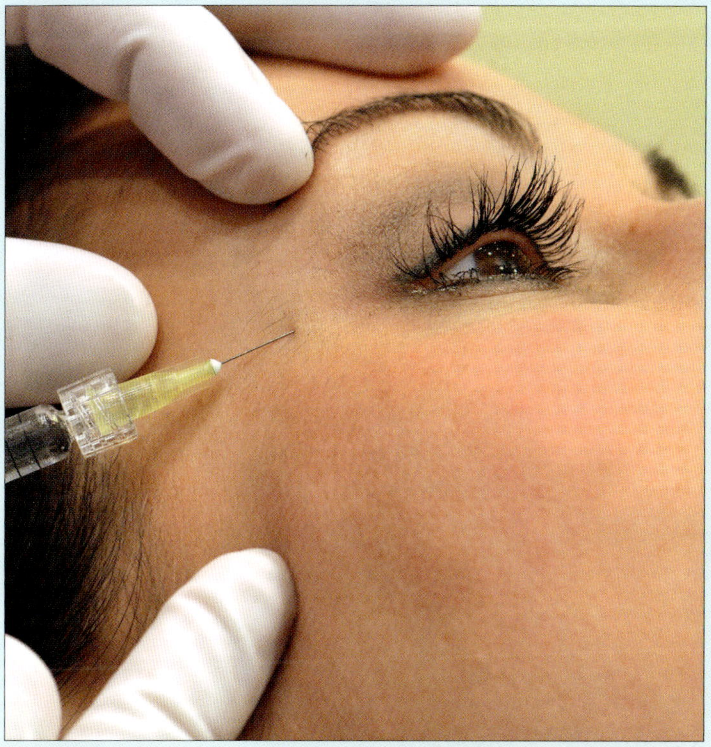

Unter leichter Dehnung, sodass eben noch die Falten sichtbar sind, werden minimalste Depots entlang der Falten gesetzt.

Tunneltechnik mit Dehnung

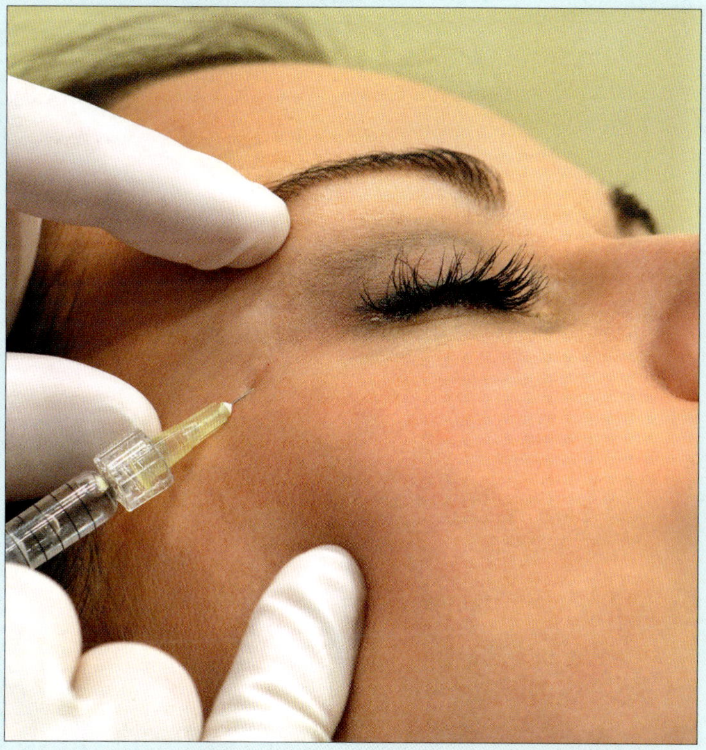

Unter leichter Dehnung werden die Falten am Ende punktiert und mit der linearen Technik unter der Haut tunneliert. Die Injektionen von kleinen Mengen, ca. 0,05 ml, werden beim Zurückziehen der Nadel appliziert.

Behandlungsablauf
- Entfernen von Make-up
- Desinfektion
- Anästhesie (nur bei sehr empfindlichen Patienten)
- Injektion: Punkttechnik, Tunneltechnik
- Massage/Modellierung des Fillers
- Kühlen nach der Behandlung
- Patienteninfo für das Verhalten nach der Behandlung
- Kontrolltermin vereinbaren

Präparateauswahl

1 Filler für oberflächliche Augmentationen (S. 64)
2 Filler für mitteltiefe Augmentationen (S. 65)

Kombinationsmöglichkeiten
- Bei Elastose/Dermatoheliose: Peeling, Laser-Resurfacing, Needling
- Bei muskulärer Hyperaktivität des M. orbicularis oculi: Botulinumtoxin A

Komplikationen/Umgang mit Komplikationen
- Es können sich tastbare Knötchen durch Aggregation der verwendeten Substanz bilden. Eine modulierende Massage des eingebrachten Materials direkt nach der Injektion führt zu einer gleichmäßigen Verteilung.
- Es können Entzündungen im Bereich der eingebrachten Substanz auftreten.
- Der Bereich ist gut durchblutet: Punktion von Gefäßen vermeiden.

Praxistipp
- Die Injektionsmenge und -tiefe sind optimal, wenn eine Abblassung der Haut im Sinne eines Blanching-Effekts auftritt.
- Eine Überkorrektur ist unbedingt zu vermeiden; auch wenn das Behandlungsergebnis in der ersten Behandlung nicht 100 %ig zufriedenstellend ist, sollte lieber eine Touch-up-Behandlung erfolgen.
- Bei dynamischen Falten sollte der Augmentation eine dosisabhängige Muskeldenervation mit Botulinumtoxin A vorangehen.
- Durch einen Volumenaufbau der Schläfe kann die lateral-canthale Faltenausprägung ebenfalls augmentativ gemildert werden.

⚠ Bitte unbedingt die Herstellerhinweise zu den Präparaten, ihren Dosierungen und die einschlägigen Fachinformationen berücksichtigen.

Behandlungsplanung – Volumenkompensation

Ziel ist die Behandlung der lateralen orbitalen Ligamente. Durch die supraperiostale Wiederherstellung der ursprünglichen Spannungsverhältnisse kann die Region um den lateralen Kanthus natürlich projiziert und eine harmonische Glättung tiefer statischer Falten erreicht werden. Dazu wird eine minimale Menge weichen Füllmaterials vertikal in den Sweetspot der Falte am lateralen Orbitarand verabreicht, wobei ein Knirschen zu vernehmen sein sollte.

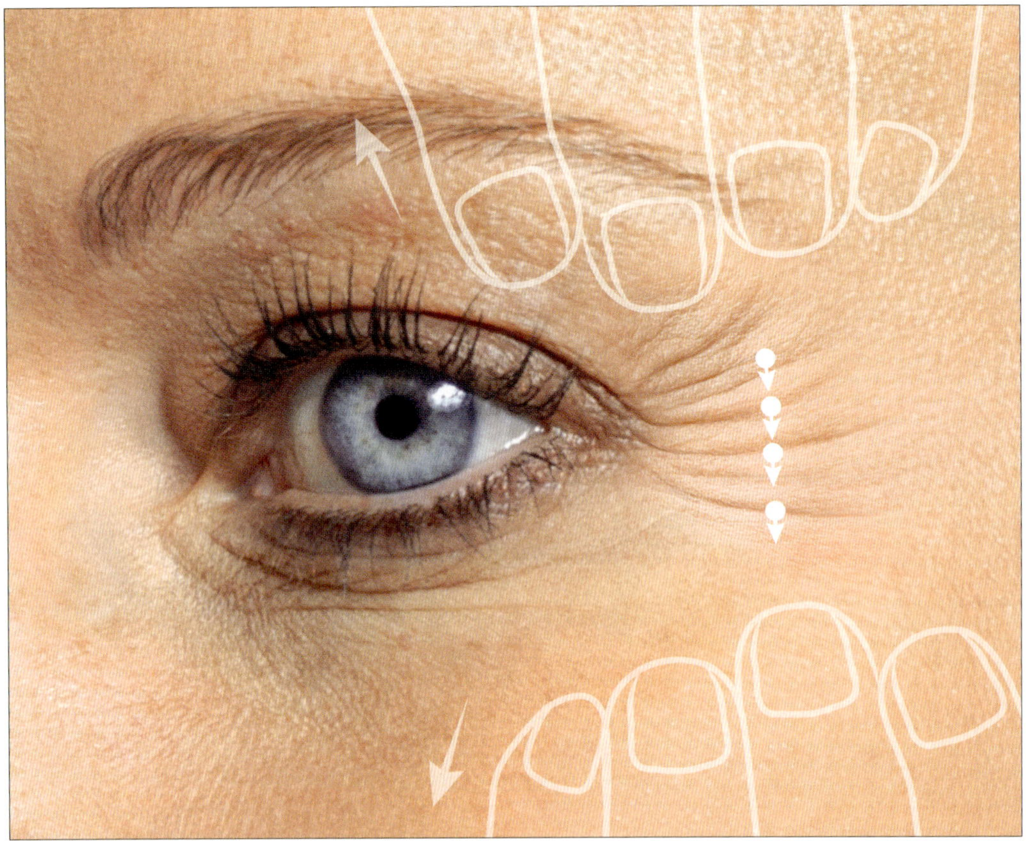

Technik Vertikale supraperiostale Depottechnik (VSDT)
Injektionspunkte 1 Sweetspot pro Falte supraperiostal in die orbitalen Ligamente am lateralen Orbitarand (Injektion knirscht, wenn die Ligamente getroffen wurden)

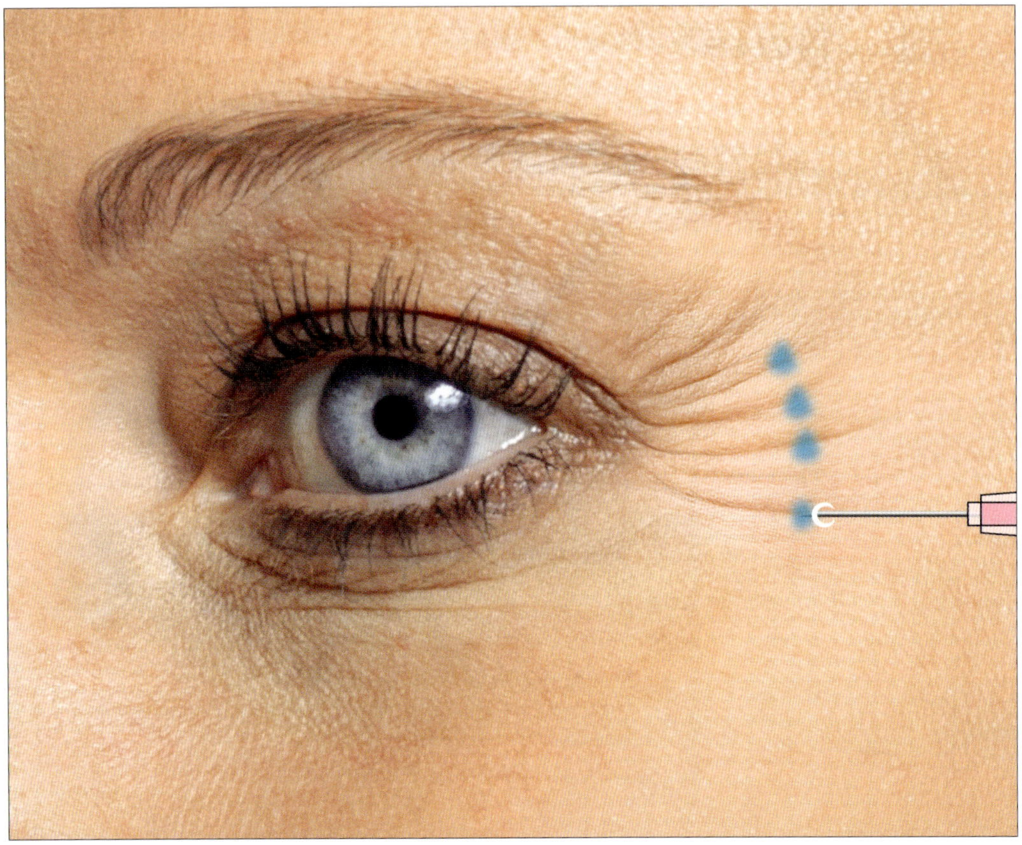

Volumen 0,01–0,02 ml/Punkt
Nadel 27–30 Gauge

7

Behandlung – Oberflächenkorrektur

OHAK

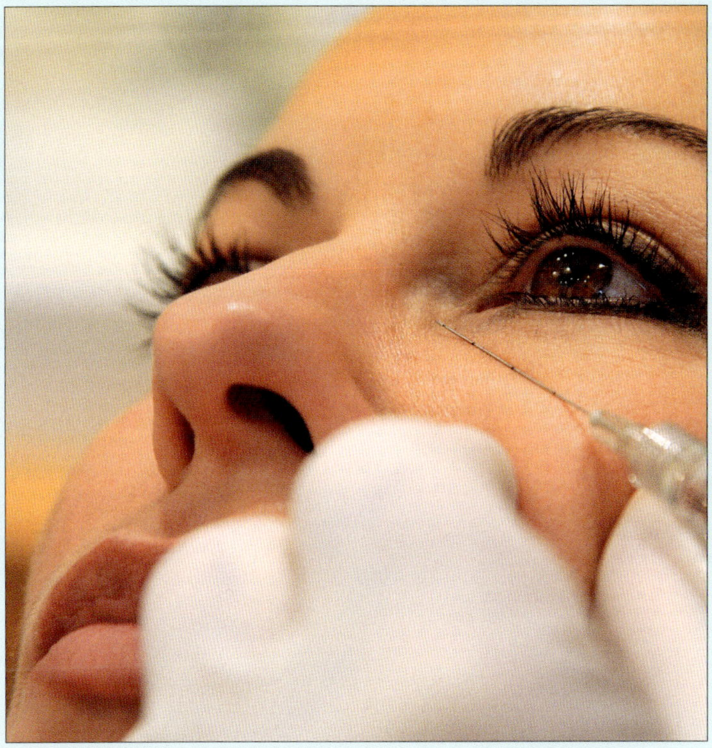

Nach Einbringen der Kanüle durch eine Stichinzision am lateralen Rand der unteren Orbitakante werden befundabhängig 0,1–0,2 ml des Fillers (sub)dermal eingebracht.

Punkttechnik

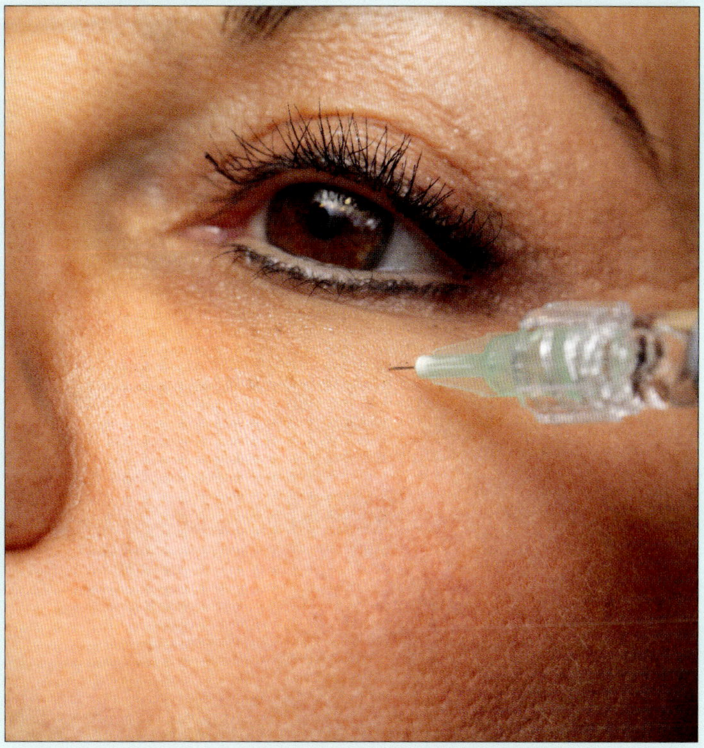

Der Einstich erfolgt im 45-Grad-Winkel. Die Injektionslösung wird oberflächlich subkutan (= subdermal) im Verlauf der Augenringe platziert.

Behandlungsablauf
- Entfernen von Make-up
- Desinfektion
- Anästhesie (nur bei sehr empfindlichen Patienten)
- Injektion: OHAK, Punkttechnik
- Massage/Modellierung des Fillers
- Kühlen nach der Behandlung
- Patienteninfo für das Verhalten nach der Behandlung

Präparateauswahl

1 Filler für oberflächliche Augmentationen (S. 64)

2 Filler für mitteltiefe Augmentationen (S. 65)

In der für Schwellungen anfälligen Region eignen sich insbesondere Präparate mit geringerem Wasserbindevermögen.

Kombinationsmöglichkeiten
- Bei Elastose/Dermatoheliose: Peeling, Laser-Resurfacing, Needling
- Bei muskulärer Hyperaktivität des M. orbicularis oculi: Botulinumtoxin A

Komplikationen/Umgang mit Komplikationen
- Da die Infraorbitalregion gut durchblutet ist, können Punktionsblutungen durch die Verwendung einer stumpfen Kanüle verhindert werden.
- Es können sich tastbare Knötchen durch Aggregation der verwendeten Substanz bilden. Eine modulierende Massage des eingebrachten Materials direkt nach der Injektion führt zu einer gleichmäßigen Verteilung.
- Es können Entzündungen im Bereich der eingebrachten Substanz auftreten.

Praxistipp
- Die Region ist nach augmentativer Behandlung für Schwellungen prädisponiert. Um diese möglichst gering zu halten, sollten Präparate mit geringerem Wasserbindepotenzial verwendet werden.
- Ist der Augenring nicht durch eine Atrophie, sondern durch eine kaudale Wangenfettanlage bedingt, ist eine SOOF-Projektion zu unterlassen. Andernfalls würde die Fettkammer zu sehr aufquellen und zu einer unnatürlichen Überprojektion führen.

Behandlungsplanung – Volumenaufbau
Ziel der Behandlung ist die Therapie der infraorbitalen Leere (IOL) und Minderung atrophiebedingter Augenringe. Dafür erfolgt zunächst eine Kompensation der medialen SOOF-Atrophie durch vertikale Injektion in das Fettpolster. Nach sichtbarem Projektionseffekt kann der mediale Aspekt des Augenrings (Tränenrinne) durch weitere vertikale Depots in die adhärenten Haltebänder entlang der medialen Orbitakante behandelt werden. Nach gleichem Vorgehen lassen sich auch die Haltebänder im Bereich der lateralen Unterlidfurche wieder unter Spannung setzen, wodurch abgesunkenes Fett aufsteigt und den klinischen Eindruck harmonisiert. Der Erfolg ist jedoch stark von der tiefen, supraperiostalen Lage der Nadelspitze respektive der tiefen Positionierung des Füllmaterials abhängig.

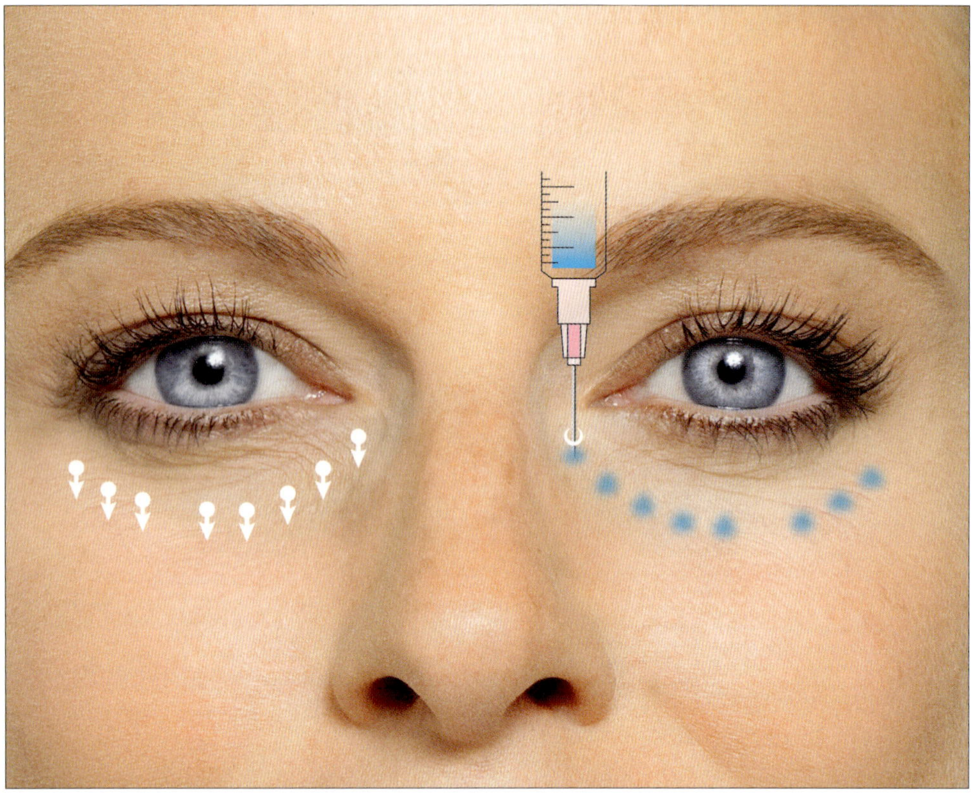

Technik Vertikale supraperiostale Depottechnik (VSDT)
Injektionspunkte *SOOF-Kompensation:* 1 bis 2 Injektionen supraperiostal in den mittleren Bereich des SOOF
Tränenrinne: 2–4 Injektionen medial, entlang der Orbitakante in die orbitalen Haltebänder (Injektion knirscht beim Treffen des Sweetspots)
Laterale Unterlidfurche: 3–4 Sweetspots entlang der lateralen Orbitakante in die orbitalen Ligamente (Treffen der Sweetspots ist als Knirschen zu vernehmen)
Volumen 0,2–0,3 ml/Depot in das SOOF; 0,05–0,1 ml/Depot in die orbitalen Haltebänder
Nadel 27 Gauge

Cave: Um eine Konfrontation des N. infraorbitalis oder der infraorbitalen Arterien zu verhindern, muss die Nadel behutsam bis auf den Knochen vorgeschoben werden.

Video Laterale Unterlidfurche VSDT

Video Tränenrinne VSDT

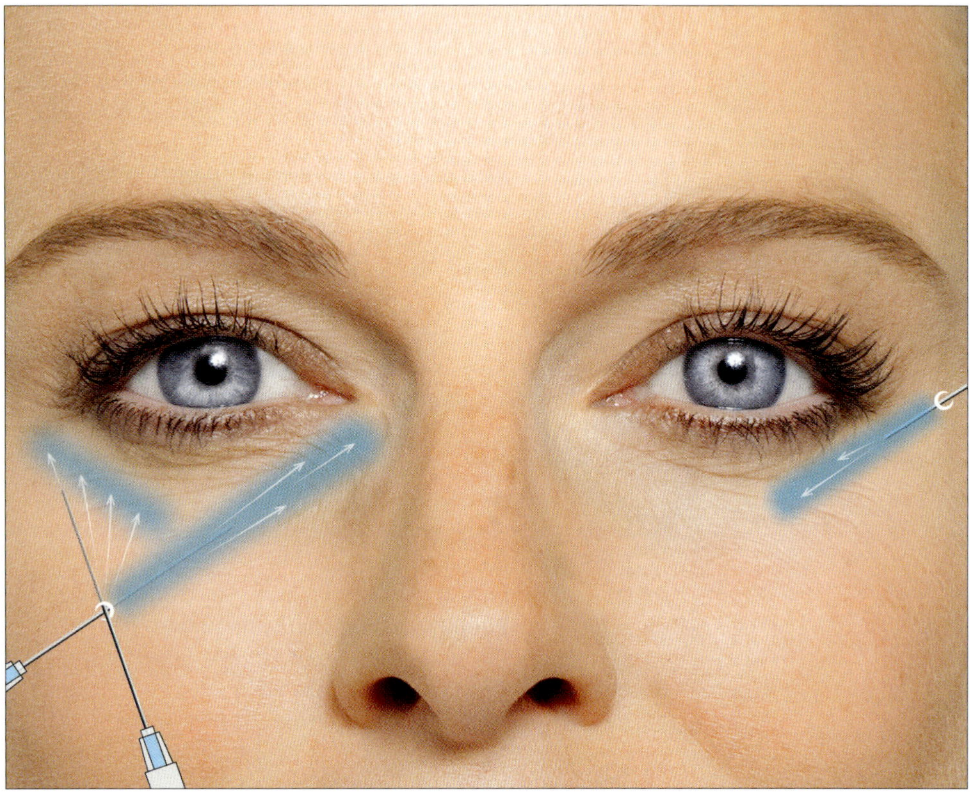

Technik Tiefe horizontale Augmentation mit der Kanüle (THAK)
Insertionsstelle
Tränenrinne: Schnittpunkt der Projektion der nasojugalen Grube und einer imaginären vertikalen Linie durch den lateralen Kanthus
Laterale Unterlidfurche: Zugang wie Tränenrinne oder Orbitakante im Bereich des lateralen Kanthus
Injektionstiefe und -richtung
Supraperiostal
Volumen 0,2–0,5 ml
Nadel 22–25 Gauge Kanüle

Video Tränenrinne THAK

7

Behandlung – Volumenaufbau

VSDT

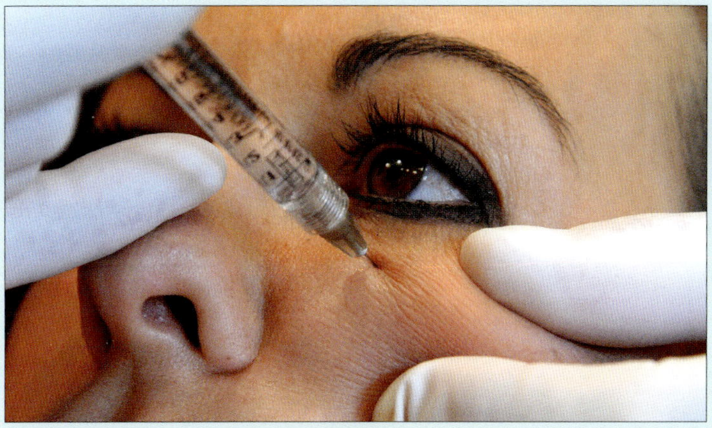

Augenringe werden durch eine Kompensation der SOOF-Atrophie und Straffung der orbitalen Ligamente behandelt. Dafür wird zunächst eine vertikale supraperiostale Injektion im Bereich des medialen Schwanzes des atrophierten Fettpolsters verabreicht (s. Abbildung). Die Projektion der Fettkammer ist bei erfolgreicher Injektion unmittelbar sichtbar. Anschließend werden zur Minderung der Sichtbarkeit der Tränenrinne weitere minimaldosierte supraperiostale Depots (0,05–0,1 ml) in die orbitalen Ligamente entlang der Orbitakante gegeben.

THAK

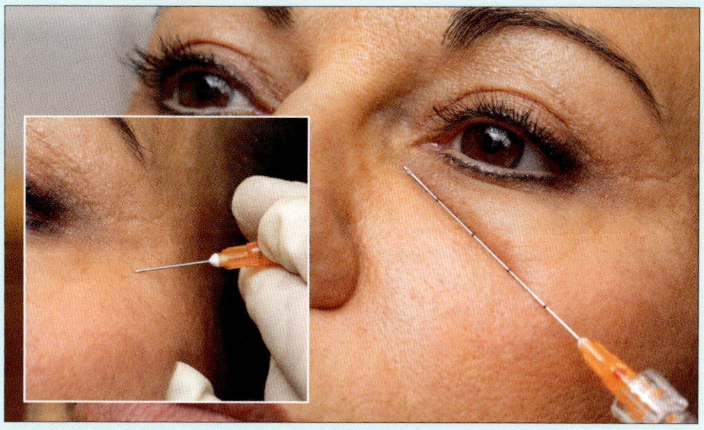

Alternativ zur VSDT kann die SOOF-Atrophie durch eine supraperiostale horizontale Augmentation behandelt werden. Zur Behandlung des medialen Anteils erfolgt die Inzision der Haut an der Schnittstelle der Projektion der nasojugalen Grube und einer imaginären vertikalen Linie durch den lateralen Kanthus. Anschließend wird das Gewebe sanft mobilisiert und bedarfsgerecht mit 0,2–0,5 ml des Materials unterfüttert.
Für die Behandlung der lateralen Unterlidfurche kann der gleiche Eintrittspunkt wie für den Aufbau der Tränenrinne gewählt werden oder die Inzision erfolgt im Bereich der Orbitakante auf Höhe des lateralen Kanthus (kleine Abbildung).

Behandlungsablauf
- Entfernen von Make-up
- Desinfektion
- Anästhesie (nur bei sehr empfindlichen Patienten)
- Injektion: VSDT, THAK
- Massage/Modellierung des Fillers
- Kühlen nach der Behandlung
- Patienteninfo für das Verhalten nach der Behandlung

Präparateauswahl

2 Filler für mitteltiefe Augmentationen (S. 65)
3 Filler für tiefe Augmentationen (S. 68)
4 Filler für maximaltiefe Augmentationen (S. 70)

In der für Schwellungen anfälligen Region eignen sich insbesondere Präparate mit geringerem Wasserbindevermögen.

Kombinationsmöglichkeiten
- Bei Elastose/Dermatoheliose: Peeling, Laser-Resurfacing, Needling
- Bei muskulärer Hyperaktivität des M. orbicularis oculi: Botulinumtoxin A

Komplikationen/Umgang mit Komplikationen
- Da die Infraorbitalregion gut durchblutet ist, muss auf den Knochen injiziert werden, um intravasale Injektion zu verhindern.
- Im Injektionsbereich befindet sich das tastbare Foramen infraorbitale, die Austrittsstelle des N. infraorbitalis. Da eine Konfrontation des Nervs äußerst schmerzhaft ist, sollte sie verhindert werden. Dazu sind eine gezielte Platzierung der Nadel und eine behutsame Penetrationsgeschwindigkeit erforderlich.
- Es können sich tastbare Knötchen durch Aggregation der verwendeten Substanz bilden. Eine modulierende Massage des eingebrachten Materials direkt nach der Injektion führt zu einer gleichmäßigen Verteilung.
- Es können Entzündungen im Bereich der eingebrachten Substanz auftreten.
- Eine zu kaudale Injektion im Bereich der mediopupillaren Linie kann zu einer Punktion der V. facialis und damit zu einer Sinusvenenthrombose führen

Praxistipp
- **Durch eine ergänzende oberflächliche Maßnahme im Unterlidbereich können zusätzlich feine Knitterfalten und Hautdefekte behoben werden. Dafür eignet sich besonders gut ein subdermales horizontales Vorgehen mit der stumpfen Kanüle (HORA).**
- **Die Region ist nach augmentativer Behandlung für Schwellungen prädisponiert. Durch die supraperiostale Injektion volumengebender Hyaluronsäurepräparate mit eher geringen wasserbindenden Eigenschaften können Schwellungen minimal gehalten werden.**
- **Ist der Augenring nicht durch eine Atrophie, sondern durch eine kaudale Wangenfettanlage bedingt, ist eine SOOF-Projektion zu unterlassen. Andernfalls würde die Fettkammer zu sehr aufquellen und zu einer unnatürlichen Überprojektion führen.**

7.4 Mittelgesicht

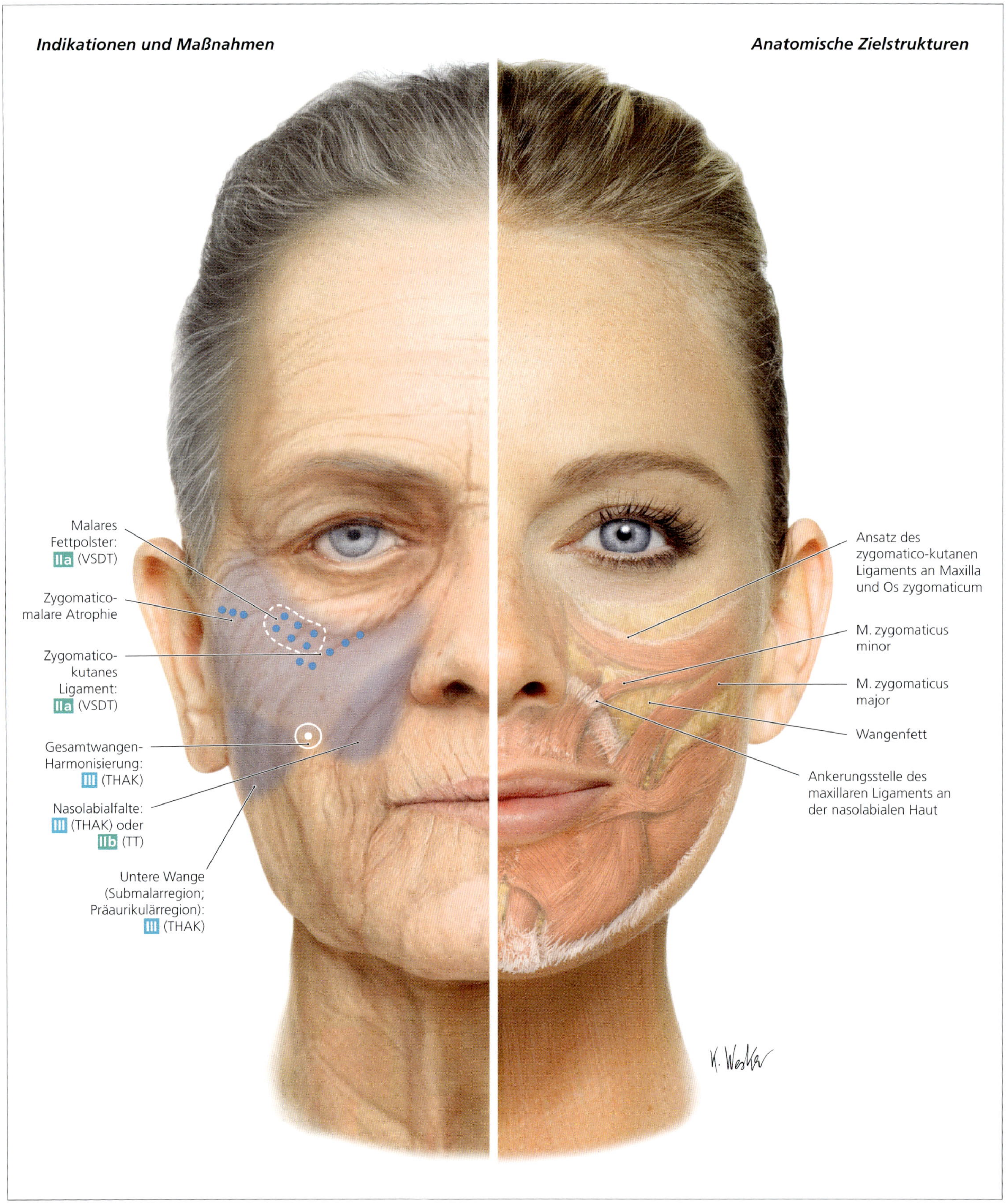

Gesamtübersicht der Zielstrukturen und praktischen Maßnahmen einer ursachenbezogenen Augmentationstherapie im Mittelgesicht.
• VSDT (oder alternativ OAT zur Camouflage); THAK.

7.4.1 Wange

Kennzeichen des jugendlichen, attraktiven Mittelgesichts ist eine gut mit Fett ausgestattete Wangenregion. Altersbedingt kommt es infolge der Atrophie der knöchernen sowie subkutanen Basis im Mittelgesicht zu einer Beeinträchtigung der Spannungsverhältnisse.

Hierdurch verlagern sich die destabilisierten oberen Fettkompartimente inklusive ihres Hautmantels nach kaudal, wodurch sich die ursprüngliche Dreiecksform des Gesichts in eine Kegelform umkehrt und die Nasolabialfalte sowie die Marionettenlinie vertieft werden.

Weiterhin können durch die Schrumpfung des Weichteilmantels anatomische Strukturen unproportional hervortreten. Visuell entsteht so der Eindruck von Schwellungen (malares Fettpolster) oder feinen Furchen (zygomatico-kutanes Ligament) im Oberflächenrelief.

Patientenauswahl
Patienten, die unter der Auswirkung einer umschriebenen Wangenatrophie leiden, kann durch eine gezielte vertikale Injektion in den betroffenen Bereich wie das SOOF geholfen werden. Durch die Behandlung des ursächlichen Substanzmangels in der Tiefe lässt sich mit geringem Materialaufwand arbeiten. Alternativ bietet sich die allgemeine Verbesserung der Wangenregion durch eine horizontale Augmentation an.

Bewertung der Indikation
Die Volumentherapie der Wange ist eine kausale und natürlich harmonisierende, attraktivitätssteigernde Maßnahme. Die Notwendigkeit eines chirurgischen Eingriffs, beispielsweise zur Entfernung des malaren Fettpolsters, kann mit diesem Vorgehen umgangen werden.

Anatomie
Die Wange lässt sich klinisch in einen anteromedialen, zygomaticomalaren und einen submalaren Bereich untergliedern.

Die stark ausgeprägten Fettanlage im Wangenbereich macht die Region zu der am stärksten prolabierenden Region des Gesichts. Im anteromedialen Bereich, welcher der Region der Maxilla bis zur Nasolabialfalte entspricht, befinden sich zwei am Alterungsprozess maßgeblich beteiligte Strukturen. Das zygomatico-kutane Halteband (1) als säulenartige Verbindung zwischen Knochen und Haut und das tiefe suborbikulare okkuläre Fettpolster, kurz SOOF (2).

Die altersbedingte Atrophie der tiefen Weichteilbasis, insbesondere des SOOF, in dieser Region bedingt ein Herabsinken des oberen Weichteilmantels und führt so zur Abflachung der Wange im Bereich des malaren Fettkompartiments und zur Vertiefung der Nasolabialfalte und der Marionettenlinie. Zudem kann die Atrophie des SOOF dazu führen, dass sich das am ausgetrockneten Untergrund anhaftende zygomatico-kutane Band als Einkerbung in der Haut abzeichnet. In Konsequenz des umliegenden Volumenschwunds kann das über dem Wangenknochen und SOOF befindliche malare Fettpolster – unter Beteiligung der umgrenzenden Ligamente – als verhältnismäßige Schwellung hervortreten.

Im zygomaticomalaren Wangenbereich, welcher sich auf das Os zygomaticum und den Arcus zygomaticus erstreckt, haben die Mm. zygomatici minor (3) und major (4), die den Weichteilkomplex beim Lachen anheben, ihren Ursprung.

Der auch hier ablaufende Verlust des knöchernen und subkutanen Weichteilmantels verstärkt ebenfalls die Tiefe der Nasolabialfalte und der Marionettenlinie und trägt insgesamt zum weiteren Sagging bei.

Unterhalb des Os zygomaticus, von der oralen Kommissur bis zur hinteren Kieferlinie reichend, befindet sich der untere Wangenbereich, der auch als submalare Wangenregion bezeichnet wird. Die Atrophie des Fetts führt zu einem sogenannten präaurikulären Hollowing und bedingt einen optisch ausgemergelten Gesamteindruck.

In der Wangenregion verlaufen zahlreiche Gefäße. Darunter die A. facialis, welche anterior des M. masseter um den Unterkieferrand zieht, dann – stark geschlängelt der Nasolabialfalte folgend – zur medialen Wange zieht und zuletzt als A. angularis in der lateralen Nase verläuft. Zumeist ist die A. facialis subkutan anzutreffen.

Im lateralen Wangenbereich findet sich zudem die A. temporalis superficialis.

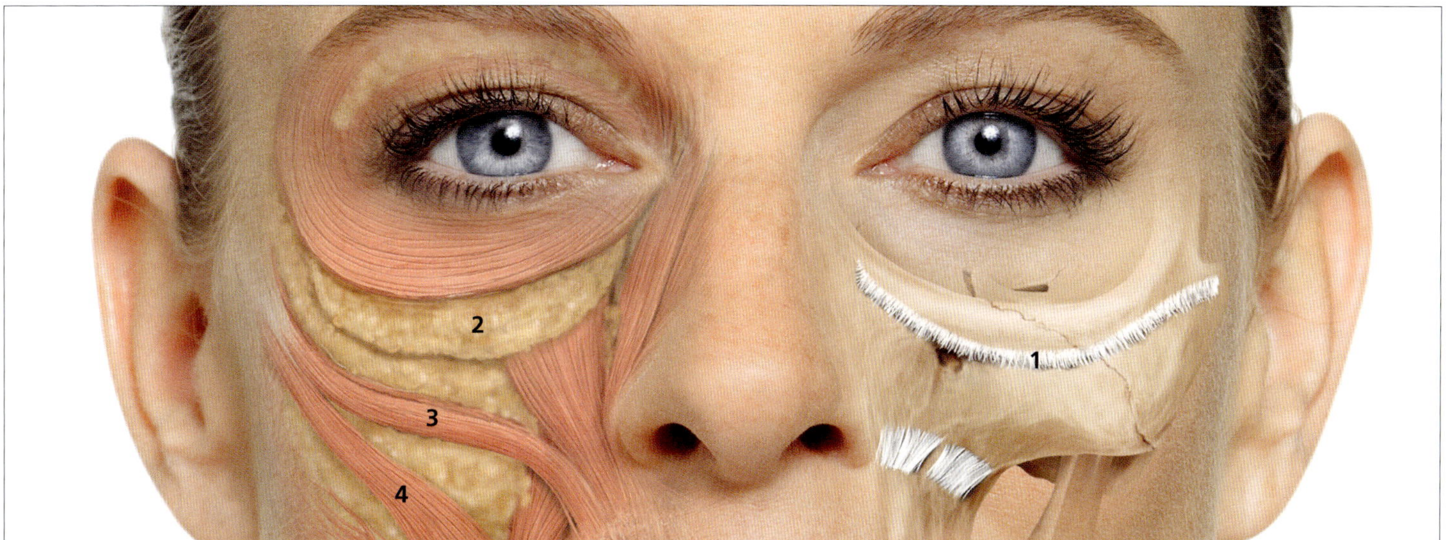

7.4.2 Anteromediale Wange

Durch eine Therapie der atrophisierten Zustände an der Weichteilbasis können die klinischen Altersmerkmale der oberen Mittelgesichtsregion harmonisiert werden. Hierzu können kleine vertikale Depots in das SOOF zur Repositionierung des malaren Fettpolsters verabreicht werden. Bei sichtbarer Einkerbung des zygomatico-kutanen Ligaments sollten mehrere Sweetspots in dessen Verlauf abgegeben werden. Dadurch können die ursächlichen Substanzmängel gezielt und mit minimalem Materialaufwand kompensiert werden, wodurch sich jugendliche Verhältnismäßigkeiten im Mittelgesicht wiedergewinnen lassen. Eine zusätzliche Injektion in den Punkt der maximalsten Projektion der Wange unterstützt die Rejuventation durch weitere Optimierung und Wiederherstellung einer konvexen Wangenform. Dieser Injektionspunkt befindet sich an der Stelle, an der sich eine imaginäre Linie durch den lateralen Kanthus und den Mundwinkel mit einer Linie von der Spitze des Nasenflügels zum Tragus kreuzt. Gleichzeitig trägt die Repositionierung der oberen Wange zu einer Entlastung der Nasolabialfalte bei.

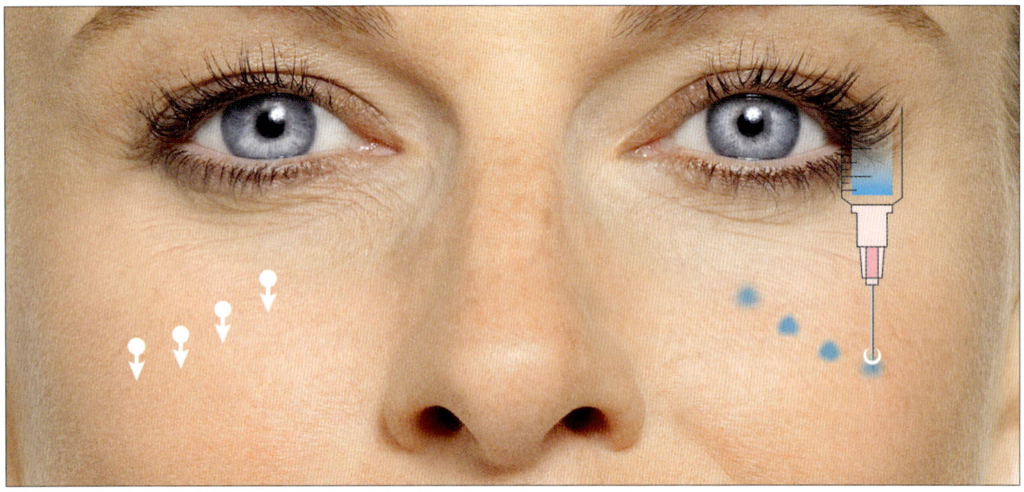

Zygomatico-kutanes Ligament
Technik Vertikale supraperiostale Depottechnik (VSDT); ggf. Tower-Technik (TT)
Injektionspunkte 3–4 Sweetspots entlang des Faltenverlaufs in das zygomatico-kutane Ligament
Volumen 0,05–0,1 ml/Punkt
Nadel 27 Gauge

Video
Zygomatico-kutanes Ligament VSDT

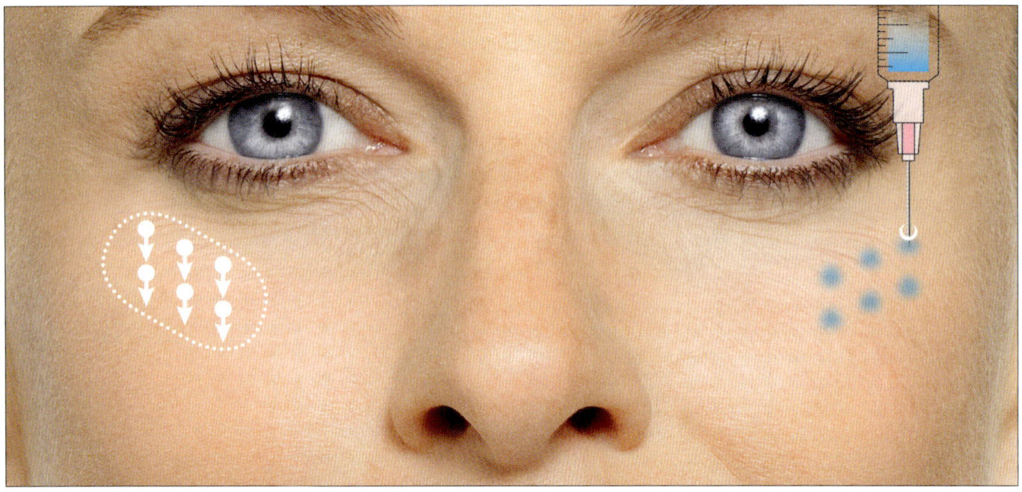

Malares Fettpolster
Technik Vertikale supraperiostale Depottechnik (VSDT); ggf. Tower-Technik (TT)
Injektionspunkte 3–6 Sweetspots auf das Periost im Bereich des malaren Fettpolsters zur SOOF-Augmentation
Volumen 0,02–0,03 ml/Punkt
Nadel 27 Gauge

Video
Malares Fettpolster VSDT

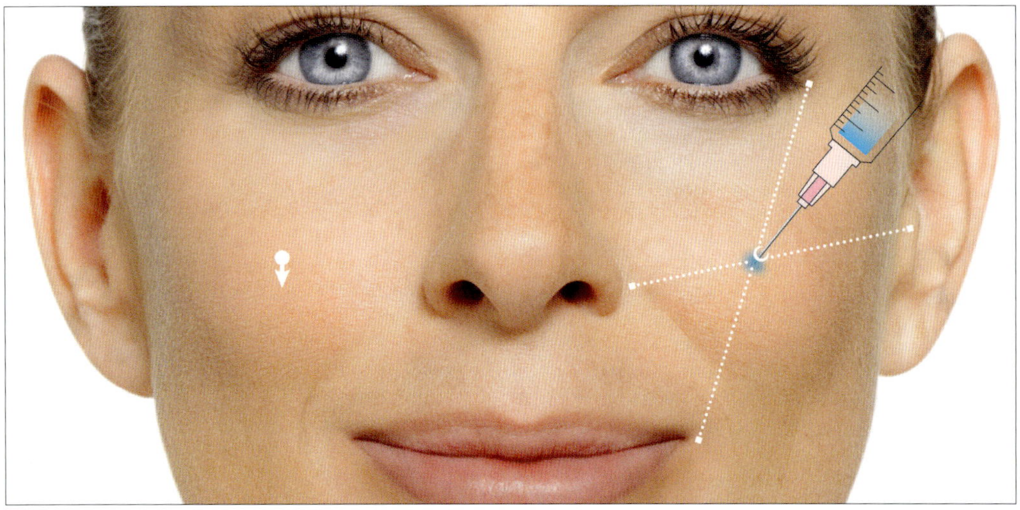

Wangenprojektion
Technik Vertikale supraperiostale Depottechnik (VSDT)
Injektionspunkte Kreuzung der Linien lateraler Kanthus-Mundwinkel und Nasenflügel-Tragus
Volumen 0,2–0,5 ml/Seite
Nadel 27 Gauge

7

Behandlung

VSDT – Zygomatico-kutanes Ligament

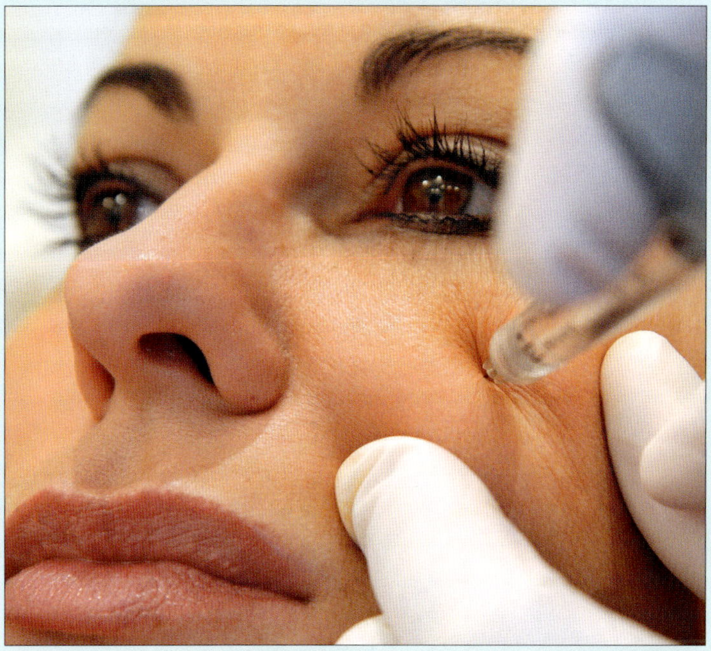

Die Behandlungsregion wird leicht komprimiert und maximaltiefe Injektionen werden entlang des zygomatico-kutanen Ligaments verabreicht. Individuell kann der Verlauf der Struktur unterschiedlich ausfallen. Je nach Ausmaß der Wangenatrophie sind zwischen 0,05 und 0,1 ml Filler pro Depot zu applizieren.

VSDT – Malares Fettpolster

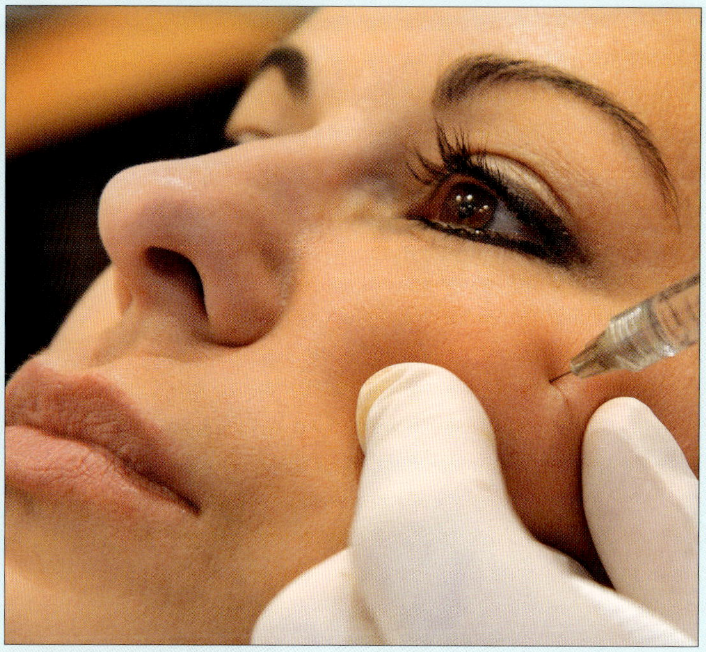

Unter palpatorischer Stabilisierung der oberen Wangenregion setzt der Therapeut die vertikalen Injektionen in das SOOF. Dabei sind nur geringe Materialmengen supraperiostal zu applizieren (0,02–0,03 ml/Depot), um die gewünschte harmonisierende Projektion zu erreichen.

Behandlungsablauf

- Entfernen von Make-up
- Desinfektion
- Anästhesie (Lokal- oder Leitungsanästhesie)
- Injektion: VSDT, ggf. TT
- Massage/Modellierung des Fillers
- Kühlen nach der Behandlung
- Patienteninfo für das Verhalten nach der Behandlung
- Kontrolltermin vereinbaren

Präparateauswahl

3 Filler für tiefe Augmentationen (S. 68)
4 Filler für maximaltiefe Augmentationen (S. 70)

Kombinationsmöglichkeiten

- Peeling
- Laser-Resurfacing
- Medical Needling

Komplikationen/Umgang mit Komplikationen

- Es besteht die Gefahr der Überfüllung. Insbesondere im Hinblick auf eine Langzeittherapie sollte im Mittelgesicht materialsparend vorgegangen werden.
- Es können sich tastbare Knötchen durch Aggregation der verwendeten Substanz bilden. Eine modulierende Massage des eingebrachten Materials direkt nach der Injektion führt zu einer gleichmäßigen Verteilung.
- Es können Entzündungen im Bereich der eingebrachten Substanz auftreten.
- In der Mediopupillarlinie ventral des medialen SOOF verläuft die V. facialis. Eine Punktion könnte eine Sinusvenenthrombose zur Folge haben und sollte daher dringlichst vermieden werden.

Praxistipp

- Bei ausgeprägten Fällen der Wangengesichtsatrophie, von denen auch die oberen Gewebeebenen betroffen sind, kann eine zusätzliche statische Stabilisierung der Wangenregion durch die Tower-Technik sinnvoll sein.
- Die Tower-Technik sollte äußerst zurückhaltend durchgeführt werden, um zu verhindern, dass es – insbesondere in Kombination mit einer Botulinumtoxin-A-Behandlung der Augenpartie – zur Darstellung von „Tränensäcken“ kommt.
- Durch die Kompensation des Volumenverlusts der oberen Wange wird auch eine Entlastung der Nasolabialfalte erreicht.
- Werden zunächst die lateralen Wangenanteile augmentiert, wird im anteriomedialen Anteil signifikant weniger Material benötigt. Das Risiko eines „Pillow face“ wird so umgangen.

7.4.3 Zygomaticomalare Wange

Behandlungsplanung

Die Atrophie der Weichteilbasis im zygomaticomalaren Bereich bedingt eine Abflachung der einst konvexen Wange. Hierdurch verstärken sich das Sagging sowie die Tiefe der Marionetten- und Nasolabialfalte. Durch gezielte vertikale Injektion in den Bereich des Gewebeschwunds lassen sich auch hier die jugendlichen Verhältnismäßigkeiten im Gesicht wiederherstellen.

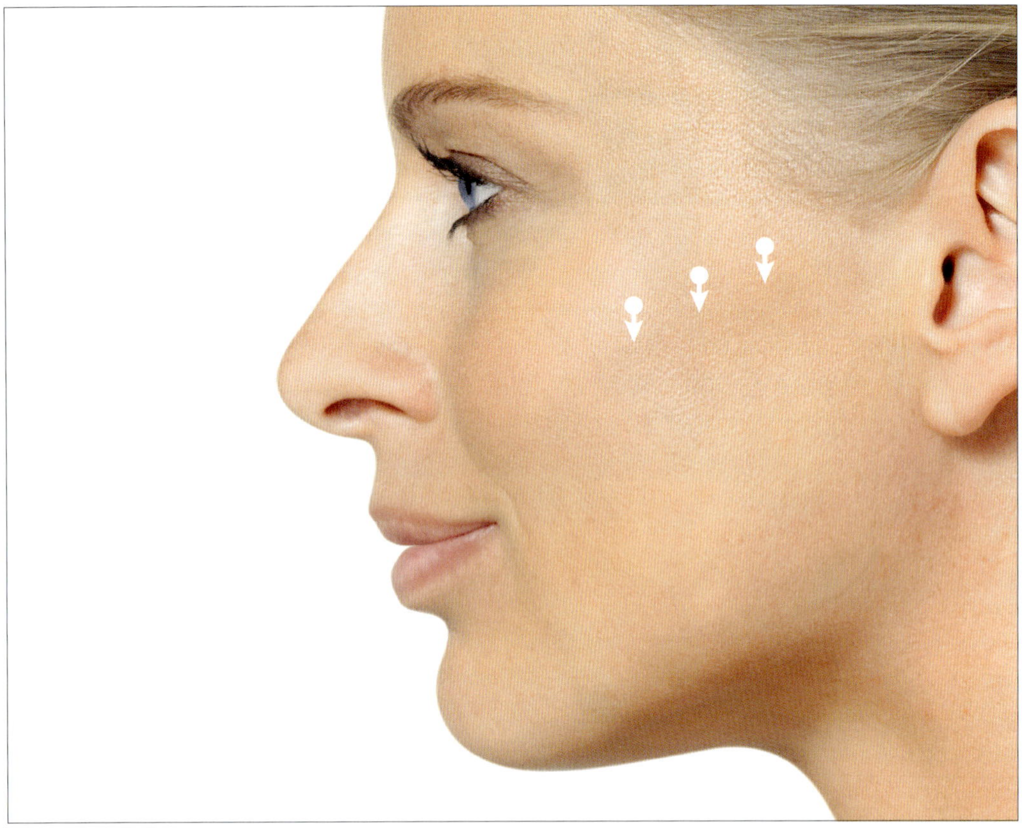

Technik Vertikale supraperiostale Depottechnik (VSDT)
Injektionspunkte 3–4 Sweetspots am Arcus zygomaticus

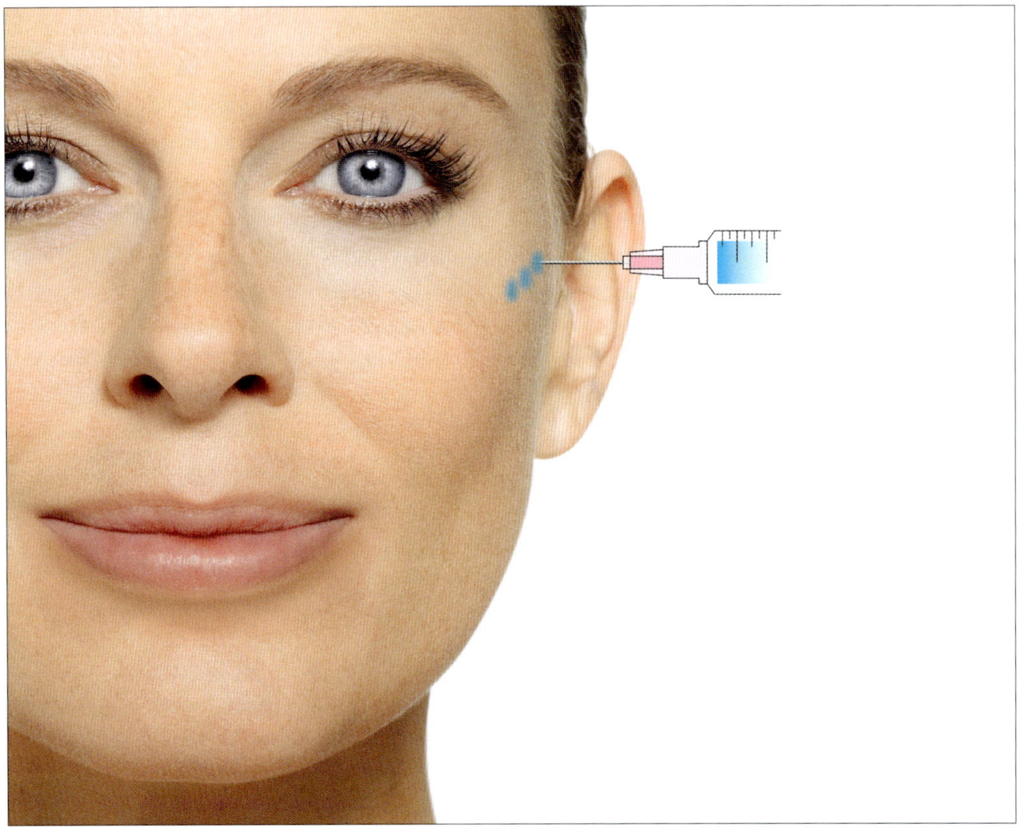

Volumen 0,01–0,03 ml/Punkt
Nadel 27 Gauge

Behandlung

VSDT

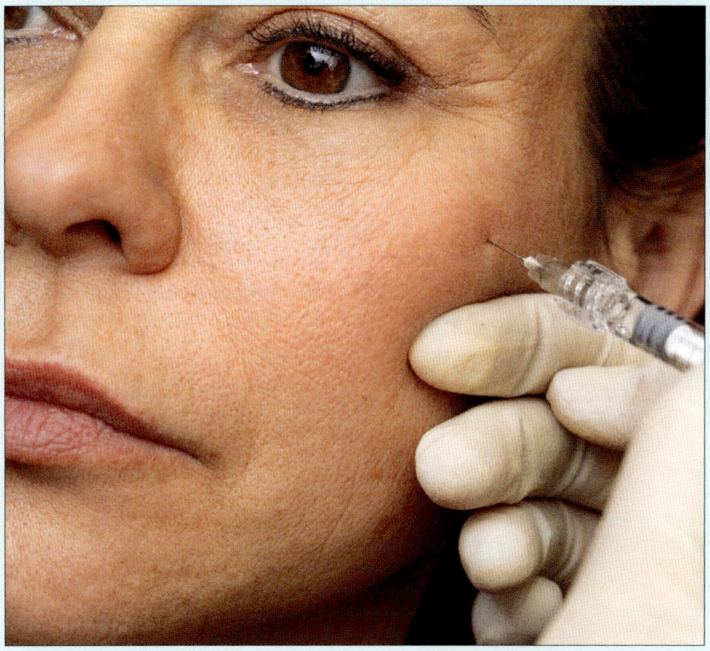

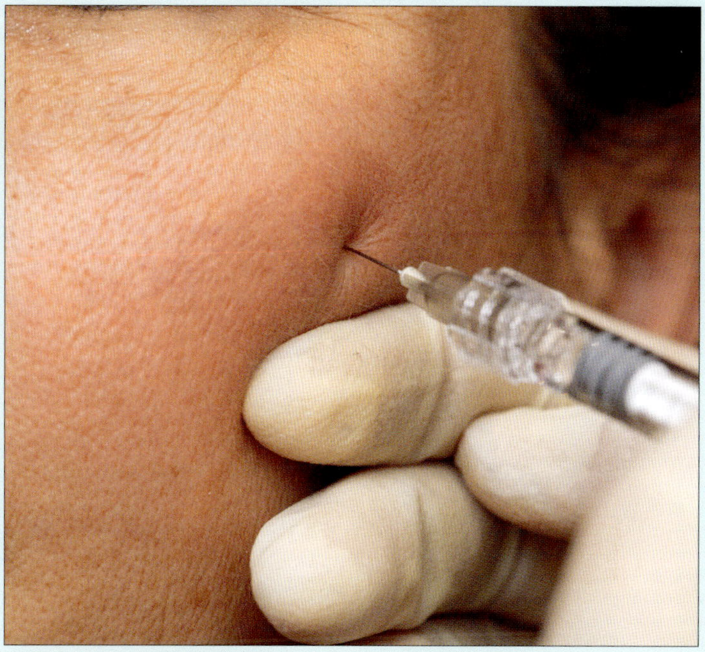

Die Nadel wird behutsam und mit langsamer Penetrationsgeschwindigkeit vertikal bis auf den Knochen eingeführt. Sodann werden zur Erreichung eines harmonischen Projektionseffekts ca. 2–3 Depots supraperiostal nebeneinander gesetzt.

Behandlungsablauf

- Entfernen von Make-up
- Desinfektion
- Anästhesie (Lokal- oder Leitungsanästhesie)
- Injektion: VSDT
- Massage/Modellierung des Fillers
- Kühlen nach der Behandlung
- Patienteninfo für das Verhalten nach der Behandlung
- Kontrolltermin vereinbaren

Präparateauswahl

3 Filler für tiefe Augmentationen (S. 68)
4 Filler für maximaltiefe Augmentationen (S. 70)

Kombinationsmöglichkeiten

- Peeling
- Laser-Resurfacing
- Medical Needling

Komplikationen/Umgang mit Komplikationen

- Es besteht die Gefahr der Überfüllung. Insbesondere im Hinblick auf eine Langzeittherapie sollte im Mittelgesicht materialsparend vorgegangen werden.
- Es können sich tastbare Knötchen durch Aggregation der verwendeten Substanz bilden. Eine modulierende Massage des eingebrachten Materials direkt nach der Injektion führt zu einer gleichmäßigen Verteilung.
- Es können Entzündungen im Bereich der eingebrachten Substanz auftreten.
- In der Mediopupillarlinie ventral des medialen SOOF verläuft die V. facialis. Eine Punktion könnte eine Sinusvenenthrombose zur Folge haben und sollte daher dringlichst vermieden werden.

Praxistipp

- **Wird zunächst die laterale Wange behandelt, kommt es durch den Liftingeffekt zur Materialeinsparung im medialen Bereich.**
- **Am lateralen Punkt sollte die A. temporalis superficialis zur Vermeidung einer Konfrontation palpiert werden.**
- **Ist eine Augmentation nahe des Haaransatzes nötig, sollte aus Sicherheitsgründen die Wange mit der Kanüle augmentiert werden (s. Kapitel 7.4.5; Gesamtwangenharmonisierung, S. 182).**

7.4.4 Submalare Wange

Behandlungsplanung

Die Submalarregion atrophiert besonders im präaurikulären Bereich und führt so zu einem Hollowing unter dem Arcus zygomaticus, was letztlich den Eindruck eines ausgemergelten Gesichts erweckt. Durch eine horizontale Augmentation im subkutanen Gewebe kann das Defizit behoben werden.

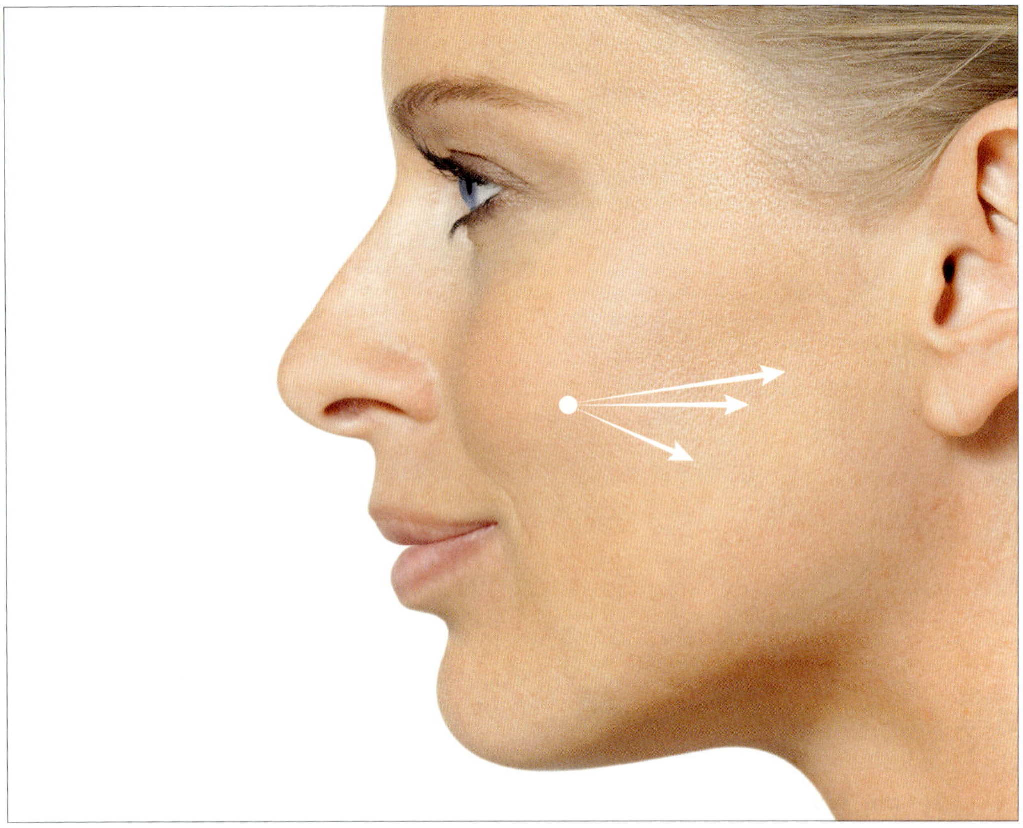

Technik Tiefe horizontale Augmentation mit der Kanüle (THAK)
Insertionsstelle Kreuzung der Projektion der Nasojugalfurche und der Unterkante der Arcus zygomaticus
Injektionstiefe und -richtung Subkutan nach präaurikulär gerichtet

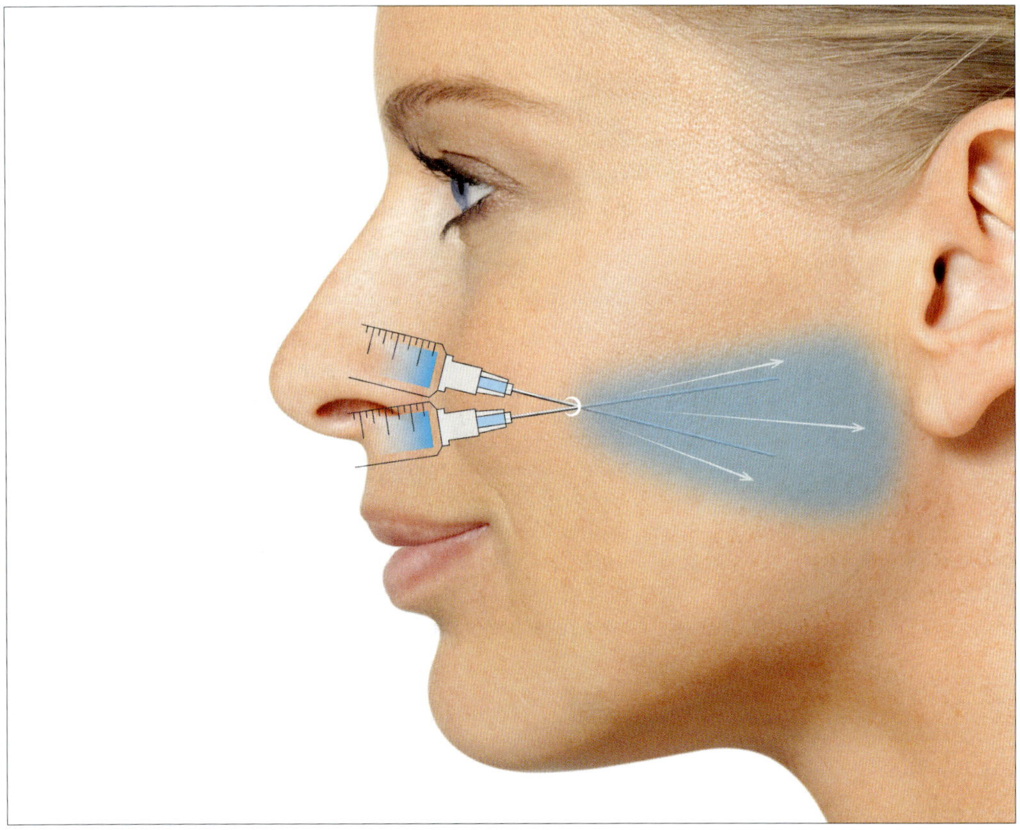

Volumen 0,05–0,1 ml/Linie
Nadel 22 Gauge Kanüle

7

Behandlung

THAK

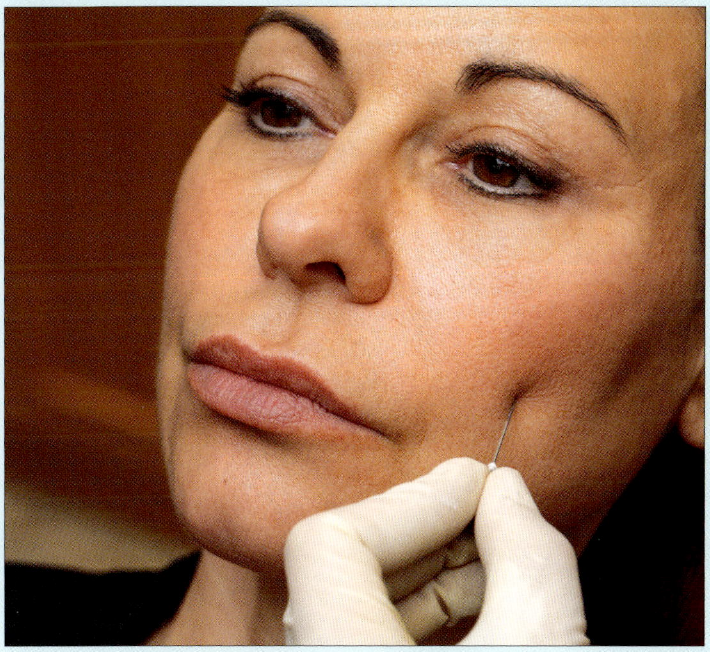

Die Haut wird an der Schnittstelle der Projektion der Nasojugalfurche und der Unterkante der Arcus zygomaticus eröffnet.

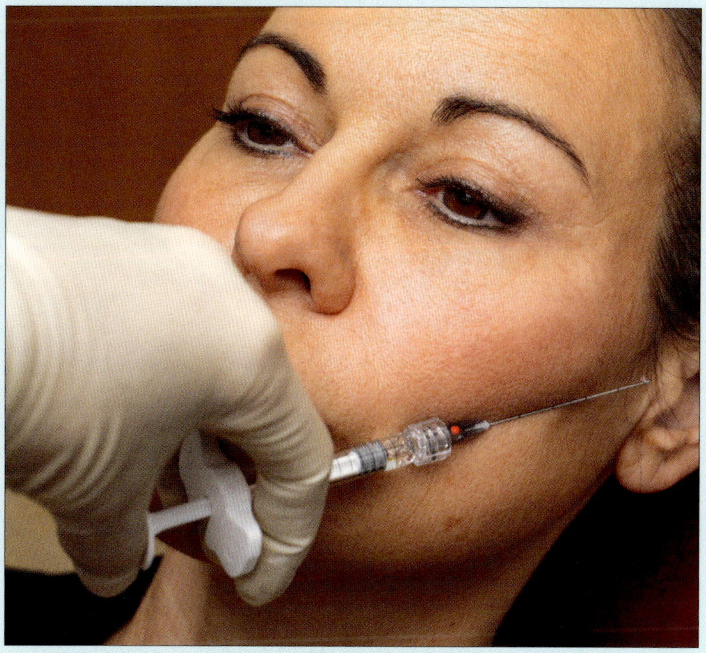

In subkutaner Ebene wird das Gewebe fächerförmig mobilisiert und retrograd werden kleine Mengen des Fillers injiziert.

Behandlungsablauf
- Entfernen von Make-up
- Desinfektion
- Anästhesie (Lokal- oder Leitungsanästhesie)
- Injektion: THAK
- Massage/Modellierung des Fillers
- Kühlen nach der Behandlung
- Patienteninfo für das Verhalten nach der Behandlung
- Kontrolltermin vereinbaren

Präparateauswahl

3 Filler für tiefe Augmentationen (S. 68)

4 Filler für maximaltiefe Augmentationen (S. 70)

Kombinationsmöglichkeiten
- Peeling
- Laser-Resurfacing
- Medical Needling

Komplikationen/Umgang mit Komplikationen
- Es besteht die Gefahr der Überfüllung. Insbesondere im Hinblick auf eine Langzeittherapie sollte im Mittelgesicht materialsparend vorgegangen werden.
- Es können sich tastbare Knötchen durch Aggregation der verwendeten Substanz bilden. Eine modulierende Massage des eingebrachten Materials direkt nach der Injektion führt zu einer gleichmäßigen Verteilung.
- Es können Entzündungen im Bereich der eingebrachten Substanz auftreten.
- In der lateralen Region muss eine intravasale Injektion in die A. temporalis superficialis vermieden werden.

Praxistipp
- Vor submalarer Augmentation sollten die oberen Wangenareale behandelt werden.
- Zur Vermeidung einer intravasalen Injektion sollte der präaurikuläre Bereich immer mit einer Kanüle aufgebaut werden.

7.4.5 Gesamtwangenharmonisierung

Behandlungsplanung

Liegt eine beginnende bis fortgeschrittene Atrophie in allen Wangenregionen vor, eignet sich eine horizontale Augmentation mit der Kanüle, um ein harmonisches, verjüngtes Gesamterscheinungsbild herzustellen.

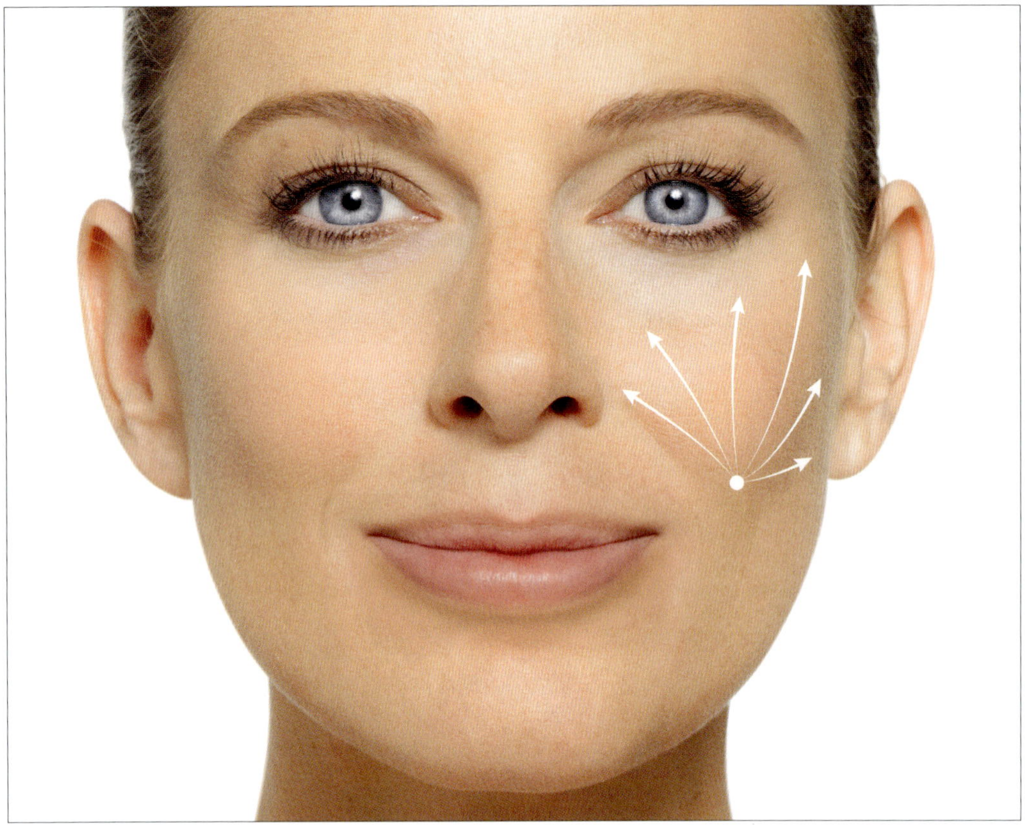

Technik Tiefe horizontale Augmentation mit der Kanüle (THAK)
Insertionsstelle (Unmittelbar lateral der) Kreuzung der Projektion der Nasojugalfurche und der Unterkante der Arcus zygomaticus
Injektionstiefe und -richtung Submuskulär (tiefes Fett), fächernd

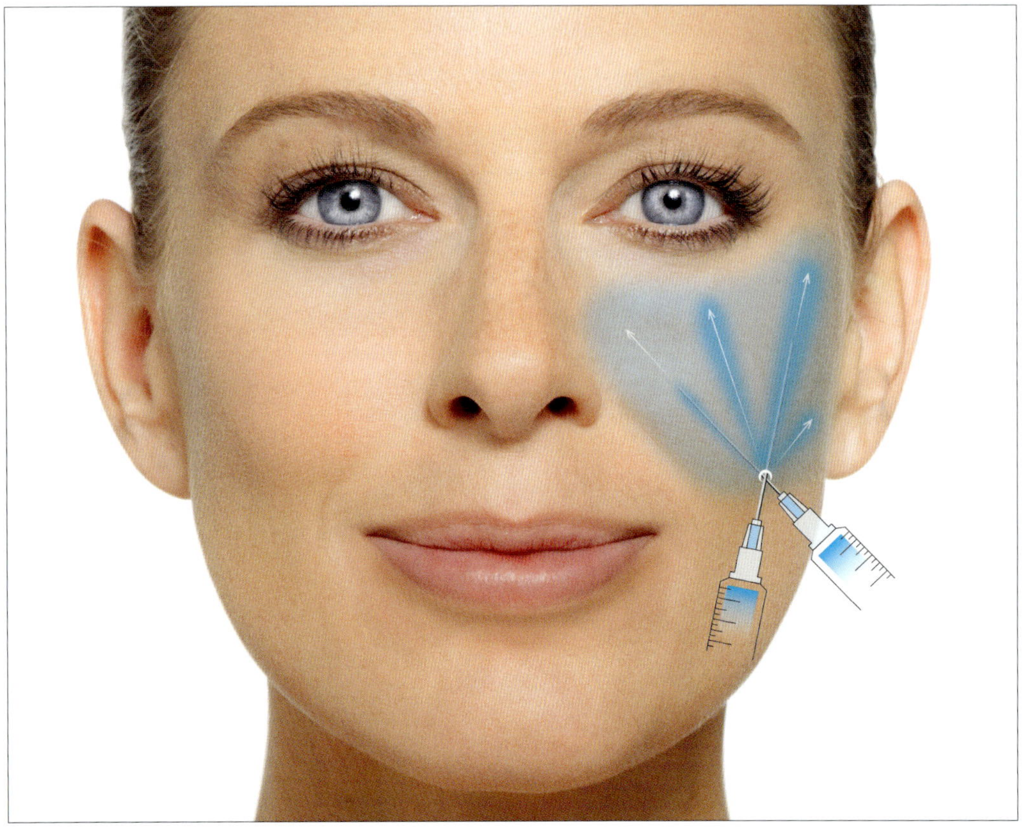

Volumen 0,05–0,1 ml/Linie
Nadel 22 Gauge Kanüle

Video
Gesamtharmonisierung Wange THAK

Behandlung

THAK

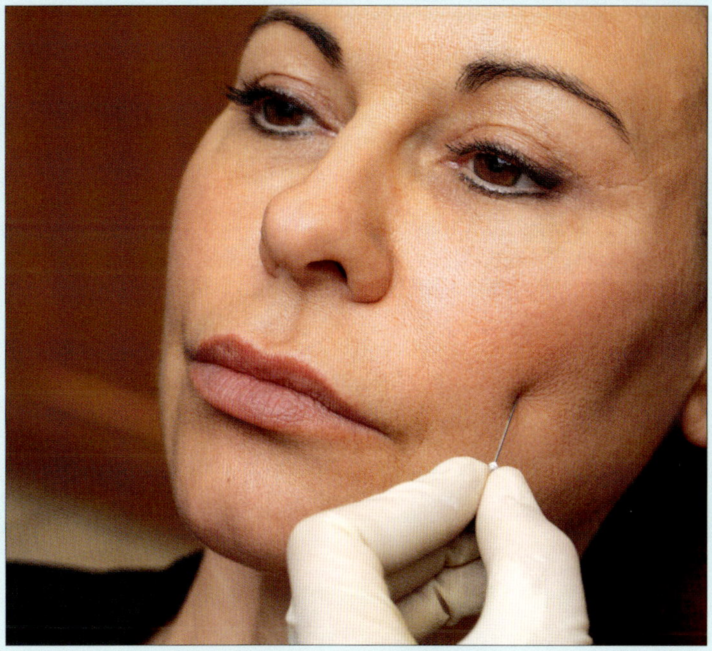

An der Schnittstelle der Projektion der Nasojugalfurche und der Unterkante der Arcus zygomaticus wird die Haut eröffnet. Bei großen Gesichtern erfolgt die Inzision lateral der Schnittstelle.

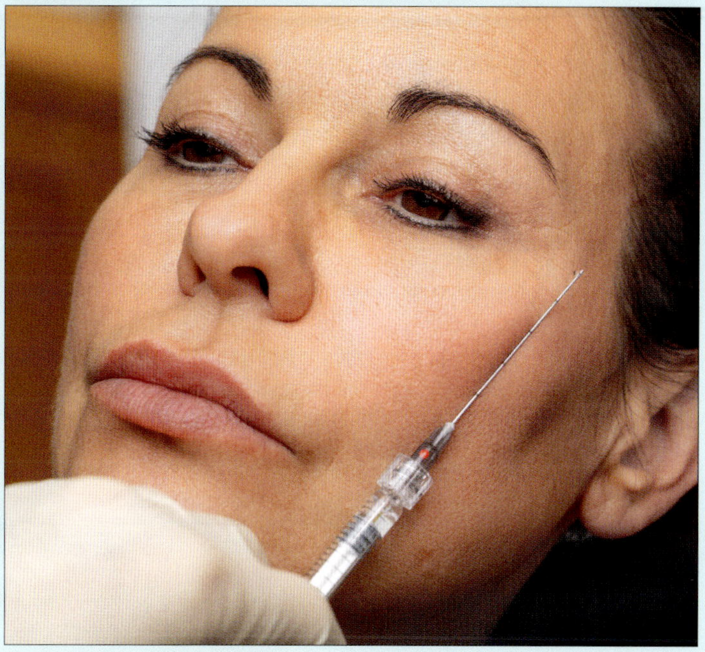

Die Kanüle wird im tiefen Fett zum Liegen gebracht. Anschließend wird der gesamte Wangenbereich mobilisiert und retrograd mit geringen Mengen des Füllmaterials aufgebaut.

Behandlungsablauf
- Entfernen von Make-up
- Desinfektion
- Anästhesie (Lokal- oder Leitungsanästhesie)
- Injektion: THAK
- Massage/Modellierung des Fillers
- Kühlen nach der Behandlung
- Patienteninfo für das Verhalten nach der Behandlung
- Kontrolltermin vereinbaren

Präparateauswahl

3 Filler für tiefe Augmentationen (S. 68)
4 Filler für maximaltiefe Augmentationen (S. 70)

Kombinationsmöglichkeiten
- Peeling
- Laser-Resurfacing
- Medical Needling

Komplikationen/Umgang mit Komplikationen
- Es besteht die Gefahr der Überfüllung. Insbesondere im Hinblick auf eine Langzeittherapie sollte im Mittelgesicht materialsparend vorgegangen werden.
- Es können sich tastbare Knötchen durch Aggregation der verwendeten Substanz bilden. Eine modulierende Massage des eingebrachten Materials direkt nach der Injektion führt zu einer gleichmäßigen Verteilung.
- Es können Entzündungen im Bereich der eingebrachten Substanz auftreten.
- In der lateralen Region muss eine intravasale Injektion in die A. temporalis superficialis vermieden werden.

Praxistipp
- Bei ausgeprägter Atrophie kann zusätzlich in subkutaner Ebene behandelt werden.
- Um ein äußerst natürliches Ergebnis mit maximalem Liftingeffekt zu erhalten, kann in dieser Methode Fillermaterial in subkutaner Ebene unter den Haaransatz im Bereich des Arcus zygomaticus injiziert werden.
- Bei Patienten mit einem breiten Gesicht kann es notwendig sein, den Zugangspunkt lateral der Schnittstelle zu wählen, um eine weiche Ausschattierung des Materials bis unter die Haargrenze zu ermöglichen.

7.4.6 Nasolabialfalte

Die Nasolabialfalte ist in jedem menschlichen Gesicht vorhanden und unterscheidet dieses von dem Gesicht eines Primaten. Sie wird durch verschiedene Muskeln moduliert und ist am Ausdruck unterschiedlicher Emotionen beteiligt. Am tiefsten präsentiert sie sich bei einem herzlichen Lachen. Grundsätzlich stellt eine Nasolabialfalte kein negatives ästhetisches Attribut dar. Altersbedingt kommt es jedoch zu einer statischen Vertiefung der Furche, hervorgerufen durch die aus der Weichteilatrophie resultierende Destabilisierung von Fettgewebe und Haltebändern. Statische Nasolabialfalten drücken nicht intendierte Emotionen aus und sind ein häufiges unerwünschtes Altersmerkmal im mittleren Gesichtsdrittel.

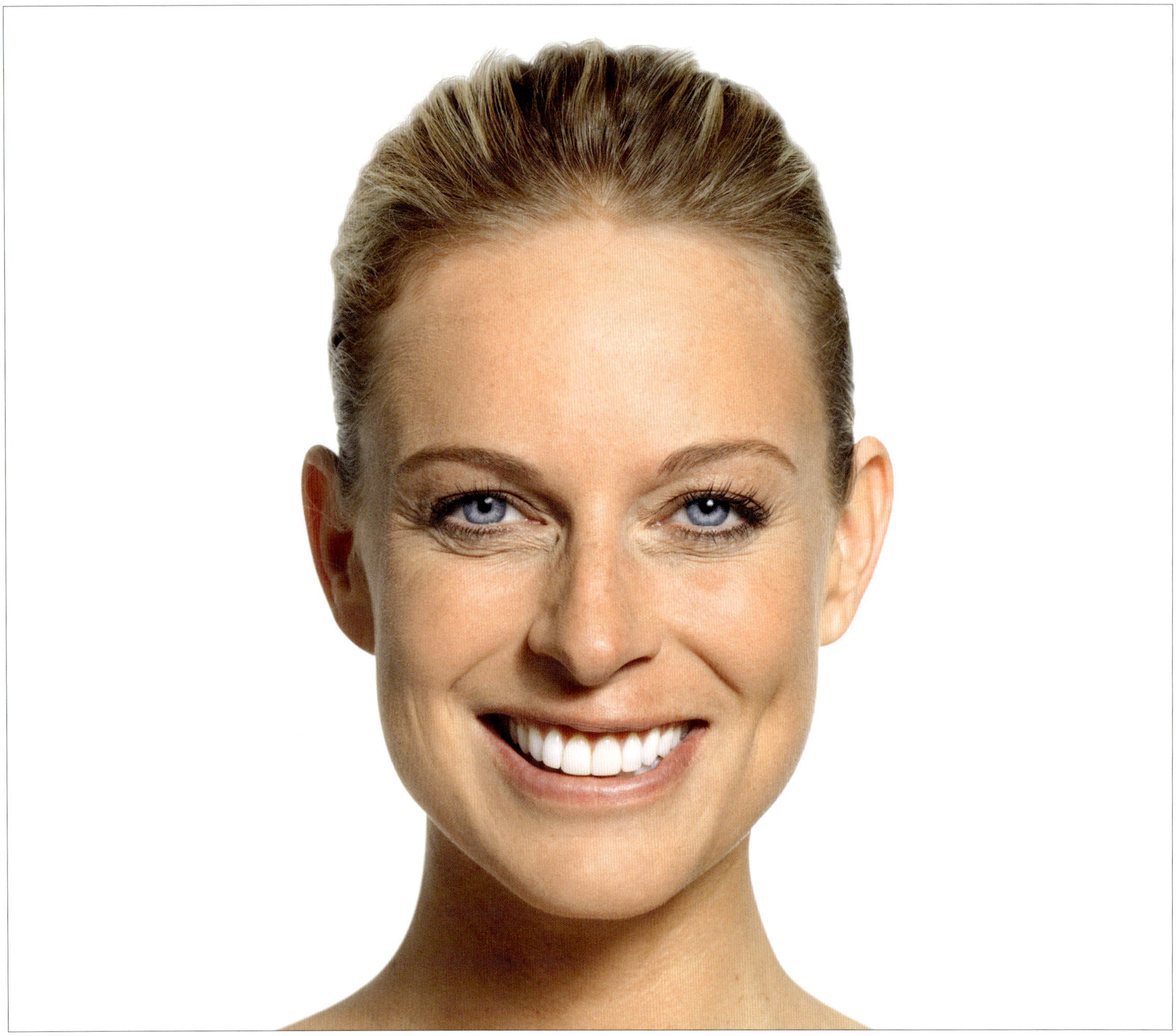

Patientenauswahl
Wenn durch Prominenz und Tiefe der Nasolabialfalte das natürliche harmonische Gleichgewicht im Gesicht gestört ist, kann eine Augmentationsbehandlung die Harmonie wiederherstellen. Eine Überkorrektur der Nasolabialfalte im Sinne einer vollständigen Glättung kann andererseits das harmonische Gesamtbild des Gesichts empfindlich stören. Die Nasolabialfalte muss während der natürlichen Emotionsausdrücke weiterhin durch die Muskulatur dynamisch zu modulieren und beim Lachen erkennbar sein. Eine Überkorrektur kann im Extremfall dazu führen, dass das Gesicht dick oder geschwollen erscheint.

Bewertung der Indikation
Statische, durch Substanzverlust bedingte Nasolabialfalten stellen eine ausgezeichnete Indikation für eine Augmentationsbehandlung dar. Jedoch ist das richtige Vorgehen entscheidend, um das gewünschte Ziel einer weichen und harmonischen Augmentation zu erreichen. Aus diesem Grund ist materialschonend und am besten tief unterhalb der Muskulatur zu augmentieren. Am besten bewährt hat sich eine stumpfe supramukosale Gewebemobilisation mit anschließender Unterfütterung der muskulären Komponenten.

Anatomie

Die Nasolabialfalte erstreckt sich vom oberen lateralen Anteil des Nasenflügels hinunter bis zum Mundwinkel. Die Ausprägung kann insbesondere im statischen Zustand von Individuum zu Individuum ganz unterschiedlich sein. Die Ausdehnung kann sich bis zum Mundwinkel oder bis zur Kinnregion erstrecken.

Die Muskeln, die auf die Nasolabialfalte einwirken, sind:

- M. levator labii superioris alaeque nasi (1)
- M. levator labii superioris (2)
- M. zygomaticus minor (3)
- M. zygomaticus major (4)
- M. levator anguli oris (tiefer gelegen) (5)

An der Ansatzstelle des M. zygomaticus major (4) ist die dynamische Faltentiefe („Grübchen") am größten. Der M. levator labii superioris (2) trägt zur Vertiefung der mittleren Anteile der Nasolabialfalte in Bewegung bei. Neben den muskulären, dynamischen Einflüssen gibt es allerdings noch andere Faktoren, die auf die Darstellung der Nasolabialfalte einwirken.

Bei fortgeschrittener Alterselastose und Atrophie tritt die Falte statisch in der Übergangslinie zwischen der fettreichen Wangenregion und der oberflächlichen Fettglatze der Regio oralis zum Vorschein. Durch das Einwirken ligamentärer Zugkräfte auf die Haut bilden sich in diesem Bereich unter Dynamik die charakteristischen Grübchen. Im kranialen Bereich der Nasolabialfalte ankert der mediale Anteil des maxillaren Ligaments (6) in der Haut und kompartimentiert die beiden angrenzenden Regionen. Durch den fortschreitenden Substanzverlust der Basis bei anhaltender Zugwirkung des Bandes auf die Haut wird die Furche im Bereich der nasolabialen Trennlinie allmählich tiefer. Im kaudalen Bereich der Nasolabialfalte setzt der laterale Anteil des maxillaren Ligaments an der Haut an (7). Dieses besonders schwache Halteband erschlafft frühzeitig im Zuge altersbedingter Prozesse und kann der atrophiebedingten Ptosis im Wangenbereich nicht lange die erforderliche Spannung entgegensetzen. Die statische Faltenbildung wird zunehmend verstärkt.

Die arterielle Blutversorgung im Bereich der Nasolabialfalte erfolgt über die hier subkutan verlaufende A. facialis der A. carotis externa. Zumeist ist die A. facialis unmittelbar im Verlauf der Nasolabialfalte anzutreffen. Der Arterienverlauf unterliegt allerdings großen interindividuellen Schwankungen.

Indem der Sehnenansatz des M. zygomaticus mit einer stumpfen Kanüle horizontal unterfahren wird, lässt sich die harmonischste Augmentation der Nasolabialfalte erreichen.

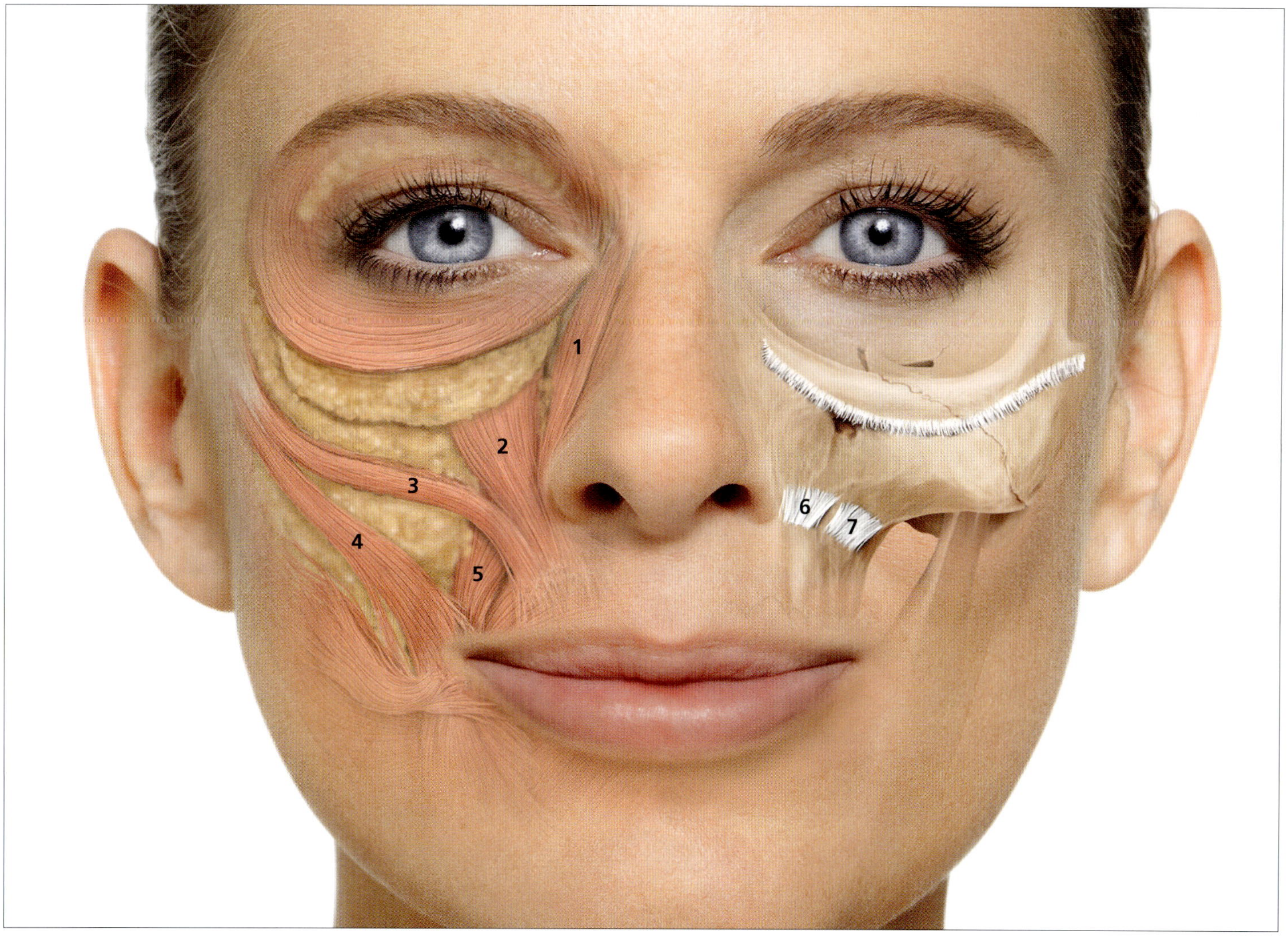

Behandlungsplanung – Oberflächenkorrektur
Das Behandlungsziel einer oberflächlichen Augmentation der Nasolabialfalte ist die dekorative Verhüllung (Camouflage) einer statisch persistierenden Faltenausprägung. Dabei darf nicht die Intention verfolgt werden, den ursächlichen Substanzdefizit oberflächlich zu kompensieren. Eine oberflächlich angegangene Projektion der Nasolabialfalte ist höchst unergiebig, da aufgrund der starken muskulären Einwirkungen auf die weiche Struktur das Material schnell nach medial und lateral wegmassiert wird. Eine übermäßige oberflächliche Materialapplikation kann hingegen zu einer unnatürlichen Überkorrektur führen, die die Harmonie der Gesichtszüge stärker stört als die ursprüngliche Falte.

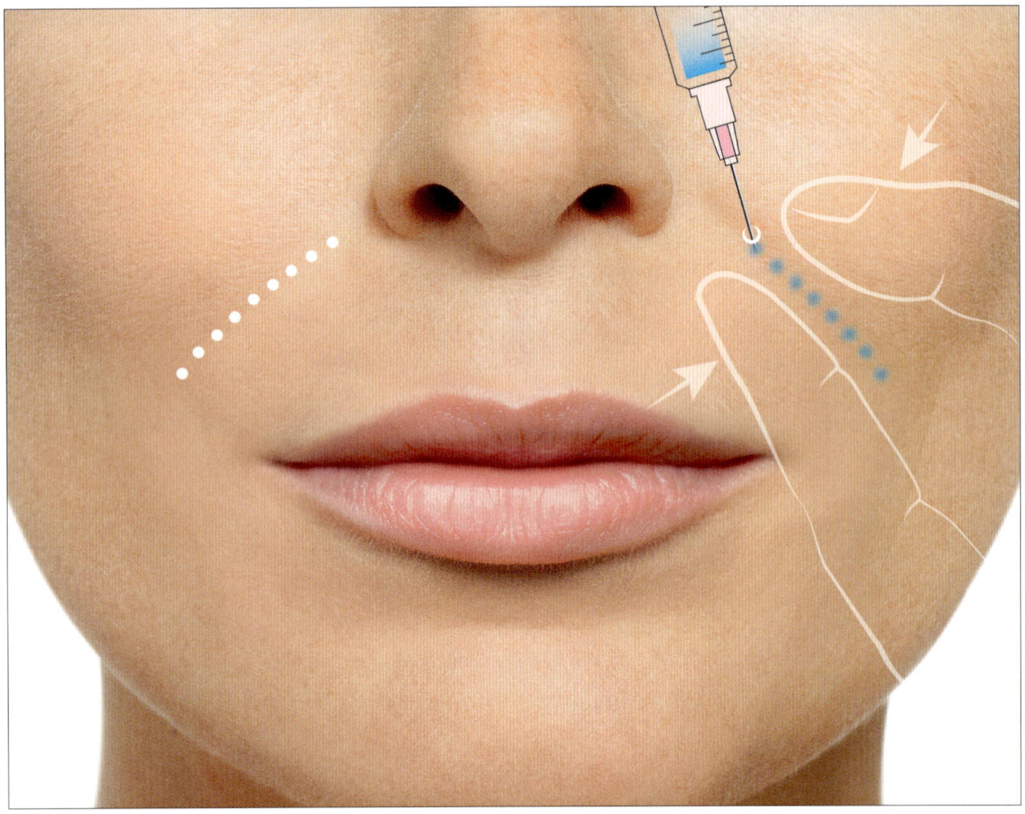

Technik Punkttechnik in Kombination mit Kompressionstechnik
Injektionspunkte Serielle Punkte entlang des Faltenverlaufs
Injektionstiefe Intradermal oder subdermal, in Abhängigkeit der Faltenausprägung
Volumen 0,1–0,2 ml Gesamtmenge/Seite
Nadel 30 Gauge

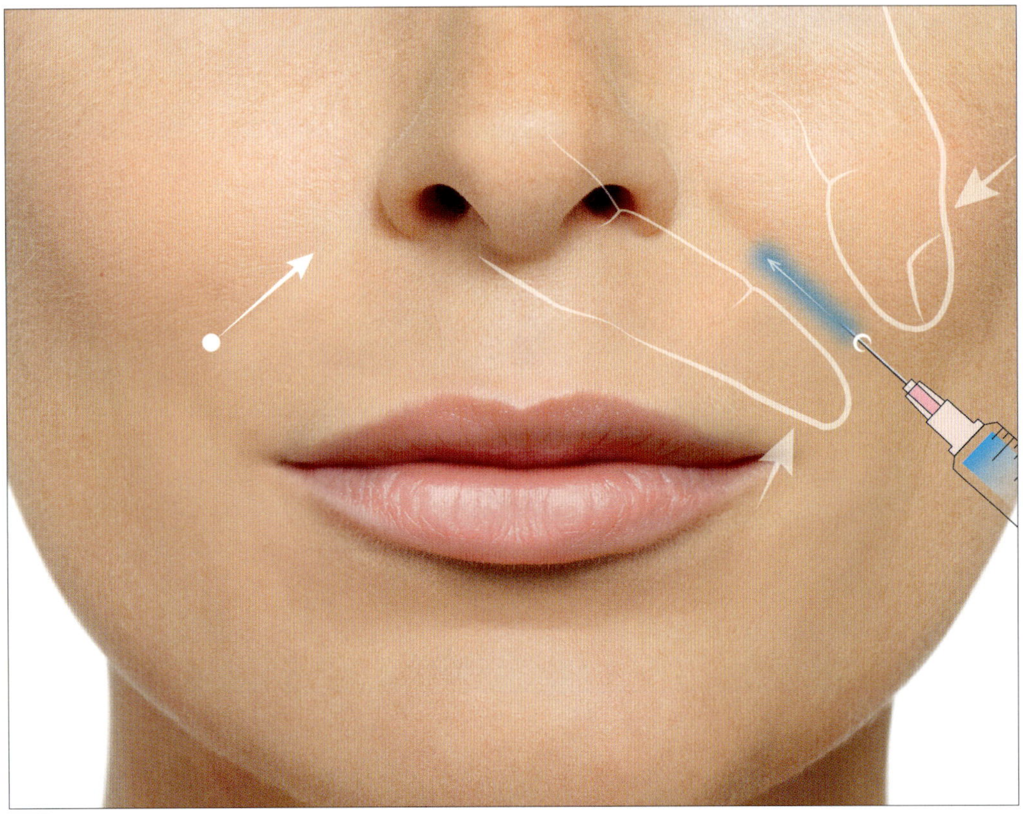

Technik Tunneltechnik in Kombination mit Kompressionstechnik
Injektionspunkte Beginnend am lateralen Ende der Falte
Injektionstiefe Intradermal oder subdermal, in Abhängigkeit der Faltenausprägung
Volumen 0,1–0,2 ml Gesamtmenge/Seite
Nadel 30 Gauge

7

Behandlung – Oberflächenkorrektur

Punkttechnik mit Kompression

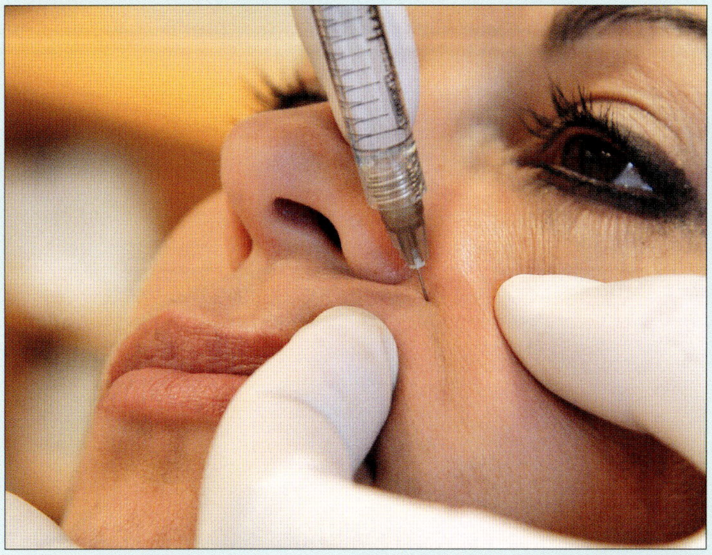

Der Therapeut setzt einzelne Punkte in den Faltenverlauf.

Tunneltechnik mit Kompression

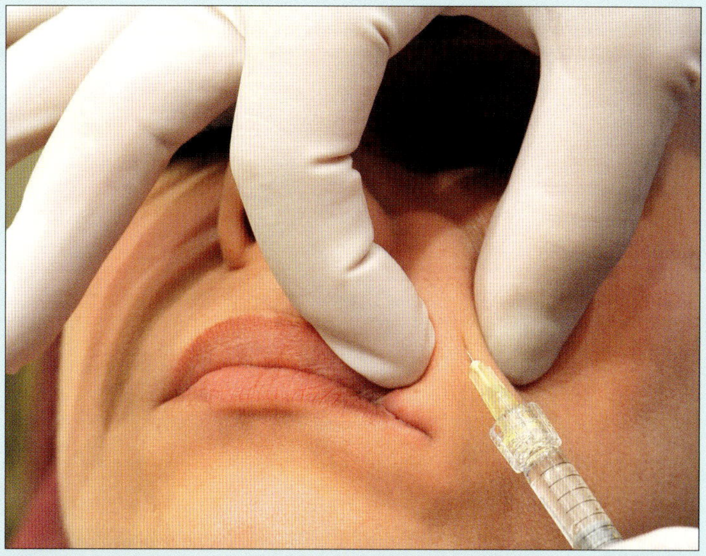

Der Therapeut fasst die Nasolabialfalte im Zangengriff, komprimiert sie und inseriert die Nadel im Faltenverlauf von kaudal nach kranial. Die Injektion erfolgt beim Zurückziehen der Nadel.

Behandlungsablauf
- Entfernen von Make-up
- Desinfektion
- Anästhesie (Lokal- oder Leitungsanästhesie)
- Injektion: Punkttechnik, Tunneltechnik
- Massage/Modellierung des Fillers
- Kühlen nach der Behandlung
- Patienteninfo für das Verhalten nach der Behandlung
- Kontrolltermin vereinbaren

Präparateauswahl

1 Filler für oberflächliche Augmentationen (S. 64)

2 Filler für mitteltiefe Augmentationen (S. 65)

Kombinationsmöglichkeiten
- Mikrodermabrasion
- Peeling
- Laser-Resurfacing
- Medical Needling

Komplikationen/Umgang mit Komplikationen
- Keine isolierte strangförmige Unterspritzung; auch das Gewebe um die Falte muss gestützt und angehoben werden.
- Oberflächliche Techniken sind grundsätzlich nicht dazu geeignet, die ursächlichen Defizite an den Auslösestrukturen der Nasolabialfalte zu beheben. Auch mit weiterer Materialzugabe wird sich kein zufriedenstellendes Ergebnis einstellen lassen. Stattdessen besteht die Gefahr einer desharmonisierenden Überprojektion, insbesondere im Zuge einer Langzeitbehandlung. Das kann vermieden werden, indem von Anfang an mit tiefen supramukosalen Techniken versucht wird, die Faltenentstehung an ihrem Ursprungsort proportional und materialschonend zu beheben.
- Das komplette Verschwindenlassen der Nasolabialfalte ist aus ästhetischen Gründen nicht sinnvoll und aus physiologischen Gründen nicht möglich. Es besteht die Gefahr der Überfüllung.
- Es können sich tastbare Knötchen durch Aggregation der verwendeten Substanz bilden. Eine modulierende Massage des eingebrachten Materials direkt nach der Injektion führt zu einer gleichmäßigen Verteilung.
- Es können Entzündungen im Bereich der eingebrachten Substanz auftreten.

Praxistipp
- **Der Abstand des Ansatzes der Nasolabialfalte zur Nasenspitze bestimmt den subjektiven Alterseindruck eines Gesichts. Daher kommt der maximalen Anhebung der Nasolabialfalte am Ansatzpunkt eine besondere Bedeutung zu.**
- **Häufig erreicht man durch Unterfütterung des kranialen Anteils mit der Sandwichtechnik schon sehr gute Ergebnisse. Eine Behandlung des gesamten Verlaufs der Nasolabialfalte kann dadurch überflüssig werden.**
- **Aufgrund der starken muskulären Einwirkungen und weichen Unterlage der Falte ist die horizontale Materialverteilung besonders groß und der erreichbare Projektionseffekt gering.**
- **Für das ergiebigste und harmonischste Ergebnis ist ein supramukosales Vorgehen an den tiefen Auslösestrukturen der Falte vorzuziehen.**

Behandlungsplanung – Volumenkompensation

Die Wunschkorrektur stellt eine harmonische, weiche Augmentation der Nasolabialfalte dar, die nach der Behandlung statisch geglättet und dynamisch weiterhin natürlich erscheint. Dafür kommen grundsätzlich zwei unterschiedliche supramukosale Vorgehensweisen infrage. Besonders empfehlenswert ist die horizontale Mobilisation mit Unterfütterung der auf die Falte einwirkenden Muskulatur (THAK). Aufgrund der kombinierten mechanischen, materialabhängigen und fibrogenetischen Effekte dieser Methode ist mit besonders harmonischen Ergebnissen zu rechnen. Alternativ eignet sich zur statischen Stabilisierung der Falte die Tower-Technik, bei der mittels münzstapelförmiger Depotabgabe der Gesamtgewebekomplex wie durch Unterlegscheiben in den Gewebeebenen gesättigt und augmentiert wird.

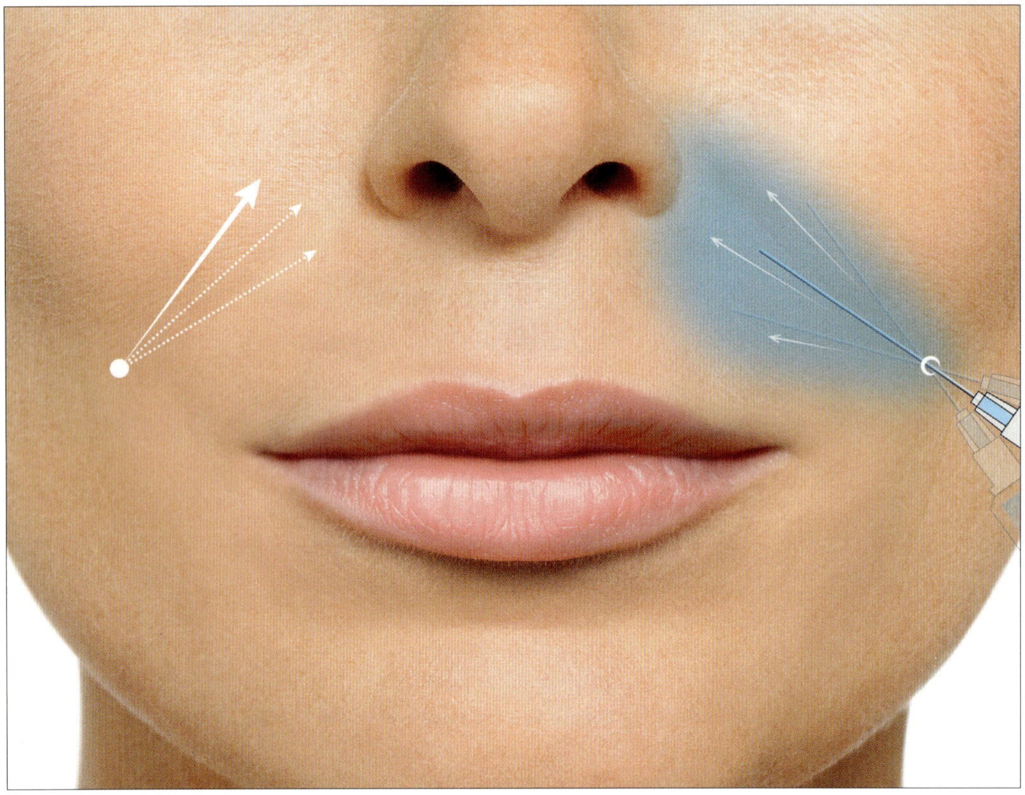

Technik Tiefe horizontale Augmentation mit der Kanüle
Insertionsstelle Inferiores Ende der Nasolabialfalte
Injektionstiefe und -richtung Supramukosal, unterhalb der Muskulatur von lateral nach mediokranial
Volumen 0,2–0,3 ml Gesamtmenge/Seite
Nadel 22–25 Gauge Kanüle

Video
Nasolabialfalte
THAK

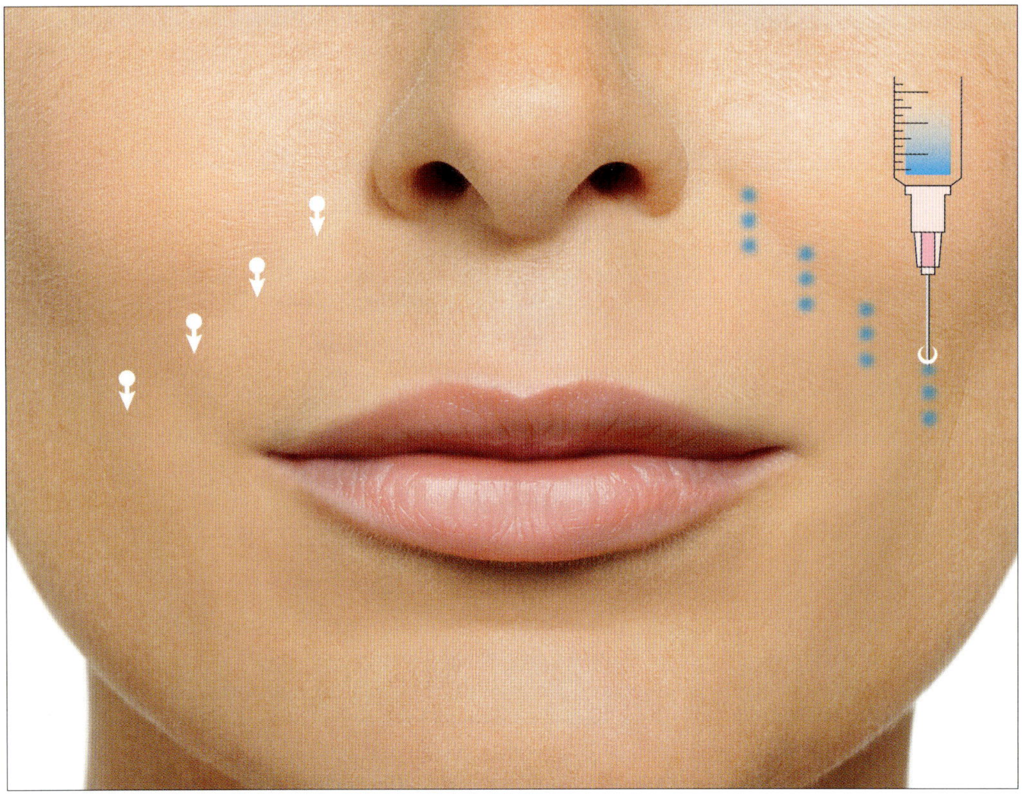

Technik Vertikale Tower-Technik (TT)
Injektionspunkte 4–5 Sweetspots im Verlauf der Falte
Volumen 0,5 ml Gesamtmenge/Seite
Nadel 27 Gauge

Video
Nasolabialfalte
Tower-Technik

Behandlung – Volumenkompensation

THAK

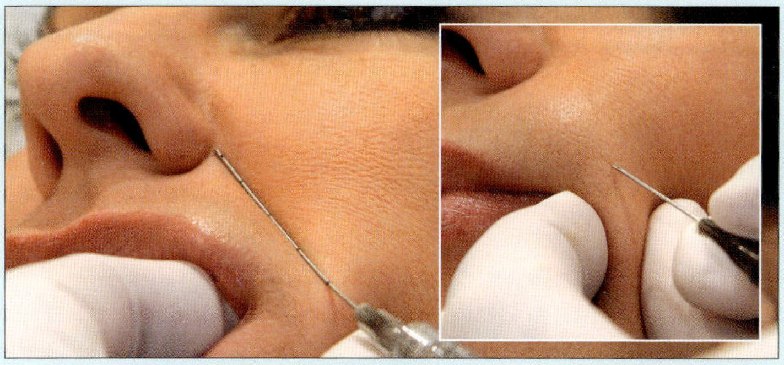

Die Insertion der Kanüle erfolgt am inferioren Ende der Falte unterhalb des Sehnenansatzes des M. zygomaticus. In horizontaler Richtung wird die Muskulatur unterfahren und das supramukosale Gewebe mobilisiert, ehe es mit einer geringen Menge Füllmaterial unterfüttert wird. Die sichtbare Projektionswirkung ergibt sich aus einer anatomischen Befreiung der Verankerungselemente und der Hebelwirkung des Fillers. Die korrekte Lage der Kanüle kann mittels des Zeigefingers der kontralateralen Hand überprüft werden.

Tower-Technik

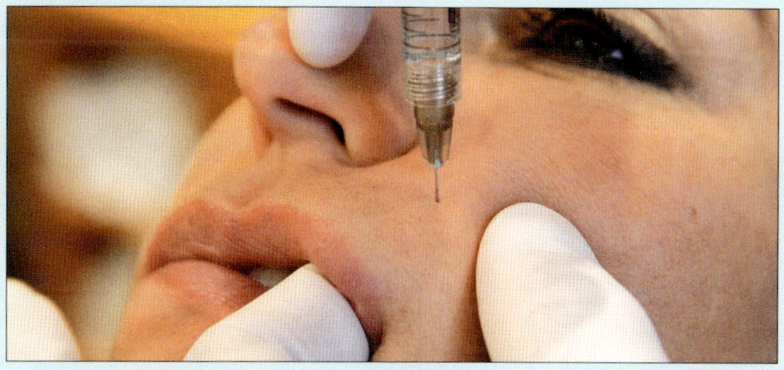

Mit dem Zeigefinger der kontralateralen Hand wird in den Mund der Patientin gegriffen und ein Widerlager für die Injektion geschaffen. Die Injektion erfolgt in vertikale Richtung bis auf die Mukosa, wo das erste Depot verabreicht wird. Unter langsamem Zurückziehen der Nadel werden in den einzelnen Gewebeebenen weitere Depots münzelstapelförmig bis zur oberflächlichen Quaddelung gegeben. Die Projektion wird visuell und palpatorisch kontrolliert.

Behandlungsablauf

- Entfernen von Make-up
- Desinfektion
- Anästhesie (Lokal- oder Leitungsanästhesie)
- Injektion: THAK, TT
- Massage/Modellierung des Fillers
- Kühlen nach der Behandlung
- Patienteninfo für das Verhalten nach der Behandlung
- Kontrolltermin vereinbaren

Präparateauswahl

3 Filler für tiefe Augmentationen (S. 68)
4 Filler für maximaltiefe Augmentationen (S. 70)

Kombinationsmöglichkeiten

Eigenfettaugmentation

Komplikationen/Umgang mit Komplikationen

- Keine isolierte strangförmige Unterspritzung; auch das Gewebe um die Falte muss gestützt und angehoben werden. (Daher ist ein horizontales Vorgehen besonders empfehlenswert.)
- Das komplette Verschwindenlassen der Nasolabialfalte ist aus ästhetischen Gründen nicht sinnvoll und aus physiologischen Gründen nicht möglich. Es besteht die Gefahr der Überfüllung.
- Es können sich tastbare Knötchen durch Aggregation der verwendeten Substanz bilden. Eine modulierende Massage des eingebrachten Materials direkt nach der Injektion führt zu einer gleichmäßigen Verteilung.
- Es können Entzündungen im Bereich der eingebrachten Substanz auftreten.
- Die A. facialis verläuft meistens in der Subkutis, der Nasolabialfalte folgend. Deren Punktion kann über die Anastomose mit der A. dorsalis nasi und somit des Stromgebietes der A. carotis interna zu Nekrose des betroffenen Areals, aber auch zur Erblindung führen.

Praxistipp

- Durch eine Verringerung der Zugkräfte zwischen Haut und Mukosa mittels atraumatischer Gewebemobilisierung kann die Faltenbildung bereits verringert werden. Die gleichzeitige Unterfütterung der homogenisierten Basis bewirkt einen proportionalen Hebeeffekt auf die Nasolabialregion. Ferner wird bei dem horizontalen Vorgehen mit der Kanüle zugleich die flüssigkeitsbedingte und fibrogenetische Geweberegeneration angeregt.
- Aufgrund der starken horizontalen Materialverteilung und weichen Unterlage der Nasolabialfalte eignet sich als vertikales Vorgehen die Tower-Technik. Das in den einzelnen Gewebeeinheiten verabreichte Material wird durch die Bewegung der Region auseinandergeschoben und horizontal verteilt. Dadurch ergibt sich eine Gesamtsättigung und statische Stabilisierung des Gewebekomplexes ohne unnatürliche Überprojektion.
- Der Abstand des Ansatzes der Nasolabialfalte zur Nasenspitze bestimmt den subjektiven Alterseindruck eines Gesichts. Daher kommt der maximalen Anhebung der Nasolabialfalte am Ansatzpunkt eine besondere Bedeutung zu und sollte unabhängig der gewählten Augmentationsmethode stets mitbehandelt werden.
- Bei zeitgleicher Atrophie der Wangen sollten diese zuerst behandelt werden. Neben einer deutlichen Materialeinsparung bei der Augmentation der Nasolabialfalte wird auch ein harmonischeres Gesamtergebnis erzielt.
- Insbesondere bei der Tower-Technik sollte zur Vermeidung einer Konfrontation der A. facialis das Gefäß vorab palpiert und das Material stets langsam und kontrolliert appliziert werden.

7.5 Mund- und Kinnregion (Perioraler Komplex)

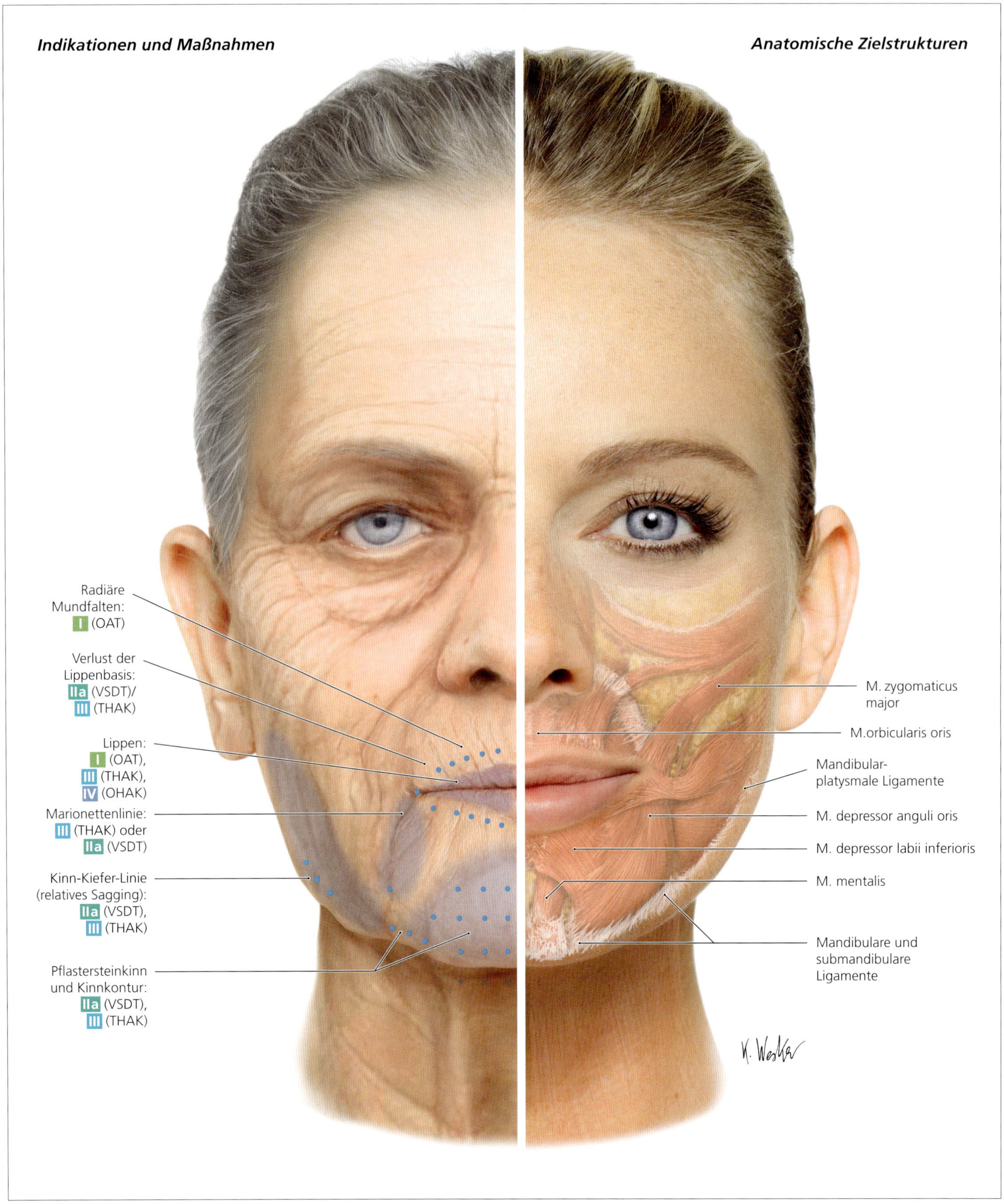

Gesamtübersicht der Zielstrukturen und praktischen Maßnahmen einer ursachenbezogenen Augmentationstherapie der Perioral-, Mental- und Mandibularregion.
• VSDT (oder alternativ OAT zur Camouflage); ⬭ THAK.

Eine harmonische Volumisierung des perioralen Komplexes, bestehend aus Lippe, Marionettenfalte und Kinn, führt zu einer Ovalisierung und allgemeinen Verjüngung des Gesamtgesichts, z. T. ohne Erkennbarkeit eines stattgefundenen Eingriffs.
Diesem visuellen Eindruck gelingt entgegen der alten Lehrmeinung zu demonstrieren, dass nicht etwa primär das Herabsinken und Prolabieren von Gewebe, sondern insbesondere dessen atrophiebedingtes Zurückweichen und Vertiefen zur altersbedingten Attraktivitätsabnahme des Gesichts führen.

Eine Vorverlagerung der Verhältnisse im unteren Gesichtsdrittels gehört nach Meinung der Autoren zu den elegantesten Maßnahmen im Sinne einer dezenten Attraktivitätssteigerung des Gesichts.

Gesichtsverjüngung durch Volumenaufbau des perioralen Komplexes

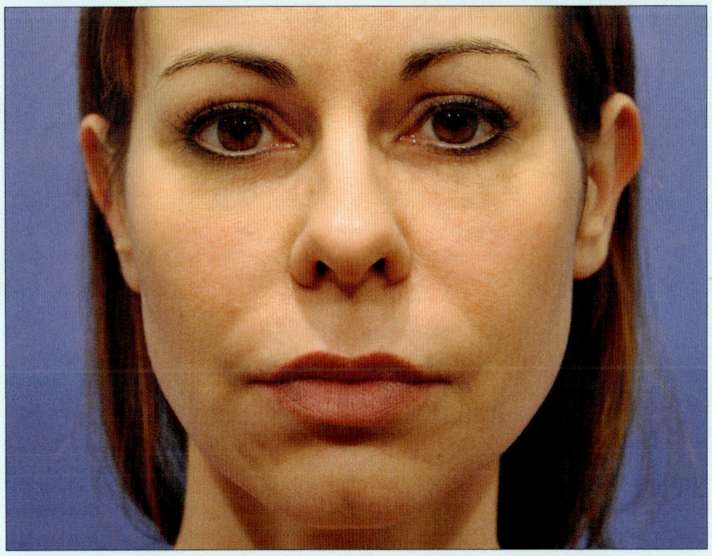

Patientin mit unbehandelter Kinnregion, Frontalansicht.

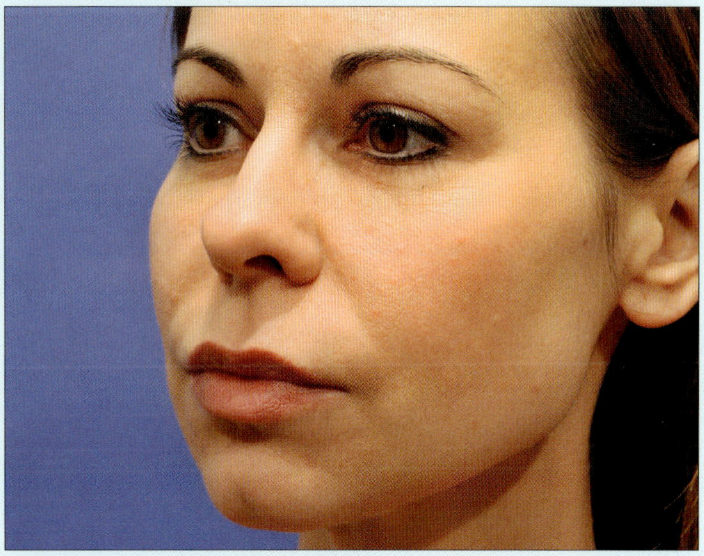

Patientin mit unbehandelter Kinnregion im halben Profil.

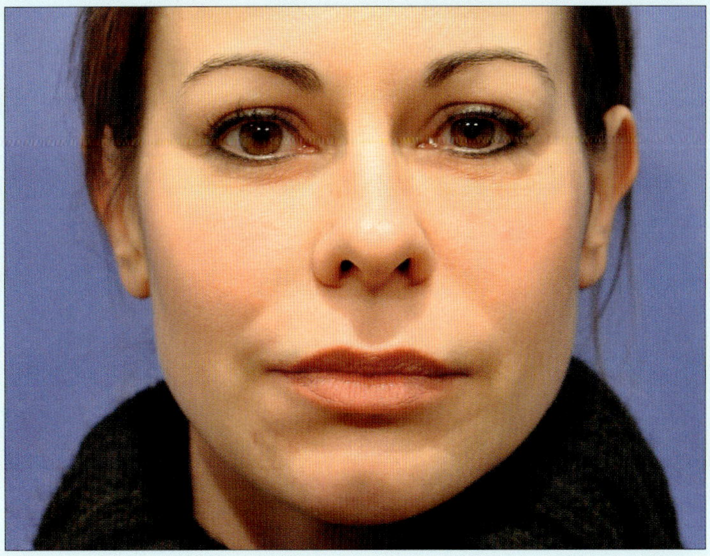

Patientin nach Kinnvolumisierung, Frontalansicht. Ohne direkte Erkennbarkeit der Ursache wirkt das Gesicht der Patientin allgemein verjüngt.

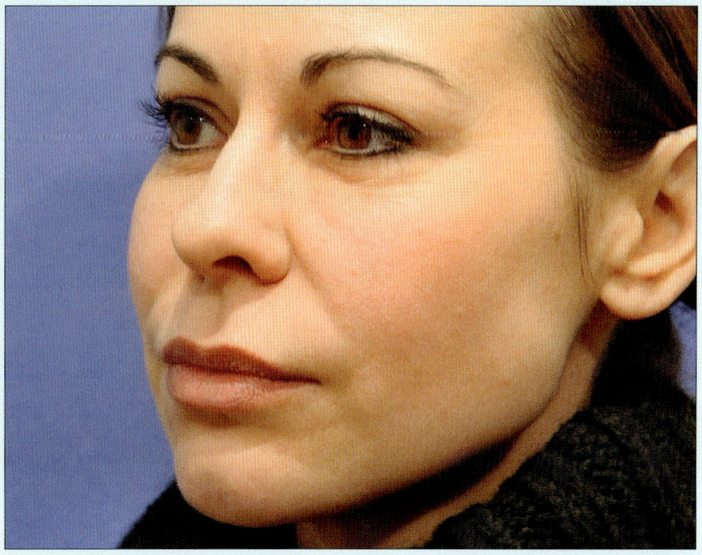

Patientin nach Kinnvolumisierung, Ansicht im Halbprofil. Deutlich wird die harmonisierende Gesamtwirkung der vorverlagerten Kinnpartie.

7.5.1 Falten im Ober- und Unterlippenbereich

Radiär bzw. strahlenförmig verlaufende Falten im Bereich der Ober- und Unterlippe sind ein sichtbares Zeichen des Alterns. Im Bereich der Oberlippe ist die Subkutis sehr dünn. Einhergehend mit einem atrophiebedingten Volumenverlust der Lippenbasis und einer gesteigerten Aktivität des M. orbicularis oris entstehen die Mundfalten.

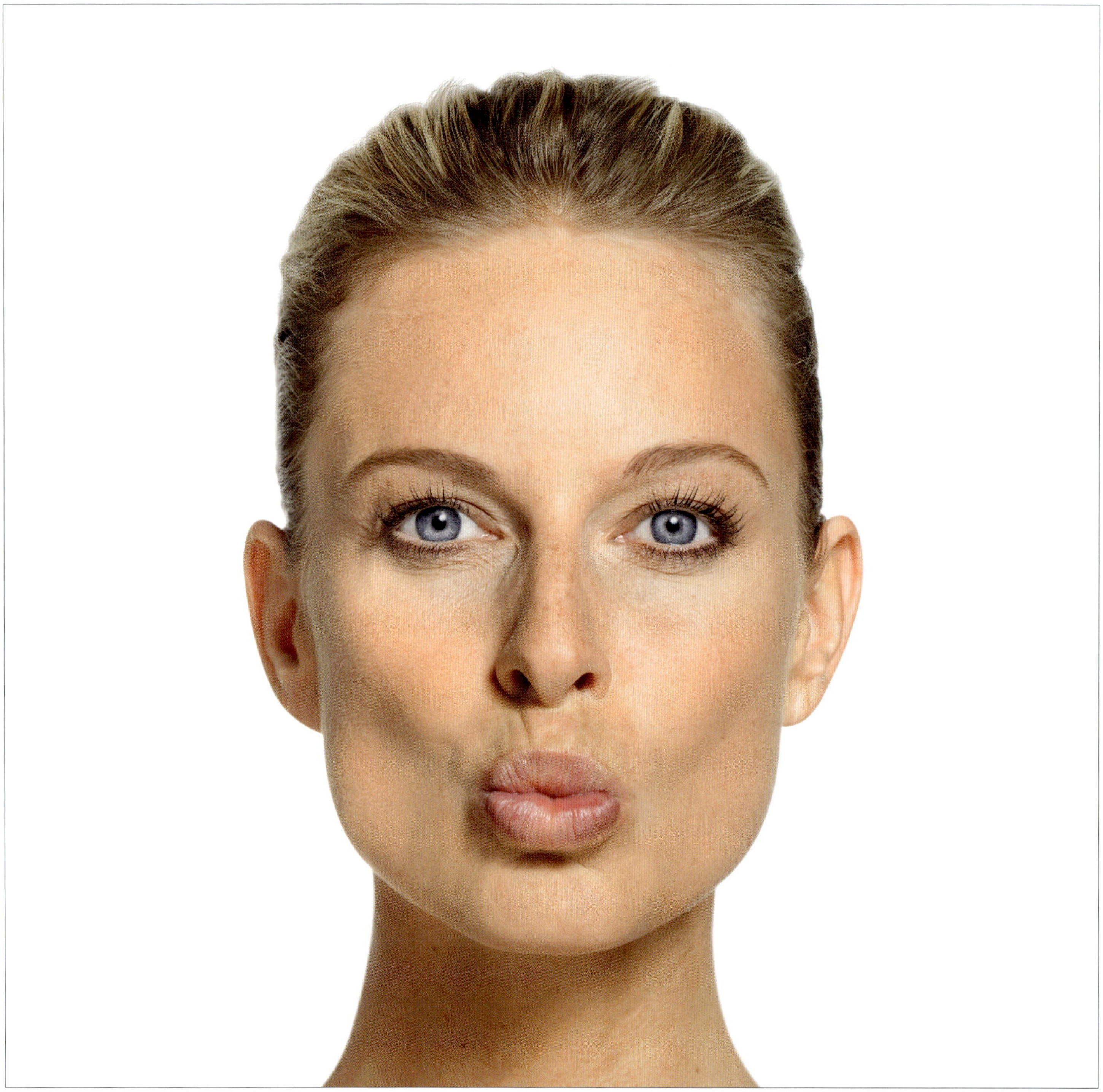

Patientenauswahl
Patienten, deren radiäre Mundfalten statisch, d. h. durch eine Atrophie der supramukosalen Weichteilbasis bedingt sind, profitieren besonders von einer Augmentationsbehandlung. Vorzugsweise sollte die Behandlung tief erfolgen. Dynamische Falten sind mit einer vorausgehenden Denervationsbehandlung mit Botulinumtoxin A zu therapieren und ggf. durch eine Augmentationsmaßnahme zu optimieren.

Bewertung der Indikation
Die Behandlung perioraler Falten ist eine gute Indikation für eine Augmentation. Während es früher in erster Linie um eine Glättung der Falten durch oberflächliche Maßnahmen ging, rücken heute primär die vertikalen Verfahren zum Volumenaufbau der Faltenbasis in den Fokus. Durch die supramukosale Projektion des weißen Lippenanteils kann zugleich dem Lippenrot eine neues Verbreitungsfundament geschaffen werden, was das Lippenvolumen insgesamt vergrößert.

Anatomie

Radiäre Lippenfalten sind eine natürliche Folge des atrophiebedingten Zurückweichens der Lippenbasis im weißen Bereich der Lippe. Hinzukommend übt die mimische Bewegung des ringförmig verlaufenden M. orbicularis oris (1) einen Einfluss auf die Hautoberfläche aus, der zur Faltenbildung beiträgt. Gerade der äußere Teil kann sich stark kontrahieren (z. B. beim Pfeifen). Ein Zusammenhang mit häufigem Mundspitzen z. B. beim Rauchen wurde vermutet, weswegen die Fältchen auch lange „Raucherfältchen" hießen; hierbei spielt jedoch eher die generell beschleunigte extrinsische Hautalterung durch das Rauchen eine Rolle.

Die Blutversorgung erfolgt im Bereich der Unterlippe über die A. labialis inferior (2) und im Bereich der Oberlippe durch die A. labialis superior (3).

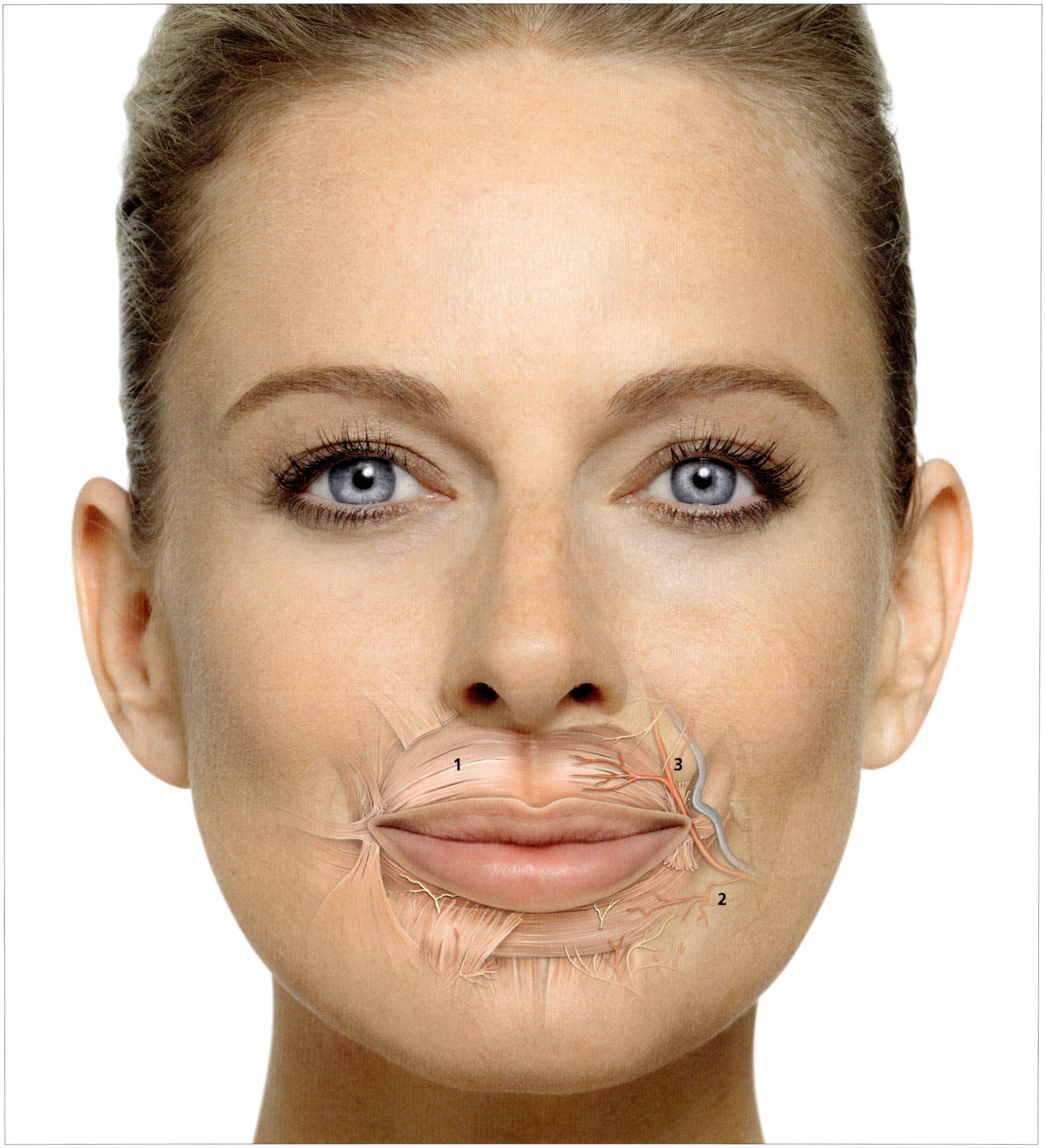

Behandlungsplanung – Oberflächenkorrektur
Behandlungsziel ist die oberflächliche Korrektur radiär bzw. strahlenförmig verlaufender Falten im Ober- und Unterlippenbereich.

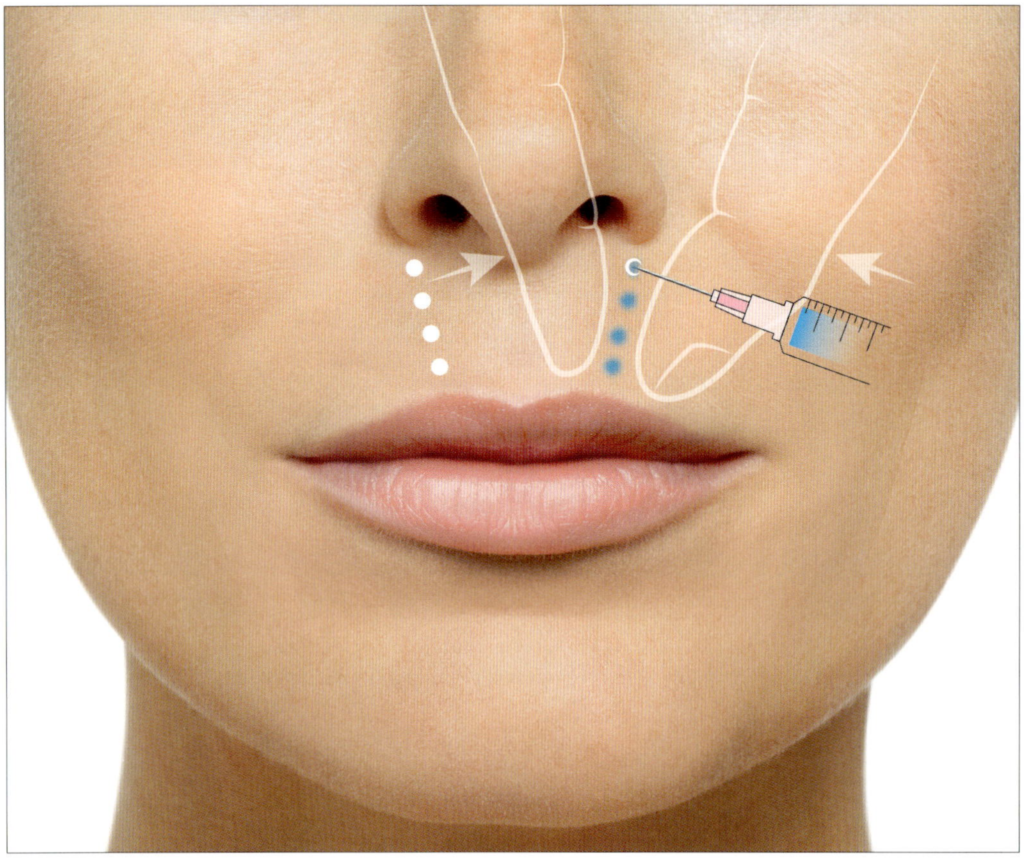

Technik Punkttechnik mit Kompression
Injektionspunkte 3–4 Punkte entlang der Falte
Injektionstiefe Intradermal
Volumen Minimale Dosierung
Nadel 30–32 Gauge

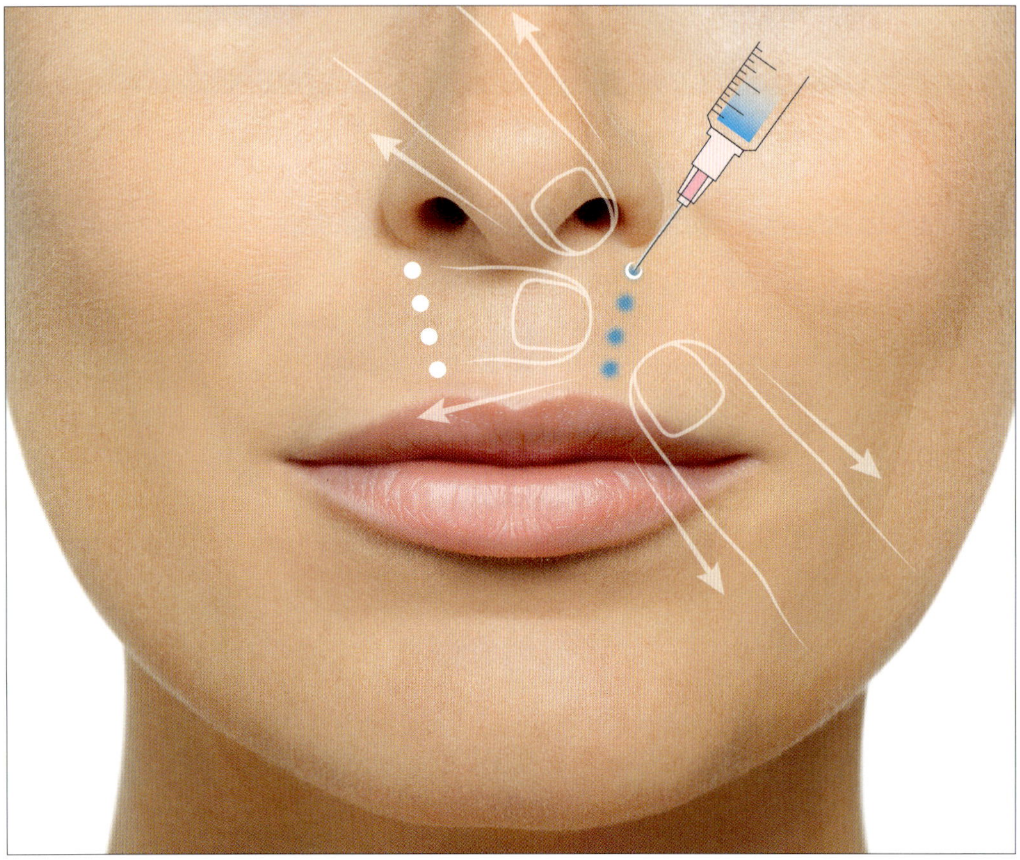

Technik Punkttechnik mit Dehnung
Injektionspunkte 3–4 Punkte entlang der Falte
Injektionstiefe Intradermal
Volumen Minimale Dosierung
Nadel 30–32 Gauge

Video
Oberlippenfalten
Punkttechnik

Behandlung – Oberflächenkorrektur

Punkttechnik mit Kompression

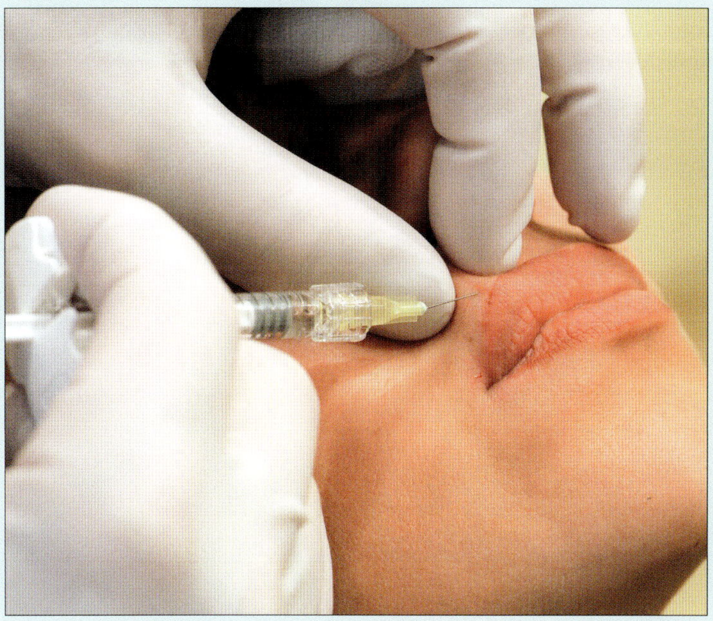

Daumen und Zeigefinger erfassen und komprimieren die Oberlippe. Die Injektion erfolgt im rechten Winkel zur Falte. Im Sinne der Punkttechnik werden einzelne Injektionspunkte in den Faltenverlauf gesetzt.

Punkttechnik mit Dehnung

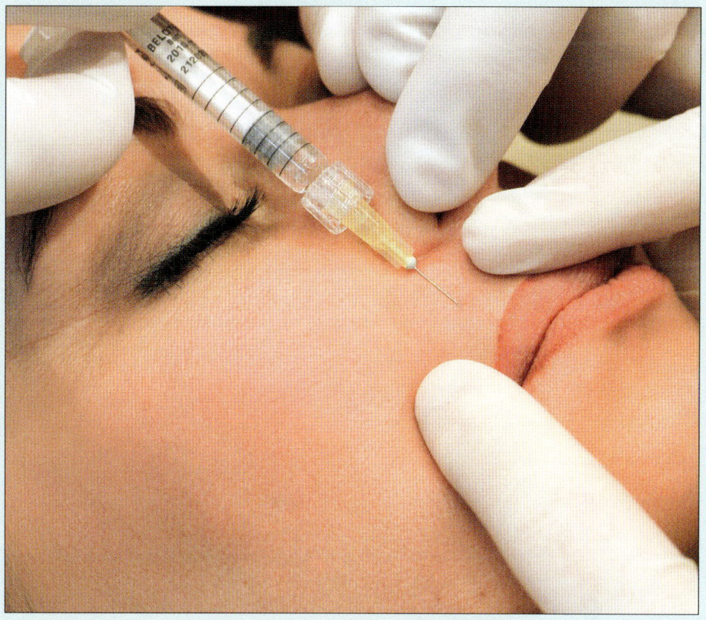

Die Haut der Oberlippe wird mittels Assistenz gemäß der Dehnungstechnik gedehnt, der Einstich erfolgt im Bereich der weißen Oberlippe in Richtung des Oberlippenrots.

Behandlungsablauf

- Anamnese: z. B. rezidivierende Herpesinfektionen (ggf. Herpesprophylaxe mit Aciclovir)
- Entfernen von Make-up
- Desinfektion
- Anästhesie (Lokal- oder Leitungsanästhesie)
- Injektion: Punkttechnik
- Massage/Modellierung des Fillers
- Kühlen nach der Behandlung
- Patienteninfo für das Verhalten nach der Behandlung
- Kontrolltermin vereinbaren

Präparateauswahl

1 Filler für oberflächliche Augmentationen (S. 64)
2 Filler für mitteltiefe Augmentationen (S. 65)

Kombinationsmöglichkeiten

Verfahren, die zur Kollagenbildung anregen:

- Nicht ablative Laserverfahren
- Blitzlampe
- Radiofrequenzverfahren
- Needling

Je nach Beschaffenheit der obersten Hautschichten:

- Ablative Laserbehandlung oder
- Chemisches Peeling

Komplikationen/Umgang mit Komplikationen

- Es können sich tastbare Knötchen durch Aggregation der verwendeten Substanz bilden. Eine modulierende Massage des eingebrachten Materials direkt nach der Injektion führt zu einer gleichmäßigen Verteilung.
- Es können Entzündungen im Bereich der eingebrachten Substanz auftreten.

Praxistipp

- Mit der forcierten Dehnungstechnik wird eine feine Unterfütterung der Hautoberfläche erreicht, wodurch auch bei beginnenden, ausgeprägten elastotischen Hautveränderungen gute Ergebnisse erreicht werden können. Entscheidend ist die korrekte Durchführung der Dehnungstechnik unter maximaler Dehnung, die dann eine konsistente Materialausbreitung im Gewebe ermöglicht und damit ein glattes Erscheinungsbild der Lippen herstellt. Die konsequente Anwendung der Dehnungstechnik führt dazu, dass keine Überkorrektur entstehen kann.
- Bei ausgeprägten elastotischen Hautveränderungen ist eine vorausgehende Resurfacing-Behandlung mittels Laser oder Peeling für ein optimales Ergebnis notwendig. Zusätzlich ist das ursprüngliche Volumendefizit mittels tiefer Injektion im supramukosalen Bereich zu therapieren (s. Folgeseite).

Behandlungsplanung – Volumenaufbau

Behandlungsziel ist ein Volumenaufbau der basisbildenden Ankerfläche im weißen Anteil der Lippe zur Glättung der radiär bzw. strahlenförmig verlaufenden Falten und zur Vergrößerung des natürlichen Lippenvolumens.

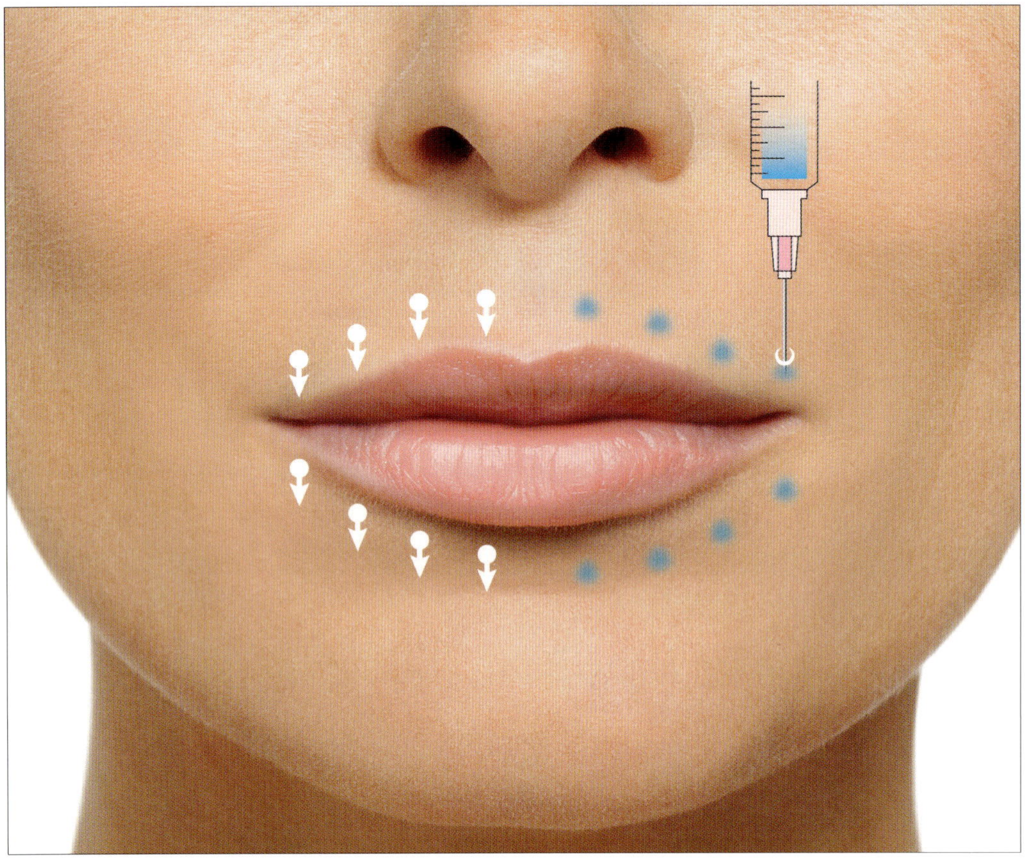

Technik Vertikale supramukosale Depottechnik (VSDT)
Injektionspunkte 1 Sweetspot pro Falte
Volumen 0,2–0,3 ml/Quadrant
Nadel 27 Gauge

Video
Lippenweiß
VSDT

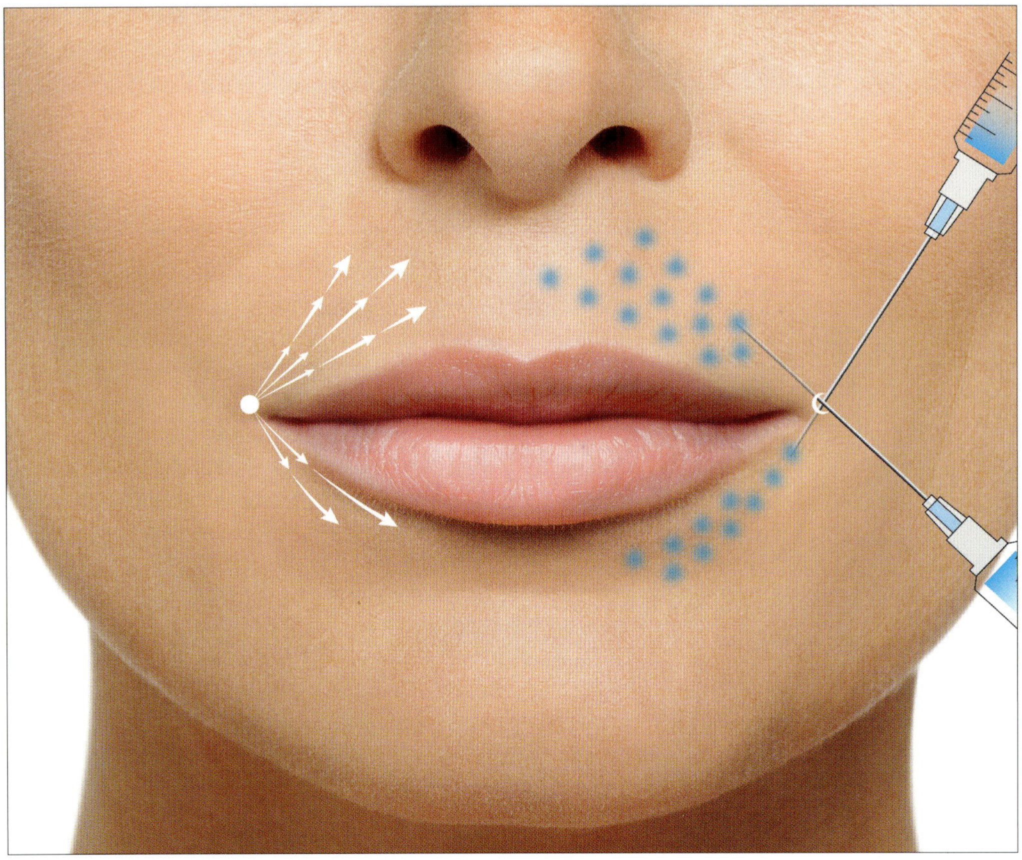

Technik Tiefe horizontale Augmentation mit der Kanüle (THAK)
Insertionsstelle Unmittelbar lateral der oralen Kommissur
Injektionstiefe Supramuskosal
Volumen Abgabe von kleinen Boli (kleinste Menge) während des Fächerns
Nadel 22–25 Gauge Kanüle

Video
Lippenweiß
THAK

Behandlung – Volumenaufbau

VSDT

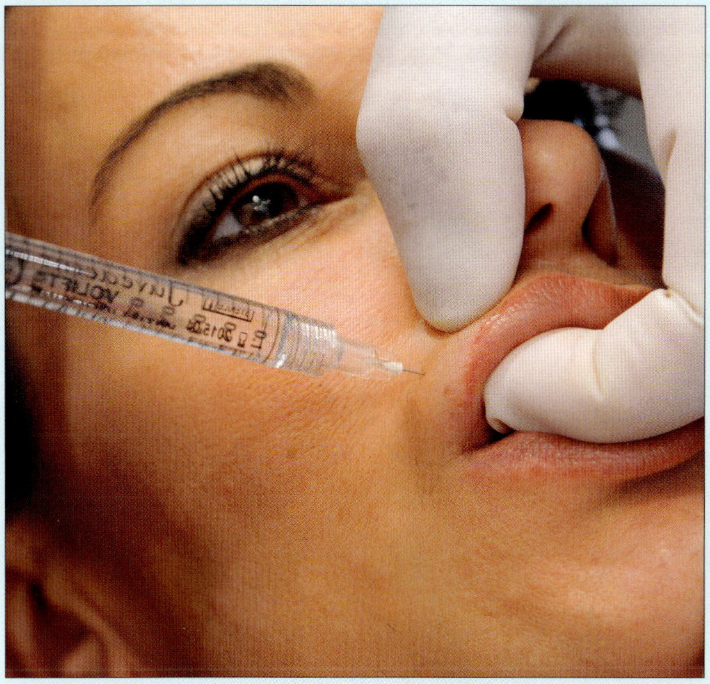

Mit der kontralateralen Hand schafft der Therapeut ein stabilisierendes Widerlager für die Injektion auf die Mukosa, indem er mit einem Finger unter die Lippe der Patientin fasst. Der Einstich erfolgt vertikal zur Haut in den Sweetspot der radiären Falten. Hierdurch wird eine vollständige Projektion erreicht, ohne dass oberflächliches Material im Weichteilmantel versinkt. Auf diese Weise kommt es zu einer harmonischen Vergrößerung der natürlichen Lippenbasis.

THAK

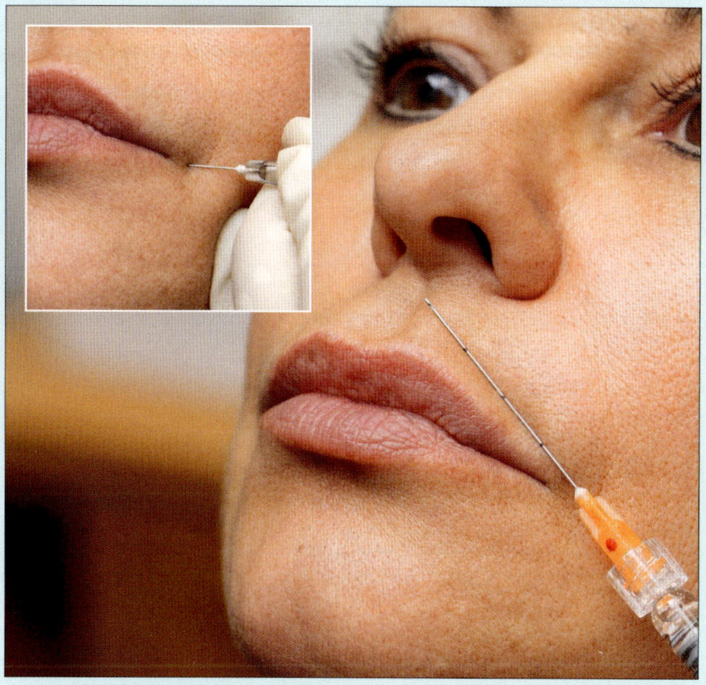

Mittels Stichinzision wird lateral der oralen Kommissur die Haut eröffnet (kleine Abbildung). Unter palpatorischer Kontrolle und Fixierung der kontralateralen Hand wird die Kanüle auf die Mukosa vorgeschoben. Das Gewebe wird mittels Fächertechnik mobilisiert. Zeitgleich werden kleine Boli appliziert. Analog wird der weiße Anteil der Unterlippe aufgebaut.

Behandlungsablauf

- Anamnese: z. B. rezidivierende Herpesinfektionen (ggf. Herpesprophylaxe mit Aciclovir)
- Entfernen von Make-up
- Desinfektion
- Anästhesie (Lokal- oder Leitungsanästhesie)
- Injektion: VSDT, THAK
- Massage/Modellierung des Fillers
- Kühlen nach der Behandlung
- Patienteninfo für das Verhalten nach der Behandlung
- Kontrolltermin vereinbaren

Präparateauswahl

3 Filler für tiefe Augmentationen (S. 68)
B Spezialindikation: Lippen (S. 73)

Kombinationsmöglichkeiten

- Volumentherapie des roten Lippenanteils
- Botulinumtoxin-A-Therapie

Komplikationen/Umgang mit Komplikationen

- Ein behutsames Einführen der Nadeln bis auf die Mukosa mit langsamer Penetrationsgeschwindigkeit verhindert das Risiko für intravasale Injektionen.
- Es können sich tastbare Knötchen durch Aggregation der verwendeten Substanz bilden. Eine modulierende Massage des eingebrachten Materials direkt nach der Injektion führt zu einer gleichmäßigen Verteilung.
- Es können Entzündungen im Bereich der eingebrachten Substanz auftreten.

Praxistipp

- Mit dem Zeigefinger der kontralateralen Hand kann ein Widerlager für die supramukosale Injektion geschaffen werden.
- In dem Moment, in dem der Therapeut das Material auf die supramukosale Ankerebene injiziert, erreicht er die volle Projektion, ohne dass oberflächliches Material im Weichteilmantel versinkt.
- Durch vertikale Depots ober- und unterhalb der Lippe werden neben einer Glättung der radiären Falten auch eine Wiederherstellung des natürlichen Lippenfundaments und dadurch eine Basis für eine bessere Verbreitung der roten Lippe geschaffen. Therapiekonzepte der roten Lippe sind im Anschluss mit besserer Vorhersagbarkeit umzusetzen.

7.5.2 Lippen

Die Lippen verfügen über eine hohe Nervendichte, was sie extrem empfindsam und schmerzsensibel macht. Sie nehmen als sichtbare Abgrenzung des Mundes eine tragende Rolle beim Hervorbringen der mimischen Ausdrücke ein.

Die Stimmungslage eines Menschen lässt sich häufig allein durch die Betrachtung der Mundwinkel abschätzen. So vermitteln beispielsweise herabgezogene Mundwinkel Ernst, Trauer oder Verachtung. Lippen können als Symbol der Sinnlichkeit die Attraktivität eines Menschen wesentlich beeinflussen. Volle, symmetrische Lippen mit einer gesunden Färbung verkörpern den Idealzustand. Die Fülle der Lippen wird durch die Höhe des vertikalen Durchmessers definiert. Beim jugendlichen Mund ist die Unterlippe voluminöser.

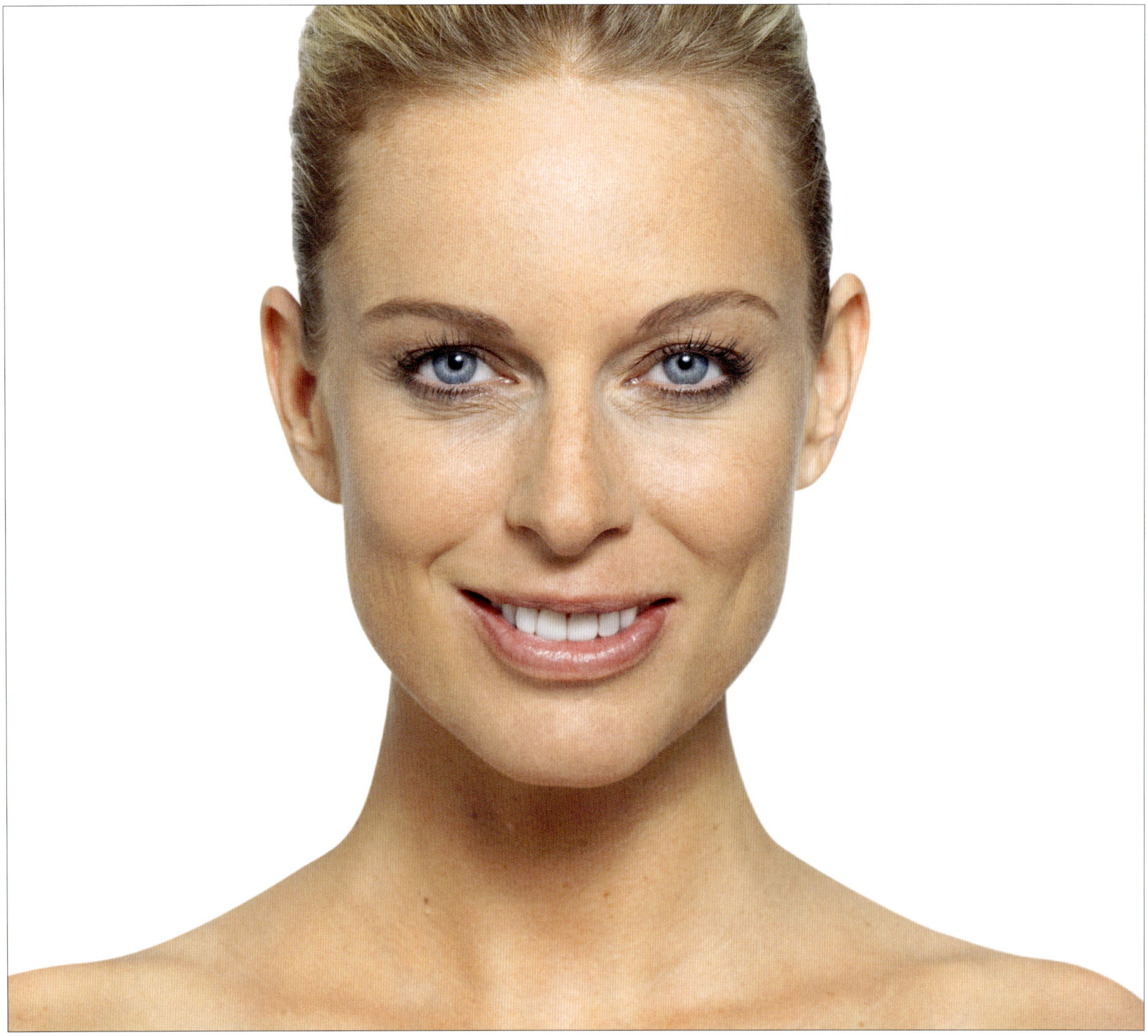

Patientenauswahl
Aufgrund der vielfältigen Möglichkeiten der Lippenmodulation mithilfe augmentativer Verfahren steht die sorgfältige Beratung im Vordergrund. Dabei sollten stets die Patientenwünsche mit den zu erwartenden Ergebnissen relativiert werden. Isolierte Vergrößerungen des Lippenvolumens sind abzuwägen gegen die Auswirkungen auf die Gesamtharmonie des Gesichts.

Bewertung der Indikation
Die Korrekturen der Lippen ist geradezu eine Domäne der augmentativen Verfahren. Beeinflusst werden können Lippenfülle und Verbreitung, Konturierung der Lippenränder, Betonung des Amorbogens, Anhebung der Mundwinkel, feine, radiär verlaufende Falten und die Oberflächenbeschaffenheit der Lippe.

Anatomie

Der M. orbicularis oris (1) bildet die Grundlage des Bewegungsapparats der Lippen. Der weiter von der Mundöffnung entfernte Teil des Muskelrings kann die Mundöffnung verkleinern und das Lippenrot dabei vorstülpen, wie etwa beim Pfeifen.

Kontrahiert sich nur der Teil, der im Lippenrot an der Lippenkante liegt, so wird das Lippenrot nach innen gegen die Frontzähne geneigt und damit der sichtbare Teil verkleinert. Antagonistisch wirken alle mimischen Muskeln, die die Lippen oder Mundwinkel nach lateral, nach oben oder nach unten ziehen und damit die Mundspalte weiten.

Die Haut der Lippe ist mit drei bis fünf Zellschichten im Vergleich zu den Zellschichten der übrigen Gesichtshaut sehr dünn. Bei Menschen mit heller Hautfarbe sind in der Lippenhaut keine Melanozyten enthalten. Die Lippen erhalten ihre intensive Rotfärbung durch die Durchblutung der oberflächlichen Blutgefäße. Diese Färbung ist bei Menschen mit dunklerer Hautfarbe weniger stark ausgeprägt, da bei ihnen die Lippen pigmentiert sind.

Die Blutversorgung erfolgt im Bereich der Unterlippe über die A. labialis inferior (2) und im Bereich der Oberlippe durch die A. labialis superior (3). Zumeist liegen die Gefäße submukosal. Der Verlauf kann jedoch sehr variabel sein und die Gefäße können sich auch intramuskulär oder subkutan befinden.

Da die Lippenhaut weder über Schweiß- noch über Talgdrüsen verfügt, fehlt bei ihr der für die Körperhaut übliche Hydro-Lipid-Film. Dadurch trocknet die Lippenhaut schneller aus und wird leichter spröde.

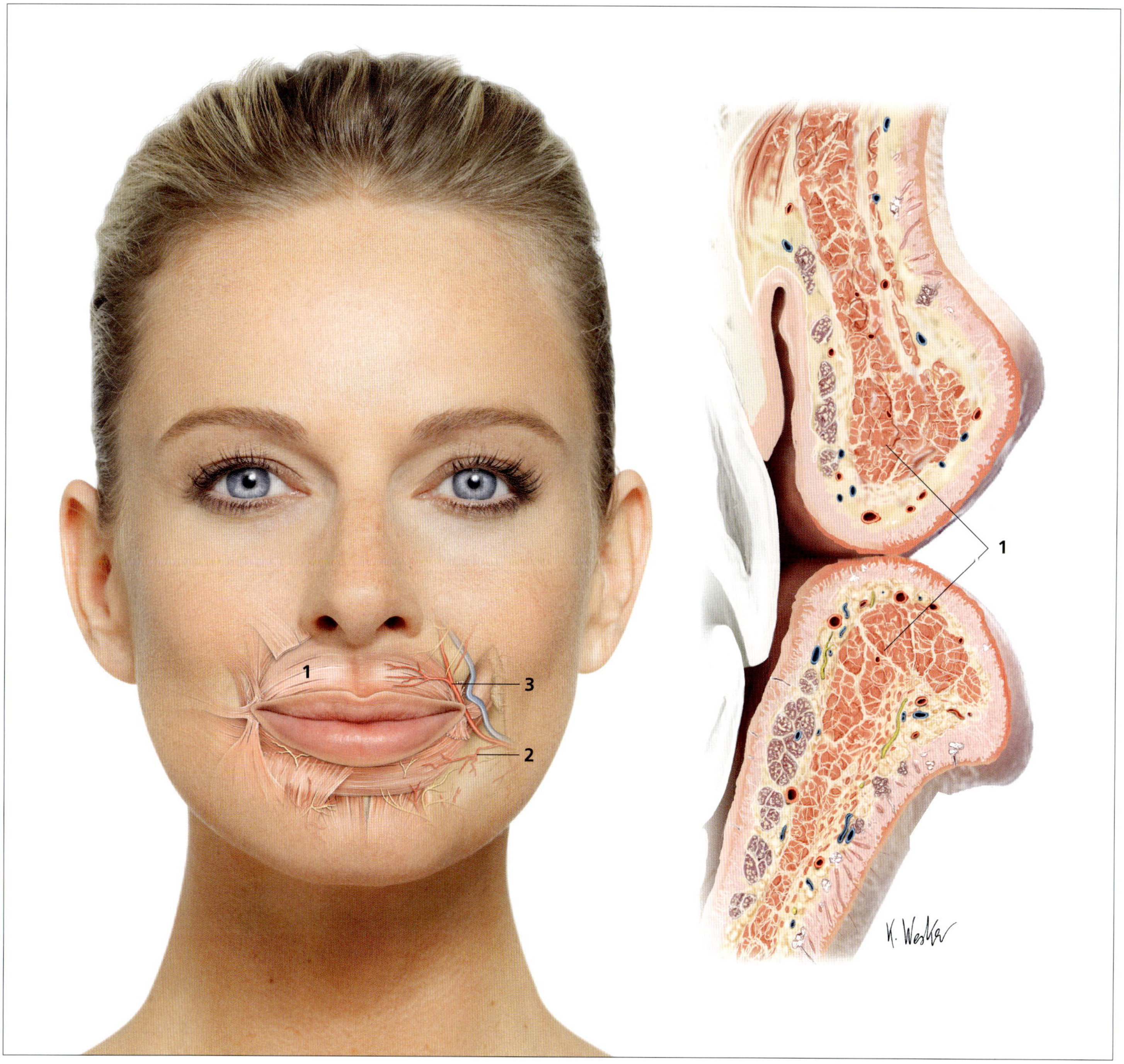

7

Behandlungsplanung – Lippenvolumisierung
Behandlungsziel ist eine gleichmäßige und harmonische Volumisierung der Lippe. Um dies zu erreichen, sollte bei Gewebedefizit mit der Behandlung im weißen Lippenanteil, dem Lippenfundament und somit der natürlichen Verbreitungsfläche der Lippe begonnen werden. Andernfalls ließe sich nur schwer vorhersagen, wie sich im roten Lippenbereich verabreichtes Material gegenüber der schmalen Basis durch den Ringmuskel präsentiert. Das ideale Vorgehen besteht deswegen aus einer Kombinationsbehandlung des weißen und roten Lippenanteils. Für einen proportionalen Volumenaufbau im roten Lippenbereich ist insbesondere ein Vorgehen mit der stumpfen Kanüle geeignet.

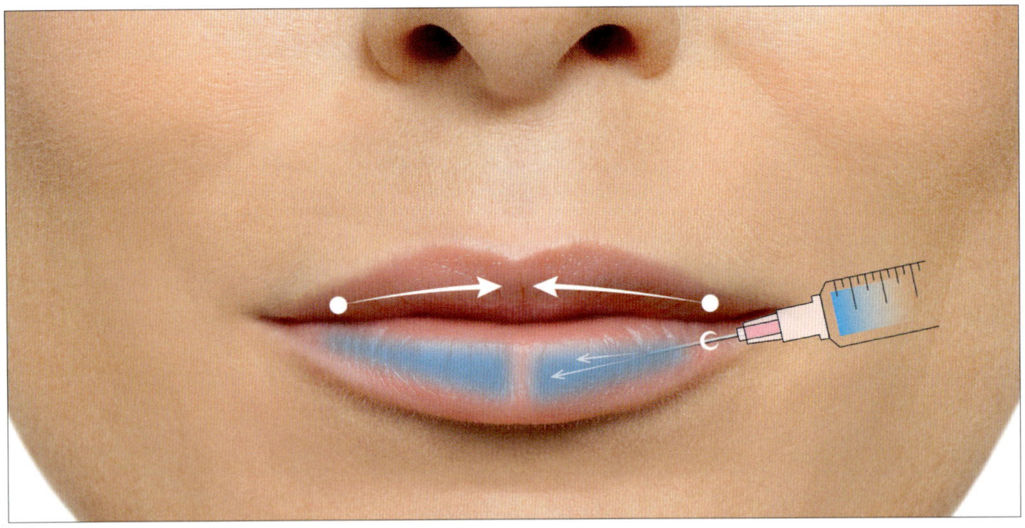

Technik Lineare horizontale Technik
Injektionspunkte Pro Quadrant eine Injektionsstelle medial des Mundwinkels
Injektionstiefe und -richtung Parallel zum Lippenverlauf über den M. orbicularis oris Richtung Lippenmitte
Volumen 0,1–0,25 ml/Quadrant
Nadel 27–30 Gauge

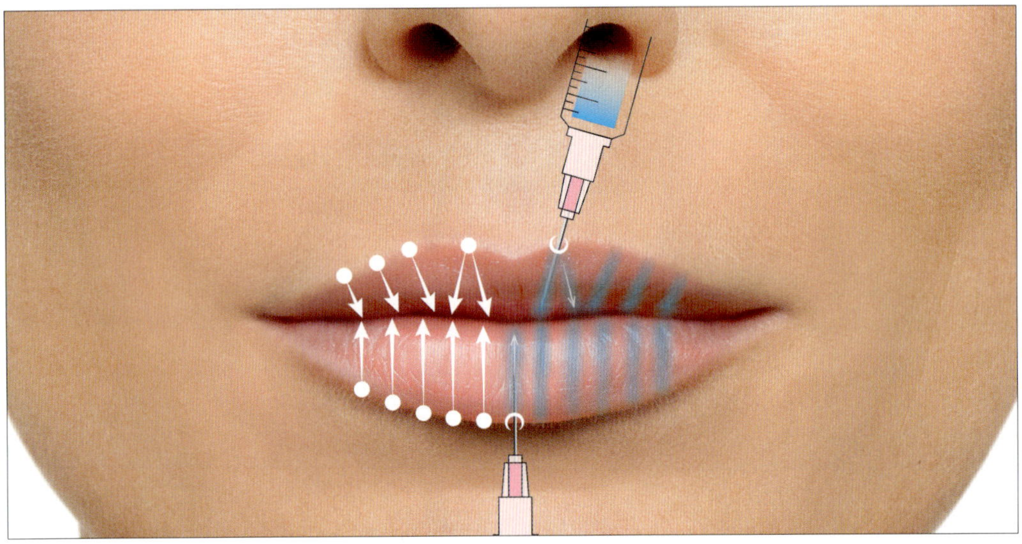

Technik Lineare vertikale Technik
Injektionspunkte Pro Quadrant 2–5 Injektionsstellen an der Lippenrot-Lippenweiß-Grenze
Injektionstiefe und -richtung Vertikal zum Lippenverlauf über den M. orbicularis oris Richtung Rima oris
Volumen 0,1–0,25 ml/Linie
Nadel 27–30 Gauge

Video
Lippe vertikal linear

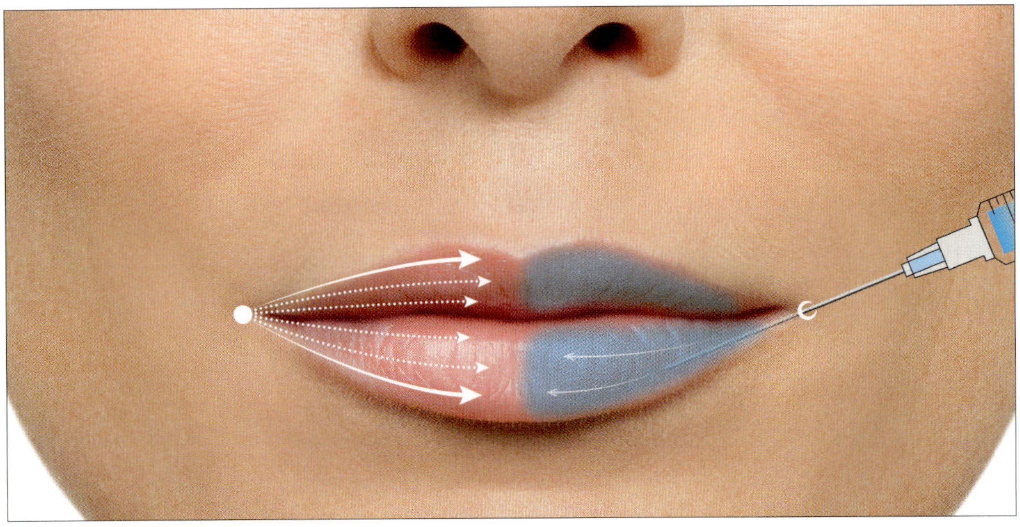

Technik Tiefe horizontal mobilisierende Augmentation mit der Kanüle (THAK)
Insertionsstelle Lateral der oralen Kommissur
Injektionstiefe und -richtung Unter der Hautoberfläche über dem M. orbicularis oris fächerförmig Richtung Lippenmitte
Volumen 0,2–0,3 ml pro Quadrant
Nadel 22–25 Gauge Kanüle

Video
Lippe THAK

Behandlung – Lippenvolumisierung

Lineare Technik

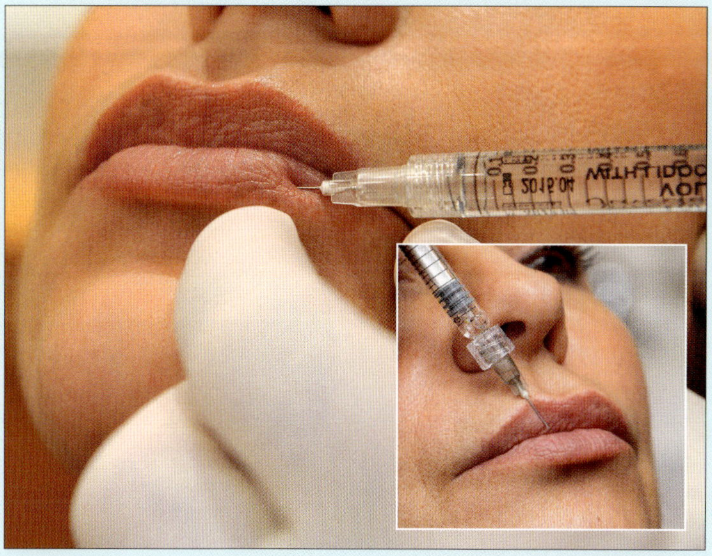

Die Behandlung der roten Lippe erfolgt über dem Ringmuskel. Das Präparat kann vorsichtig mit der horizontalen linearen Technik oder alternativ mittels der vertikal linearen Technik (kleine Abbildung) injiziert werden. Vor der Augmentation der roten Lippe sollte bei Substanzmangel des Lippenweißes zunächst eine Vergrößerung der Lippenbasis erfolgen.

THAK

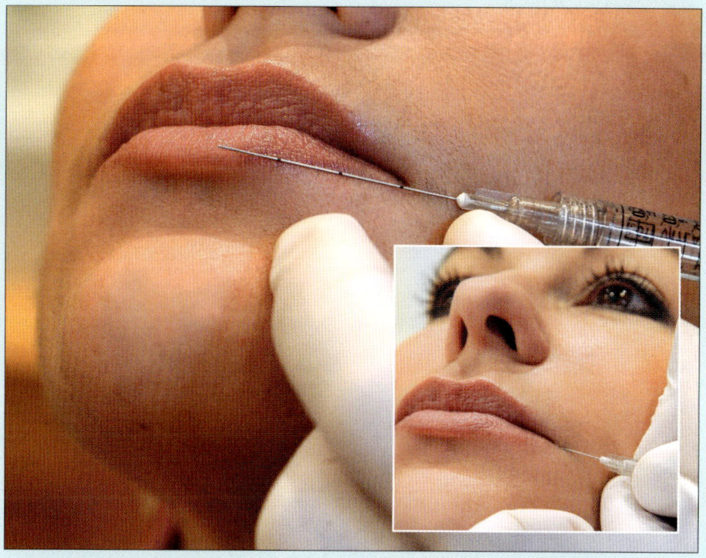

Alternativ und für ein besonders verletzungsarmes und gleichmäßiges Ergebnis zu empfehlen, kann die Behandlung der roten Lippe mithilfe einer stumpfen Mikrokanüle erfolgen. Das unter sanfter Mobilisation injizierte Materialvolumen sollte zwischen 0,2 und 0,3 ml/Quadrant betragen.

Behandlungsablauf

- Anamnese: z. B. rezidivierende Herpesinfektionen (ggf. Herpesprophylaxe mit Aciclovir)
- Entfernen von Make-up
- Desinfektion
- Anästhesie (Lokal- oder Leitungsanästhesie)
- Injektion: Lineare Technik, THAK
- Massage/Modellierung des Fillers
- Kühlen nach der Behandlung
- Patienteninfo für das Verhalten nach der Behandlung
- Kontrolltermin vereinbaren

Präparateauswahl

3 Filler für tiefe Augmentationen (S. 68)
B Spezialindikation: Lippen (S. 73)

Mittelgradig vernetzte Hyaluronsäurepräparate sind aufgrund ihrer Konsistenz und Haltbarkeit am besten geeignet.

Komplikationen/Umgang mit Komplikationen

- Das Problem der überforderten Lippenbasis sollte umgangen werden, indem der Augmentation der roten Lippe ein supramukosaler Volumenaufbau im weißen Lippenbereich vorausgeht. Die normale Lippe erhält eine breitere Verteilungsfläche, über der sich anschließend appliziertes Material vorhersagbarer präsentieren kann.
- Durch Aggregation der verwendeten Substanz können sich je nach Injektionstechnik tastbare Knötchen oder Stränge bilden. Eine modulierende Massage des eingebrachten Materials direkt nach der Injektion führt zu einer gleichmäßigen Verteilung.
- Entzündung im Bereich der eingebrachten Substanz.
- Keinen sicht- und tastbaren Strang injizieren; gründliche Massage der eingebrachten Substanz vornehmen.

Praxistipp

- Durch die Erweiterung der Verteilungsbasis im weißen Lippenbereich wird das Lippenvolumen natürlich vergrößert, wodurch eine Augmentation der roten Lippe ggf. sogar hinfällig sein kann. Ist das Ergebnis noch nicht zufriedenstellend, kann mit der OHAK die homogenste Lippenprojektion erreicht werden.
- Konturierung und Volumisierung der Lippe beeinflussen sich gegenseitig. Daher sollte, sofern beides erforderlich ist, zunächst die Kontur behandelt werden.
- Die Lippe soll funktionell natürlich bleiben – z. B. beim Sprechen – und sich natürlich anfühlen – z. B. beim Küssen.
- Für ein gutes Behandlungsergebnis ist häufig nur eine Sitzung erforderlich.
- Um ein natürliches Ergebnis zu erreichen, sollte im lateralen Drittel des Lippenrots nur wenig bis kein Material appliziert werden.
- Aufgrund der hohen Schmerzempfindlichkeit der Mundregion ist ggf. eine örtliche Betäubung (s. Kapitel 6.6.1, S. 104) oder auch eine zentrale Analgosedierung (s. Kapitel 6.6.4, S. 104) zu erwägen.

Behandlungsplanung – Konturierung der Lippe
Behandlungsziel ist eine gleichmäßige, harmonisch wirkende Hervorhebung der konturgebenden Linien am Haut-Lippenrot-Übergang.

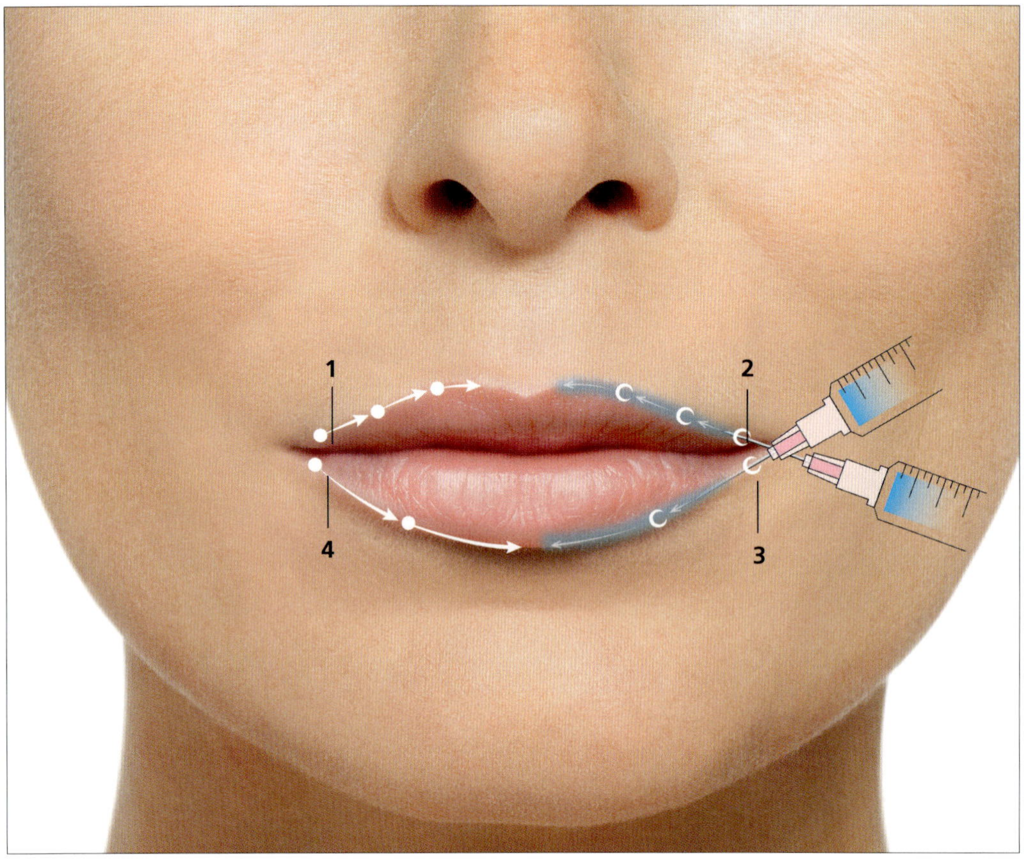

Technik Lineare Technik
Injektionspunkte Erster Injektionspunkt liegt in der oralen Kommissur, weitere Injektionspunkte nach Bedarf entlang der Vermillionkante
Injektionstiefe und -richtung Intradermal, der Lippenkante folgend zum Gipfel des Amorbogens
Volumen 0,1–0,2 ml pro Quadrant
Nadel 30 Gauge

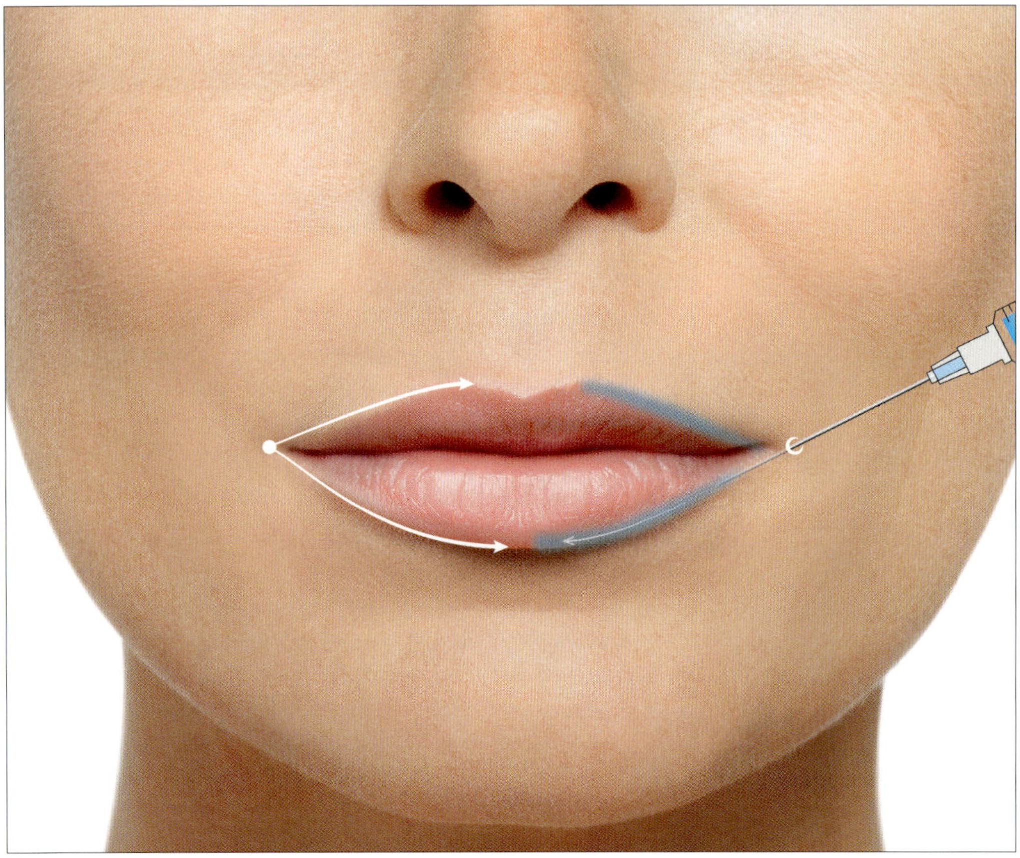

Technik Oberflächliche horizontale Augmentation mit der Kanüle (OHAK)
Insertionsstelle Lateral der oralen Kommissur
Injektionstiefe und -richtung Intradermal, der Lippenkante folgend zum Gipfel des Amorbogens
Volumen 0,1–0,2 ml pro Quadrant
Nadel 22–27 Gauge Kanüle

Behandlung – Konturierung der Lippe

Lineare Technik

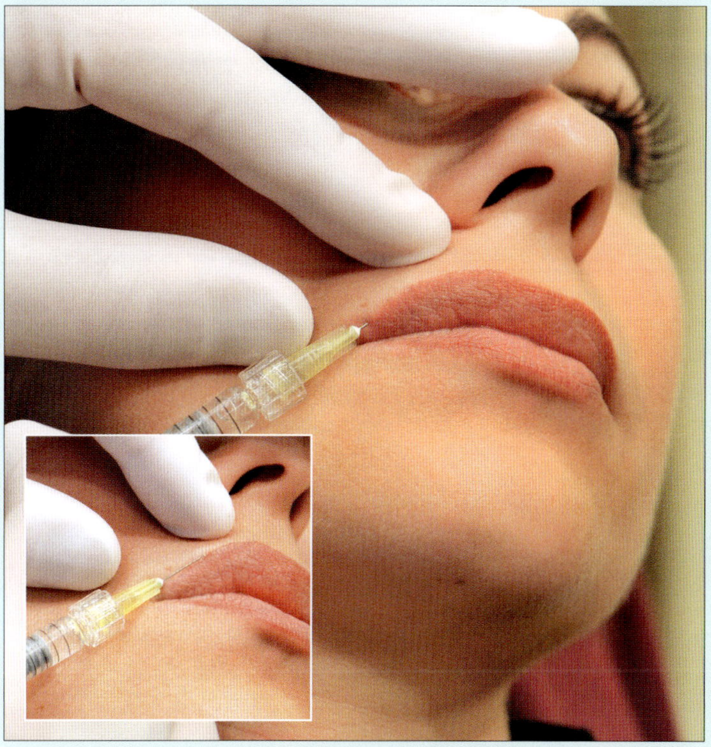

Der erste Einstich erfolgt am Mundwinkel und folgt dem Verlauf der Lippenkontur (kleine Abbildung). Die Nadel wird maximal eingestochen und die Injektionssubstanz beim Zurückziehen der Kanüle eingebracht. Es folgt ein weiterer Injektionspunkt auf der Lippenkante, wobei die Nadel bis zum Gipfel des Amorbogens vorgeschoben wird. Die Konturierung der Unterlippe erfolgt nach dem gleichen Schema.

OHAK

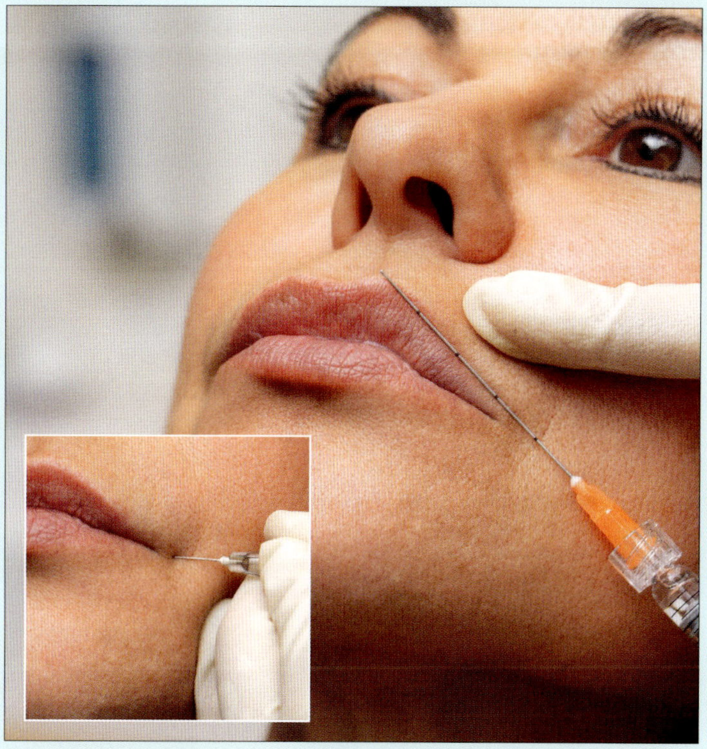

Lateral des Mundwinkels wird die Haut eröffnet und anschließend die Kanüle intradermal zum Liegen gebracht. Anschließend wird das Material retrograd linear an der Oberlippen- und Unterlippenkante appliziert.

7

Behandlungsablauf

- Anamnese: z. B. rezidivierende Herpesinfektionen (ggf. Herpesprophylaxe mit Aciclovir)
- Entfernen von Make-up
- Desinfektion
- Anästhesie (Lokal- oder Leitungsanästhesie)
- Injektion: Lineare Technik, OHAK
- Massage/Modellierung des Fillers
- Kühlen nach der Behandlung
- Patienteninfo für das Verhalten nach der Behandlung
- Kontrolltermin vereinbaren

Präparateauswahl

2 Filler für mitteltiefe Augmentationen (S. 65)
B Spezialindikation: Lippen (S. 73)

Mittelgradig vernetzte Hyaluronsäurepräparate sind aufgrund ihrer Konsistenz und Haltbarkeit am besten geeignet.

Komplikationen/Umgang mit Komplikationen

- Durch Aggregation der verwendeten Substanz können sich je nach Injektionstechnik tastbare Knötchen oder Stränge bilden. Eine modulierende Massage des eingebrachten Materials direkt nach der Injektion führt zu einer gleichmäßigen Verteilung.
- Keinen sicht- und tastbaren Strang injizieren; gründliche Massage der eingebrachten Substanz vornehmen.
- Entzündung im Bereich der eingebrachten Substanz.

Praxistipp

- Die Lippe soll funktionell natürlich bleiben – z. B. beim Sprechen – und sich natürlich anfühlen – z. B. beim Küssen.
- Für ein gutes Behandlungsergebnis ist häufig nur eine Sitzung erforderlich.
- Aufgrund der hohen Schmerzempfindlichkeit der Mundregion ist ggf. eine örtliche Betäubung (s. Kapitel 6.6.1, S. 104) oder auch eine zentrale Analgosedierung (s. Kapitel 6.6.4, S. 104) zu erwägen.
- Die Lippenkonturierung sollte einer Lippenvolumisierung vorausgestellt werden, da diese Einfluss auf Letztere hat.

Behandlungsplanung – Betonung des Amorbogens und des Philtrums

Das Behandlungsziel ist die Betonung oder stärkere Hervorhebung des Amorbogens. Dies impliziert im Bedarfsfall auch eine Modifikation bzw. Rekonstruktion der Philtrumkanten.

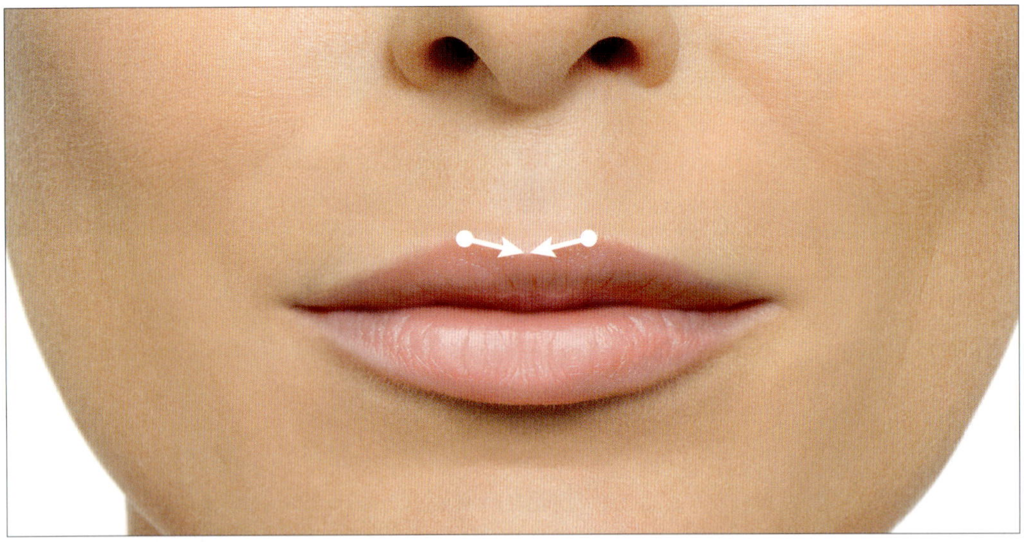

Technik Lineare Technik
Injektionspunkt Oberster Punkt des Amorbogens an der Grenze zwischen Lippenrot und Lippenweiß
Injektionstiefe und -richtung Intradermal zum tiefsten Punkt des Amorbogens

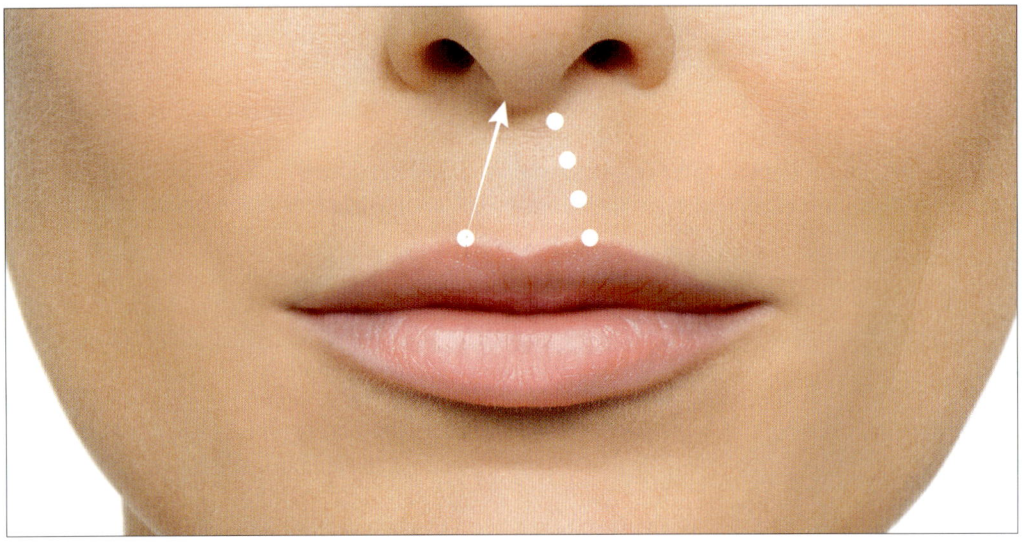

Technik Lineare Technik mit Kompression oder Punkttechnik
Injektionspunkt Oberster Punkt des Amorbogens an der Grenze zwischen Lippenrot und Lippenweiß (bei der Punktionstechnik, zusätzliche Injektionspunkte entlang der Philtrumkante)
Injektionstiefe und -richtung Intradermal, der Philtrumkante folgend

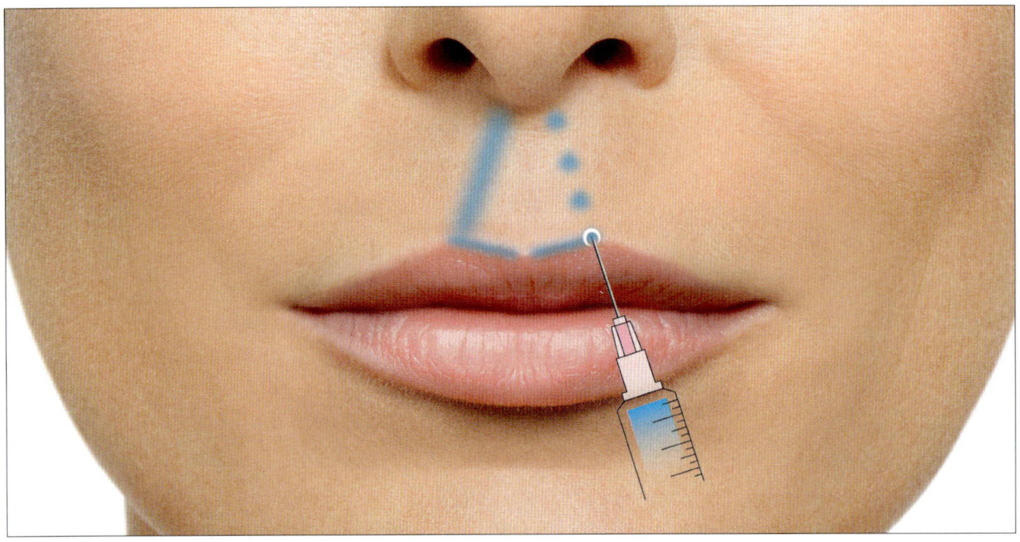

Volumen *Amorbogen:* Minimalste Menge; *Philtrum:* ca. 0,1 ml pro Seite
Nadel 30 Gauge

Behandlung – Betonung des Amorbogens und des Philtrums

Lineare Technik – Amorbogen

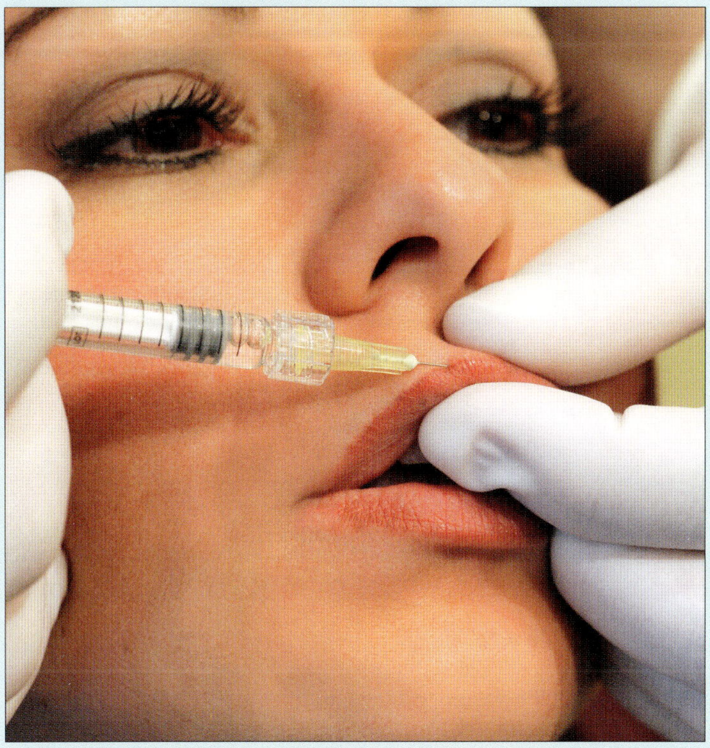

Der Einstich wird an der Grenze von Lippenrot zu Lippenweiß, am höchsten Punkt des Amorbogens, gesetzt. Die Nadel wird bis zur tiefsten Stelle des Bogens vorgeschoben. Die Injektion erfolgt unter palpatorischer Kontrolle beim Zurückziehen der Nadel.

Lineare Technik – Philtrum

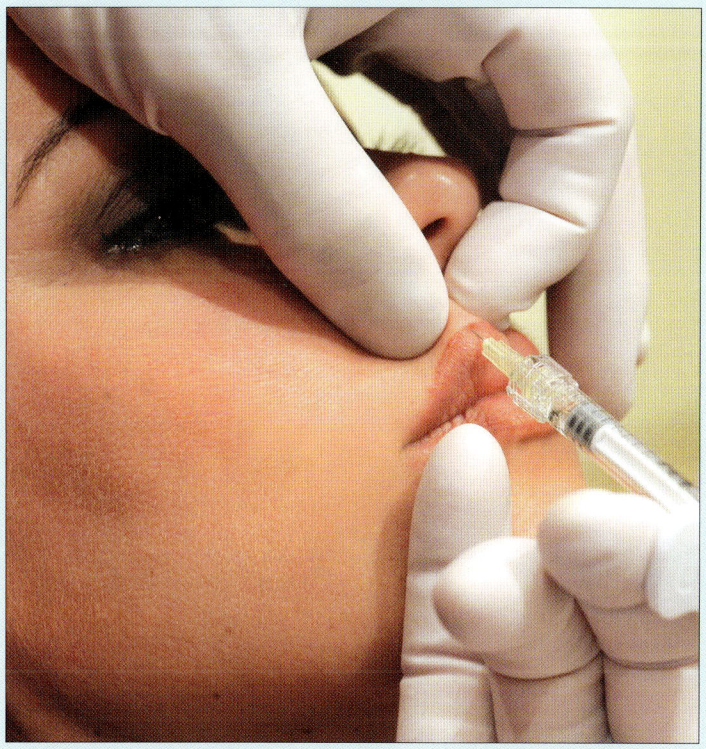

Der Therapeut erfasst mit Daumen und Zeigefinger den vertikalen Oberlippenwulst. Der Einstich wird an der Grenze von Lippenrot zu Lippenweiß, an der Basis des Philtrums bzw. am jeweils höchsten Punkt des Amorbogens, gesetzt. Die Kanüle wird in linearer Technik unter Kompression maximal vorgeschoben. Die Injektion erfolgt beim Zurückziehen unter palpatorischer Kontrolle.

Behandlungsablauf

- Anamnese: z. B. rezidivierende Herpesinfektionen (ggf. Herpesprophylaxe mit Aciclovir)
- Entfernen von Make-up
- Desinfektion
- Anästhesie (Lokal- oder Leitungsanästhesie)
- Injektion: Lineare Technik, Punkttechnik
- Massage/Modellierung des Fillers
- Kühlen nach der Behandlung
- Patienteninfo für das Verhalten nach der Behandlung
- Kontrolltermin vereinbaren

Praxistipp

Material sparsam verwenden; Überkorrektur vermeiden, da dies zu einem unnatürlichen Aussehen führt.

Präparateauswahl

2 Filler für mitteltiefe Augmentationen (S. 65)
B Spezialindikation: Lippen (S. 73)

Komplikationen/Umgang mit Komplikationen

- Durch Aggregation der verwendeten Substanz können sich je nach Injektionstechnik tastbare Knötchen oder Stränge bilden. Eine modulierende Massage des eingebrachten Materials direkt nach der Injektion führt zu einer gleichmäßigen Verteilung.
- Entzündung im Bereich der eingebrachten Substanz.
- Aufgrund der vielfältigen Normvarianten der Oberlippe, des Amorbogens und des Philtrums ist das Behandlungsziel entscheidend abhängig vom Ausgangsbefund. Ein nicht primär angelegter Amorbogen kann nicht mittels Weichteilaugmentation geschaffen werden. Ebenso wirkt ein mittels Augmentation geschaffenes artifizielles Philtrum eher unnatürlich und trägt nicht zu einer größeren Attraktivität der Patienten bei.

Behandlungsplanung – Anhebung der Mundwinkel
Das Behandlungsziel ist eine leichte und symmetrische Elevation der Mundwinkel. Das Stützen absinkender Mundwinkel durch Setzen eines kleinen Fillerdepots in diesem Bereich führt oft zu einer deutlichen Verschönerung des Mundes und einem freundlicheren Aussehen des gesamten Gesichts.

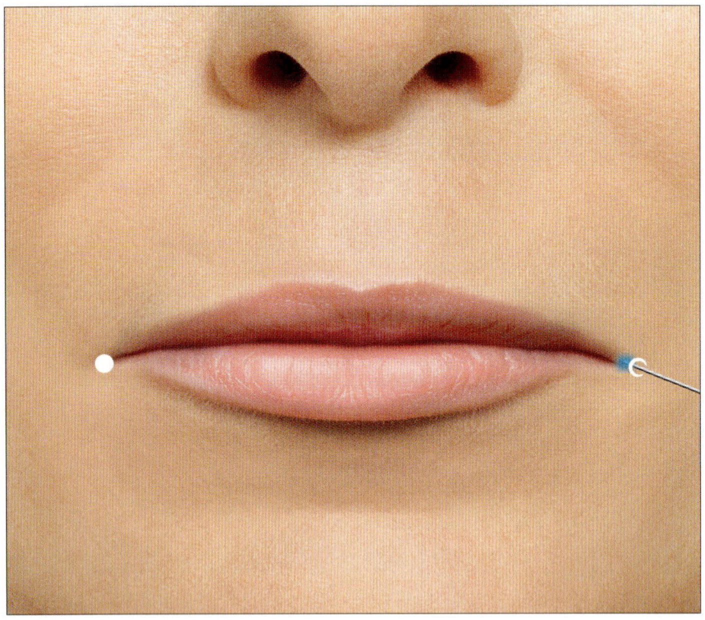

Injektionspunkt (◯) Die erste Injektion erfolgt punktuell über der Spitze des Mundwinkels. Die Stichtiefe beträgt etwa 1 mm, das Injektionsmaterial verteilt sich zentrifugal auf Ober- und Unterlippe.
Volumen 0,05–0,1 ml
Nadel 30–32 Gauge

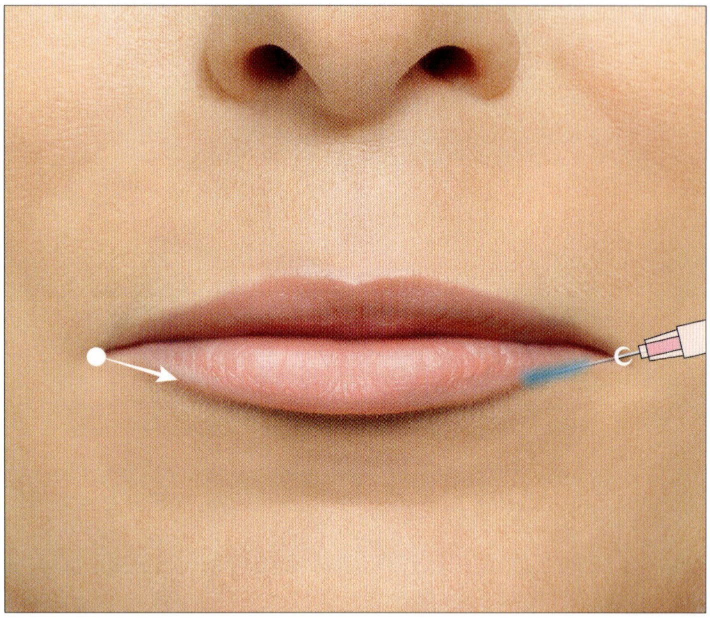

Injektionspunkt (◯) Die zweite Injektion wird (als Tunnel) über den bestehenden Eintrittspunkt am lateralen Mundwinkel gesetzt. Die Injektionsrichtung (➔) ist längs des Muskelkörpers, die Stichtiefe beträgt ca. 5 mm, die Injektion erfolgt beim Zurückziehen. Diese Injektion führt dazu, dass der Mundwinkel im lateralen Bereich unterpolstert wird.
Volumen 0,1–0,2 ml. **Nadel** 30–32 Gauge

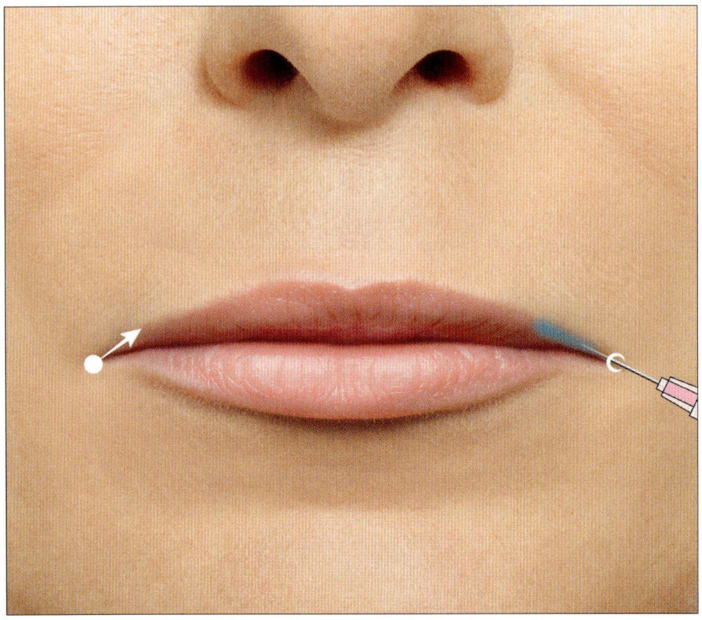

Injektionspunkt (◯) Die dritte Injektion erfolgt als Tunnel über denselben Eintrittspunkt wie bei der ersten Injektion oder etwas oberhalb des ersten Einstichs etwa 1 mm tief und 5 mm in Richtung (➔) Lippenmitte. Diese Injektion trägt dazu bei, dass sich die Oberlippe etwas anhebt.
Volumen 0,1–0,2 ml
Nadel 30–32 Gauge

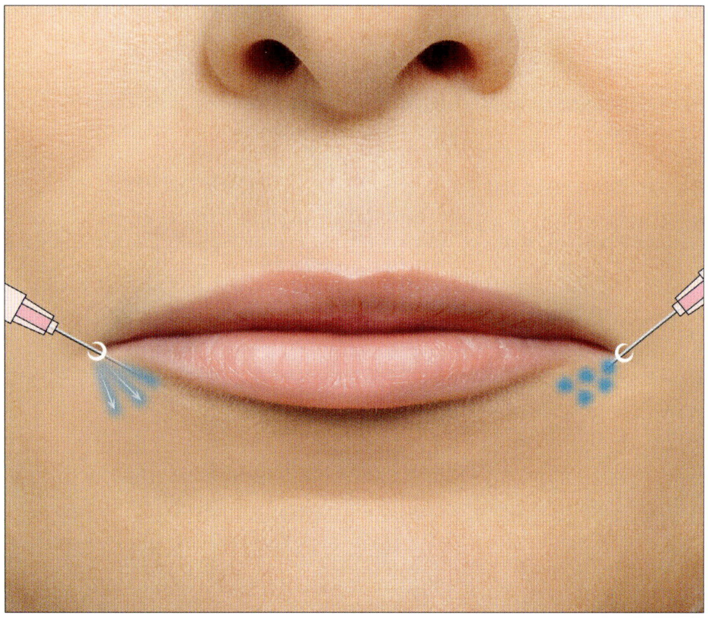

Bedarfsweise kann eine zusätzliche Unterstützung der Unterlippe und somit eine Anhebung der Mundwinkel erfolgen, indem ca. 5 mm kaudolateral des Mundwinkels parallel zum Lippenverlauf das Gewebedefizit des Lippenweiß in subdermaler Ebene mittels Fächertechnik oder einzelner Boli in Punkttechnik unterfüttert wird.

Video Mundwinkel

Behandlung – Anhebung der Mundwinkel

Punkttechnik

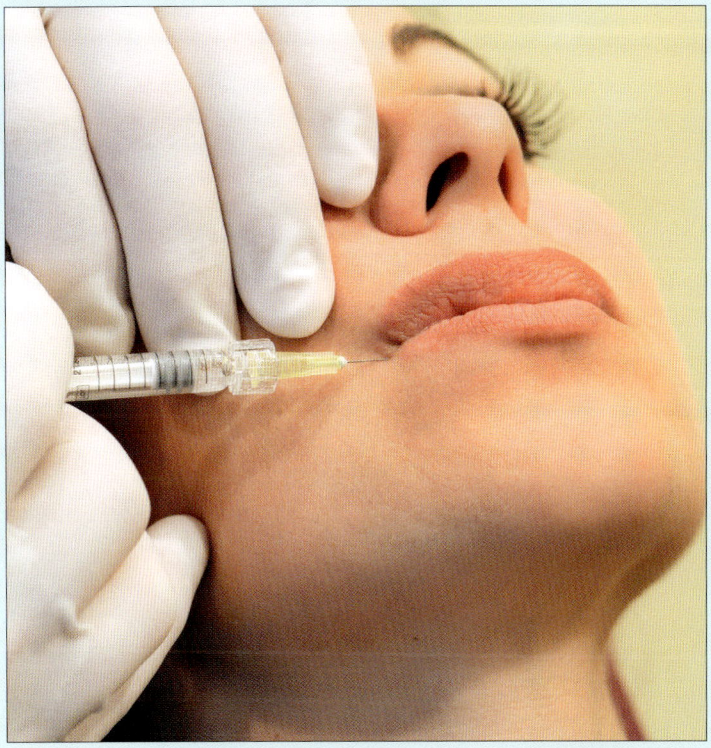

Der Einstich erfolgt über der Spitze des Mundwinkels direkt in den Modiolus. Die Stichtiefe beträgt etwa 1 mm.

Lineare Technik

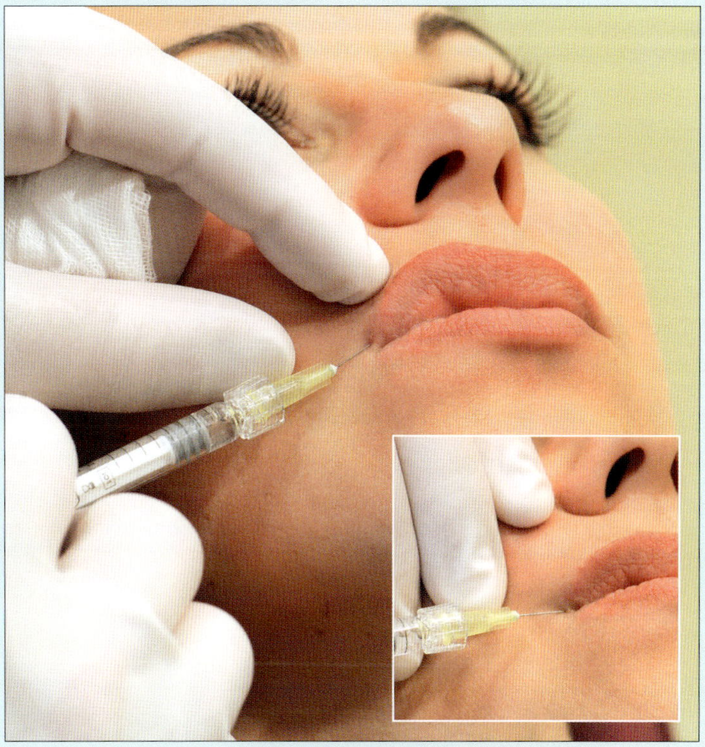

Über den gleichen Zugangspunkt wird die Nadel etwa 1 mm tief und 5 mm im Verlauf des M. orbicularis oris gesetzt. Die Injektion erfolgt beim Zurückziehen der Nadel (kleine Abbildung).
Über den identischen Zugangspunkt unter Wendung der Nadel in derselben Ebene und anschließendem Vorschub auf ca. 5 mm entlang der Lippenrot-Lippweiß-Grenze der Oberlippe erfolgt die Injektion beim Zurückziehen der Nadel. Alternativ kann der Eintrittspunkt etwas oberhalb des ersten Einstichpunktes erfolgen.

Behandlungsablauf
- Anamnese (z. B. rezidivierende Herpesinfektionen, ggf. Herpesprophylaxe mit Aciclovir)
- Anästhesie
- Desinfektion
- Injektion: Punkttechnik, Lineare Technik
- Massage/Modellierung des Fillers
- Kühlen nach der Behandlung
- Patienteninfo für das Verhalten nach der Behandlung
- Kontrolltermin vereinbaren

Präparateauswahl
2 Filler für mitteltiefe Augmentationen (S. 65)
B Spezialindikation: Lippen (S. 73)

Kombinationsmöglichkeiten
Wenn die Mundwinkel mimisch bedingt sind bzw. durch eine verstärkte Aktivität des M. depressor anguli oris verursacht werden, sollte eine Botulinumtoxin-A-Injektion beidseits in den gleichnamigen Muskel erwogen werden.

Komplikationen/Umgang mit Komplikationen
- Es können sich tastbare Knötchen durch Aggregation der verwendeten Substanz bilden. Eine modulierende Massage des eingebrachten Materials direkt nach der Injektion führt zu einer gleichmäßigen Verteilung.
- Entzündung im Bereich der eingebrachten Substanz.
- In der Mundwinkelregion besteht die höchste Wahrscheinlichkeit, einen Tyndall-Effekt auszulösen (s. Seite 109).

Praxistipp
- **In vielen Fällen besteht ein ausgeprägter Ausgangsbefund. Deshalb sind häufig mehrmalige Behandlungen erforderlich, um ein zufriedenstellendes Endergebnis zu erzielen. Die Anhebung der Mundwinkel wird häufig mit einer Behandlung der Marionettenfalten kombiniert, was zusätzlich zu einer erfolgreichen Mundwinkelkorrektur beiträgt.**
- **Die Reihenfolge der ersten drei Injektionspunkte kann (bedarfsweise) variiert werden.**

Behandlungsplanung – Hautoberflächenregeneration der Lippe

Behandlungsziel ist eine Rehydratisierung und Revitalisierung der Lippenhaut, die aufgrund der fehlenden Talgdrüsen verstärkt zur Austrocknung neigt. Durch die Verbesserung der Oberflächenbeschaffenheit erhält die Lippe ein besseres Gefühl und schöneres und jugendlicheres Aussehen.

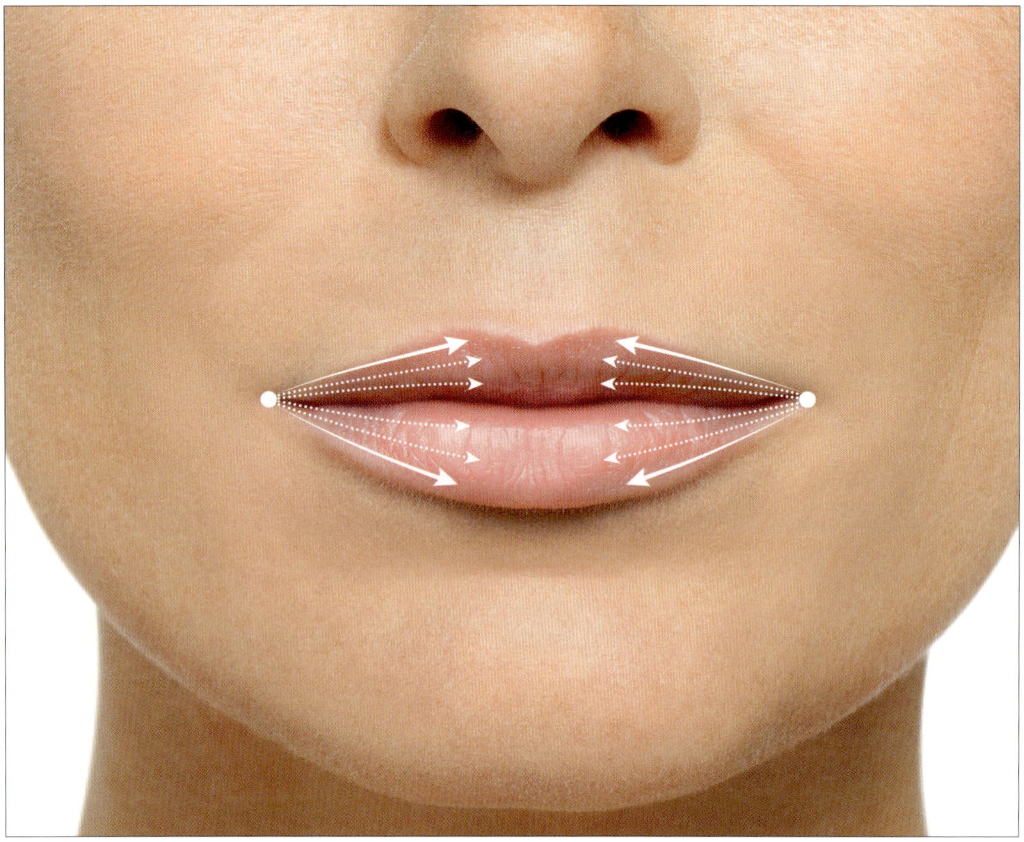

Technik Oberflächlich mobilisierende Augmentation mit der Kanüle (OHAK)
Insertionsstelle Lateral, in der Nähe des Mundwinkels jedes Quadranten
Injektionstiefe und -richtung Intradermal; von lateral nach medial

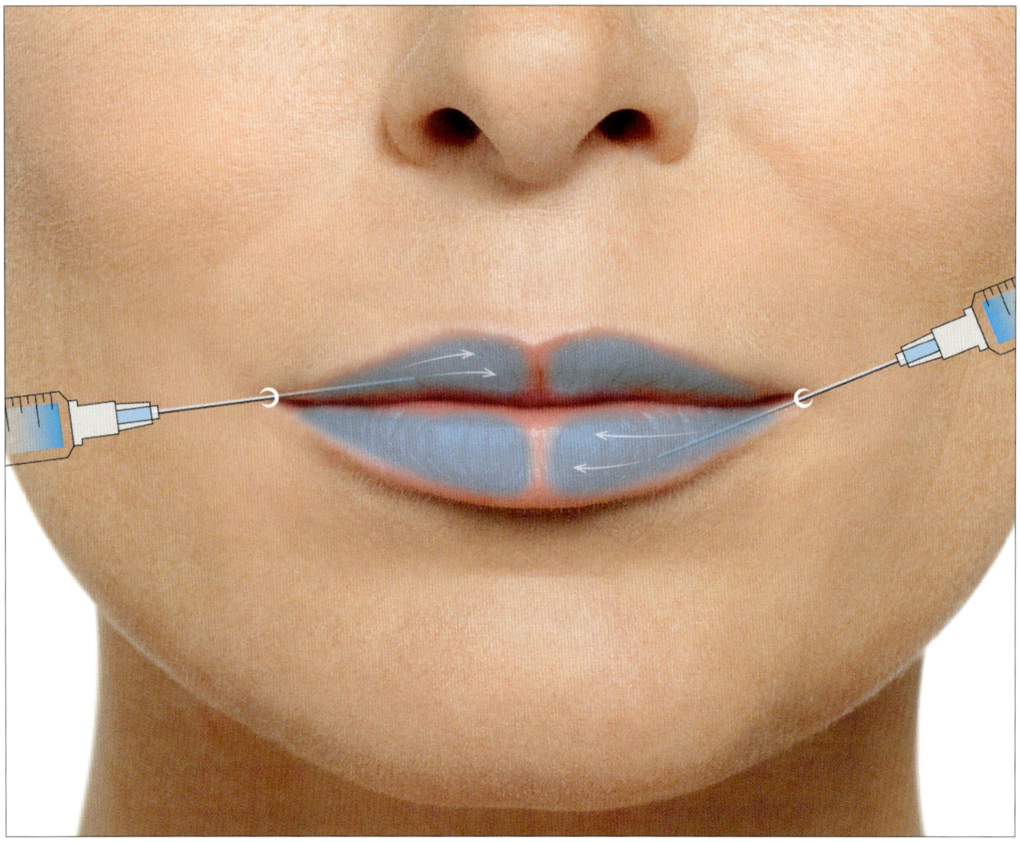

Volumen 0,1–0,2 ml pro Quadrant
Nadel 27 Gauge Mikrokanüle

Behandlung – Hautoberflächenregeneration der Lippe

OHAK – Unterlippe

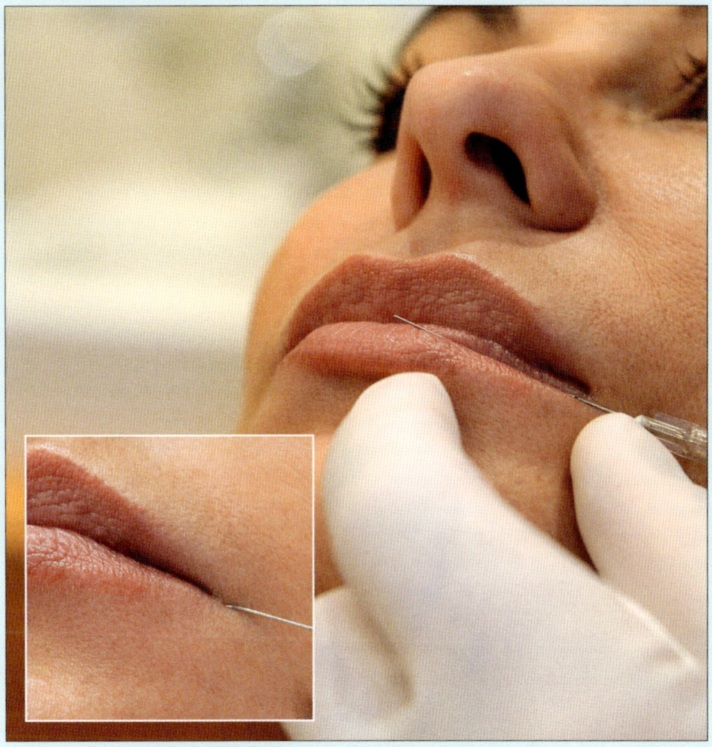

Die Mikrokanüle wird durch eine mit der Nokor-Nadel gesetzte Stichinzision am lateralen Ende des Lippenquadranten eingebracht (kleine Abbildung). Anschließend wird die Hautoberfläche in der intra- oder subdermalen Ebene sanft unterfahren und homogenisiert. Dabei wird zwischen 0,1 und 0,2 ml Hyaluronsäurefiller injiziert.

OHAK – Oberlippe

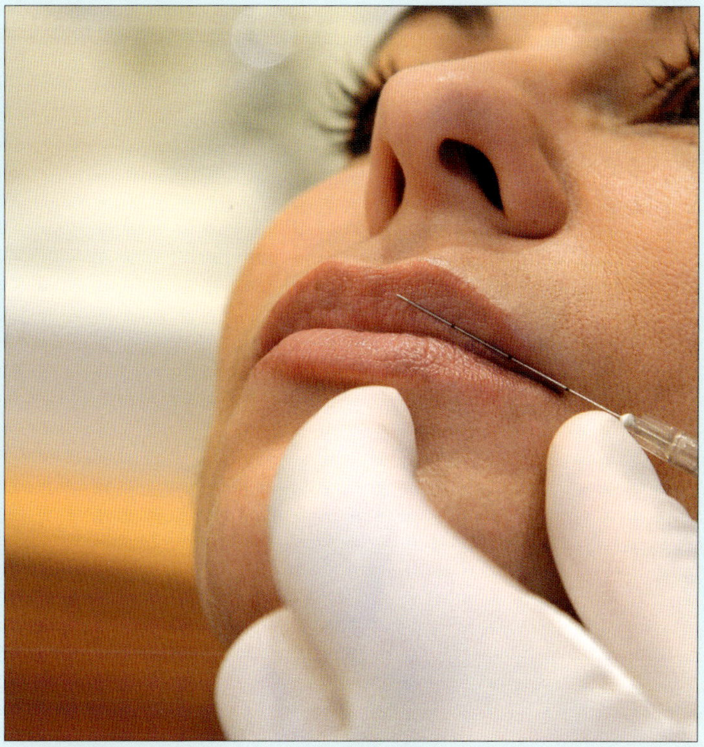

Das Vorgehen wird in jedem Quadranten wiederholt, bis die gesamte Lippenoberfläche homogen mit dem wasserbindenden Material unterfüttert ist. Gleichzeitig wird im Zuge der mobilisierenden Maßnahme die fibrogenetische Geweberegeneration aktiviert.

Behandlungsablauf

- Anamnese: z. B. rezidivierende Herpesinfektionen (ggf. Herpesprophylaxe mit Aciclovir)
- Entfernen von Make-up
- Desinfektion
- Anästhesie (Lokal- oder Leitungsanästhesie), falls erforderlich
- Injektion: OHAK
- Massage/Modellierung des Fillers
- Kühlen nach der Behandlung
- Patienteninfo für das Verhalten nach der Behandlung
- Kontrolltermin vereinbaren

Präparateauswahl

A Spezialindikation: Hautoberflächenregeneration (S. 72)
B Spezialindikation: Lippen (S. 73)

Kombinationsmöglichkeiten

Kosmetische Pflege

Komplikationen/Umgang mit Komplikationen

- Es können sich tastbare Knötchen durch Aggregation der verwendeten Substanz bilden. Eine modulierende Massage des eingebrachten Materials direkt nach der Injektion führt zu einer gleichmäßigen Verteilung.
- Entzündung im Bereich der eingebrachten Substanz.

Praxistipp

- **Da mit der OHAK flächendeckend schmerzarm, homogen und fibrogenetisch aktivierend gearbeitet werden kann, ist sie für eine Oberflächenregeneration der Lippe am besten geeignet.**
- **Aufgrund der hohen Schmerzempfindlichkeit der Mundregion ist ggf. eine örtliche Betäubung (s. Kapitel 6.6.1, S. 104) oder auch eine zentrale Analgosedierung (s. Kapitel 6.6.4, S. 104) zu erwägen.**

⚠ Bitte unbedingt die Herstellerhinweise zu den Präparaten, ihren Dosierungen und die einschlägigen Fachinformationen berücksichtigen.

7.5.3 Marionettenlinie

Die Marionettenlinien treten in Erscheinung an den Mundwinkeln und setzen sich zum Kinn hin fort. Ausgeprägte Falten unterstützen einen frustrierten, enttäuschten oder unzufriedenen Gesichtsausdruck. Dieses Altersmerkmal bildet das zweitstärkste negative Ausstrahlungsmoment nach der Zornesfalte. Maßgeblich beteiligt an der Ausprägung der Marionettenlinie sind ein atrophiebedingtes Schrumpfen der Weichteilbasis und die an der Basis anhaftenden, die Hautoberfläche modulierenden Munddepressormuskeln (M. depressor anguli oris, M. depressor labii inferioris).

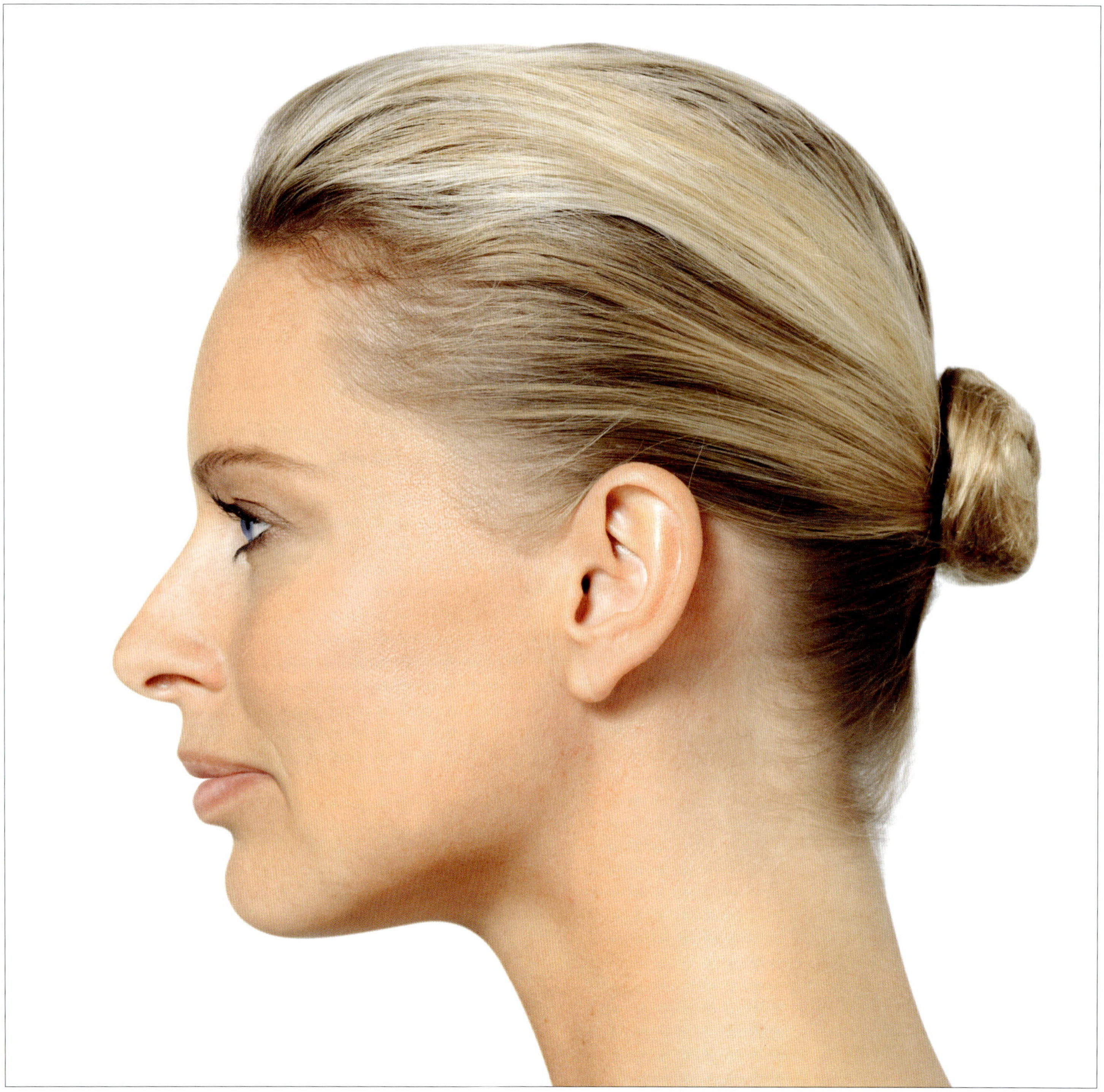

Patientenauswahl

Personen, bei denen das Unterhautgewebe altersbedingt erschlafft und involutiv verändert ist, profitieren von einer Augmentation mit geeigneten Präparaten. Patienten, die diese Falten dynamisch und willkürlich hervorrufen oder verstärken können, profitieren hingegen von einer Behandlung mit Botulinumtoxin A.

Anatomie

Die periorale Muskulatur ist in verschiedenen Schichten aufgebaut. Der M. depressor anguli oris (1) ist der oberflächlichste Muskel in der Kinnregion. Bei seiner Kontraktion zieht dieser Muskel die Mundwinkel gemeinsam mit Ausläufern des Platysmas nach unten und verleiht dem Gesicht einen frustrierten, enttäuschten oder unzufriedenen Gesichtsausdruck. Unterhalb des M. depressor anguli oris und direkt der Mukosa aufliegend, liegt der M. depressor labii inferioris (2), ein weiterer Depressor des Mundwinkels. Atrophiebedingt kann es dazu kommen, dass dieser Muskel an der ausgetrockneten Ankerfläche anhaftet und die darüberliegenden Gewebeebenen stärker als üblich nach innen zieht, wodurch die Darstellung der Marionettenlinie vertieft wird.

Im Bereich des Mundwinkels befindet sich eine bindegewebige Sternstruktur (3), in die viele fibrotische Fasern aus der darunterliegenden perioralen Muskulatur einstrahlen. Über diesen oberflächlichen Verbindungspunkt lässt sich besonders gut mit der Kanüle in die supramukosale Ebene unterhalb der Muskulatur eindringen, um eine mobilisierende Augmentation der Marionettenlinie vorzunehmen.

Bei der Augmentation im Bereich der Marionettenlinie ist auf die hier verlaufende A. labialis inferior und die A. mentalis zu achten.

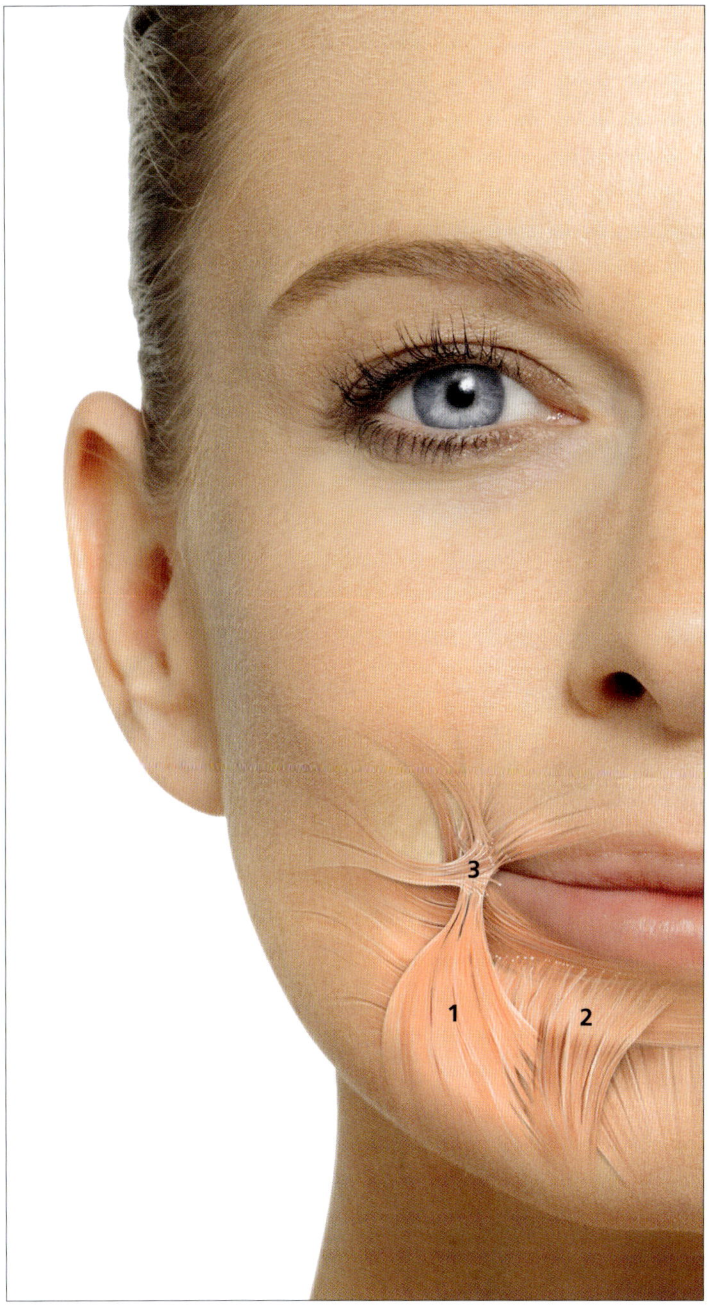

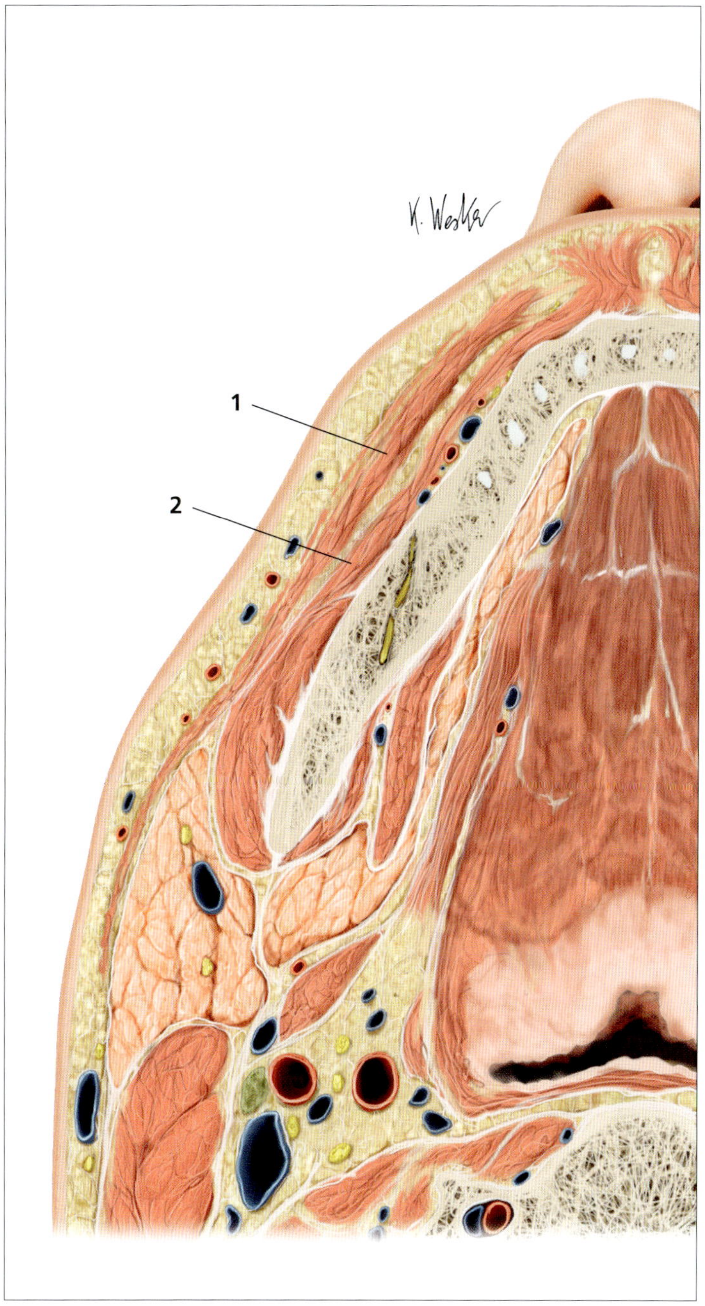

Behandlungsplanung – Projektion der Marionettenlinie

Das Behandlungsziel ist eine harmonische Korrektur der statisch bedingten Marionettenlinie. Dieses Ziel kann am besten durch eine supramukosale Mobilisation und Unterfütterung der am atrophisierten Gewebe anhaftenden Muskulatur zwischen Mundwinkel und mentalem Ende der Falte erreicht werden. Ist der Projektionseffekt dann noch nicht zufriedenstellend, können weitere supramukosale Depots in den Sweetspot der Falte verabreicht werden. Bei oberflächlichen, feinen Falten kann auch eine oberflächliche bis mitteltiefe Unterspritzung mittels Dehnungstechnik oder Kompressionstechnik erfolgen.

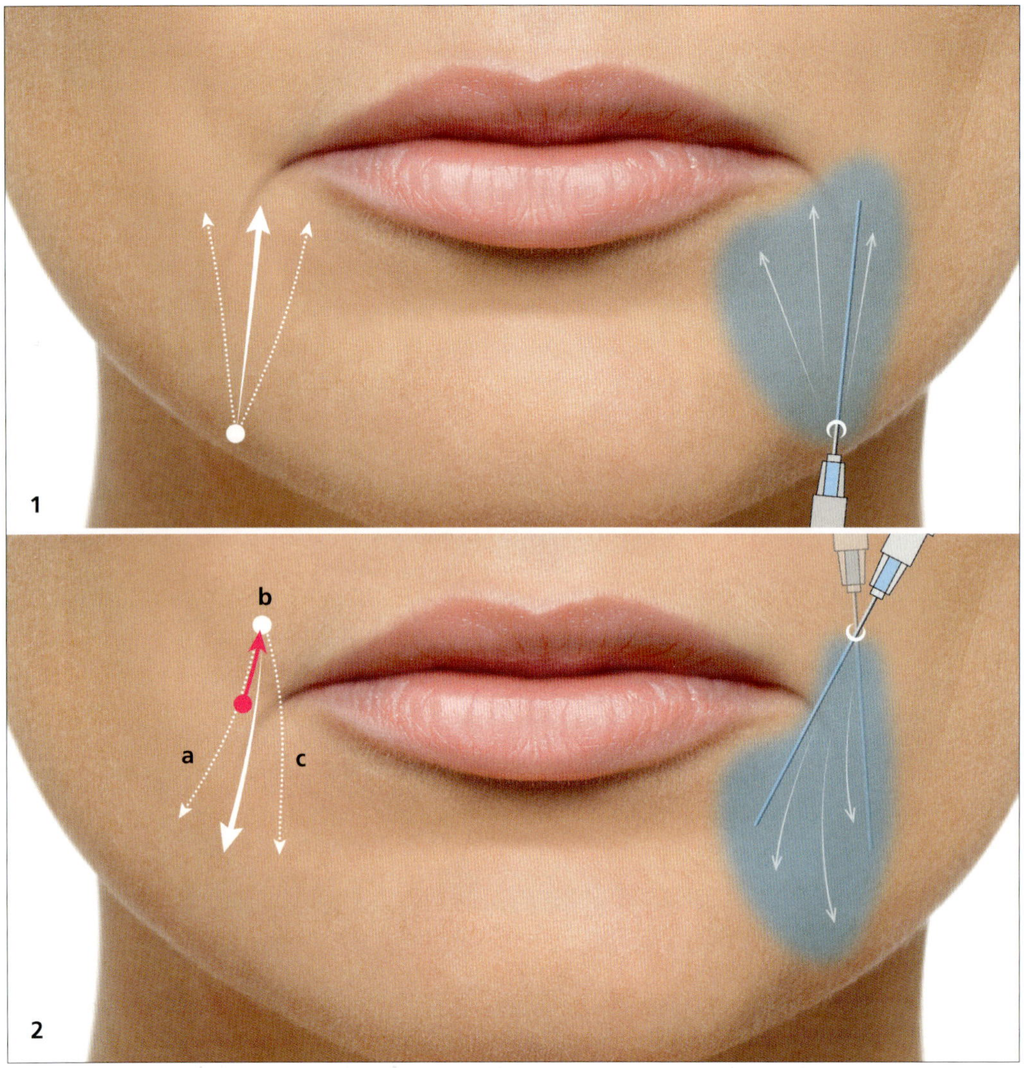

Technik Tiefe horizontal mobilisierende Augmentation mit der Kanüle (THAK)
Insertionsstelle (1) ○ Kaudales Ende der Marionettenlinie im sog. Prejowl Sulcus oder (2) ● lateral der oralen Kommissur (im Bereich des Modiolus anguli oris)
Injektionstiefe und -richtung (1) Supramukosal, nach kranial zum Mundwinkel; (2) (**a**) beginnend oberflächlich nach kranial, (**b**) Abkippen und Wenden der Kanüle um 170° nach zentral durch die Muskulatur; (**c**) supramukosales Unterfahren der Muskulatur nach kaudal
Volumen 0,2–0,3 ml Gesamtmenge/Seite
Nadel 22 Gauge Kanüle

Video
Marionettenlinie
THAK

7

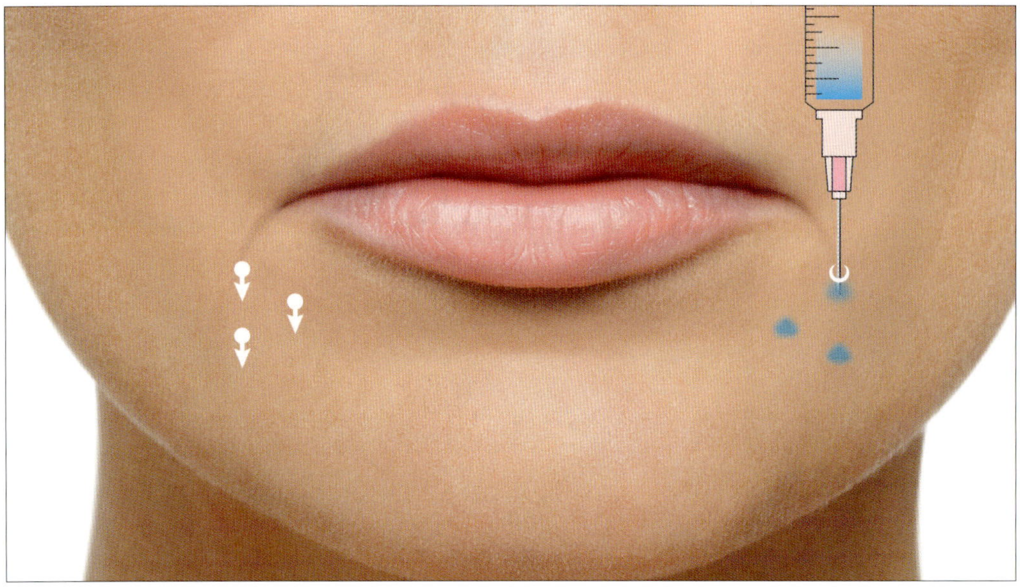

Technik Vertikale supramukosale Depottechnik (VSDT)
Injektionspunkte Bedarfsabhängige Anzahl an Sweetspots im Faltenverlauf und im Bereich der medialen Einsenkung
Injektionstiefe und -richtung Supramukosal bis subdermal
Volumen 0,05–0,1 ml/Punkt
Nadel 27 Gauge

Video
Marionettenlinie
VSDT

Behandlung – Projektion der Marionettenlinie

THAK

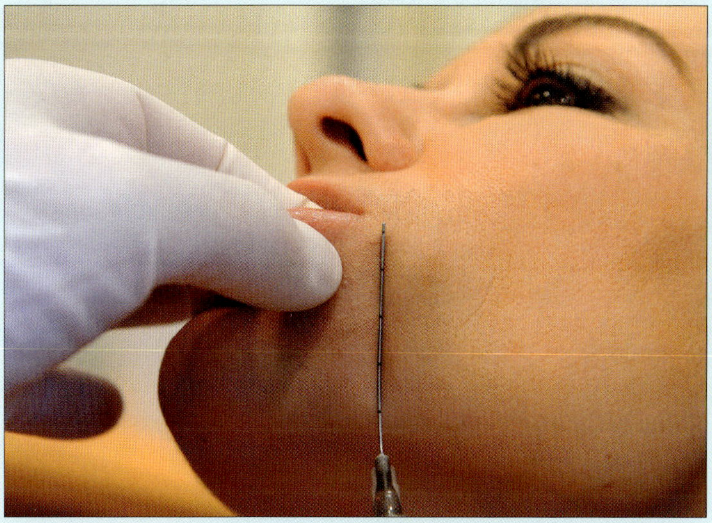

Indem der Therapeut die supramukosale Ankerfläche mit der stumpfen Kanüle unterfährt und die dort anhaftende Muskulatur sanft mobilisiert, können die Zugkräfte auf die Haut gemindert werden. Dafür ist es sinnvoll, die weiche Mukosa mit einem Finger der kontralateralen Hand zu stabilisieren. Während der Mobilisation wird eine Fillermenge von 0,2 bis 0,3 ml injiziert. Der Einstich erfolgt entweder am kaudalen Ende der Marionettenlinie, um anschließend nach kranial zu mobilisieren, wie auf diesem Bild gezeigt…

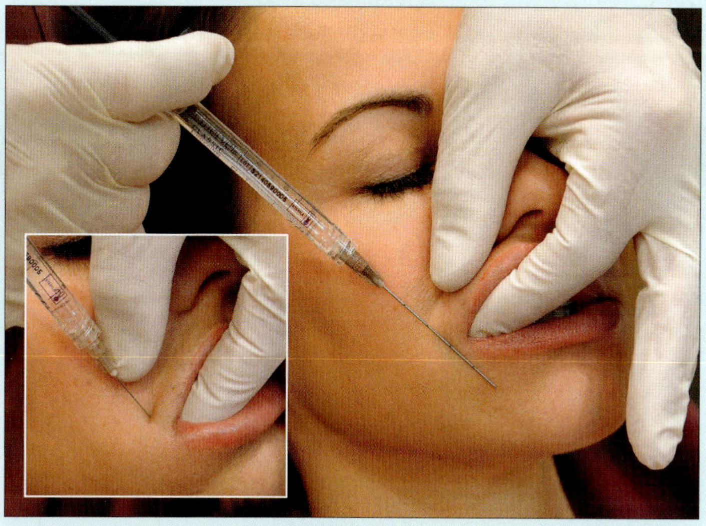

…alternativ dringt der Therapeut über den bindegewebigen Bündelpunkt der Muskulatur am Mundwinkel in die gewünschte Mobilisationsebene ein. Dafür fährt er mit der Kanüle zunächst ein Stück nach kranial in Richtung Nasolabialfalte, um von dort aus unter Wenden der Kanüle um 170° von oben auf die Mukosa zuzufahren (kleine Abbildung). Auf diese Weise rutscht die Kanüle geradewegs in die richtige supramukosale Ankerpunktebene unterhalb der Muskulatur, um diese nach kaudal mobilisieren zu können.

Behandlungsablauf
- Entfernen von Make-up
- Desinfektion
- Anästhesie (Lokal- oder Leitungsanästhesie)
- Injektion: THAK, VSDT
- Massage/Modellierung des Fillers
- Kühlen nach der Behandlung
- Patienteninfo für das Verhalten nach der Behandlung
- Kontrolltermin vereinbaren

Präparateauswahl

2 Filler für mitteltiefe Augmentationen (S. 65)
3 Filler für tiefe Augmentationen (S. 68)
4 Filler für maximaltiefe Augmentationen (S. 70)

Kombinationsmöglichkeiten

Oberflächliche, sehr feine Falten:
- Mikrodermabrasion
- Dermabrasion
- Peeling
- Laser-Resurfacing
- Medical Needling

Tiefere Falten:
- Botulinumtoxin A
- Eigenfettaugmentation

Komplikationen/Umgang mit Komplikationen
- Es können sich tastbare Knötchen durch Aggregation der verwendeten Substanz bilden. Eine modulierende Massage des eingebrachten Materials direkt nach der Injektion führt zu einer gleichmäßigen Verteilung.
- Es können Entzündungen im Bereich der eingebrachten Substanz auftreten.

Praxistipp
- Die Marionettenfalte ist ein signifikantes, behandlungswürdiges Merkmal im Gesicht. Die THAK ist für tiefe Marionettenfalten ausgezeichnet geeignet, da sie anatomisch befreit, homogen projiziert und die fibrogenetische sowie flüssigkeitsbedingte Geweberegeneration aktiviert. Im Vorfeld muss man sich aber darüber im Klaren sein, dass mehrmalige Behandlungen erforderlich sind.
- Mit einem Finger der kontralateralen Hand lässt sich ein Widerlager für die Injektion über der Mukosa schaffen und die Mobilisationsebene stabilisieren.
- Ein Einbringen der Kanüle von oben unter die Muskulatur erleichtert das Erreichen der richtigen Ankerpunktebene.
- Aufgrund der hohen Schmerzempfindlichkeit der Mundregion ist ggf. eine örtliche Betäubung (s. Kapitel 6.6.1, S. 104) oder auch eine zentrale Analgosedierung (s. Kapitel 6.6.4, S. 104) zu erwägen.

7.5.4 Kinn und Kinn-Kiefer-Linie

Volumenreiche Verhältnisse im Kinnbereich sind ein bedeutendes, wenn auch zumeist wenig bewusstes Harmoniekriterium des Gesamtgesichts. Altersbedingt kommt es im Zuge der Gewebeatrophie zu einem Schrumpfen und Zurückweichen des Weichteilmantels. Im Bereich der Kinnligamente werden diese Einsenkungen durch die Zugkräfte auf die Haut besonders betont, wodurch sich sichtbare Unebenheiten entlang der Kinn-Kiefer-Linie ergeben. Optisch kann der Eindruck eines relativen Herabhängens (Sagging) infolge beidseitiger Weichteilatrophie entstehen.

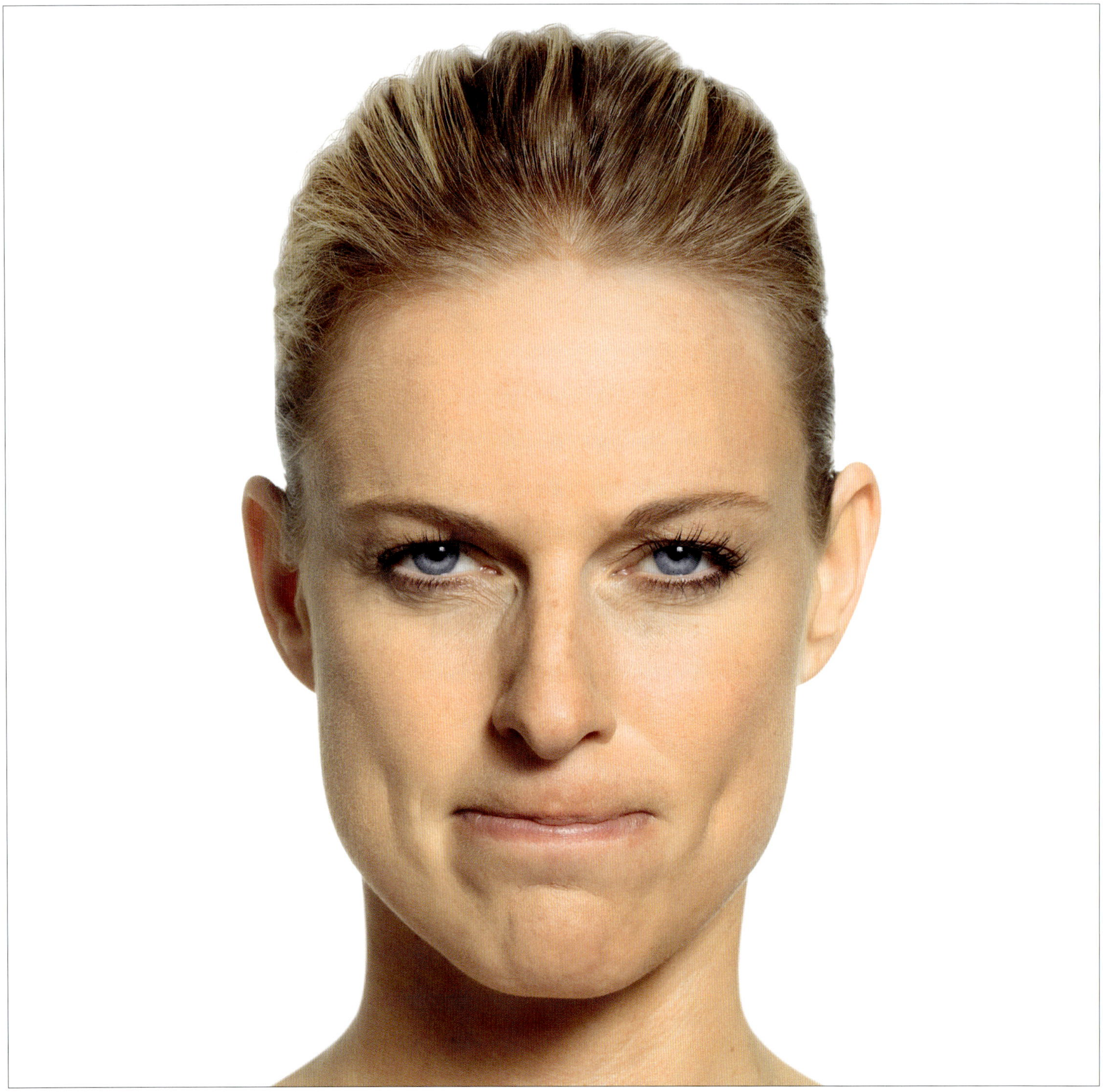

Patientenauswahl/Bewertung der Indikation

Zur Harmonisierung der Verhältnisse einer atrophiebedingt gealterten Kinnpartie ist die Volumentherapie ausgezeichnet geeignet und hat sich mittlerweile gegenüber der Botulinumtoxin-A-Behandlung als Maßnahme erster Wahl durchgesetzt. So kann eine erfolgreich umgesetzte Kinnvolumisierung den Einsatz von Botulinumtoxin A, z. B. zur Therapie des Pflastersteinkinns, gänzlich überflüssig machen. Durch eine Volumisierung der Verankerungsbasis der Ligamente kann eine Harmonisierung der Kinnlinie im regenerativen Sinne erreicht werden. Optisch wird dadurch der Eindruck eines Saggings verringert. Ferner führt ein Auffüllen des Kinnkomplexes zu einer Minderung der Marionettenlinie und allgemeinen Gesichtsverjüngung.

Anatomie

Der Kinn-Kiefer-Komplex unterliegt dem Einfluss der perioralen Depressormuskeln (1 = M. depressor anguli oris, 2 = M. depressor labii inferioris) und dem M. mentalis (3). Letzterer trägt dazu bei, dass sich, in Kombination mit einer Atrophie der subkutanen Weichteilbasis und unter Einwirken der Ligamente, intermittierend erscheinende, pflastersteinartige Konturen im Kinnbereich darstellen. Die Rolle der ligamentären Strukturen ist für die Alterungserscheinungen der Kinnpartie besonders herauszustellen. Mental, submental und mandibular verlaufen dichte Stränge echter Ligamente, die als statische Halteelemente mit der Hautoberfläche verbunden sind. Dort, wo die Weichteilbasis der Haltebänder atrophiert ist, verstärkt durch die auf die Haut wirkenden Zugkräfte, weicht das Niveau des Weichteilmantels zurück. Es kommt zu Vertiefungen im Oberflächenrelief, die sich zunächst als Schatten und später als Dellen bzw. Unebenheiten der Kinn-Kiefer-Linie darstellen. In Kombination mit einer allmählichen Fettakkumulation im Jowl-Kompartiment entsteht im ligamentfreien bukkalen Bereich der Kinnlinie der optische Eindruck „herabhängender Bäckchen" (Sagging oder Jowling).

Die arterielle Gefäßversorgung erfolgt über die A. mentalis und A. submentalis. Während die A. submentalis einen strikten periostalen Verlauf hat, steigt die A. mentalis im Verlauf in die dermale Ebene auf.

Über der atrophierten Verankerungsbasis der Kinnbänder weicht der Weichteilmantel unter sein ursprüngliches Niveau. Palpatorisch ist an diesen Stellen der Knochen tastbar, wo in jugendlichen Jahren weiches Fettgewebe zu erfühlen war. Entgegen der ursprünglichen Annahme, es würde sich beim Eindruck des „Sagging" tatsächlich um ein Herabhängen von Strukturen handeln, lassen sich diese Alterserscheinungen durch eine Kompensation der Atrophie im Bereich der Ligamente minimalinvasiv harmonisieren.

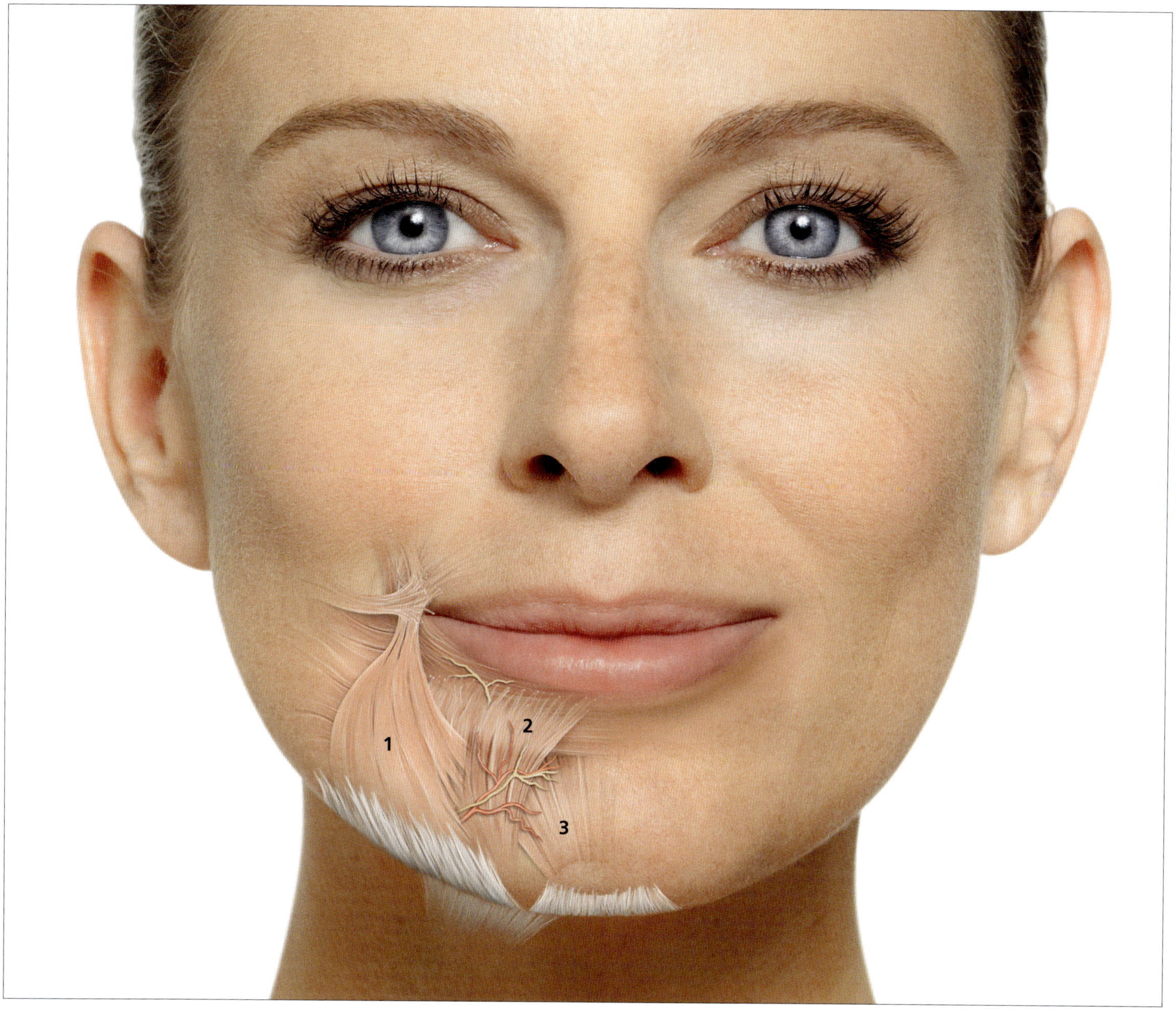

Behandlungsplanung – Kinnvolumisierung

Das Behandlungsziel ist eine harmonische Volumentherapie des Kinns durch Kompensation der Atrophie seines Verankerungsapparats oder der genetisch bedingten Knochenminderanlage. Eine erfolgreich durchgeführte Kinnvolumisierung führt zu einer generellen Ovalisierung und Verjüngung des Gesichts. Ferner kann im Speziellen auch die Therapie eines Pflastersteinkinns oder Minderung von Marionettenlinien beabsichtigt sein. Mittels bedarfsbedingter Quaddelung der mentalen und submentalen Haltebänder wird eine Oberflächenhomogenisierung des Kinnreliefs erreicht. Dafür sind notwendigerweise alle in die Ausprägung des Defizits involvierten Ligamente zu bedienen.

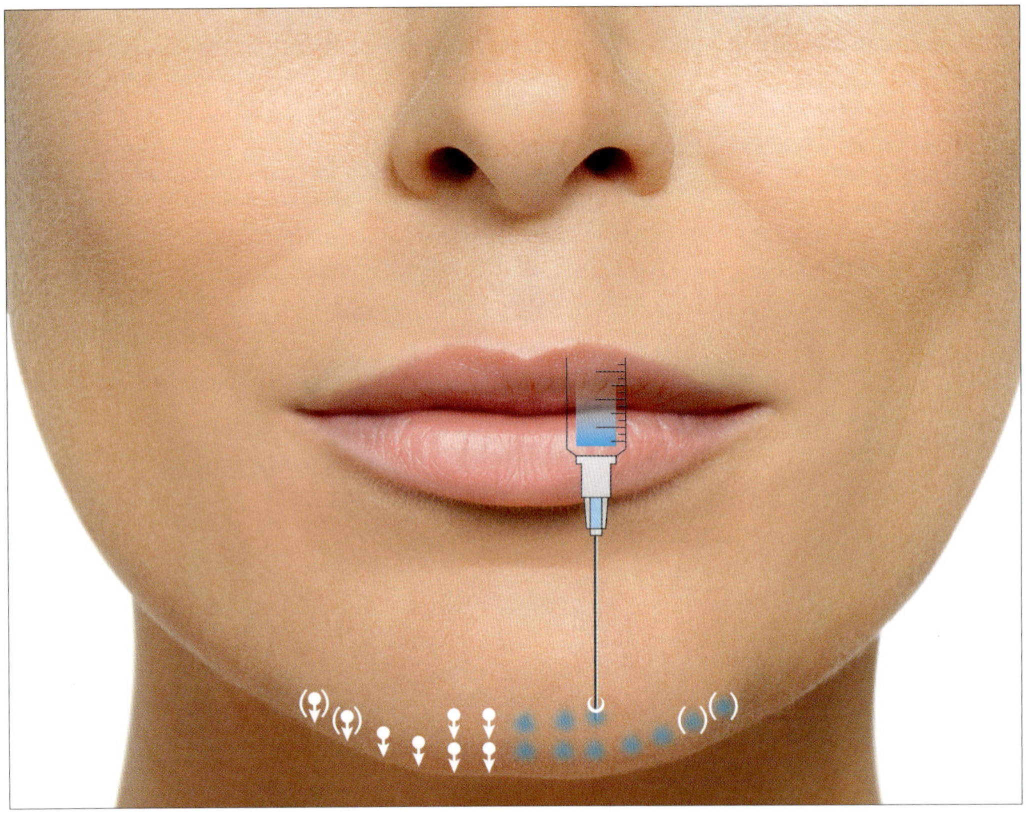

Kinnelongation
Technik Vertikale supraperiostale Depottechnik (VSDT)
Injektionspunkte Bedarfsbedingt in die Sweetspots der involvierten mandibularen und submandibularen Ligamente im Bereich des Mentons
Injektionstiefe Supraperiostal
Volumen 0,1–0,2 ml/Bolus
Nadel 27 Gauge Kanüle

Cave: Bei Frauen sollte die Kinnbreite in etwa dem interkanthalen Abstand entsprechen, bei Männern der Mundbreite.

Video
Kinn VSDT

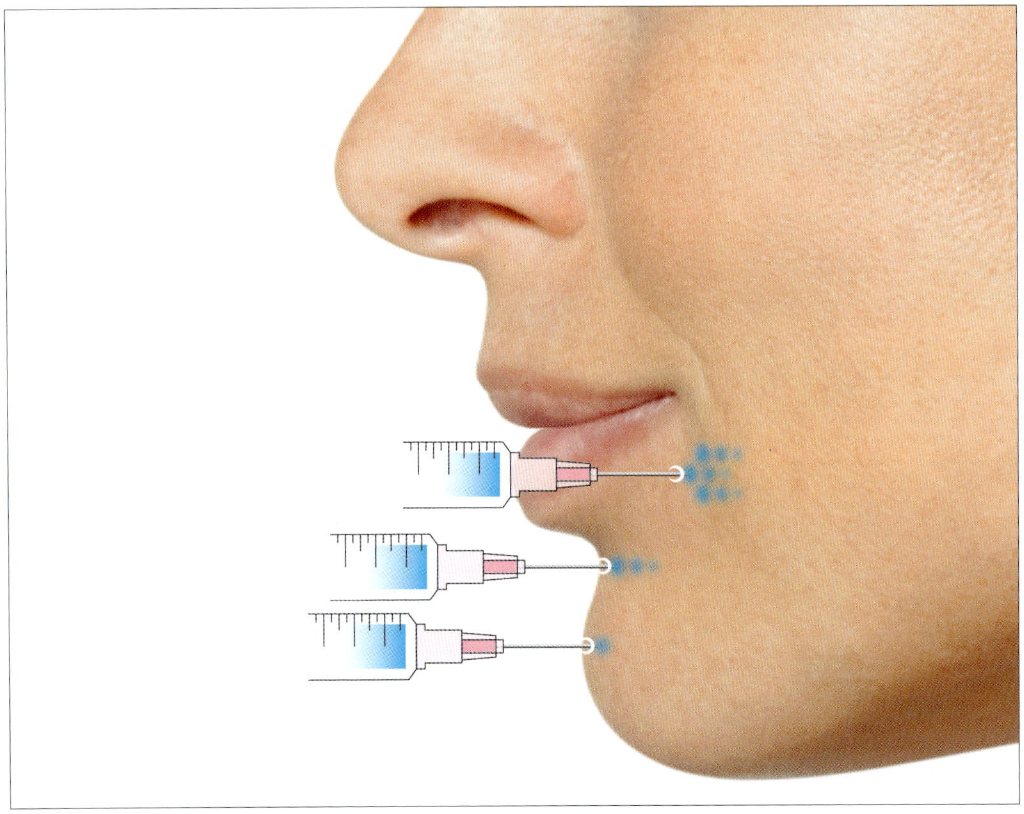

Kinnprojektion
Technik Vertikale supraperiostale Depottechnik (VSDT, ggf. zusätzlich vertikale supramukosale Tower-Technik)
Injektionspunkte Bedarfsbedingt in die Sweetspots der involvierten mandibularen Ligamente im Bereich des Pogoniums, ggf. zusätzliche Punkte in der Labiomentalfalte und im Prejowl Sulcus
Injektionstiefe Supraperiostal im Pogonium bzw. supramukosal gestützte Tower-Technik im Bereich der Labiomentalfalte und des Prejowl Sulcus
Volumen 0,05–0,1 ml/Punkt
Nadel 27 Gauge

Cave: Bei Frauen sollte die Kinnbreite in etwa dem interkanthalen Abstand entsprechen, bei Männern der Mundbreite.

Behandlung – Kinnvolumisierung

Kinnelongation

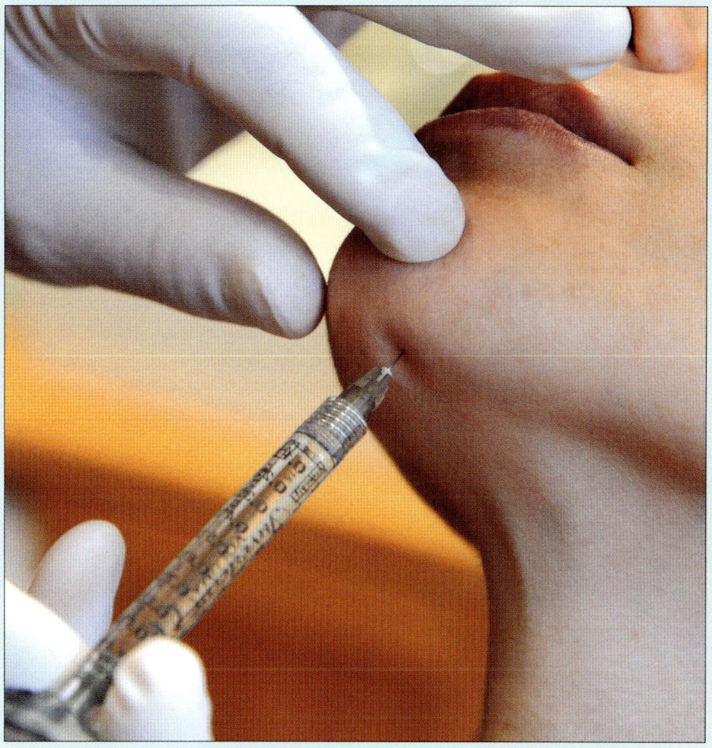

Zur Verlängerung des Kinns und zur Optimierung der Kinnbreite werden tangentiale Depots an der Unterkieferkante in die submandibularen Ligamente gesetzt.

Kinnprojektion

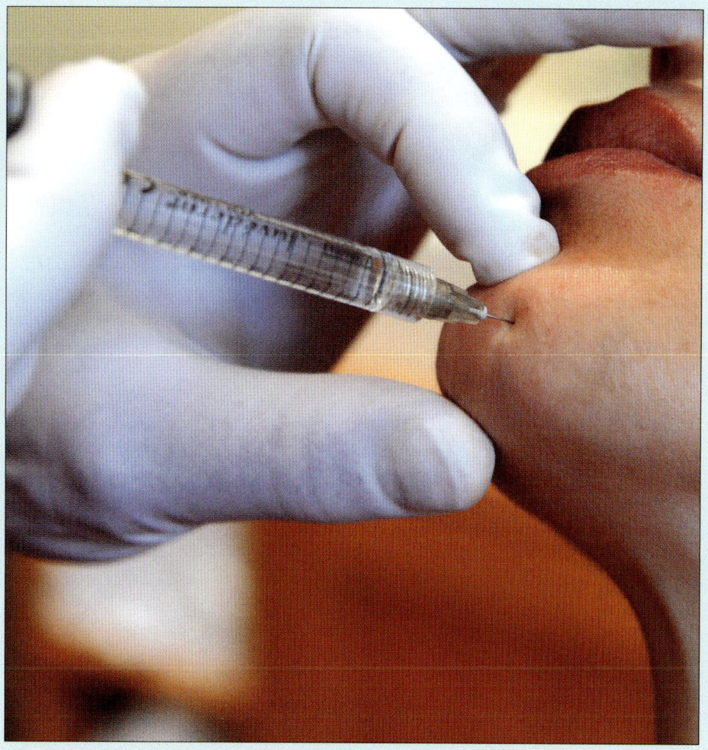

Der Therapeut setzt tangentiale Depots in die Sweetspots der mandibularen Ligamente, um die Ligamentatrophie zu kompensieren.

Behandlungsablauf
- Entfernen von Make-up
- Desinfektion
- Anästhesie (nur bei sehr empfindlichen Patienten)
- Injektion: VSDT, TT, THAK
- Massage/Modellierung des Fillers
- Kühlen nach der Behandlung
- Patienteninfo für das Verhalten nach der Behandlung
- Kontrolltermin vereinbaren

Präparateauswahl

3 Filler für tiefe Augmentationen (S. 68)

4 Filler für maximaltiefe Augmentationen (S. 70)

Kombinationsmöglichkeiten
- Bei muskulärer Hyperaktivität des M. mentalis: Botulinumtoxin
- Bei Elastose/Dermatoheliose: Peeling, Laser-Resurfacing

Komplikationen/Umgang mit Komplikationen
- Es können sich tastbare Knötchen durch Aggregation der verwendeten Substanz bilden. Eine modulierende Massage des eingebrachten Materials direkt nach der Injektion führt zu einer gleichmäßigen Verteilung.
- Es können Entzündungen im Bereich der eingebrachten Substanz auftreten.

Praxistipp
- Eine Kompensation der Ligamentatrophie kann die klinische Notwendigkeit einer Botulinumtoxin-A-Therapie des Pflastersteinkinns hinfällig machen.
- Eine Vorverlagerung der Verhältnisse am Kinn schafft neben der Glättung des behandelten Defizits eine Gesamtharmonisierung und Verjüngung des Gesichts.
- Bei Frauen sollte die Kinnbreite in etwa dem interkanthalen Abstand entsprechen, bei Männern der Mundbreite.
- Bei simultaner Therapie der Marionettenfalte oder der Kinn-Kiefer-Linie mit der Kanüle kann die Kinnprojektion über den vorhandenen Hautinzisionspunkt im Bereich der lateralen Kommissur oder des Prejowl Sulcus mittels einer tiefen horizontalen Augmentation in supraperiostaler bzw. supramukosaler Ebene durchgeführt werden.
- Alternativ zur Tower-Technik im Prejowl-Bereich kann zur harmonischen Ausschattierung des Kinns mit der Kanüle supramukosal augmentiert werden (Eintrittspunkt der Kanüle liegt im oder medial des Jowls).

Behandlungsplanung – Kinn-Kiefer-Linie

Das Behandlungsziel ist eine Harmonisierung der Kinn-Kiefer-Linie, ggf. mit Verbesserung eines relativen Saggings. Durch den supraperiostalen Volumenaufbau der Weichteilbasis im Bereich der Ligamente kann das ursprüngliche Niveau des Weichteilmantels an den atrophisierten Stellen wiederhergestellt werden, wodurch damit verbundene Vertiefungen bzw. äußerliche Unebenheiten entlang der Kinnlinie geglättet werden. Neben der depotartigen Volumenkompensation bietet sich auch eine horizontale Mobilisierung und Unterfütterung der desharmonisierten Kieferkontur an.

Zusätzlich sollte zur weiteren Straffung der Kinn-Kiefer-Linie die Kieferwinkel-Kiefergelenk-Linie (Ramuslinie) im Sinne einer sog. Ramus-Augmentation aufgebaut werden.

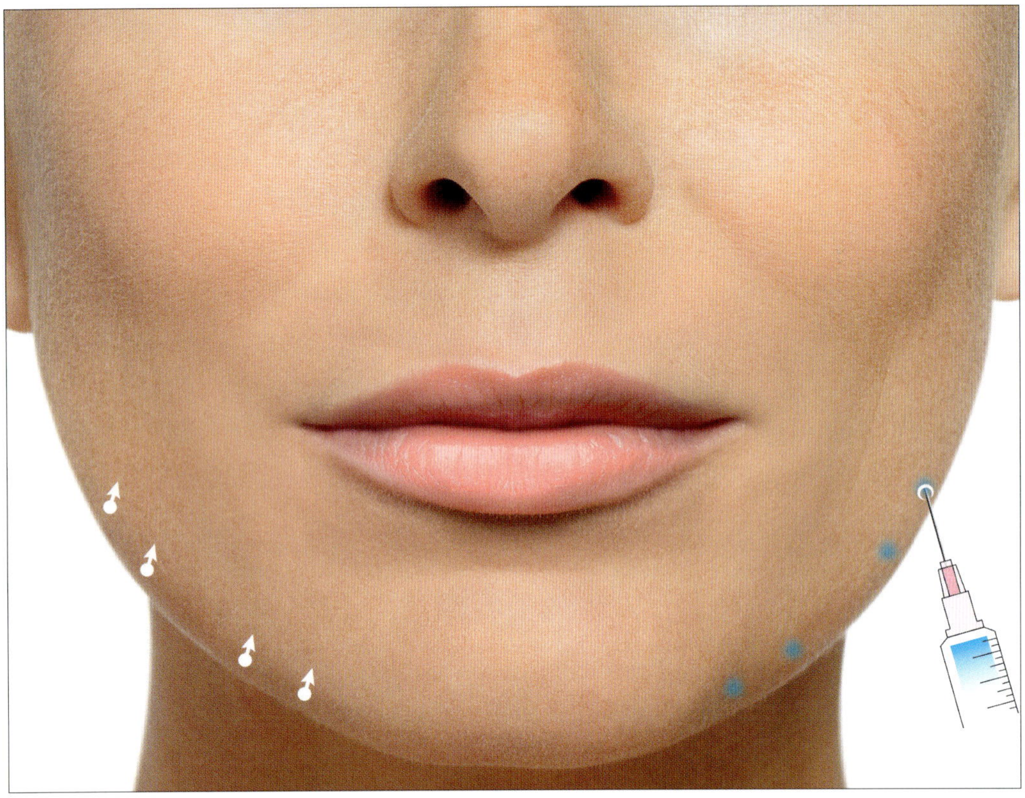

Technik Vertikale supraperiostale Depottechnik (VSDT)
Injektionspunkte In die Sweetspots der mandibularen und mandibular-platysmalen Haltebänder, die den Bereich des bukkalen Saggings begrenzen
Volumen 0,05–0,1 ml/Punkt
Nadel 27 Gauge

Video
Kinn-Kiefer-Linie VSDT

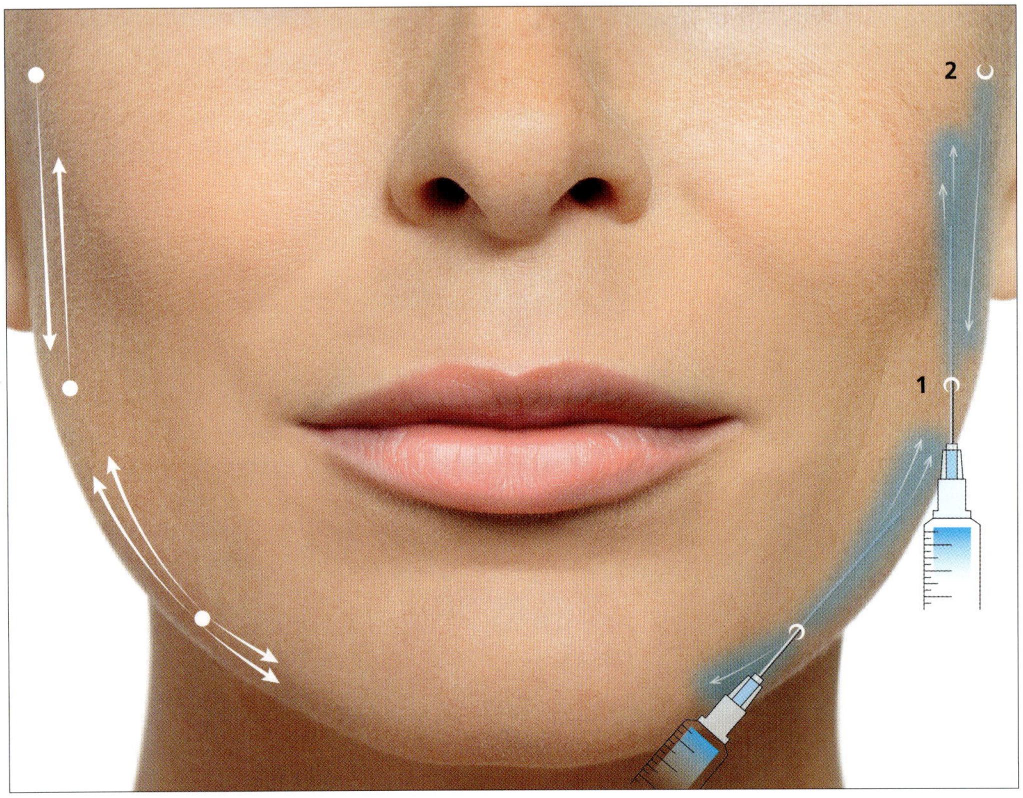

Kinn-Kiefer-Linien-Behandlung
Technik Tiefe horizontal mobilisierende Augmentation mit der Kanüle (THAK)
Insertionsstelle Jowl-Bereich
Injektionstiefe und -richtung Subkutan, kaudomedial zum Kinn und kraniolateral zum Kieferwinkel
Volumen 0,5–1,0 ml/Seite
Nadel 22–25 Gauge Kanüle

Kieferwinkel-Kiefergelenk-Linien-Behandlung
Technik Tiefe horizontal mobilisierende Augmentation mit der Kanüle (THAK)
Insertionsstelle Kieferwinkel (1), alternativ ca. 1 cm anterior des Tragus (2)
Injektionstiefe und -richtung Subkutan in kranialer bzw. kaudaler Richtung
Volumen 0,5–1,0 ml/Seite
Nadel 22–25 Gauge Kanüle

Video
Kinn-Kiefer-Linie THAK

Behandlung – Kinn-Kiefer-Linie

VSDT

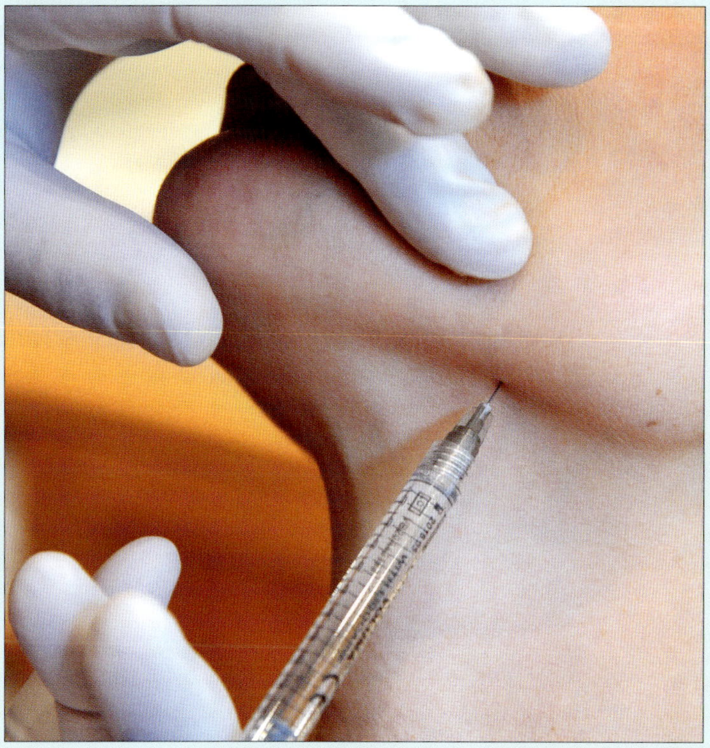

Die Injektion erfolgt vertikal auf die supraperiostale Basis der mandibularen Ligamente. Dabei wird ein Fillerdepot von 0,05 bis 0,1 ml pro Sweetspot gesetzt. Durch die Projektion wird die mandibulare Kontur im Bereich der Atrophie wieder auf ihr ursprüngliches Niveau angehoben und der optische Eindruck eines Saggings behoben.

THAK

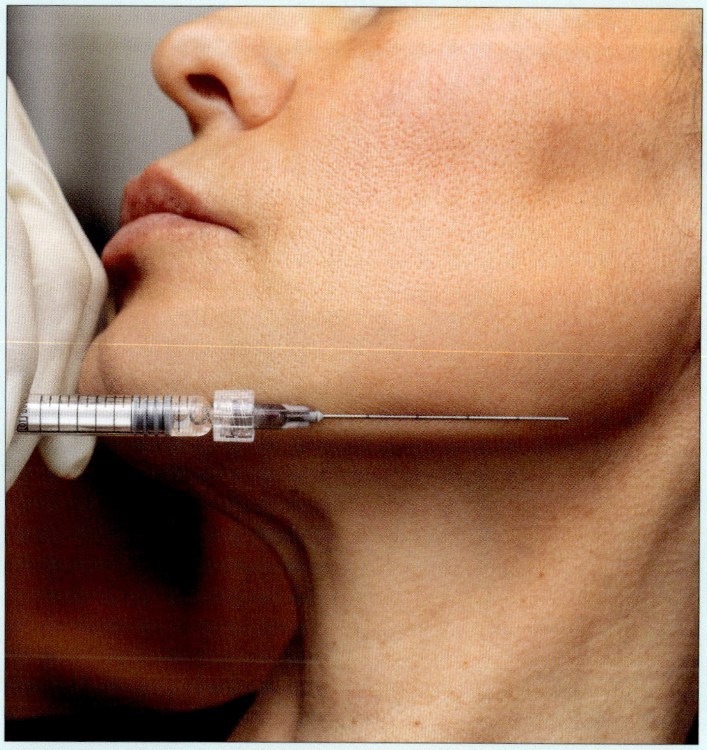

Die Haut wird im Jowl-Bereich mittels einer Stichinzision eröffnet. Sodann werden die atrophierten Bänder der Kieferlinie mit der stumpfen Kanüle in subkutaner Ebene unterfahren. Zunächst wird das Gewebe in Richtung des Kinns und anschließend zum Kieferwinkel gerichtet mobilisiert. Die Injektion wird retrograd durchgeführt.

Behandlungsablauf

- Entfernen von Make-up
- Desinfektion
- Anästhesie (nur bei sehr empfindlichen Patienten)
- Injektion: VSDT, THAK
- Massage/Modellierung des Fillers
- Kühlen nach der Behandlung
- Patienteninfo für das Verhalten nach der Behandlung
- Kontrolltermin vereinbaren

Präparateauswahl

3 Filler für tiefe Augmentationen (S. 68)
4 Filler für maximaltiefe Augmentationen (S. 70)

Kombinationsmöglichkeiten

Bei Elastose/Dermatoheliose: Peeling, Laser-Resurfacing, mikrofokussierter Ultraschall

Komplikationen/Umgang mit Komplikationen

- Es können sich tastbare Knötchen durch Aggregation der verwendeten Substanz bilden. Eine modulierende Massage des eingebrachten Materials direkt nach der Injektion führt zu einer gleichmäßigen Verteilung.
- Es können Entzündungen im Bereich der eingebrachten Substanz auftreten.

Praxistipp

- Mit der depotartigen Projektion der ligamentären Verankerungsbasis lassen sich tiefe Einkerbungen und Unebenheiten entlang der Kinn-Kiefer-Linie sowie das Sagging gezielt beheben.
- Das horizontale Vorgehen mit der Kanüle hat den Vorteil, dass zusätzlich eine anatomische Befreiung und fibrogenetische Regeneration des behandelten Gewebes an der desharmonisierten Kieferkontur bewirkt werden. Der erreichbare Projektionseffekt ist dabei geringer.
- Bei Bedarf kann eine zusätzliche supraperiostale punktuelle Fillerabgabe mit der Nadel (27 G) im Angulus mandibulae abgegeben werden.
- Aufgrund der hohen Schmerzempfindlichkeit der Mundregion ist ggf. eine örtliche Betäubung (s. Kapitel 6.6.1, S. 104) oder ggf. auch eine zentrale Analgosedierung (s. Kapitel 6.6.4, S. 104) zu erwägen.

7.6 Sonderindikationen

7.6.1 Hals und Dekolleté

In der Hals- und Dekolleté-Region tritt im Alter eine Hautlaxizität auf, die sich durch den Verlust der Spannkraft und das Auftreten feiner, horizontaler Falten bemerkbar macht. Beeinflussende Faktoren sind zum einen die mit Elastose verbundenen Folgen der Hautalterung; zum anderen kommt es durch das atrophiebedingte Schrumpfen der subkutanen Basis zu einer Abnahme der Spannungsverhältnisse und zunehmend loseren Verankerung des Hautmantels. Ferner äußern sich je nach individueller Veranlagung vertikal verlaufende Platysmastränge oder -bänder. Beim Einsatz der mimischen Muskulatur oder beim Sprechen treten sie prominent hervor und können das allgemeine Erscheinungsbild stören.

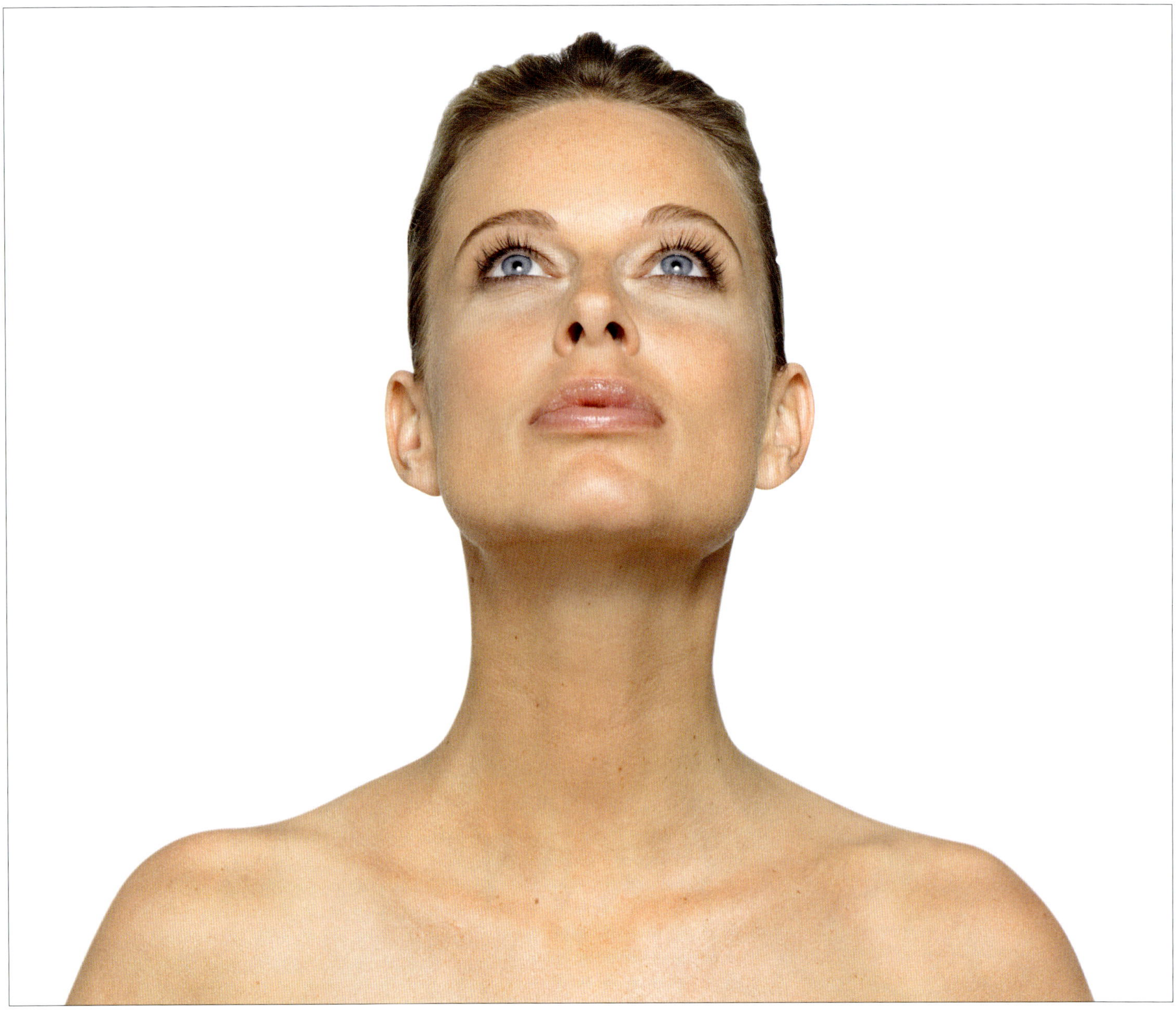

Patientenauswahl

Sowohl die feinen, horizontal verlaufenden Falten als auch die Hautlaxizität am Hals profitieren von einer Augmentationsbehandlung. Bei starken elastosebedingten Befunden sind zusätzlich zur subkutanen Augmentation hautoberflächenregenerierende Maßnahmen mit Hyaluronsäure (serielle Punkttechnik) und/oder chemischen Peelings, Medical Needling oder fraktionalem Laser-Resurfacing anzuwenden.

Platysmastränge oder -bänder, die willkürlich hervorgerufen werden können, können durch eine Denervationsbehandlung mit Botulinumtoxin A besser behandelt werden. Dabei ist im Erstgespräch zu evaluieren, ob in der Vorgeschichte kosmetische Operationen, wie Facelifts, vorgenommen wurden.

Bewertung der Indikation

Die Behandlung des Hals- und Dekolleté-Bereichs erfordert in der Regel ein mehrgleisiges Vorgehen, um dauerhaft gute Erfolge zu erreichen.

Anatomie

Das Platysma als flächiger Hautmuskel entspricht in seiner kaudalen Ausdehnung in etwa dem Dekolleté-Bereich. Es kann bei willkürlicher Anspannung – z. B. durch Herabziehen beider Mundwinkel – die Haut im Bereich des vorderen Halses vom Unterkiefer bis über die Schlüsselbeine anspannen und wird dann häufig mit seinen einzelnen Muskelsträngen durch die Haut sichtbar.

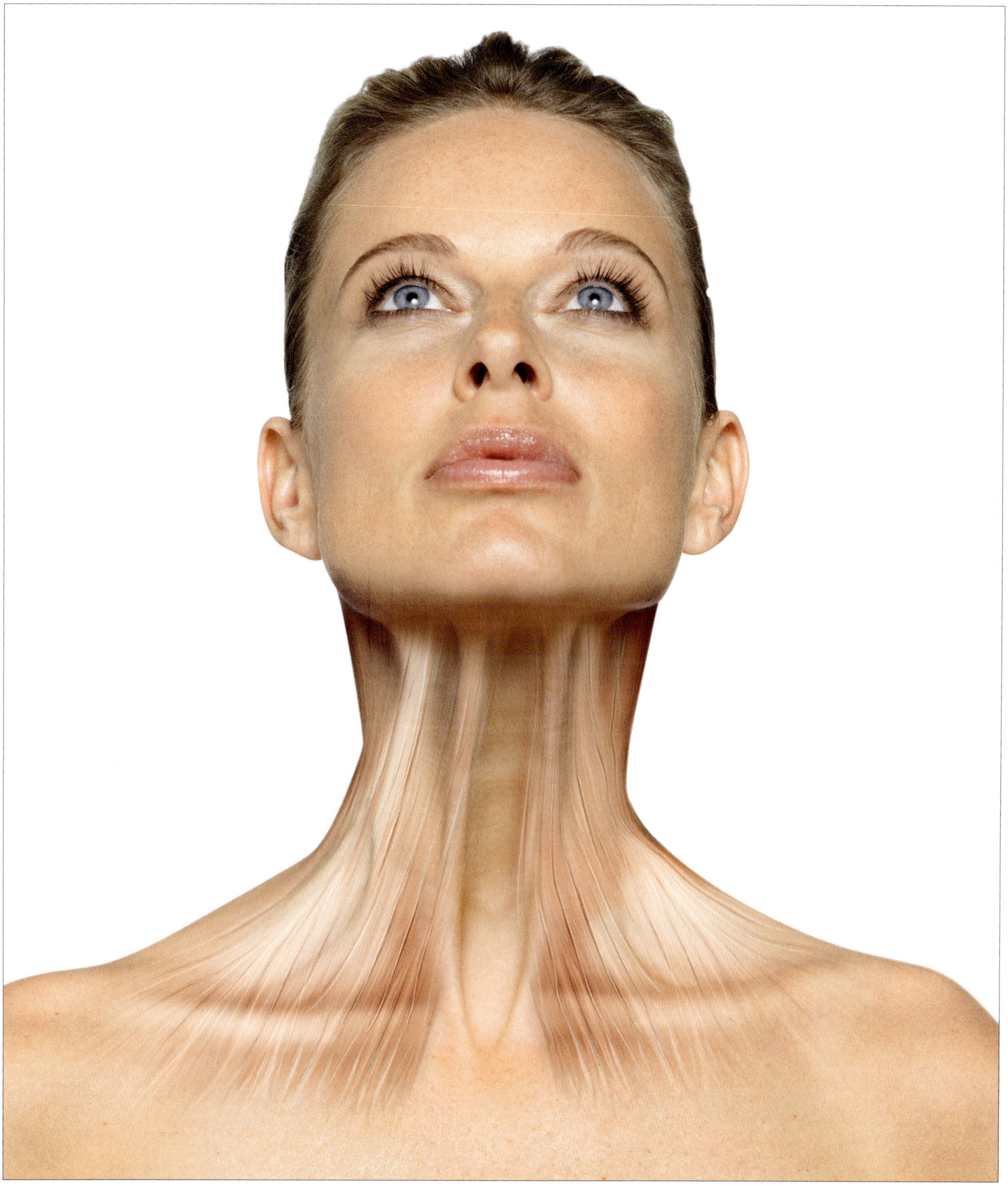

Behandlungsplanung – Horizontale Halsfalten

Behandlungsziel ist die Glättung der feinen, horizontal verlaufenden Falten am Hals. Die Behandlung kann oberflächlich oder supramuskulär auf die Basis der Ligamente erfolgen, wenn ein ergiebigerer Projektionseffekt gewünscht ist. Entscheidend ist, dass unter die feine Halshaut so wenig Material wie möglich und unter Dehnung verabreicht wird, um ein natürliches Behandlungsergebnis zu schaffen.

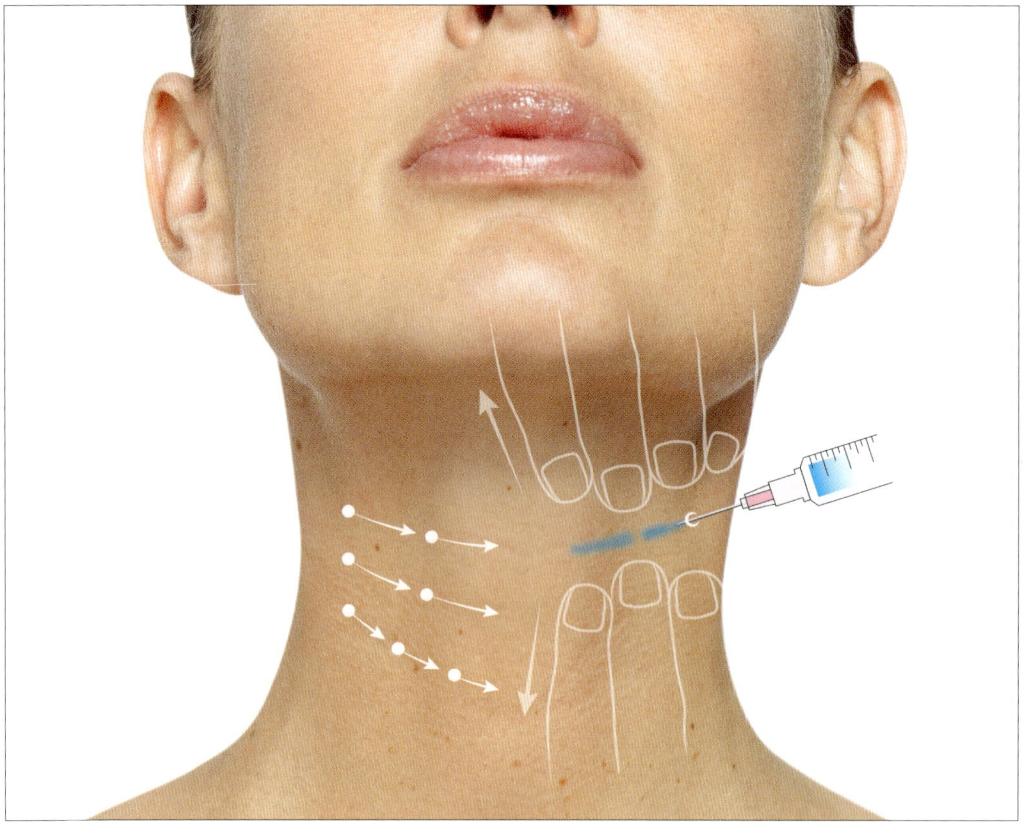

Technik Oberflächliche lineare Technik mit Dehnung
Injektionspunkte 2–3 Punkte pro Falte
Injektionstiefe und -richtung Intradermal, Einstich tangential zur Haut von lateral nach medial im Faltenverlauf beim Zurückziehen der Nadel
Volumen 0,05 ml/Punkt
Nadel 30–32 Gauge

Video
Halsfalten linear oberflächlich

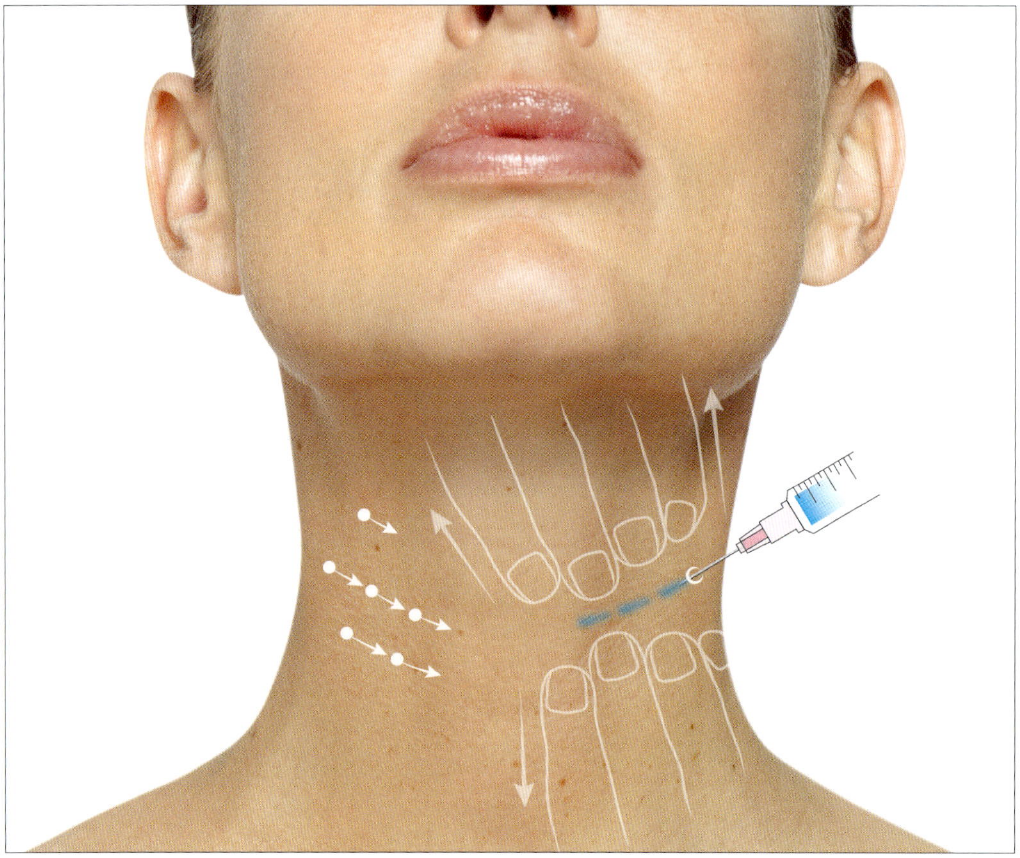

Technik Tiefe lineare Technik mit Dehnung
Injektionspunkte 2–3 Sweetspots pro Falte
Injektionstiefe und -richtung Subkutan, Einstich von lateral nach medial im Faltenverlauf
Volumen 0,01–0,03 ml/Punkt
Nadel 27–30 Gauge

Video
Halsfalten linear tief

7

Behandlung – Horizontale Halsfalten

Dehnungstechnik

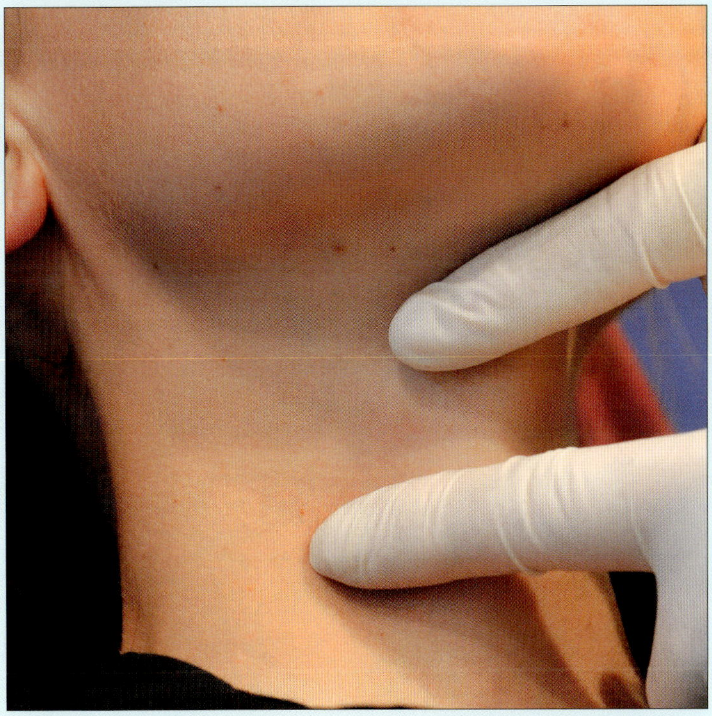

Die Dehnung der Haut am Hals erfolgt am besten durch einen Assistenten. Die Haut wird leicht gespannt, sodass die Falten eben noch zu erkennen sind, die Haut jedoch stabilisiert ist.

Lineare Technik

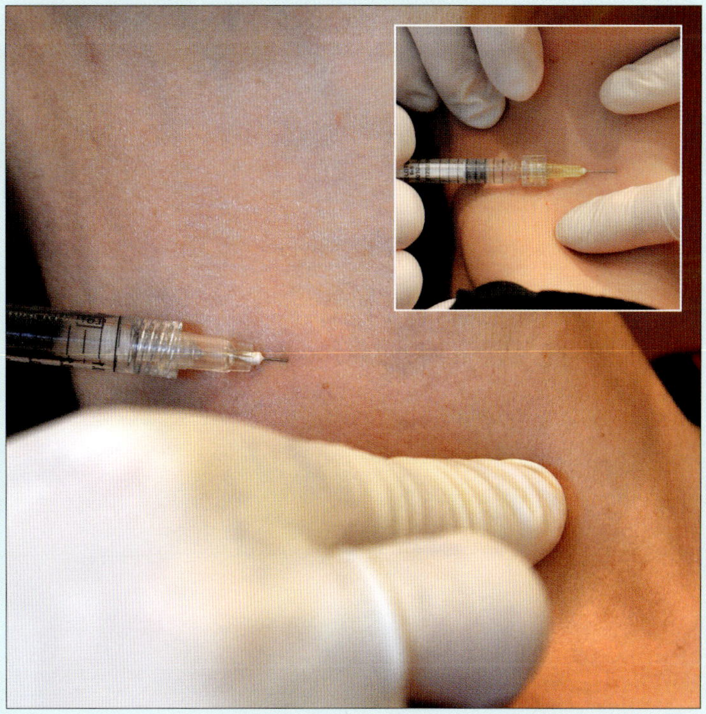

Der Einstich wird in einem Winkel von 45 Grad zur Haut von lateral in Richtung des Faltenverlaufs gesetzt. Die Nadel kann oberflächlich (intradermal, kleine Abbildung) oder subkutan auf die Muskulatur (große Abbildung) zur Unterfütterung der Ligamente eingebracht werden. Die Injektion erfolgt beim Zurückziehen der Nadel. Bei der abgebildeten tiefen Applikation ist der Projektionseffekt am ergiebigsten und der Materialeinsatz am geringsten.

Behandlungsablauf
- Entfernen von Make-up
- Desinfektion
- Anästhesie (nur bei sehr empfindlichen Patienten)
- Injektion: Lineare Technik
- Massage/Modellierung des Fillers
- Kühlen nach der Behandlung
- Patienteninfo für das Verhalten nach der Behandlung
- Kontrolltermin vereinbaren

Präparateauswahl

1 Filler für oberflächliche Augmentationen (S. 64)
2 Filler für mitteltiefe Augmentationen (S. 65)
3 Filler für tiefe Augmentationen (S. 68)

Aufgrund der dünnen, gering gepolsterten Haut am Hals sollte ein subkutan eingesetzter Filler einerseits weich, andererseits stabilisierend sein. Gut geeignet sind z. B. Juvéderm® Volift, Emervel® Deep, Restylane® Restylane, und Belotero® Volume.

Kombinationsmöglichkeiten

Oberflächliche Falten:
- Peeling
- Medical Needling
- Laser-Resurfacing

Prominente Platysmastränge:
- Botulinumtoxin A

Komplikationen/Umgang mit Komplikationen
- Es können sich tastbare Knötchen durch Aggregation der verwendeten Substanz bilden. Eine modulierende Massage des eingebrachten Materials direkt nach der Injektion führt zu einer gleichmäßigen Verteilung.
- Es können Entzündungen im Bereich der eingebrachten Substanz auftreten.

Praxistipp

Eine Überkorrektur der horizontalen Falten ist unbedingt zu vermeiden. Der ergiebigste Projektionseffekt mit minimalstem Materialaufwand ergibt sich beim Verabreichen supramuskulärer Depots unter forcierter Dehnung.

Behandlungsplanung – Halselastose
Behandlungsziel ist die Verbesserung der Hautelastizität durch Volumenkompensation im subdermalen Gewebe. Neben Hyaluronsäure spielen Biostimulatoren eine wichtige Rolle. Bei einer ausgeprägten Halselastose wird eine neoadjuvante Behandlung mit Peeling, Needling, fraktionierten Lasern oder mikrofokussiertem Ultraschall empfohlen, die in einem Abstand von mindestens zwei Wochen erfolgen sollte. Zusätzlich kann die Hautoberfläche durch oberflächliche Injektion rehydratisierender Filler optimiert werden.

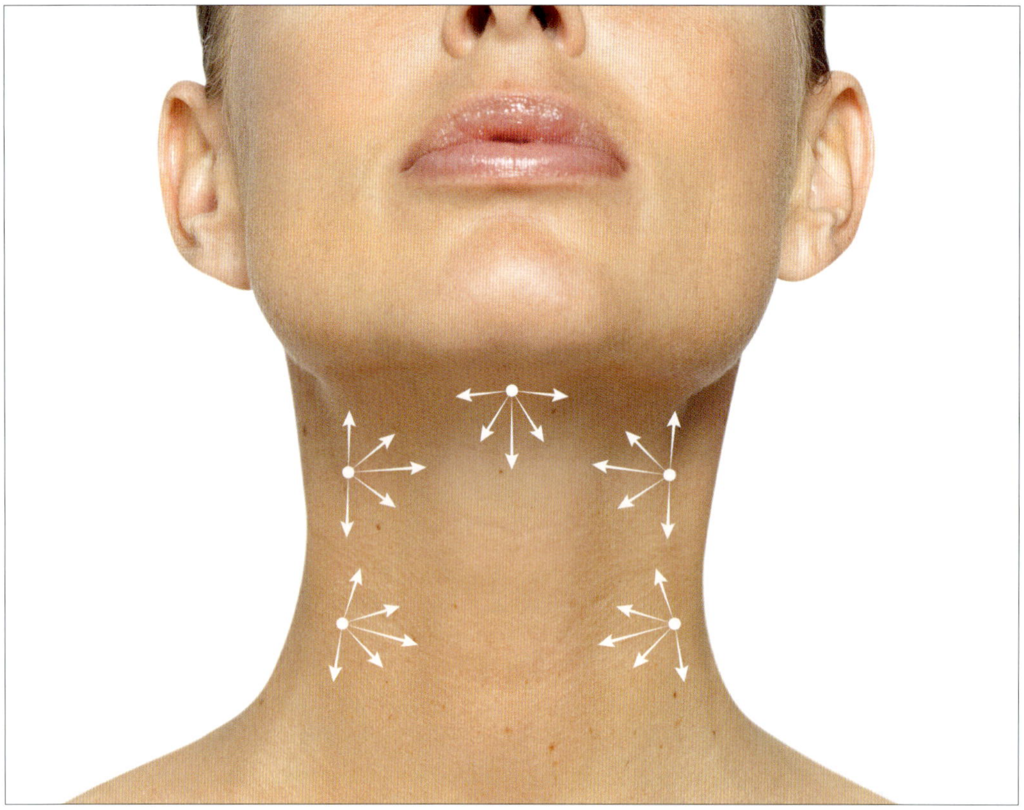

Technik Tiefe horizontal mobilisierende Augmentation mit der Kanüle (THAK)
Insertionsstelle Je 1 Punkt am proximalen und am distalen Hals (jeweils auf Höhe einer Querfalte) unmittelbar vor dem M. sternocleidomastoideus, ggf. ein weiterer Punkt in der Mittellinie submental
Injektionstiefe und -richtung Subkutan, nach mediokranial und -kaudal

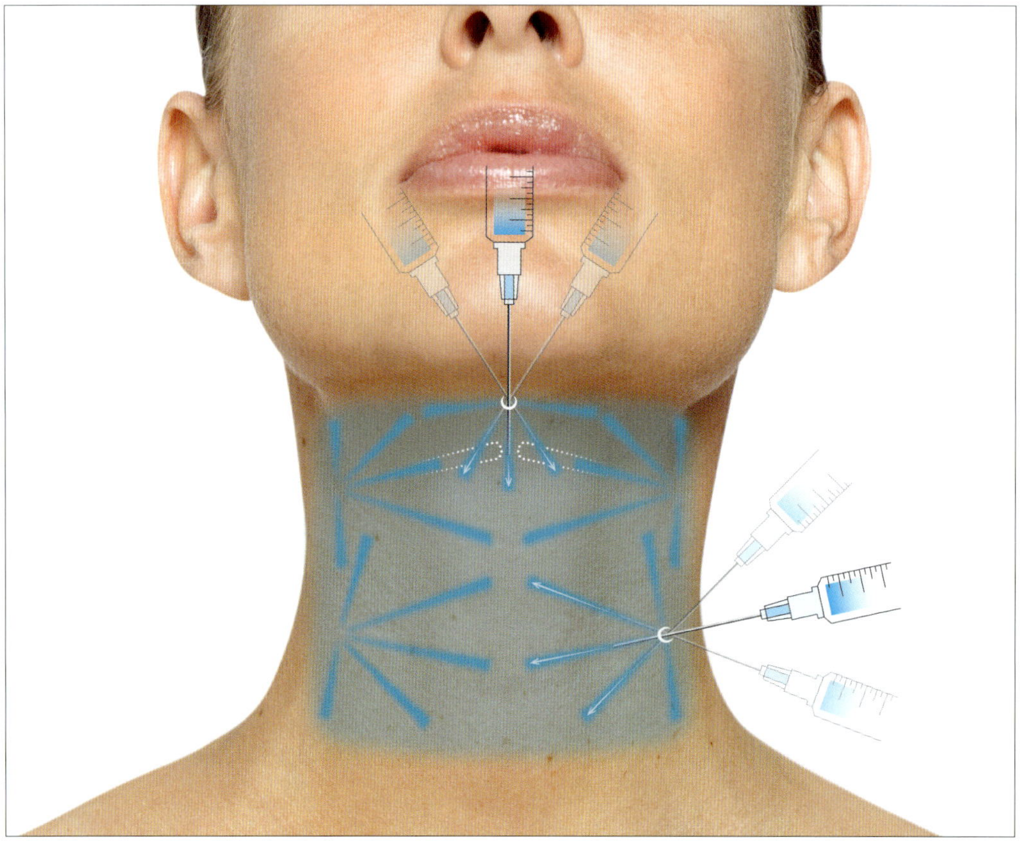

Volumen 0,1–0,2 ml/Linie
Nadel 22–25 Gauge Kanüle

Behandlung – Halselastose

THAK

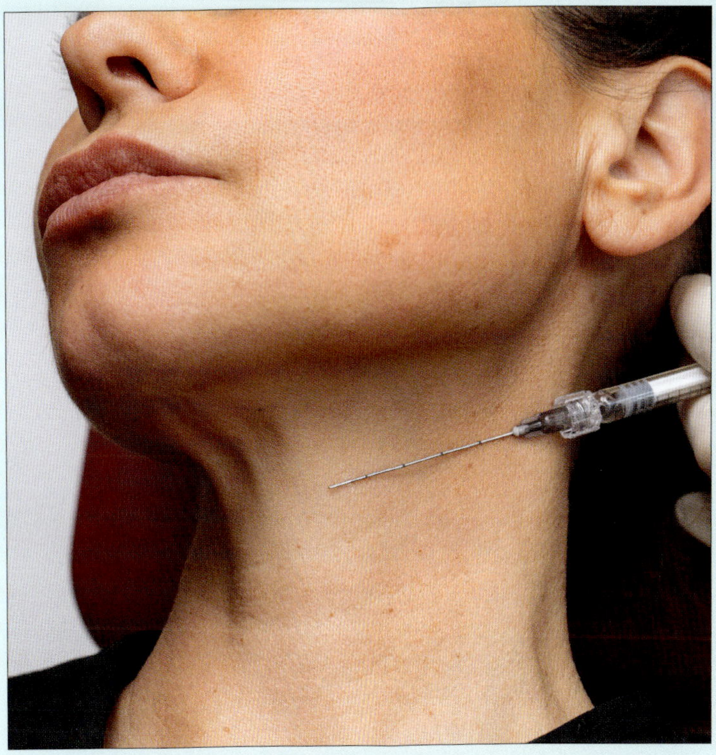

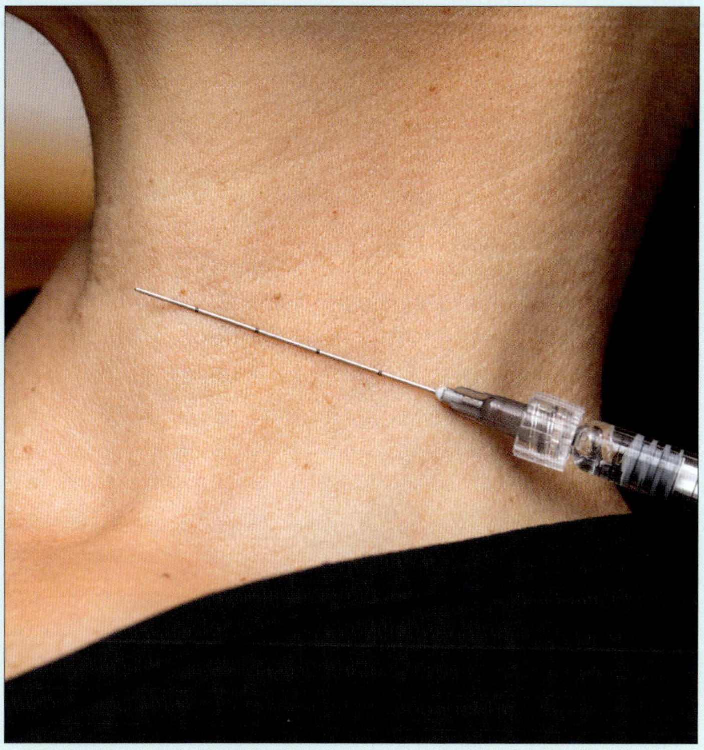

Der Volumenaufbau erfolgt durch fächerförmige Unterfütterung des gesamten subdermalen Plexus. Nach Inzision der Haut anterior des M. sternocleidomastoideus und am distalen Hals wird die Kanüle (22–25 Gauge) eingeführt und es werden bedarfsgerecht pro Strang 0,1–0,2 ml des Produkts in retrograder Technik abgegeben.

Behandlungsablauf
- Entfernen von Make-up
- Desinfektion
- Anästhesie (nur bei sehr empfindlichen Patienten)
- Injektion: THAK
- Massage/Modellierung des Fillers
- Kühlen nach der Behandlung
- Patienteninfo für das Verhalten nach der Behandlung
- Kontrolltermin vereinbaren

Präparateauswahl

3 Filler für tiefe Augmentationen (S. 68)

Kombinationsmöglichkeiten
- Rehydratisierende Hyaluronsäure zur Optimierung der Hautbeschaffenheit
- Chemisches Peeling
- Medical Needling
- Laser-Resurfacing
- Mikrofokussierter Ultraschall

Komplikationen/Umgang mit Komplikationen
- Es können sich tastbare Knötchen durch Aggregation der verwendeten Substanz bilden. Eine modulierende Massage des eingebrachten Materials direkt nach der Injektion führt zu einer gleichmäßigen Verteilung.
- Es können Entzündungen im Bereich der eingebrachten Substanz auftreten.

Praxistipp

Aufgrund der dünnen, gering gepolsterten Haut am Hals sollte der tief eingesetzte Filler einerseits weich, andererseits stabilisierend sein. Gut geeignet sind z. B. Juvéderm® Volift, Emervel® Deep, Restylane® Restylane, und Belotero® Volume.
Bevorzugt wird derzeit jedoch der Einsatz von Biostimulatoren wie Radiesse®, welches in dieser Region off-label in einer Verdünnung von 1 : 2–1 : 4 eingesetzt wird.

7.6.2 Nase

Faktoren wie Nasenbreite, -länge und -spitzenposition spielen eine entscheidende Rolle bei der Beurteilung, ob eine Nasenform als harmonisch und ausgewogen wahrgenommen wird. Allerdings wird die ästhetische Wahrnehmung der Nase durch kulturelle Unterschiede und den Zeitgeist beeinflusst. Kleopatras viel gerühmte Nase würde heutigen Schönheitsidealen vermutlich nicht mehr zu hundert Prozent genügen. Universell spielen Symmetrie und Harmonie eine entscheidende Rolle. In westlichen Kulturkreisen sind eine hohe Nasenwurzel, eine gerade Nasenlinie, eine feine Nasenspitze und eine proportionale Nasenbreite typische Merkmale einer als ästhetisch ansprechend empfundenen Nase.

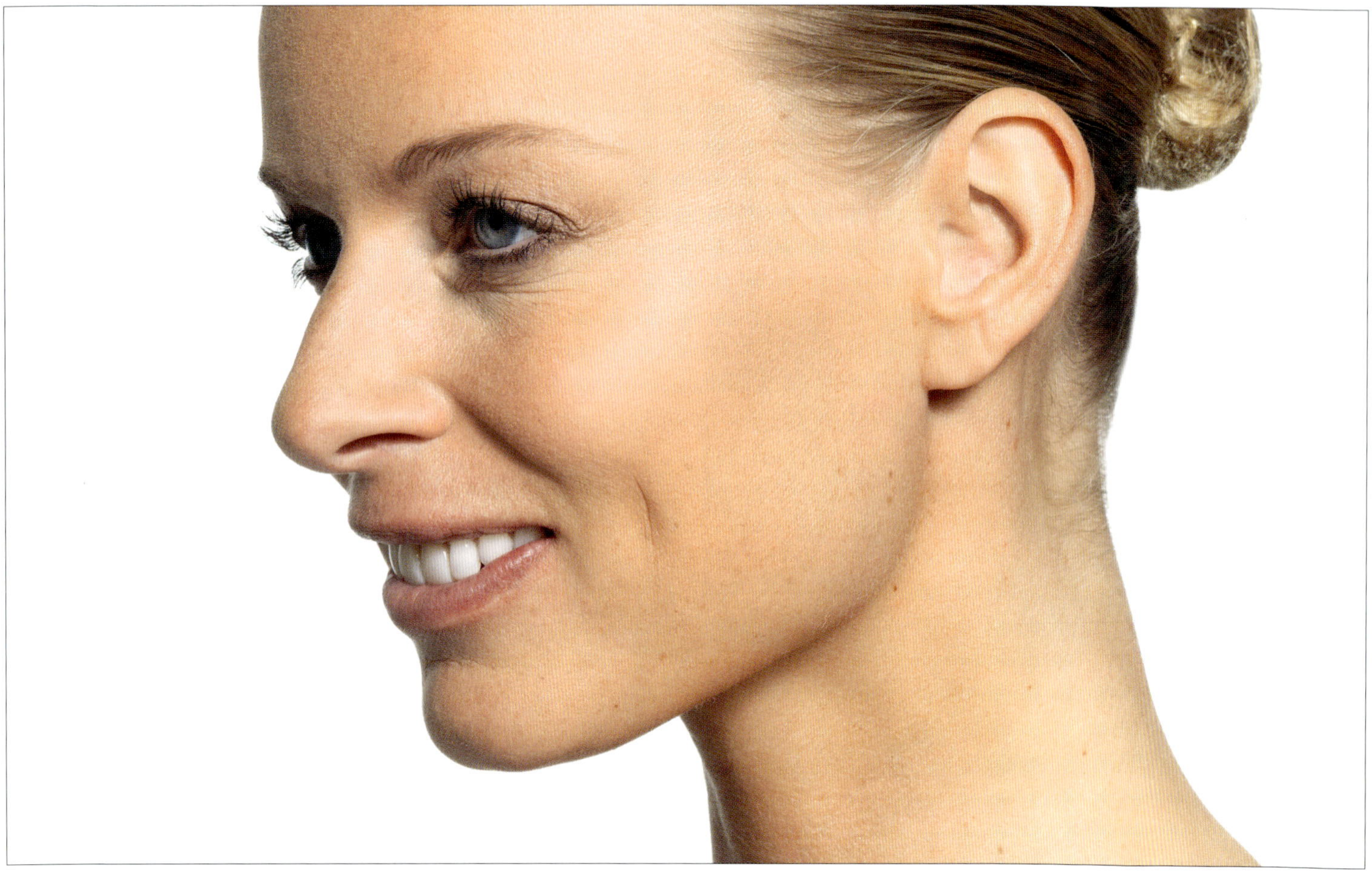

Patientenauswahl
Für Patienten, die kleinere Korrekturen der Nase wünschen, bietet sich eine Behandlung mit Fillern an. Die minimalinvasive Methode hat den Vorteil, dass das Ergebnis stets weiter modelliert und korrigiert werden kann, während eine Operation eine endgültige Veränderung darstellt. Somit eignet sich das Vorgehen auch für Patienten, die zunächst testweise ihre Nasenform ändern möchten, ehe sie sich einer operativen Nasenkorrektur unterziehen.

Bewertung der Indikation
Die Nasenkorrektur mittels Hyaluronsäure ist eine in Relation zur chirurgischen Nasenkorrektur komplikationsarme und schnelle Methode zur Kaschierung von Unebenheiten im Nasenrückenwurzel- und Nasenrückenbereich sowie zum Anheben und Modellieren der Nasenspitze. Durch die Behandlung der Nase wird ein harmonischeres Zusammenspiel der gesamten Gesichtszüge erreicht.

Anatomie
Die Nase besteht aus einer äußeren und einer inneren Komponente. Da die innere Nase in ästhetischen Behandlungen weniger relevant ist, werden wir uns hier auf die Beschreibung der äußeren Nase beschränken.

Der äußere Anteil lässt sich in die Nasenwurzel, den Nasenrücken, die Nasenpitze, den Nasensteg (Columella) und die Nasenflügel unterteilen.

Im Gegensatz zur klassischen Fünfschichtung des Gesichts findet sich unterhalb der Kutis nur in den seitlichen Anteilen eine subkutane Schicht. Darunter befindet sich die nasale Muskulatur, die in das SMAS eingebettet ist, gefolgt von einem teilweise knöchernen, knorpeligen und bindegewebigen Skelett.

Der knöcherne Rahmen der Nase setzt sich kranial aus dem paarigen Os nasale, lateral aus dem Processus frontalis und kaudal aus dem Processus alveolaris mit der Spina nasalis anterior der Maxilla zusammen.

Das knorpelige Skelett umfasst die paarigen Lateralknorpel, die in der Mitte eine Einheit mit dem Septum darstellen, dem Flügelknorpel mit seinem medialen und lateralen Flügel und der Cartilagines alares minores im bindegewebigen Anteil der Nase.

Der Bereich zwischen den medialen Flügeln an der Basis der Nasenspitze wird als interdomaler Raum bezeichnet und spielt in der Ästhetik der Nase eine wichtige Rolle, da sein Ausmaß über Breite und Form der Nasenbasis entscheidet.

Die arterielle Gefäßversorgung der äußeren Nase erfolgt weitestgehend aus der A. angularis, welche aber im kranialen Bereich mit der A. dorsalis nasi anastomosiert und so mit dem Stromgebiet der A. ophthalmica der A. carotis interna. Die großen Gefäße verlaufen im lateralen Bereich und vorwiegend in subkutaner Ebene.

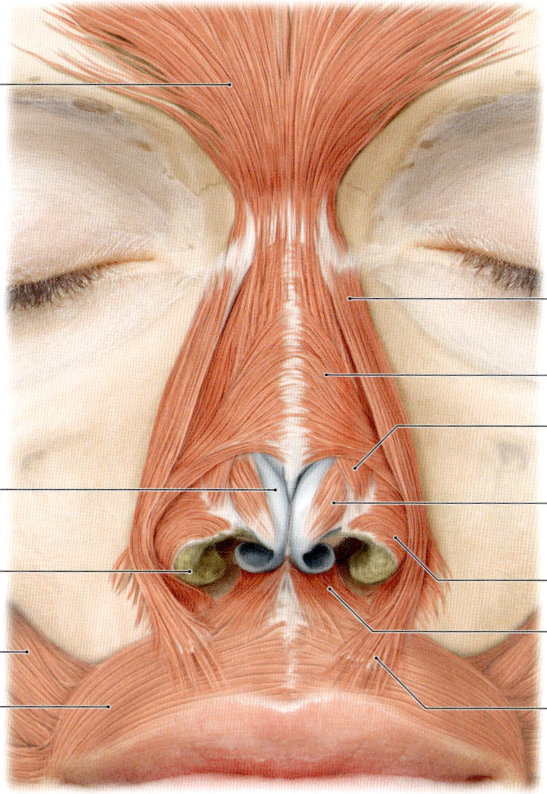

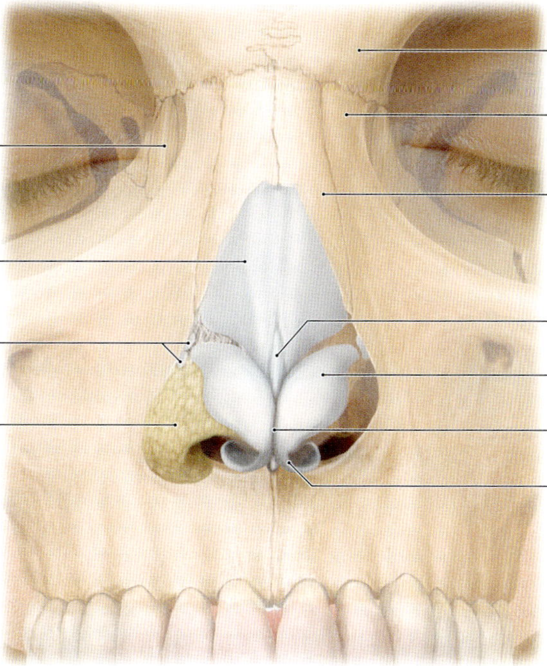

Behandlungsplanung
Im Laufe des Alterungsprozesses kommt es zu einer stärkeren Ausprägung der Nasenwurzelfalte. Eine Modifikation der Nasenwurzelfalte durch eine Volumensubstitution oder Augmentation führt zu einem harmonischeren und jüngeren Erscheinungsbild, gerade auch in Kombination mit anderen Verfahren. Darüber hinaus lassen sich beispielsweise störende Höcker abschwächen. Druckstellen von Nasenpolstern bei Brillenträgern können gezielt aufgefüllt werden. Auch eine abgesunkene Nasenspitze kann mittels Fillerinjektion elegant wieder angehoben werden.

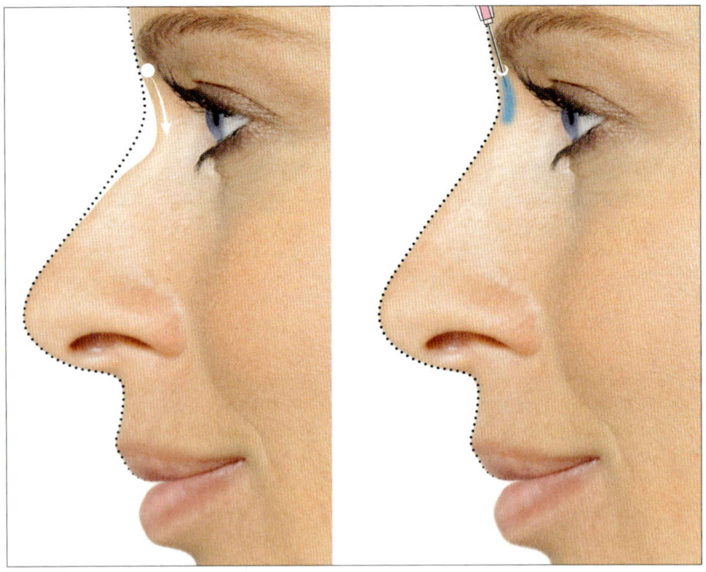

Volumenaufbau der Nasenwurzelfalte

Technik VSDT: Gabe eines Bolus
Injektionsstelle Nasenwurzel, Mittellinie
Volumen 0,1–0,5 ml
Nadel 30 Gauge

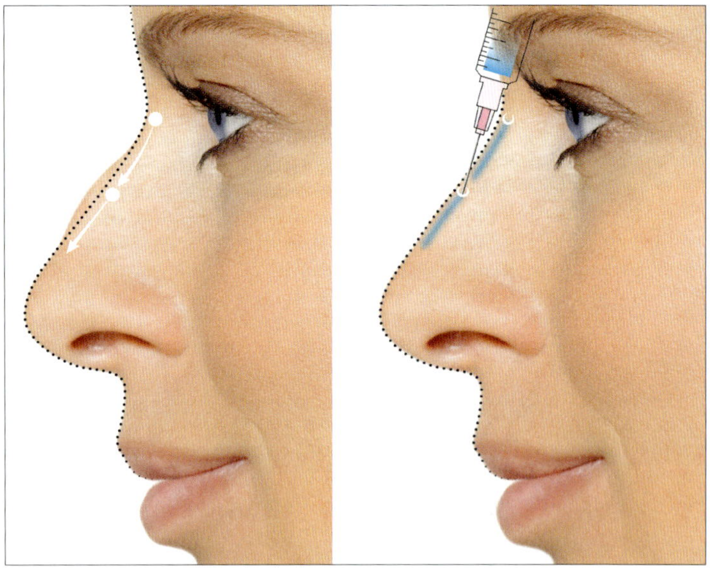

Begradigung des Nasenrückens

Technik VSDT/Tunneltechnik (je nach anatomischer Situation)
Injektionsstelle Scheitel des Nasenrückens
Volumen 0,1–0,2 ml
Nadel 30 Gauge

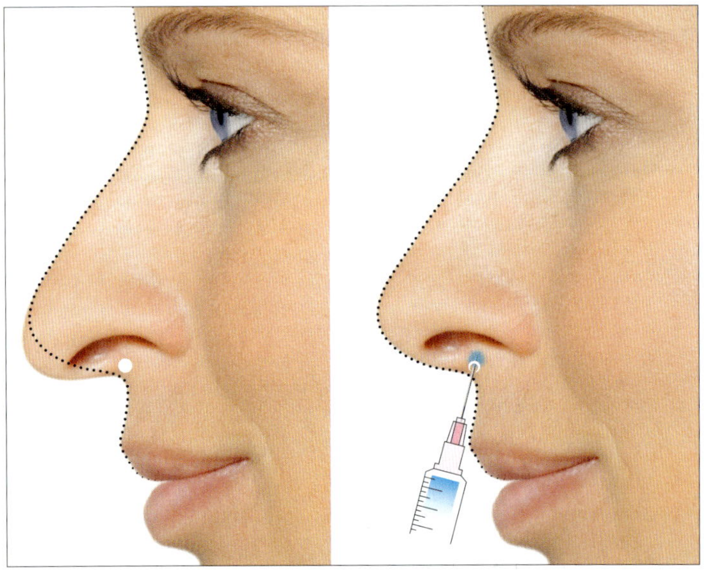

Elevation der Nasenspitze

Technik VSDT
Injektionsstelle Spina nasalis anterior am kaudalen Ansatz des Nasenstegs (Columella)
Volumen 0,1–0,3 ml
Nadel 30 Gauge

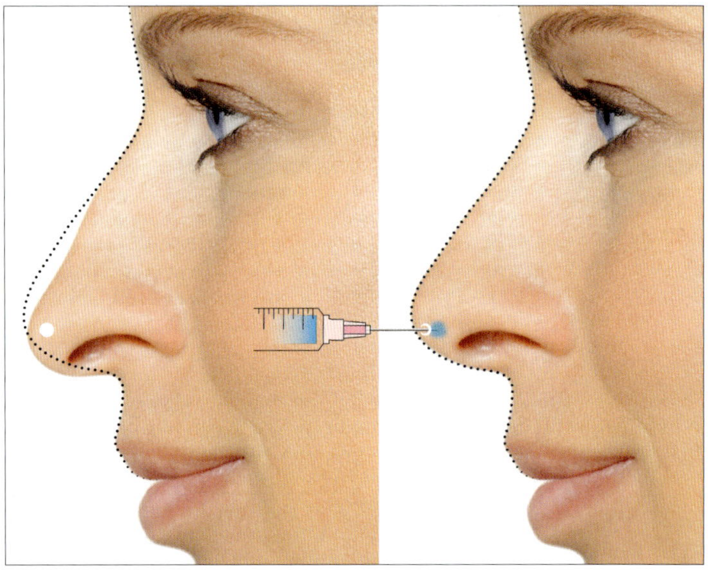

Nasenspitzenprojektion

Technik VSDT
Injektionsstelle Interdomaler Raum
Volumen 0,1–0,3 ml
Nadel 30 Gauge

Behandlung

Nasenwurzel und Nasenrücken

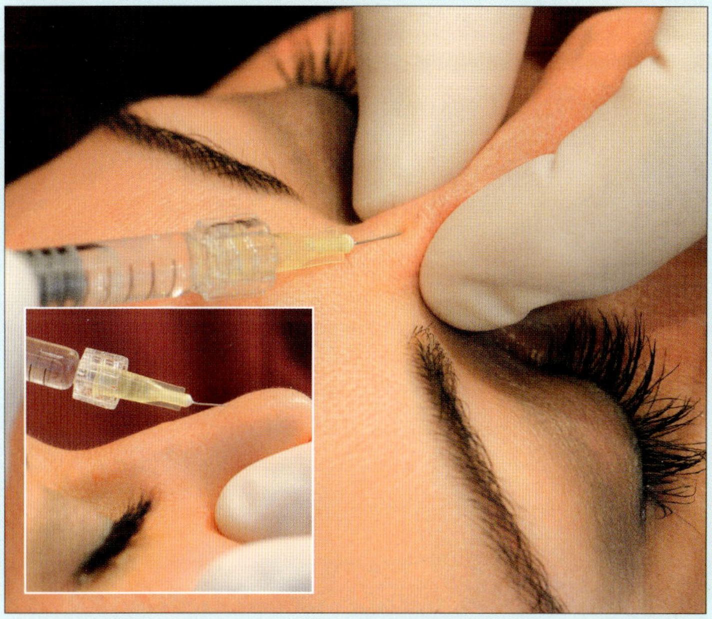

Nasenwurzelfalte: Mit Daumen und Zeigefinger der kontralateralen Hand wird die Haut über der Nasenwurzel angehoben und fixiert. Der Einstich wird von kranial nach kaudo-vertikal in die Mittellinie gesetzt. Zur Vermeidung einer seitlichen Verschiebung des Fillers erfolgt die Injektion des Fillers am tiefsten Punkt unter palpatorischer Kontrolle.
Nasenrücken: Im Bereich des Scheitels des Nasenrückens werden mehrere Depots gesetzt, bis das Nasenprofil begradigt ist. Je nach anatomischer Situation können die Depots punkt- oder tunnelförmig verabreicht werden.

Nasenspitze

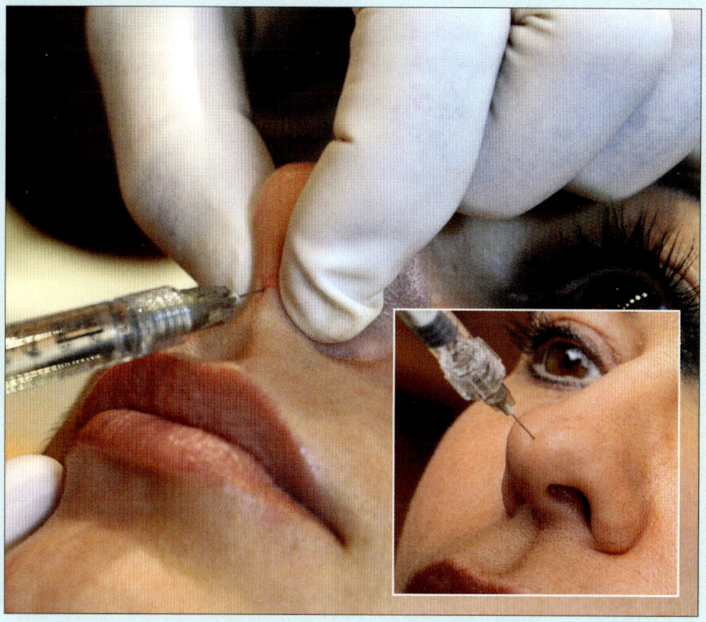

Elevation der Nasenspitze: Mit Daumen und Zeigefinger der kontralateralen Hand werden die Nasenlöcher sanft gegen die Scheidewand zusammengedrückt. Die Injektion erfolgt am medialen Ansatzpunkt der Scheidewand von kaudal nach kranial maximaltief unter palpatorischer Kontrolle.
Nasenspitzenprojektion: Mit einer Nadel (30 G) wird tangential in die Nasenspitze eingestochen und in der Tiefe in den interdomalen Raum ein Depot gesetzt.

Behandlungsablauf

- Desinfektion
- Injektion: VSDT, ggf. Tunneltechnik
- Massage/Modellierung des Fillers
- Kühlen nach der Behandlung
- Patienteninfo für das Verhalten nach der Behandlung
- Kontrolltermin vereinbaren

Präparateauswahl

2 Filler für mitteltiefe Augmentationen (S. 65)
3 Filler für tiefe Augmentationen (S. 68)
4 Filler für maximaltiefe Augmentationen (S. 70)

Aufgrund der schlechteren Dosierbarkeit von Emervel® Volume sollte für die Nasenkonturierung besser auf einen anderen Filler zurückgegriffen werden.

Kombinationsmöglichkeiten

Peeling/Laser/Needling

Komplikationen/Umgang mit Komplikationen

- Es können sich tastbare Knötchen durch Aggregation der verwendeten Substanz bilden. Eine modulierende Massage des eingebrachten Materials direkt nach der Injektion führt zu einer gleichmäßigen Verteilung.
- Es können Entzündungen im Bereich der eingebrachten Substanz auftreten. Es besteht das Risiko der Erblindung durch Embolisierung der A. ophthalmica bei Fillerinjektion in ihre in der Nase verlaufenden Äste (A. dorsalis nasi, A. supratrochlearis).

Praxistipp

- Die Augmentation des Nasenrückens kann im Vergleich zur Rhinoplastik nur als Ausnahmebehandlung angesehen werden. Dennoch stellt die Korrektur des Nasenrückens eine wertvolle Indikation, insbesondere bei voroperierten Patienten, dar.
- Mit der Augmentation lässt sich im Prinzip ein Operationsergebnis simulieren. Bei optimalen anatomischen Verhältnissen (gerade Scheidewand) und optimaler Nasenatmung bei gleichzeitigem Wunsch nach einer ästhetischen Formung der Nase ist eine initiale Behandlung oder Augmentation mit Fillern indiziert, da dieses Verfahren die wesentlich risikoärmere Methode darstellt.
- Wenn eine Indikation zur Behandlung der gesamten Nase vorliegt, sollten die Injektion im Bereich des Nasolabialwinkels und die Projektion der Nasenspitze als Erstes erfolgen, da diese Bereiche Einfluss auf den Nasenrücken und die Nasenwurzel haben.

7.6.3 Ohr

Behandlungplanung

Am Ohr und um das Ohr herum zeichnen sich Alterungserscheinungen deutlich ab. Daher sollte das Ohr im Rahmen eines ganzheitlichen Rejuvenationskonzeptes berücksichtigt werden.

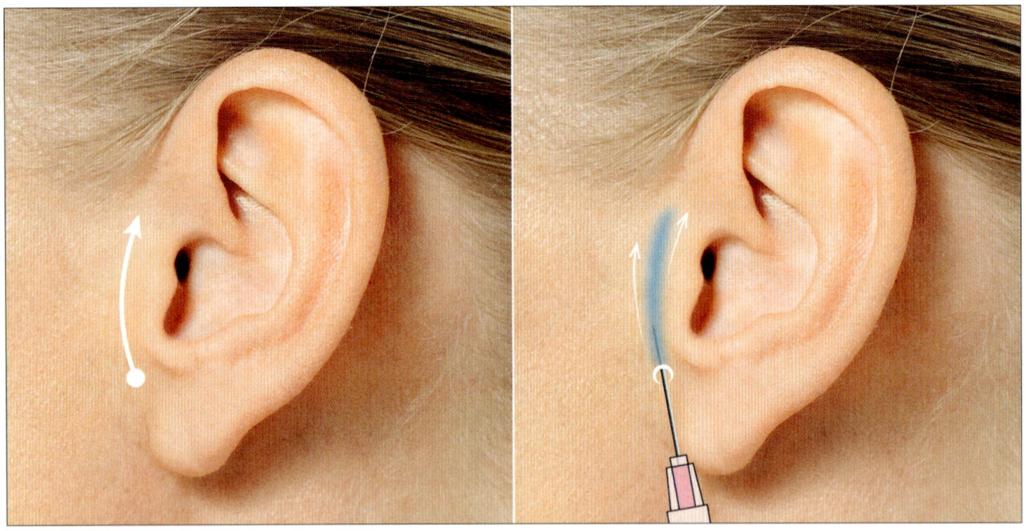

Präaurikuläre Falten
Technik Lineare Technik
Volumen 0,1–0,2 ml/Punkt
Nadel 30 Gauge

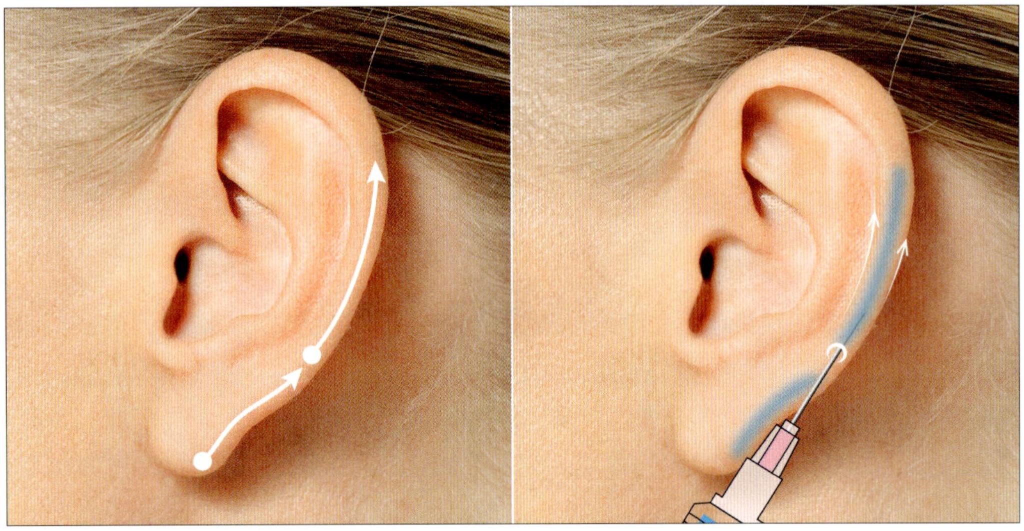

Konturierung der Helix
Technik Lineare Technik
Volumen 0,1–0,2 ml/Punkt
Nadel 30 Gauge

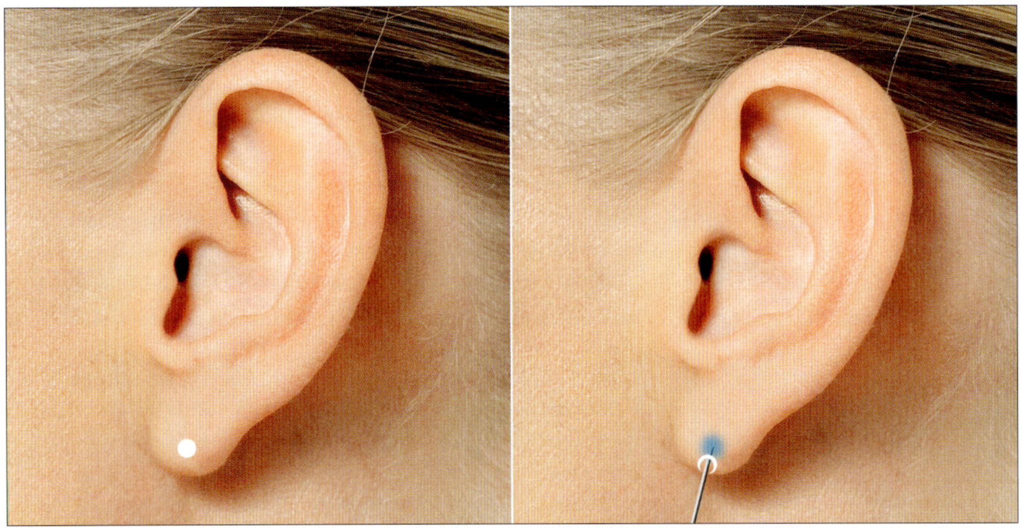

Volumenaufbau des Ohrläppchens
Technik Punkttechnik: Gabe eines Bolus
Volumen 0,2–0,4 ml
Nadel 30 Gauge

Behandlung

Lineare Technik – Präaurikuläre Falte

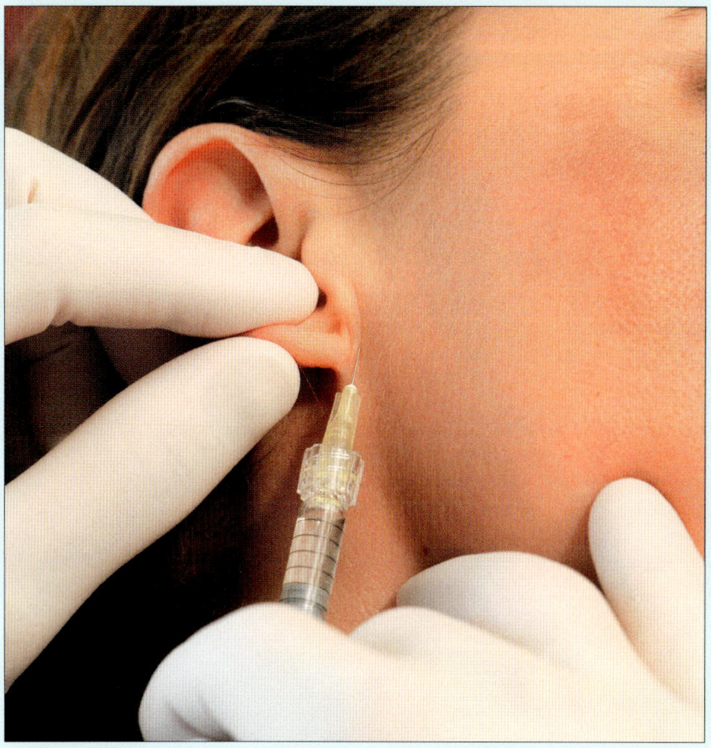

Die Injektion erfolgt an der Faltenbasis mittels der linearen Technik. Die Fillersubstanz wird beim Zurückziehen der Nadel appliziert. In gleicher Weise kann auch die Helix konturiert werden.

Punkttechnik – Ohrläppchen

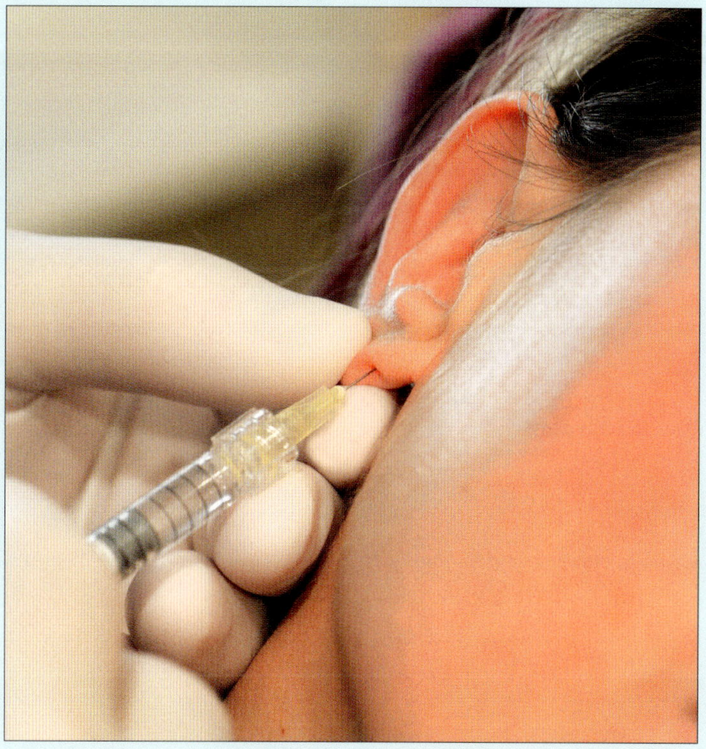

Die Injektion erfolgt genau an der Spitze des Ohrläppchens. In die Mitte des Ohrläppchens wird ein Bolus mit einem Volumen von 0,2–0,4 ml appliziert.

Behandlungsablauf

- Desinfektion
- Injektion: Lineare Technik, Punkttechnik
- Massage/Modellierung des Fillers
- Kühlen nach der Behandlung
- Patienteninfo für das Verhalten nach der Behandlung
- Kontrolltermin vereinbaren

Präparateauswahl

Falten, präaurikulär:

1 Filler für oberflächliche Augmentationen (S. 64)
2 Filler für mitteltiefe Augmentationen (S. 65)

Konturierung/Aufbau Ohrläppchen und Helix:

3 Filler für tiefe Augmentationen (S. 68)
4 Filler für maximaltiefe Augmentationen (S. 70)

Aufgrund der schlechteren Dosierbarkeit von Emervel® Volume sollte für die Ohrkonturierung besser auf einen anderen Filler zurückgegriffen werden.

Kombinationsmöglichkeiten

Peeling/Laser/Needling

Komplikationen/Umgang mit Komplikationen

- Es können sich tastbare Knötchen durch Aggregation der verwendeten Substanz bilden. Eine modulierende Massage des eingebrachten Materials direkt nach der Injektion führt zu einer gleichmäßigen Verteilung.
- Es können Entzündungen im Bereich der eingebrachten Substanz auftreten.

7.6.4 Hände

Behandlungsplanung

Umwelteinflüsse wirken sich nicht nur auf das Gesicht und das Dekolleté aus. UV-Einstrahlung auf die Hände, die häufig nicht adäquat geschützt werden, führen zu einer aktinischen Elastose im Bereich des Handrückens. Mit entsprechenden Fillern kann man einen Substanzaufbau der atrophierten Basis und Revitalisierung der Hautoberfläche erreichen.

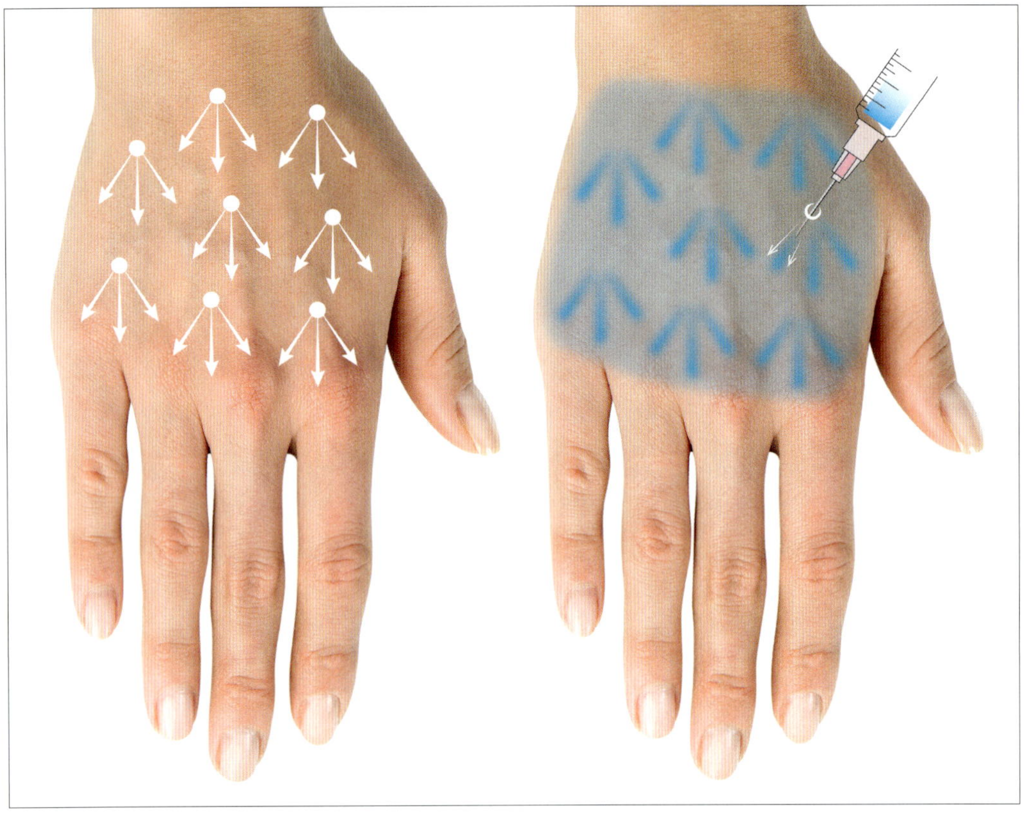

Technik Fächertechnik
Injektionsstellen Multiple fächerförmige Augmentationen des Handrückens
Injektionstiefe und -richtung Subkutan, von der Handwurzel in Richtung Fingeransatz
Volumen 0,1–0,2 ml/Linie
Nadel 30 Gauge

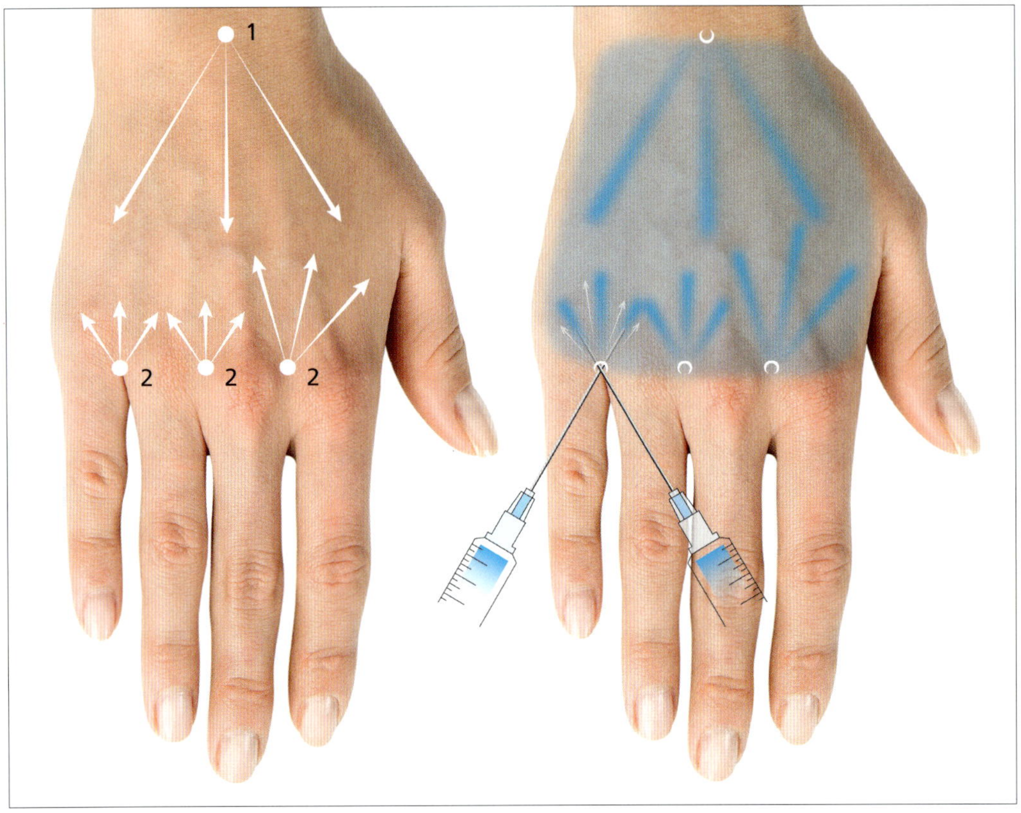

Technik Tiefe horizontale Augmentation mit der Kanüle (THAK)
Insertionsstellen (1) Mittig über der Handwurzel; (2) ausgehend von den Zwischenräumen der knöchernen Fingeransatzpunkte
Injektionstiefe und -richtung Subkutan, von der Handwurzel zum Fingeransatz (1) und entgegengesetzt (2)
Volumen Je nach Befund 1,5–3,0 ml für den gesamten Handrücken
Nadel 22–25 Gauge Kanüle

Video
Handrücken THAK

Behandlung

Fächertechnik

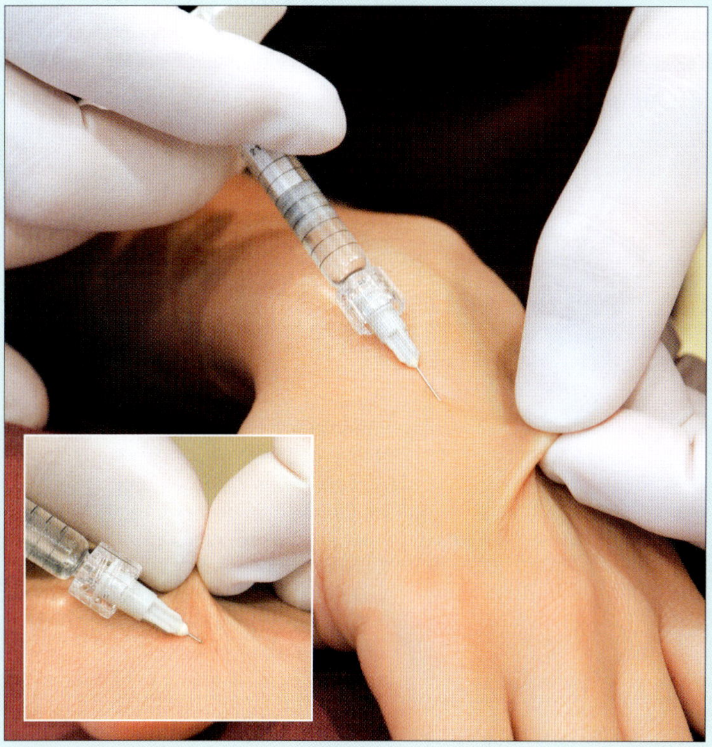

Eine Hautfalte wird mit Daumen und Zeigefinger angehoben. Die Injektion erfolgt in den Wulst, sodass die Nadel subkutan zum Liegen kommt (kleine Abbildung). Von hier aus fächerförmige Injektion von 0,1–0,2 ml/Linie.

THAK

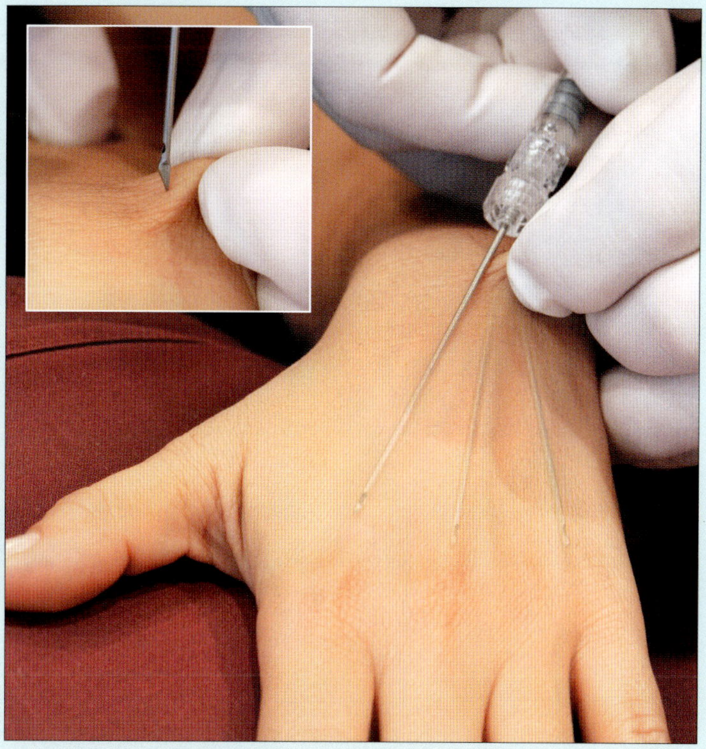

Mittig über der Handwurzel erfolgen die Anhebung einer Hautfalte und eine Stichinzision mit der Nokor-Kanüle (kleine Abbildung). Durch die Stichinzision wird die Kanüle (22 Gauge) eingeführt, sodass die Kanüle subkutan zum Liegen kommt. Die Nadel wird vorgeschoben und das Gewebe fächerförmig sanft mobilisiert und unterfüttert. Die gleiche Technik kann nach Setzen weiterer Stichinzisionen in den Zwischenräumen der knöchernen Fingeransatzstellen in entgegengesetzter Richtung (zur Handwurzel) wiederholt werden. Im Prinzip erreicht man so das gesamte Handrückenareal. Dabei werden größere Mengen Fillermaterial (1,5–3 ml) appliziert.

Behandlungsablauf
- Desinfektion
- Injektion: Fächertechnik, THAK
- Massage/Modellierung des Fillers
- Patienteninfo für das Verhalten nach der Behandlung
- Ggf. Kontrolltermin vereinbaren

Präparateauswahl

2 Filler für mitteltiefe Augmentationen (S. 65)
3 Filler für tiefe Augmentationen (S. 68)

Für die Applikation unter die feine Haut an den Händen eignen sich am besten weiche, gut modulierbare Füllmaterialien.

Kombinationsmöglichkeiten

Oberflächlich:
- Chemisches Peeling
- Medical Needling
- Laser-Resurfacing

Komplikationen/Umgang mit Komplikationen
- Auf die Schonung der hyperplastischen Handrückenvenen ist dringend zu achten, um ein ausgedehntes Hämatom zu vermeiden.
- Es können sich tastbare Knötchen durch Aggregation der verwendeten Substanz bilden. Eine modulierende Massage des eingebrachten Materials direkt nach der Injektion führt zu einer gleichmäßigen Verteilung.
- Es können Entzündungen im Bereich der eingebrachten Substanz auftreten.

Praxistipp
- **Nach der Behandlung ist eine gute manuelle Massage zur Verteilung des Augmentationsmaterials (ggf. bis zu fünf Minuten pro Hand) erforderlich.**
- **Besonders gute Behandlungsergebnisse lassen sich durch Kombination von Radiesse® (subkutan) und einem intradermal platzierten Skinbooster erreichen.**

7.6.5 Hautrevitalisierung

Ein guter Hydrationszustand und Turgor der Haut spiegeln sich in einem prallen und strahlenden Hautbild wider und tragen so zu einem jugendlichen und frischen Aussehen bei. Daher ist eine Hautrevitalisierung bei allen Patienten mit trockener, fahl aussehender Haut sinnvoll – unabhängig von Alter und Faltenausprägung.

Für diese Indikation zugelassene Hyaluronsäuren können im Gesicht, Hals, Dekolleté und an den Händen angewendet werden. Zeitgleich wird durch die Injektion die flüssigkeitsbedingte und fibrogenetische Hautgeneration angeregt. Somit wird neben einer akuten auch eine langfristige Optimierung der Hautfeuchtigkeit, der Oberflächenglätte und der Elastizität geschaffen. Die Methode kann zudem zur Verbesserung der Porengröße und bei der Behandlung von diskreten Aknenarben erfolgreich eingesetzt werden.

Zusätzlich können Methoden wie Laser oder Radiofrequenz zur Optimierung der Hautbeschaffenheit eingesetzt werden. Dabei geht es nicht um die Behandlung einzelner Falten, sondern um die Verbesserung der Hautqualität im Gesamten.

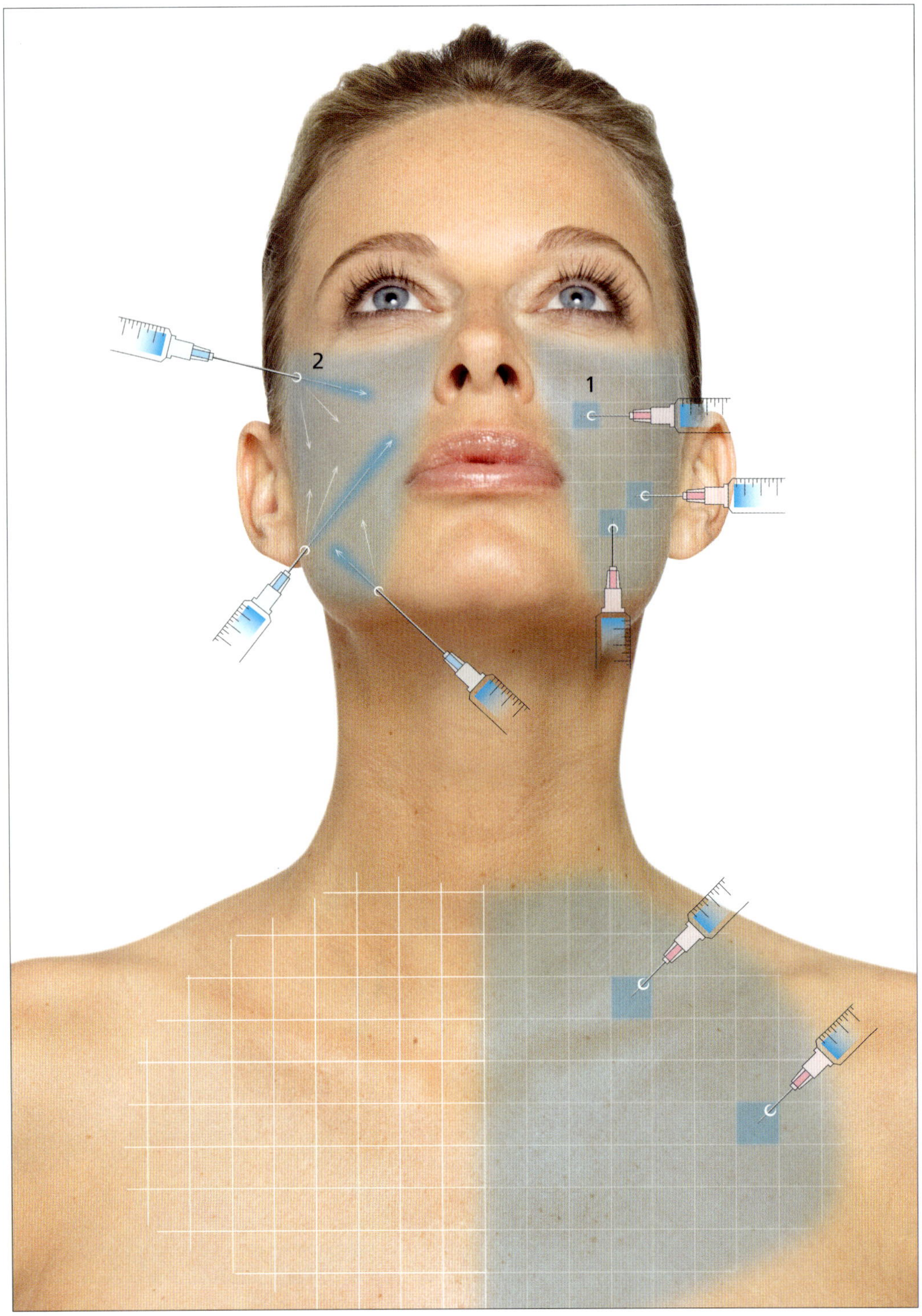

Technik (1) Serielle Punktion, alternativ (2) oberflächliche Augmentation mit der Kanüle
Injektionsstellen (1) Ins Zentrum jedes vorher angezeichneten Quadranten, (2) individuelle wählbare Zugangspunkte: im Gesicht z. B. Kieferwinkel, Prejowl Sulcus, Mitte des Arcus zygomaticus
Injektionstiefe Intradermal oder subdermal (abhängig vom verwendeten Produkt und der Technik)
Volumen Kleinste Menge
Nadel 32 Gauge bzw. 25–27 Gauge Kanüle

In Abständen von ca. 1 cm werden in Abhängigkeit vom verwendeten Produkt intra- oder subdermal kleinste Mengen des Füllmaterials platziert.

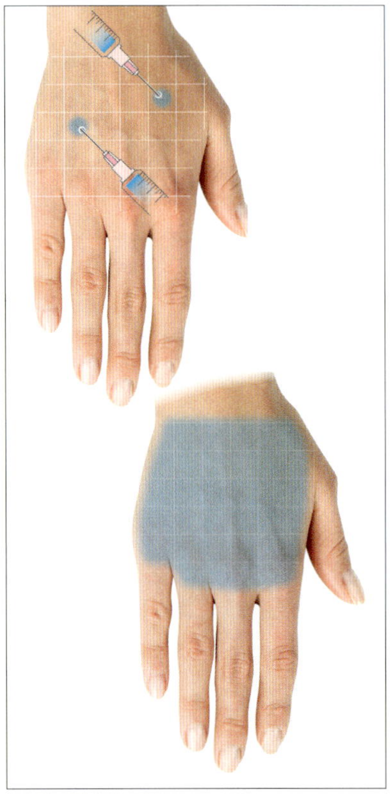

Behandlung

Serielle Punkttechnik

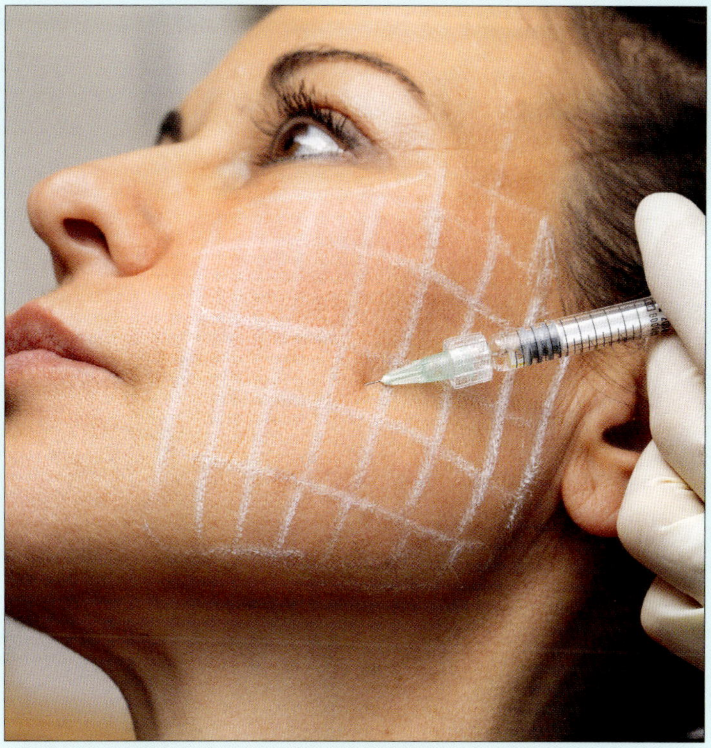

In Abständen von ca. 1 cm werden in Abhängigkeit vom verwendeten Produkt intra- oder subdermal kleinste Mengen des verwenden Füllmaterials platziert.

OHAK

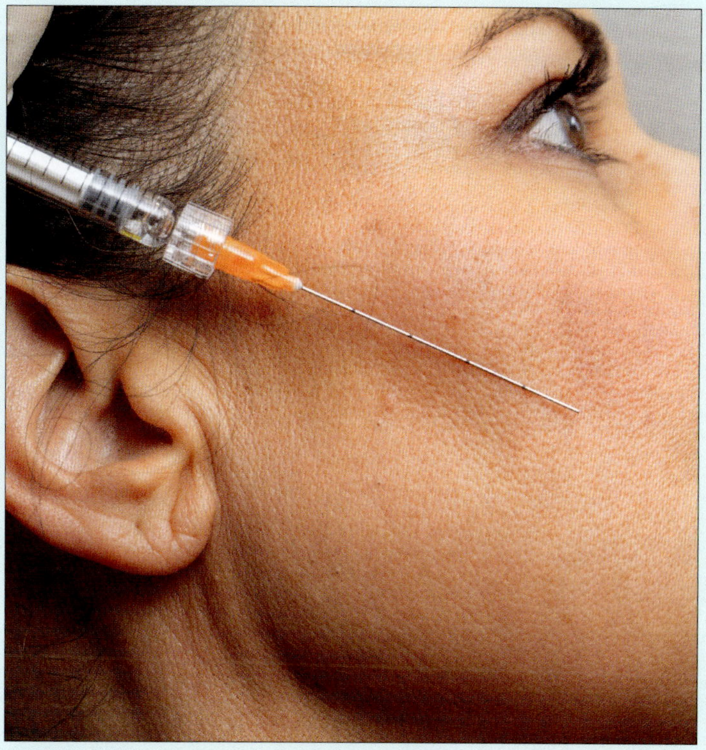

Alternativ zur seriellen Punktion kann der Filler mittels einer Kanüle fächerförmig subdermal eingebracht werden. Die Zugangspunkte müssen interindividuell gewählt werden, um eine flächendeckende Behandlung zu gewährleisten. Beispielhaft kann im Gesicht die Haut im Bereich des Arcus zygomaticus (Abbildung), aber auch im Kieferwinkel oder Prejowl Sulcus eröffnet werden.

Behandlungsablauf
- Desinfektion
- Injektion: Serielle Punkttechnik, OHAK, TMA
- Massage/Modellierung des Fillers
- Patienteninfo für das Verhalten nach der Behandlung
- Ggf. Kontrolltermin vereinbaren

Präparateauswahl

1 Filler für mitteltiefe Augmentationen (S. 64)

Kombinationsmöglichkeiten
- Radiofrequenz(-Needling)
- Needling
- Laser

Komplikationen
- Es können sich tastbare Knötchen durch Aggregation der verwendeten Substanz bilden. Eine modulierende Massage des eingebrachten Materials direkt nach der Injektion führt zu einer gleichmäßigen Verteilung.
- Es können Entzündungen im Bereich der eingebrachten Substanz auftreten.

Praxistipp
- Aufgrund der Gefahr einer intravasalen Injektion keine subkutane Behandlung des gesamten Gesichts mit der spitzen Nadel!
- Um über mehrere Tage sichtbare Knoten im behandelten Areal zu vermeiden, sollten keine größeren Boli in die Dermis abgegeben werden.
- Bei einigen Präparaten, z. B. Belotero Revive®, sind initial 3 Sitzungen im Abstand von 4 Wochen notwendig, um das Endergebnis zu erreichen (s. Herstellerhinweise).
- Meist erfolgt die alleinige Revitalisierung der Wangenregion – je nach Indikationsstellung können jedoch auch der periorale Bereich und die Stirnregion behandelt werden.
- Bei zeitgleicher, beginnender Atrophie der Wangen kann durch die tiefe Mesoaugmentation in diesem Bereich ein zusätzlicher, geringer Projektionseffekt erzielt werden.

8 Falldokumentationen

8 Falldokumentationen

Fall 1 – Lippenaugmentation

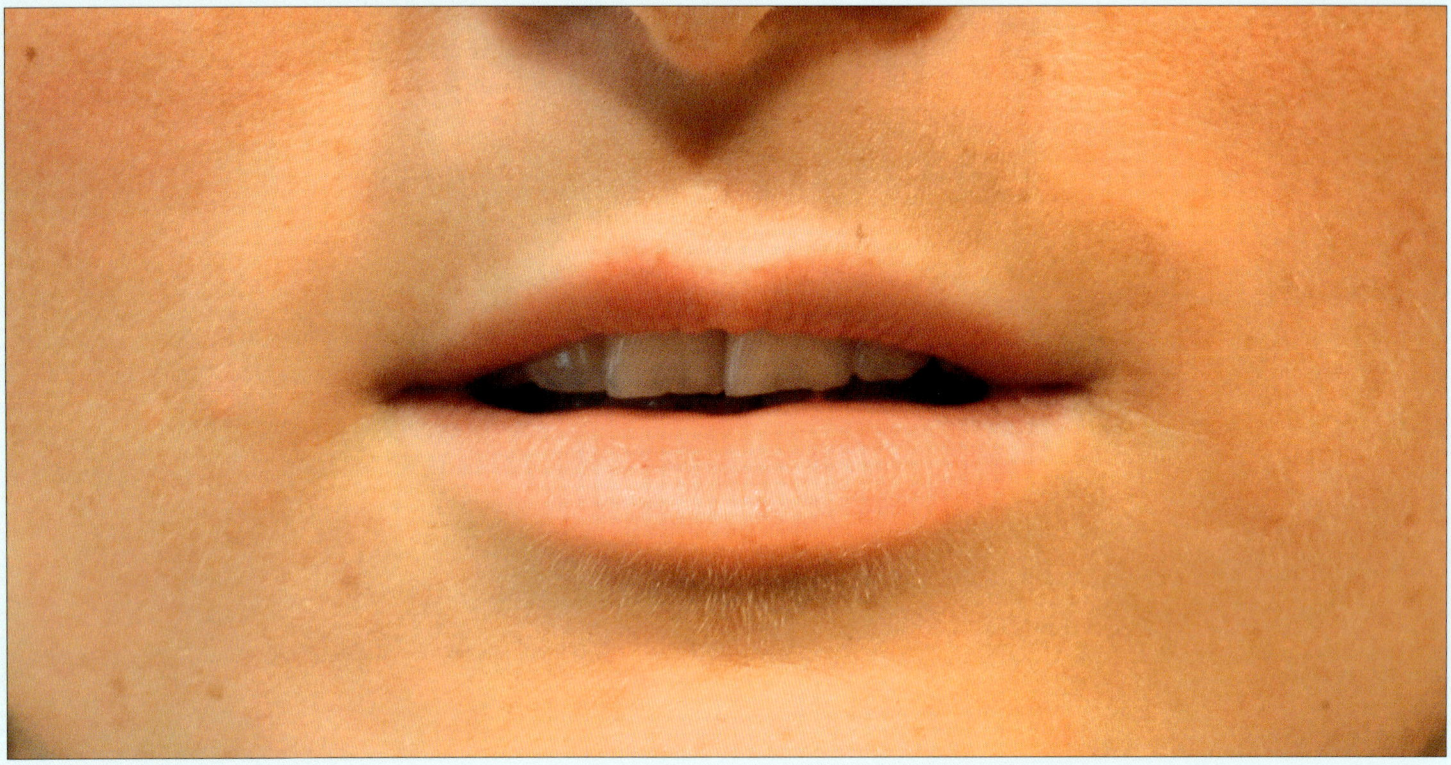

24-jährige Patientin. Ausgangsbefund: schmale, etwas asymmetrische Lippen.

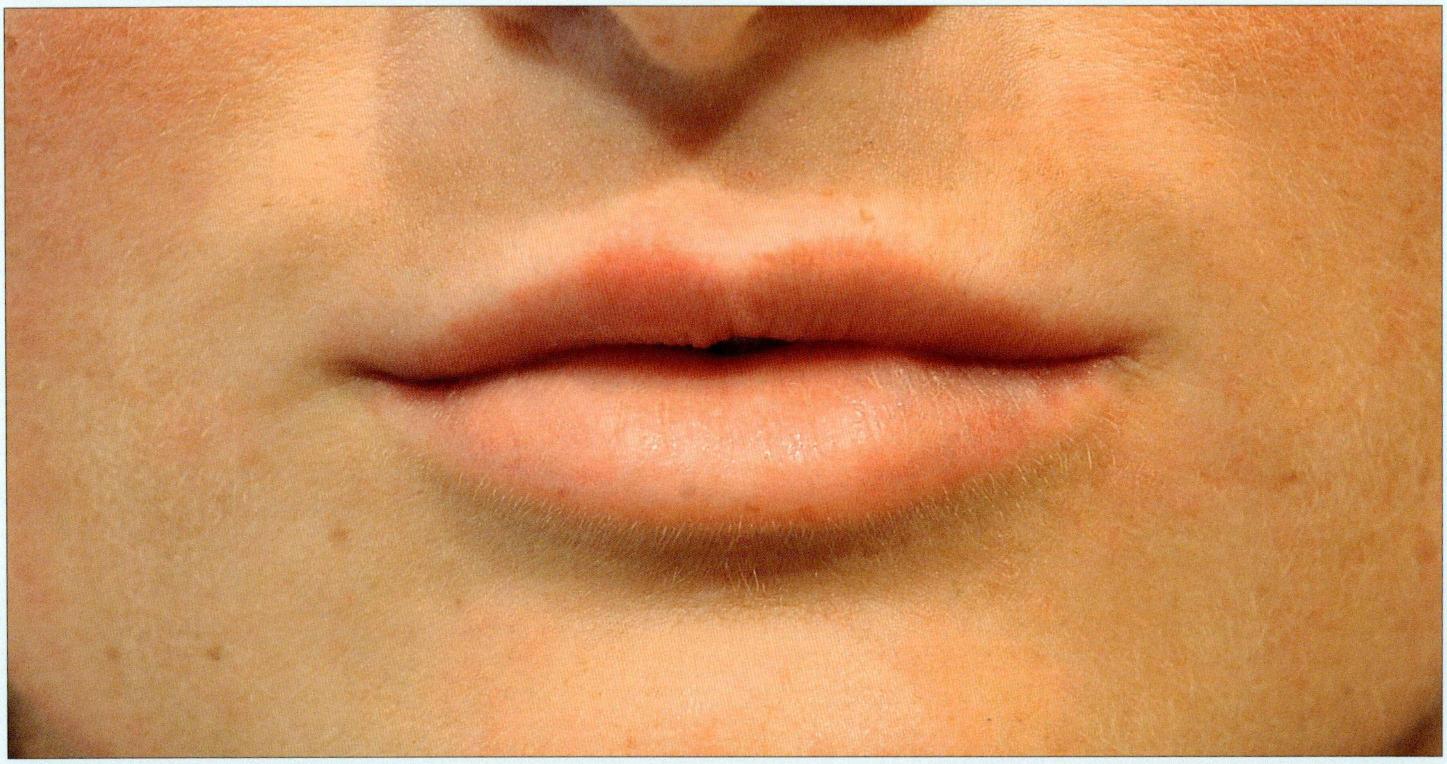

Zustand 4 Wochen nach Augmentation der Ober- und Unterlippe. Dosierung: insgesamt 0,8 ml Hyaluronsäure.

Fall 2 – Lippenaugmentation

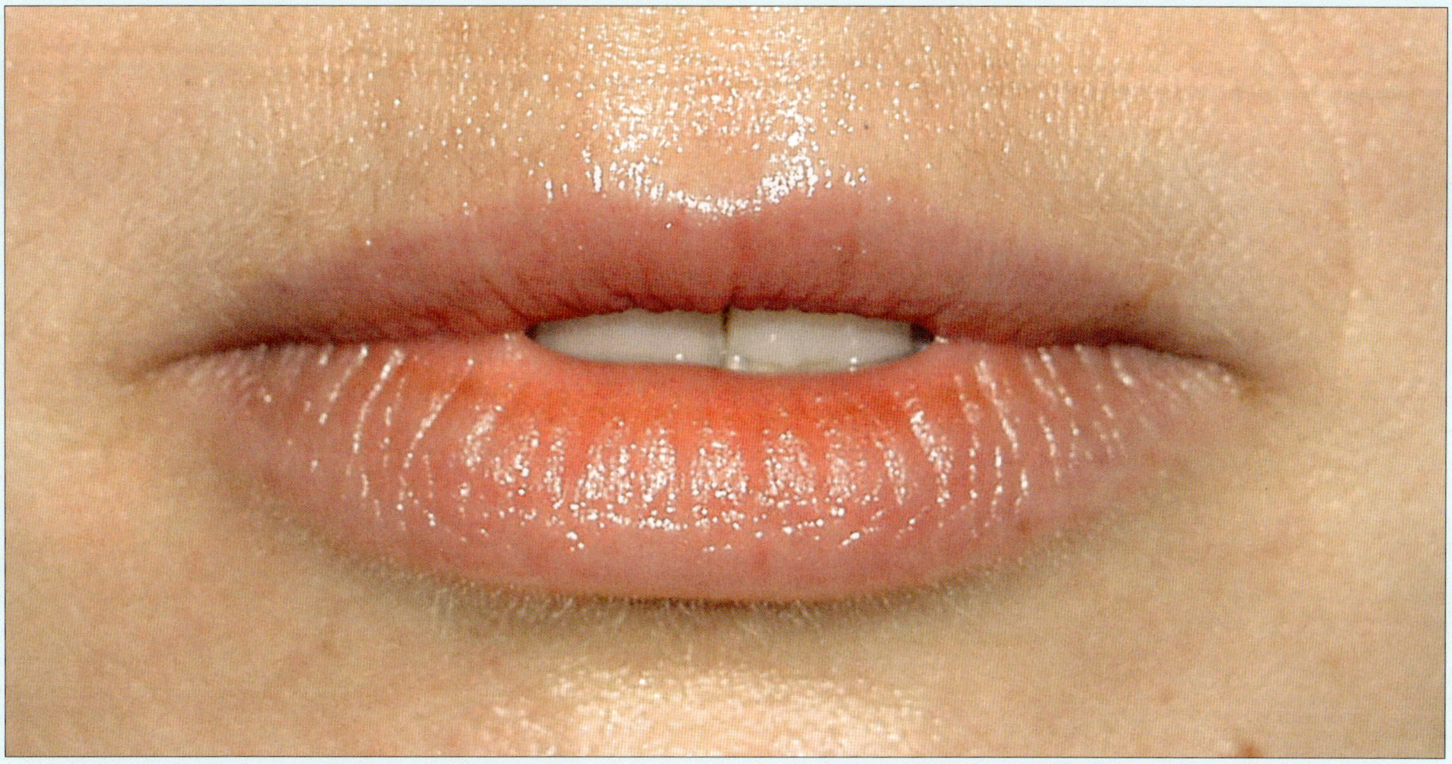

28-jährige Patientin. Ausgangsbefund: leichte Asymmetrie der Lippe mit einem Volumendefizit im Bereich der linken Oberlippe.

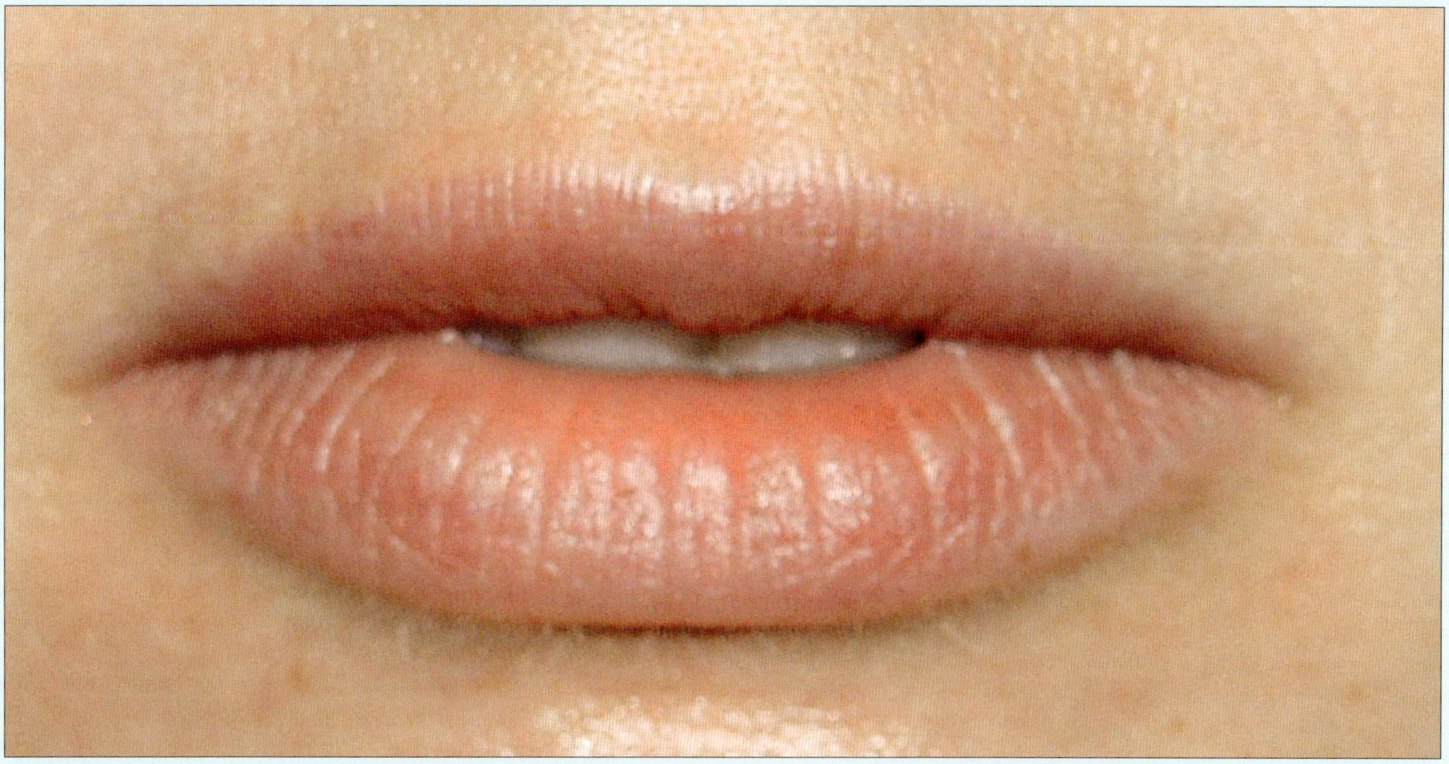

Zustand nach Volumenaugmentation des Lippenrots unter Berücksichtigung der vorher bestandenen Asymmetrie.

Fall 3 – Schwerer Volumenverlust im Mittelgesicht

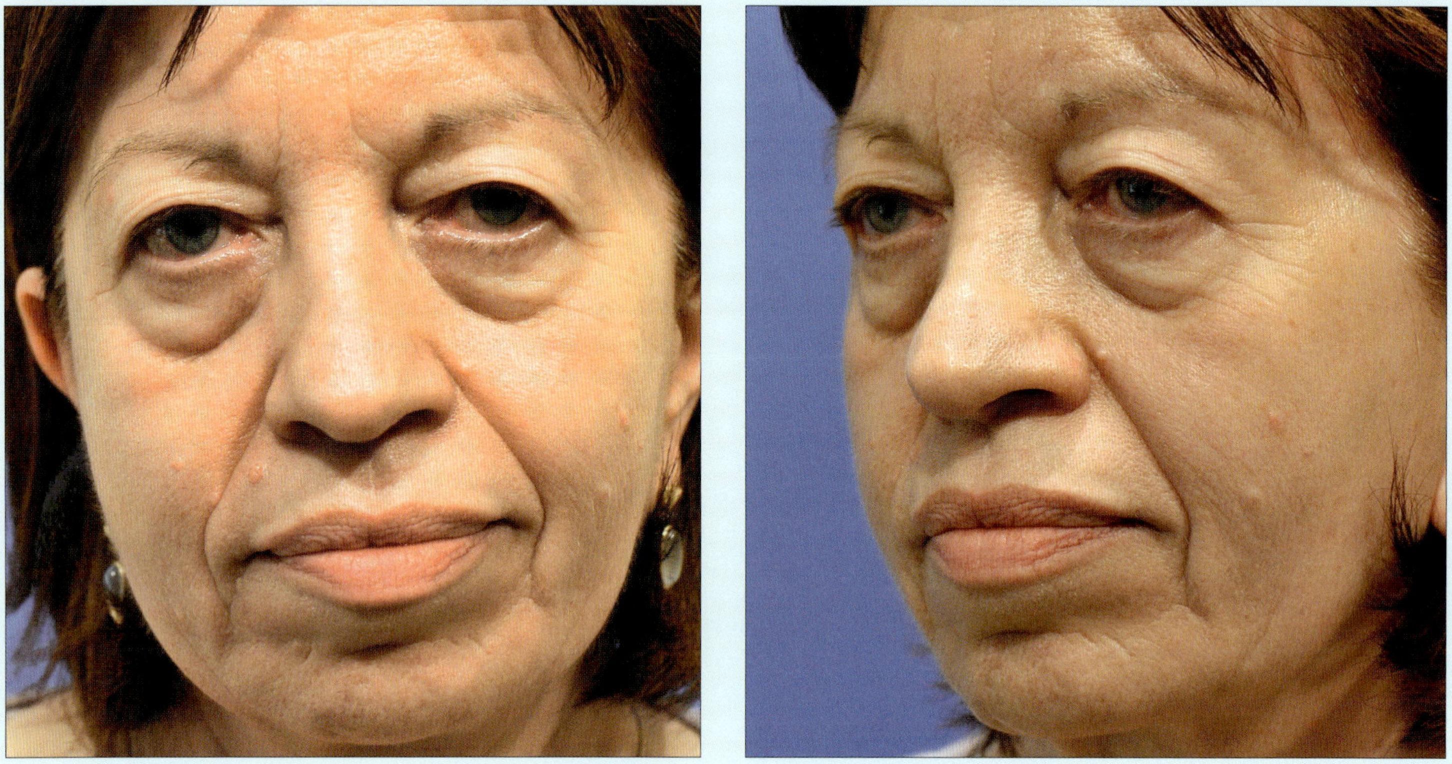

60-jährige Patientin. Ausgangsbefund: ausgeprägte Elastose und schwerer Volumenverlust, betont im Mittelgesicht.

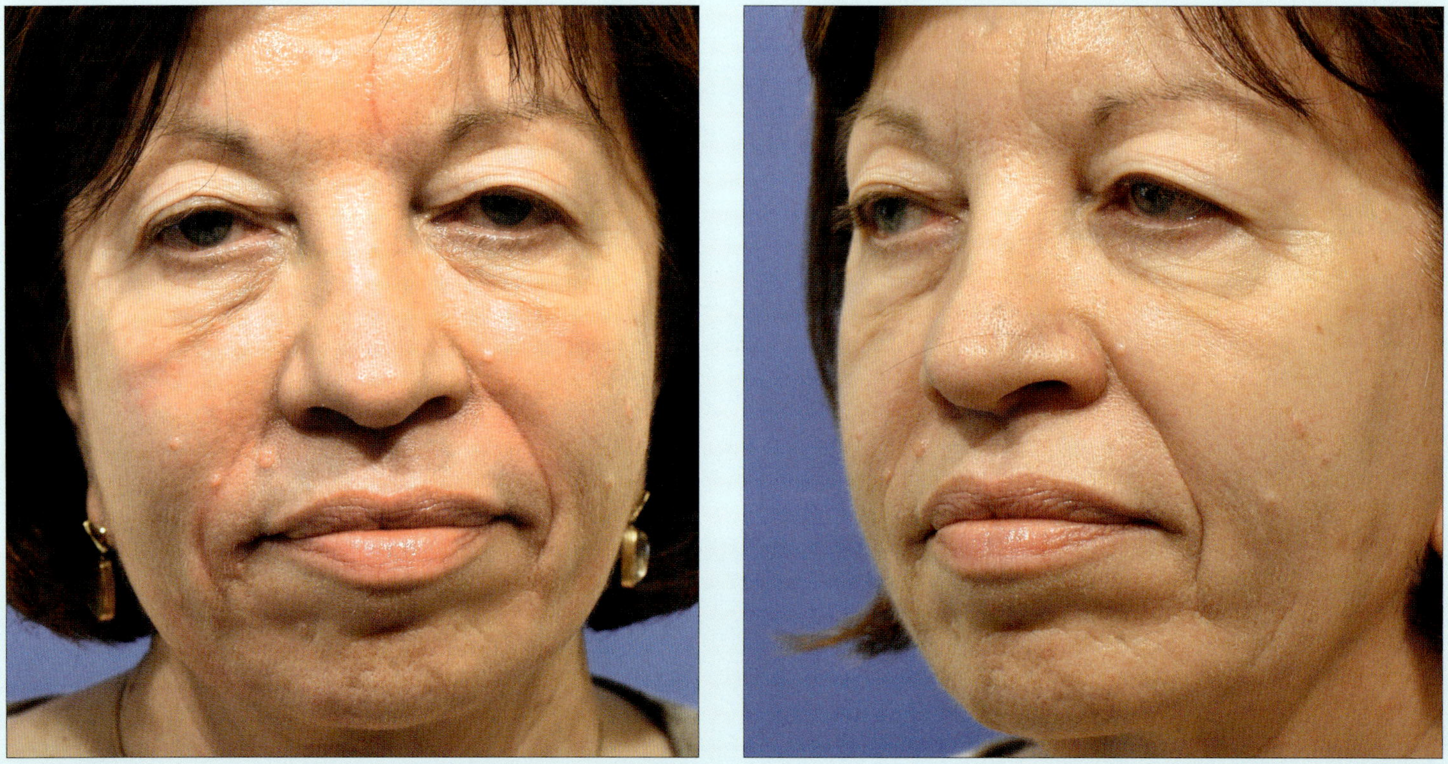

Zustand 17 Tage nach Erstbehandlung mit 8 ml Hyaluronsäure mittels vertikaler Injektionstechnik sowie Botulinumtoxin A im Bereich des oberen Gesichtsdrittels, vor Oberlid-Blepharoplastik.

Fall 3 – Langzeitverlauf

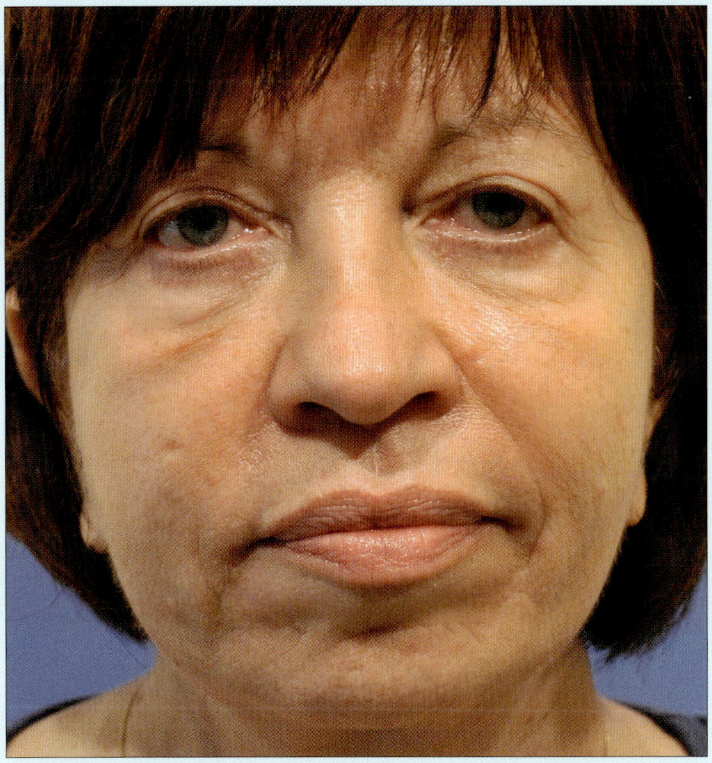

2,5 Monate nach Behandlungsbeginn, Beginn der Nachbehandlung mit 1,5 ml Hyaluronsäure.

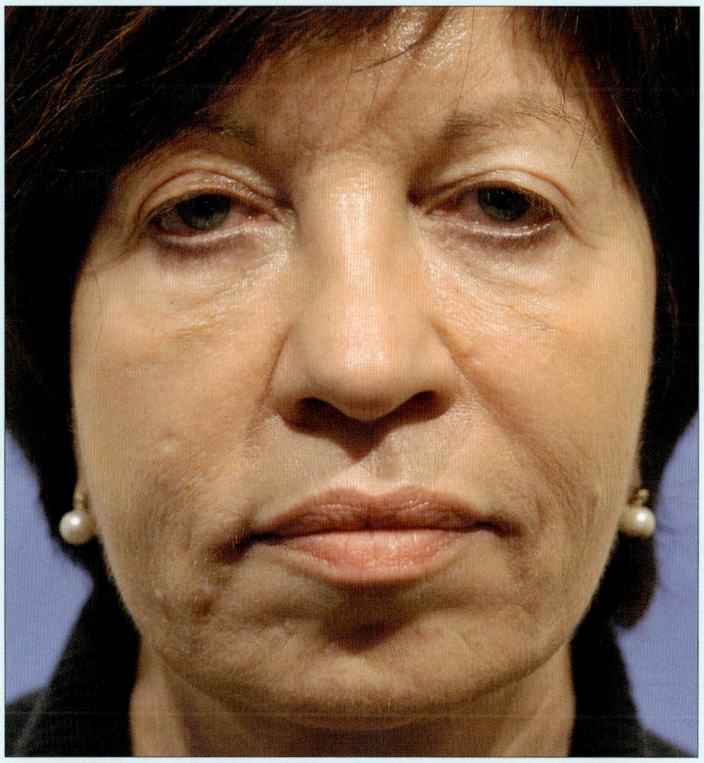

5 Monate nach Behandlungsbeginn. Zwischenbefund als geplanter Primärabschluss mit der Vereinbarung, nach einem Jahr eine Langzeitkontrolle durchzuführen.

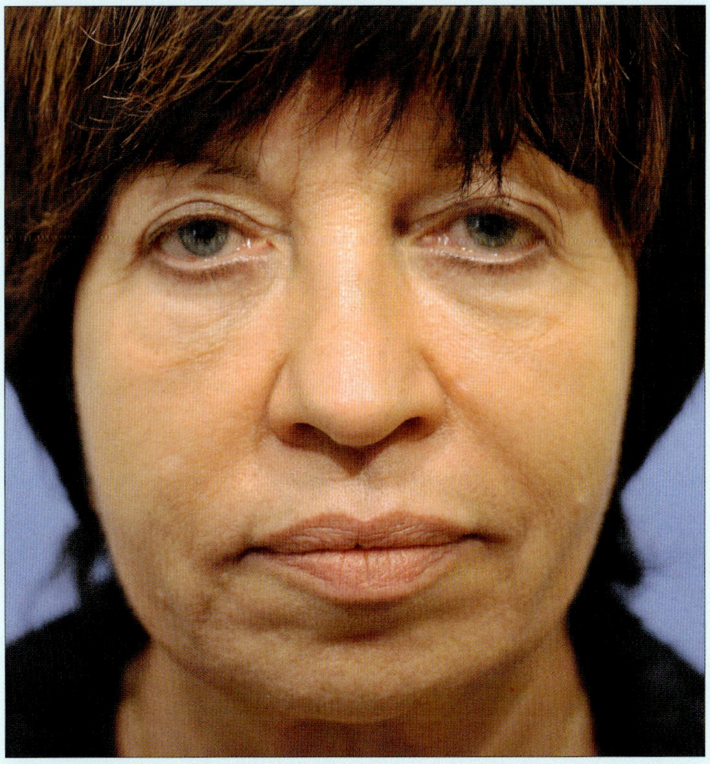

Einjahreskontrolle, keine weitere Behandlung. Dennoch kontinuierliche Verbesserung des Hautbefundes.

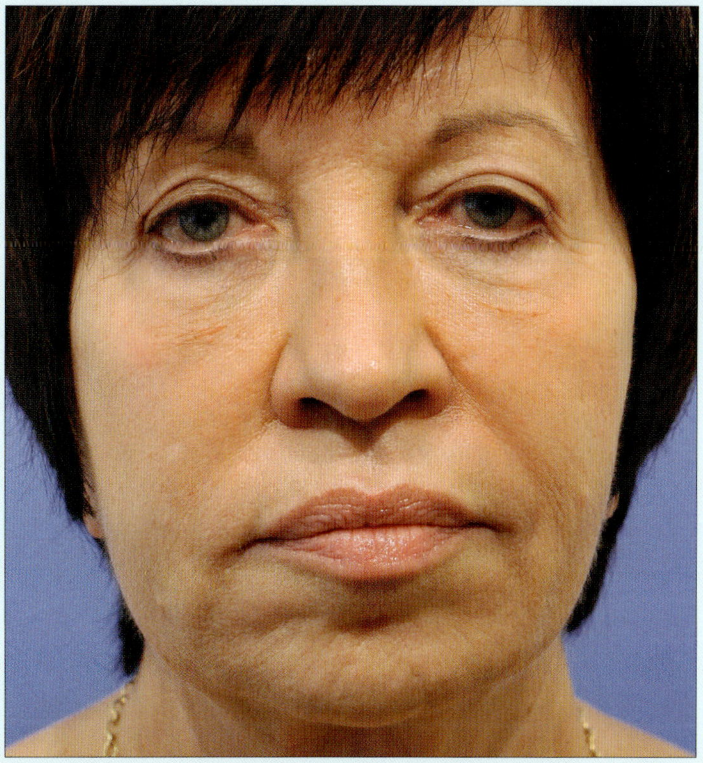

3 Jahre nach Beginn der Langzeitkontrolle. Befund nach 4-maliger Nachinjektion mit 1,5/1/1/2 ml Hyaluronsäure (Halbjahres- bis Jahresintervalle) und 2 Botulinumtoxin-A-Behandlungen im oberen Gesichtsdrittel.

Fall 4 – Elastose der gesamten Gesichtshaut

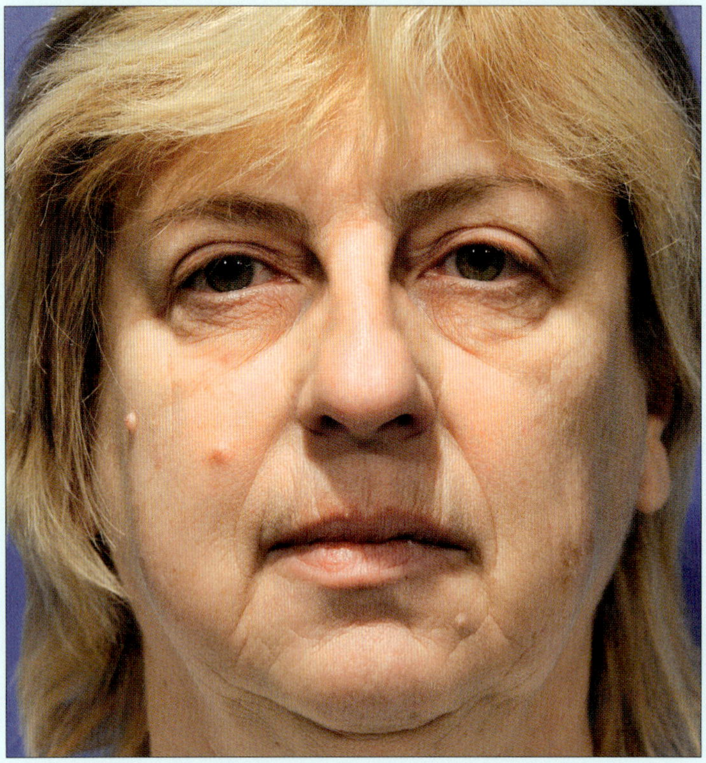

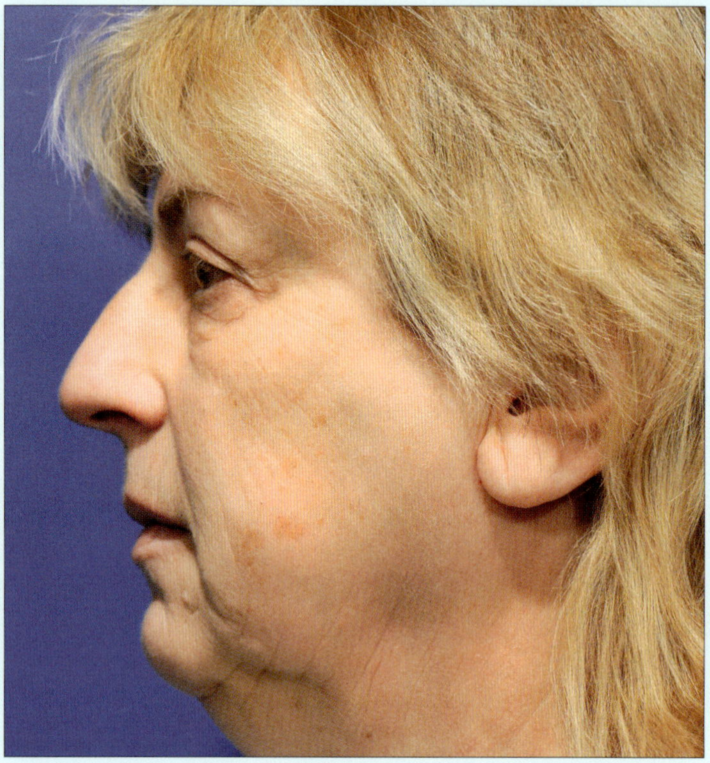

58-jährige Patientin. Ausgangsbefund: ausgeprägte Elastose der gesamten Gesichtshaut mit Betonung auf Unterlidern, Perioralregion und Wangen. Lipomatose des Halses und mehrere exophytische Fibrome im Wangen- und Kinnbereich. Volumendefizit im Mittelgesicht und Unterlidbereich sowie ausgeprägte Nasolabial- und Marionettenfalten. Oberflächliche Elastose der Wangenhaut.

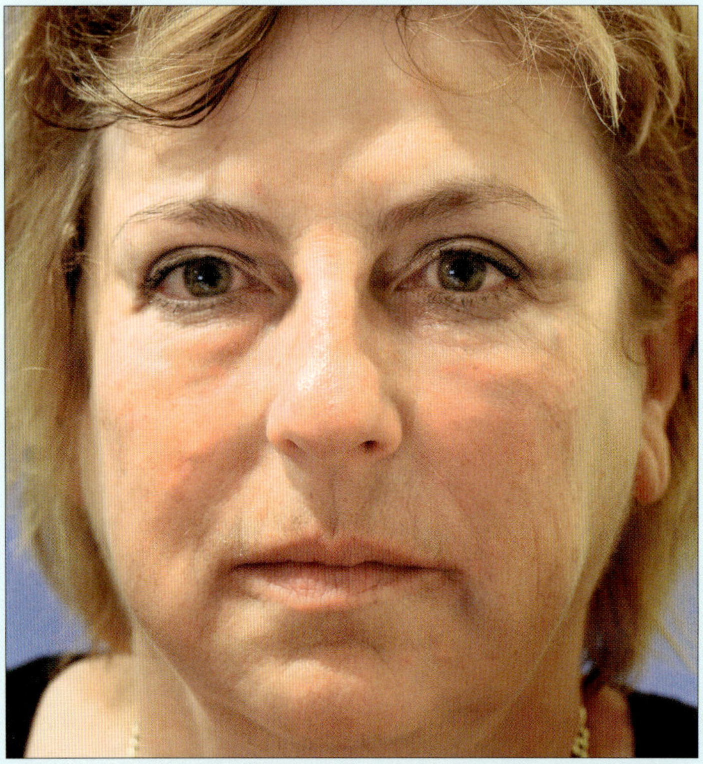

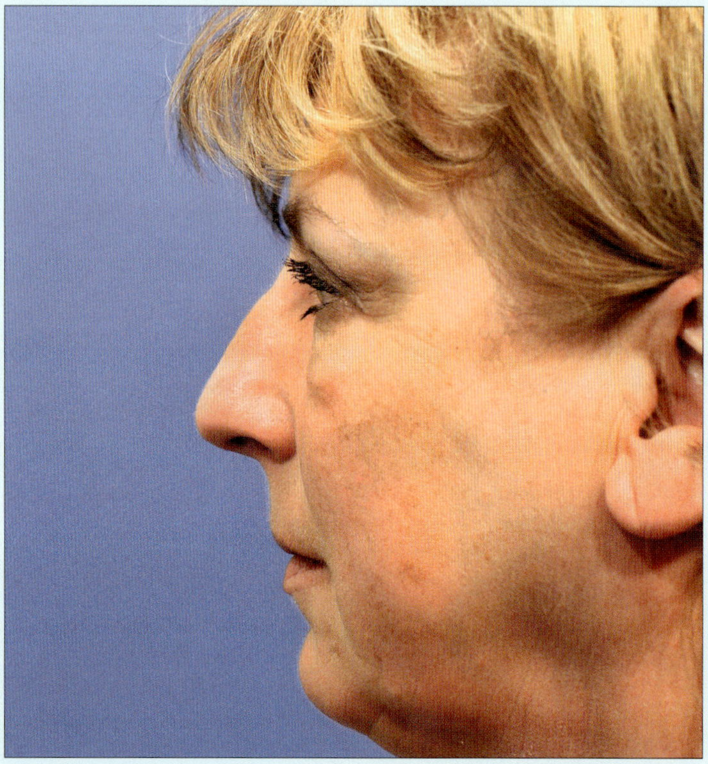

Zustand 5 Monate postoperativ: Volumenaugmentation des Mittelgesichts und der Unterlidregion mittels Criss-Cross-Technik und feiner Faltenaugmentation mit Hyaluronsäure. Adjuvante Halsliposuktion und Injektion von Botulinumtoxin A im Bereich der oberen Gesichtshälfte. Weiterhin chirurgische Exzision der papillomatösen Fibrome.

Fall 5 – Beginnender Volumenverlust im Mittelgesicht

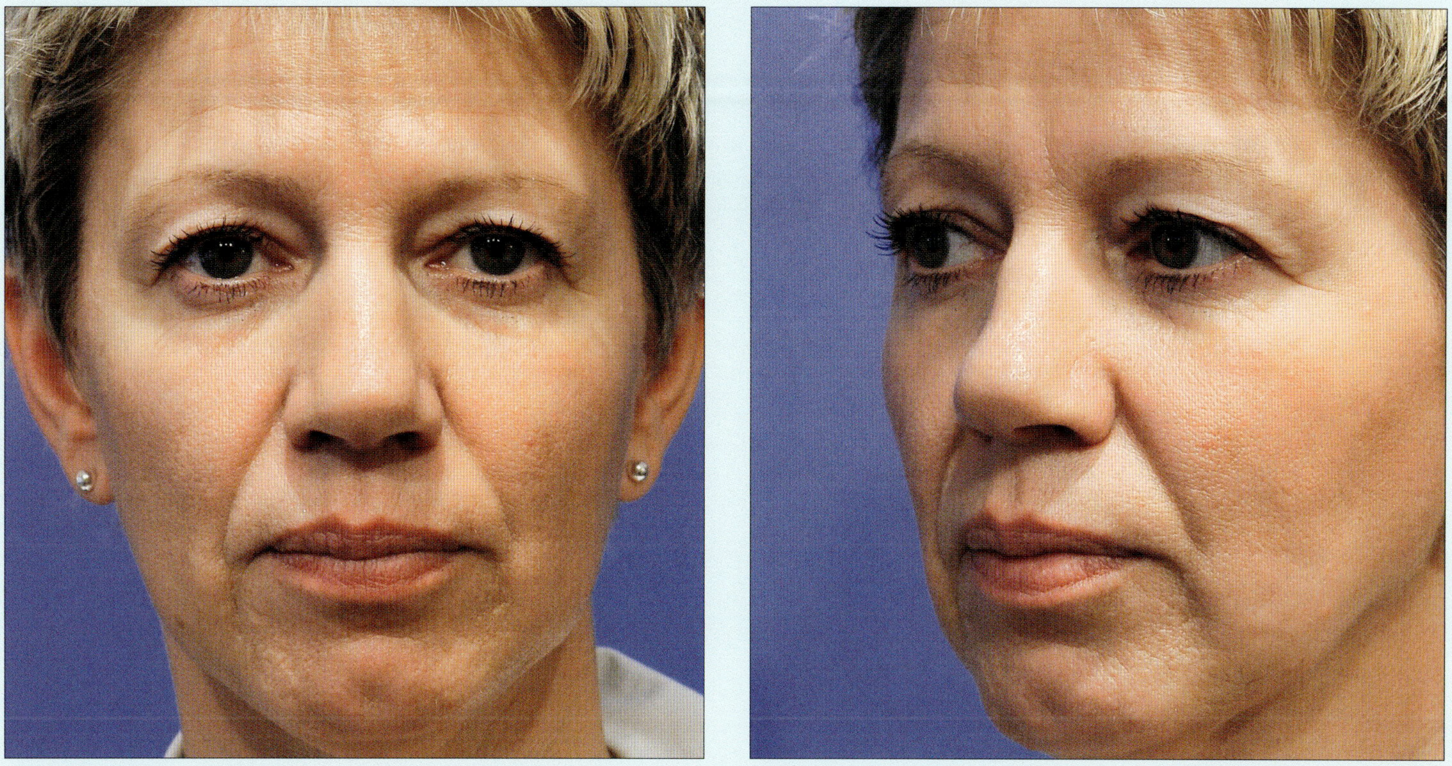

48-jährige Patientin. Ausgangsbefund: beginnender Volumenverlust des Mittelgesichts- und der Unterlidregion; entstehende Nasolabial- und Marionettenfalten.

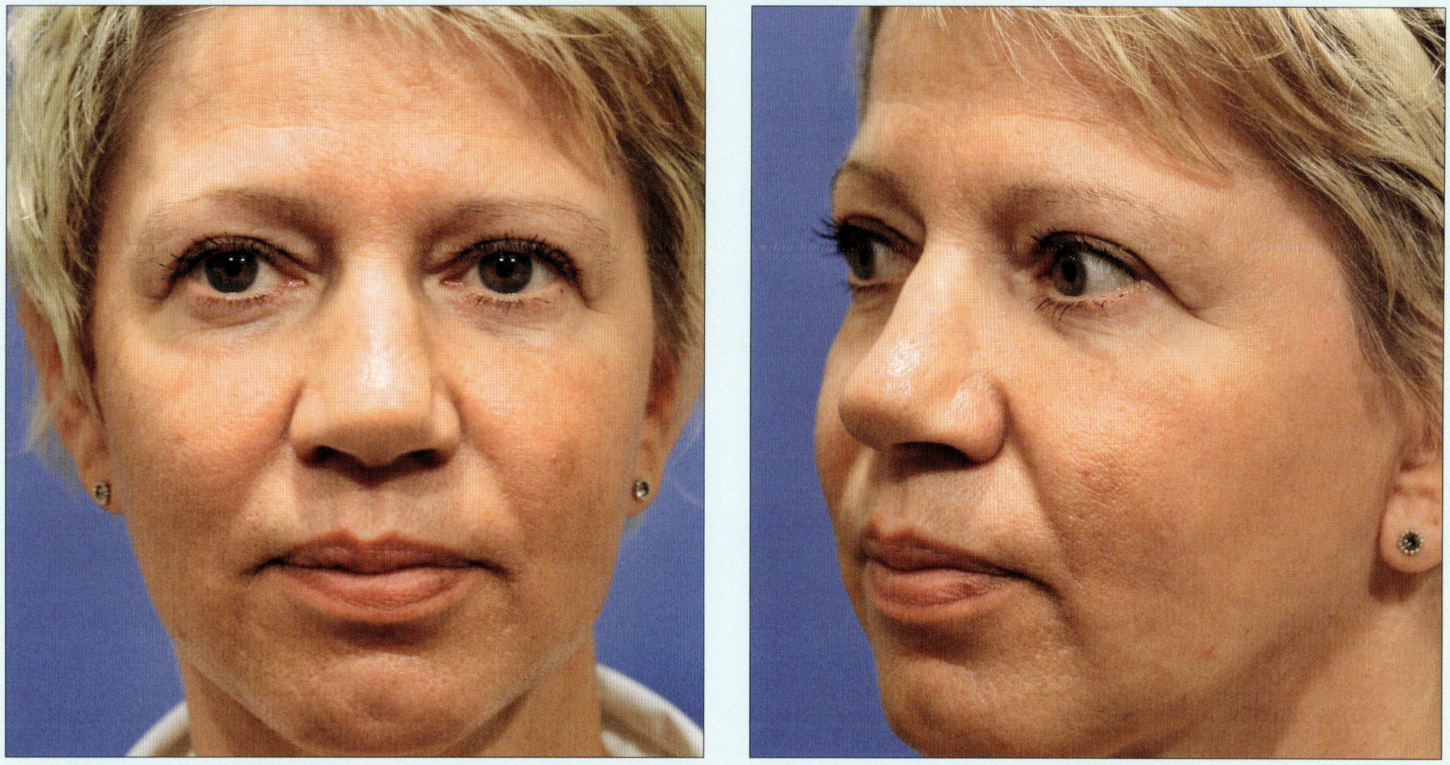

Befund nach 6 Monaten: Volumenaugmentation mittels Gesamtharmonisierung der Wangen mit Hyaluronsäure im Bereich der Wangen, der Unterlider sowie der Nasolabial- und Marionettenfalten. Adjuvante Behandlung mittels Thermage und Botulinumtoxin A in Stirn- und Kinnregion.

Fall 6 – Ausgeprägter Volumenverlust des Mittelgesichts

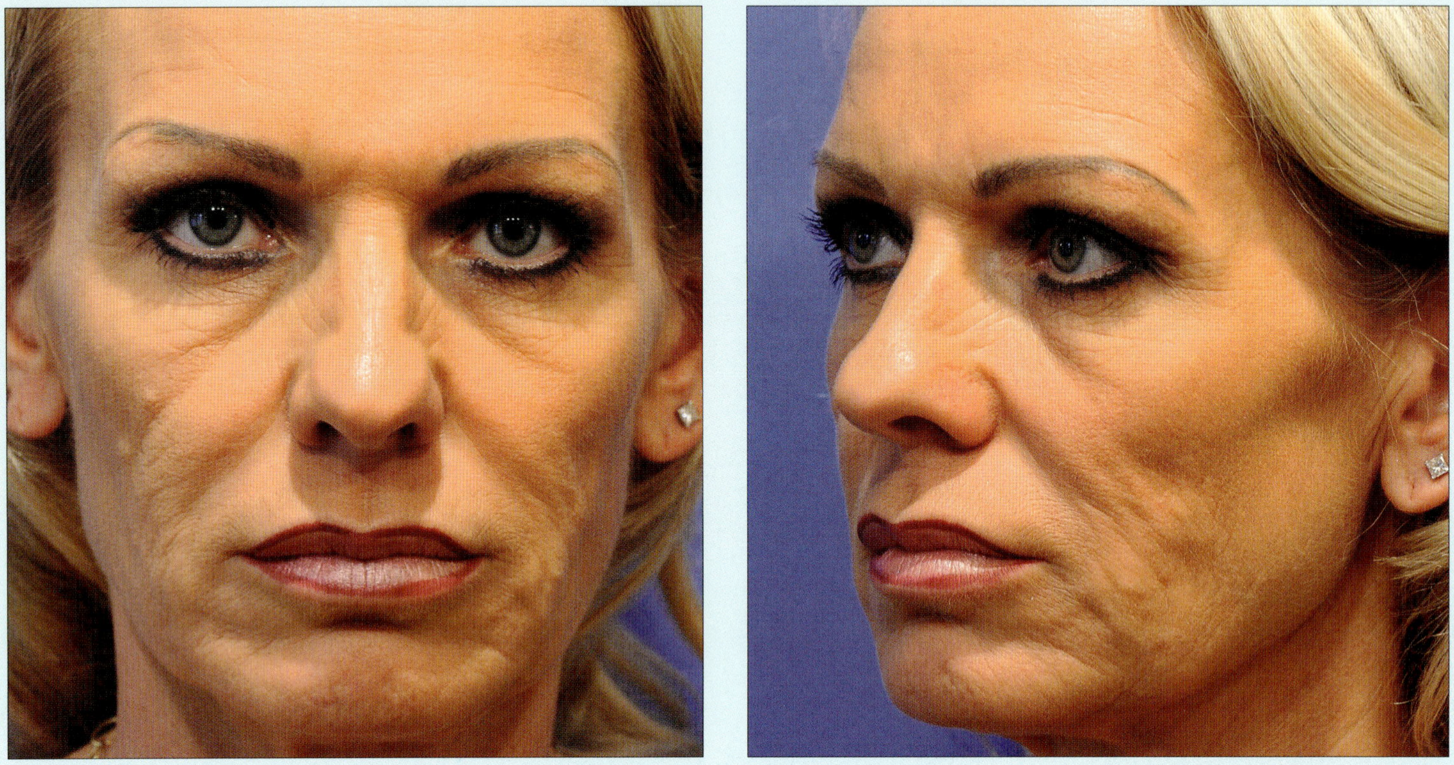

46-jährige Patientin. Ausgangsbefund: ausgeprägter Volumenverlust des Mittelgesichts bei oberflächlich ausgeprägter Elastose der Wangenregion.

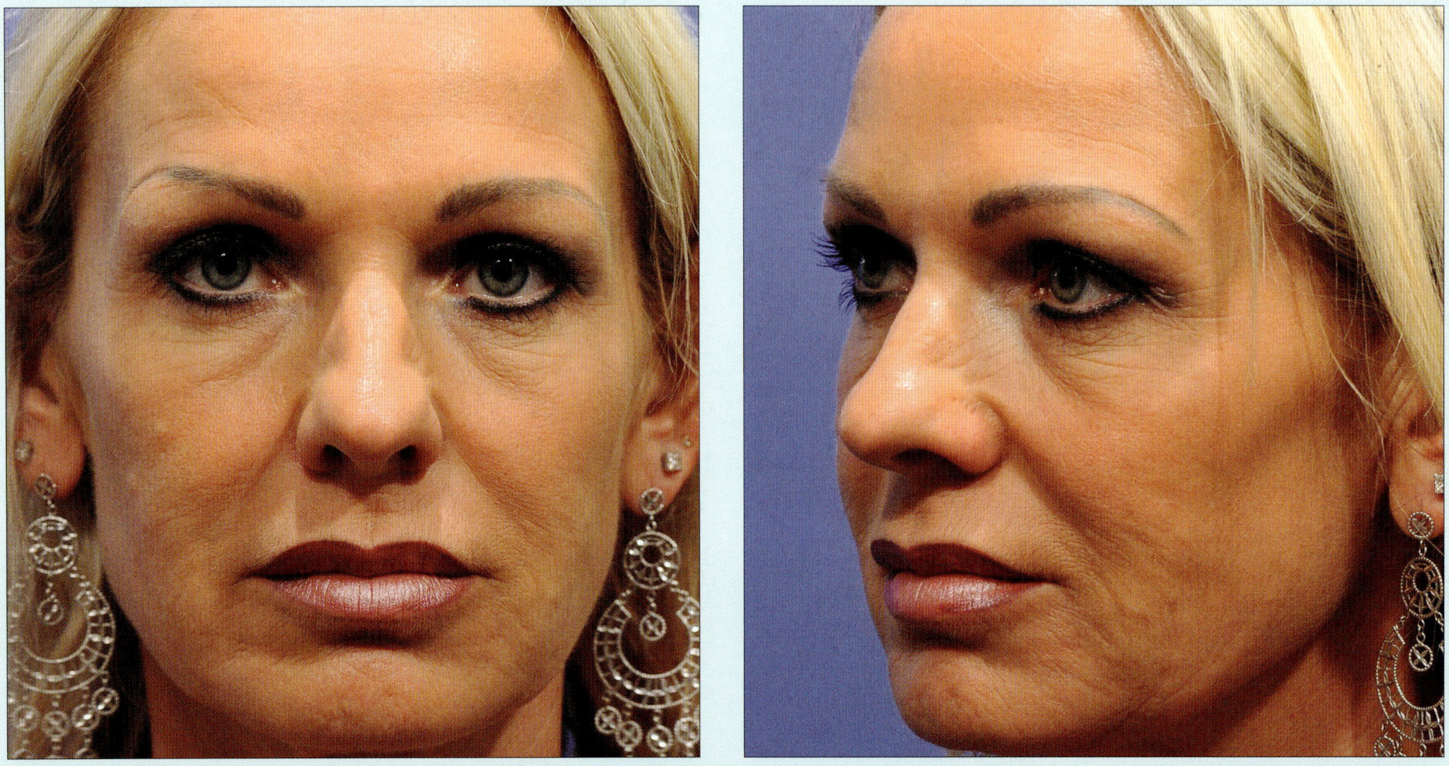

Zustand 4 Monate nach der Behandlung: Gesamtharmonisierung der Wangen mittels einmaliger Augmentation mit insgesamt 8 ml stabilisierter Hyaluronsäure. Keine weitere oberflächliche Therapie. Anmerkung: mehrere Botulinumtoxin-A-Behandlungen vor der Augmentation.

Fall 7 – Elastose mit Volumenverlust

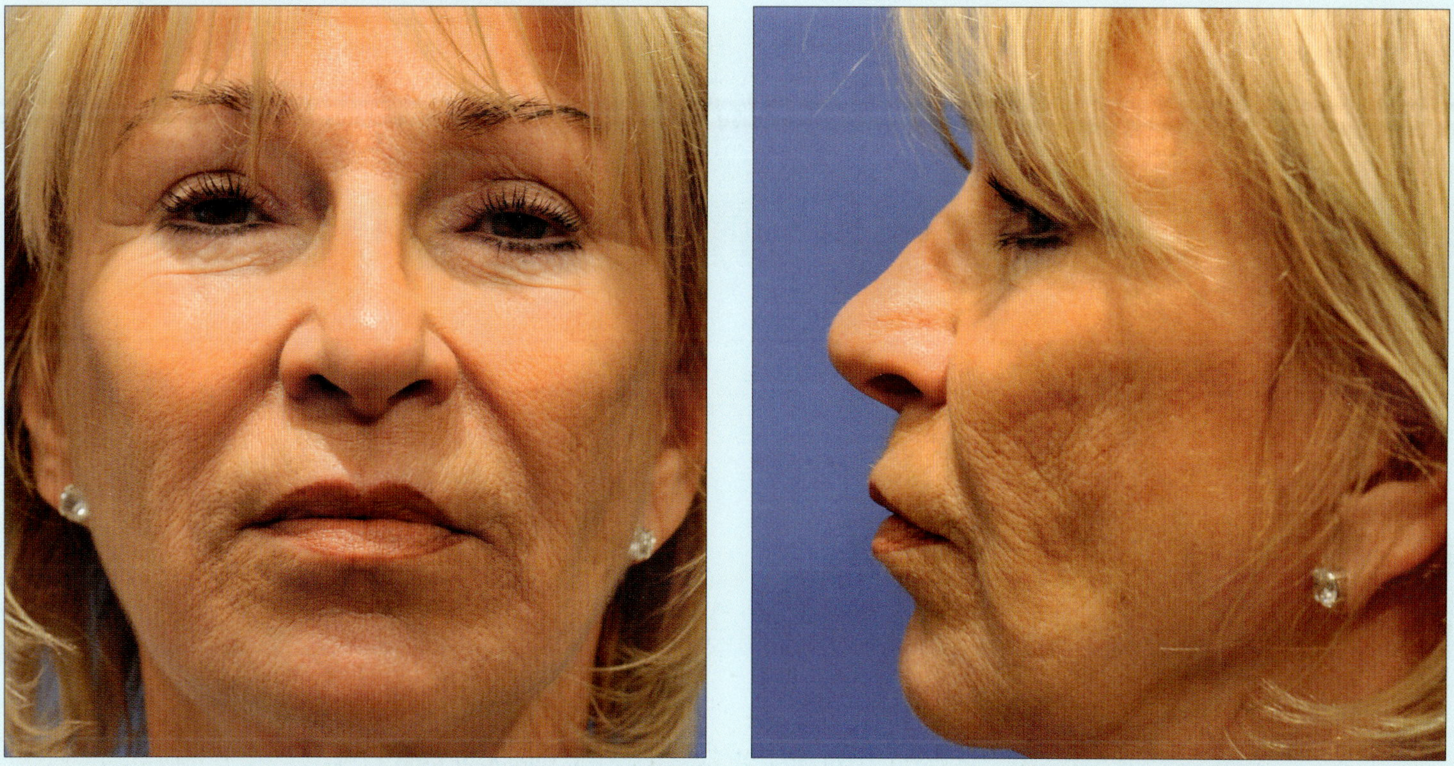

62-jährige Patientin. Ausgangsbefund: Alterselastose mit Volumenverlust und ausgeprägter Nasolabialfalte.

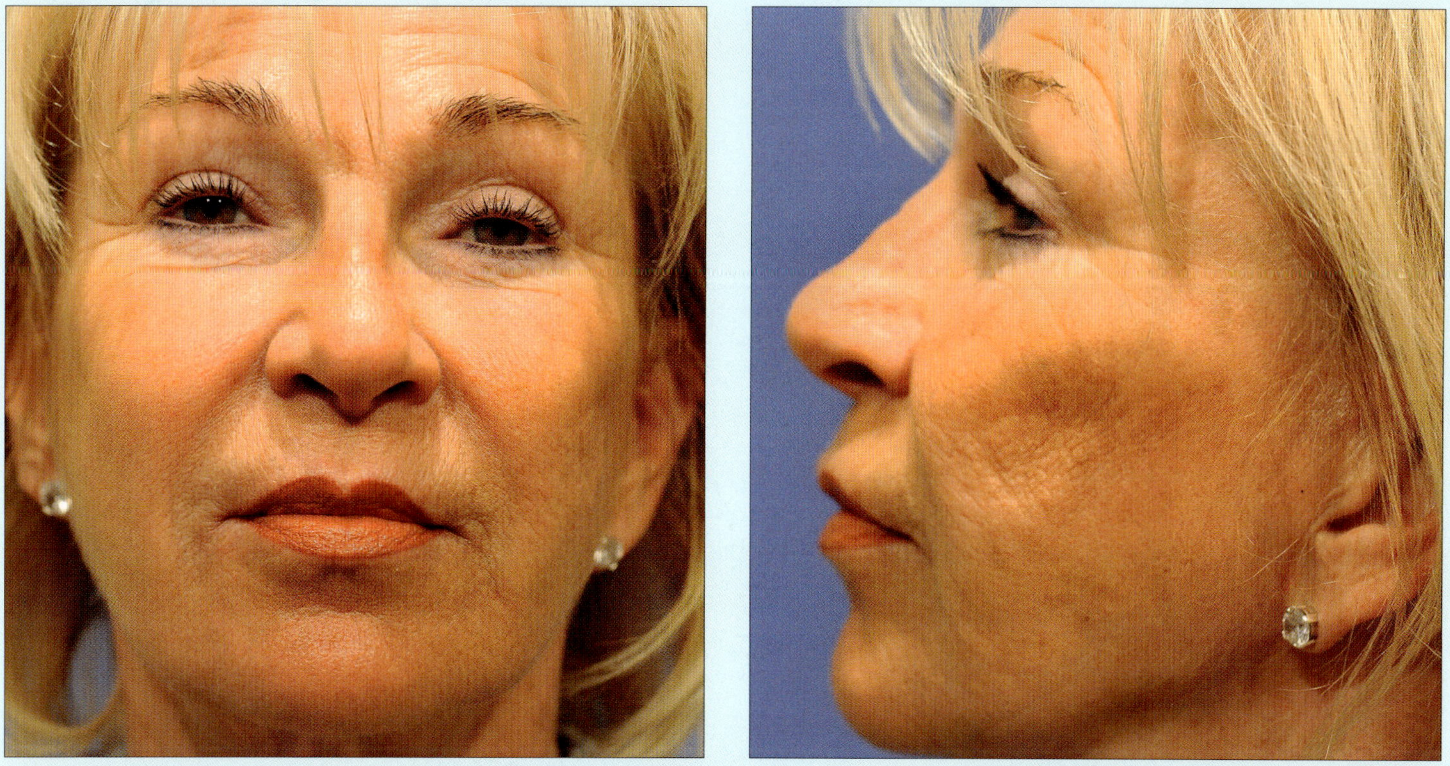

Zustand 2 Monate nach Augmentation der Wangen mittels Tower-Technik. Unterlidregion, Nasolabialfalte sowie Perioralregion wurden mit insgesamt 9 ml stabilisierter Hyaluronsäure behandelt. Keine zusätzliche oberflächliche Faltenaugmentation oder Botulinumtoxin-A-Therapie.

Fall 8 – Ausgeprägte Nasolabial- und Marionettenfalten

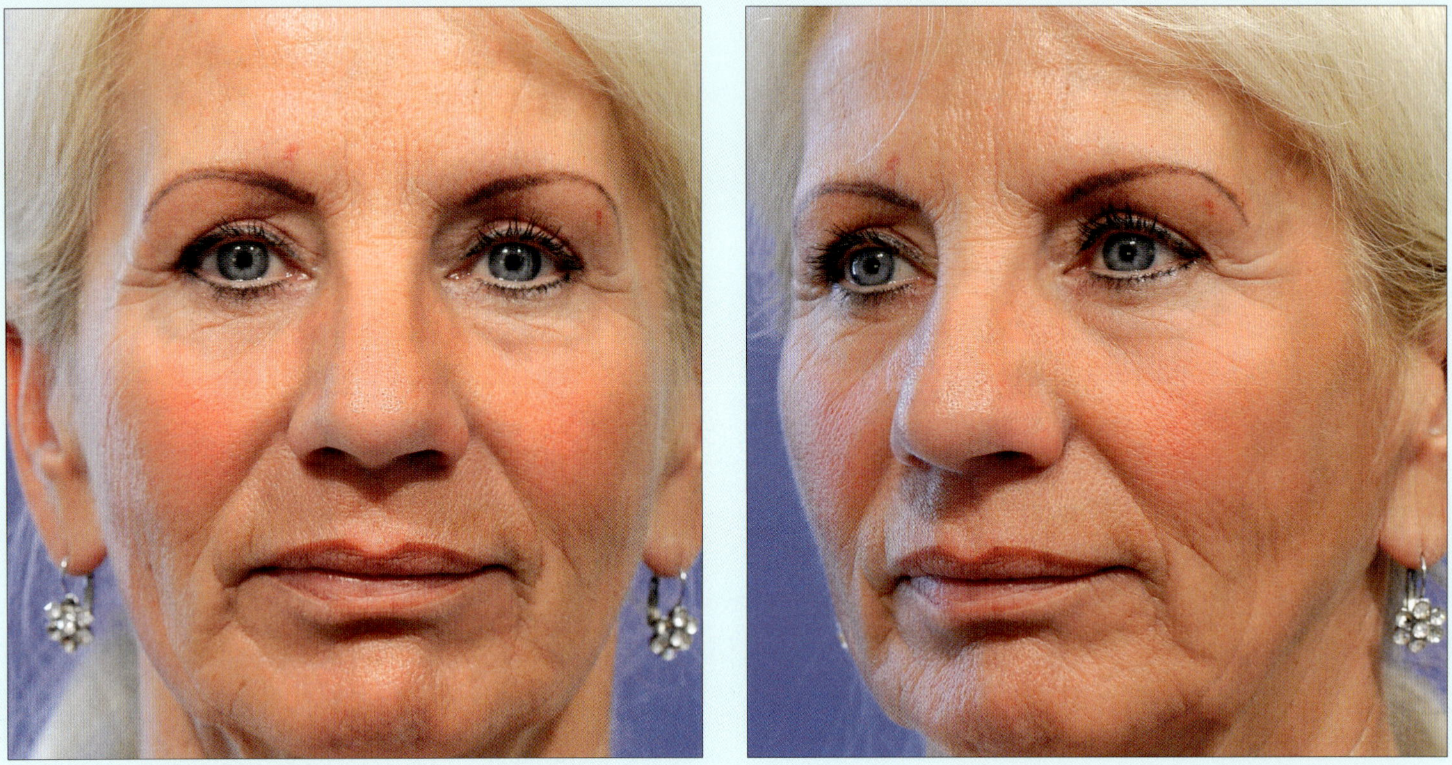

60-jährige Patientin. Ausgangsbefund: ausgeprägte Nasolabial-, Marionettenfalten und beginnendes Volumendefizit im Mittelgesicht bei mäßig oberflächlicher Elastose.

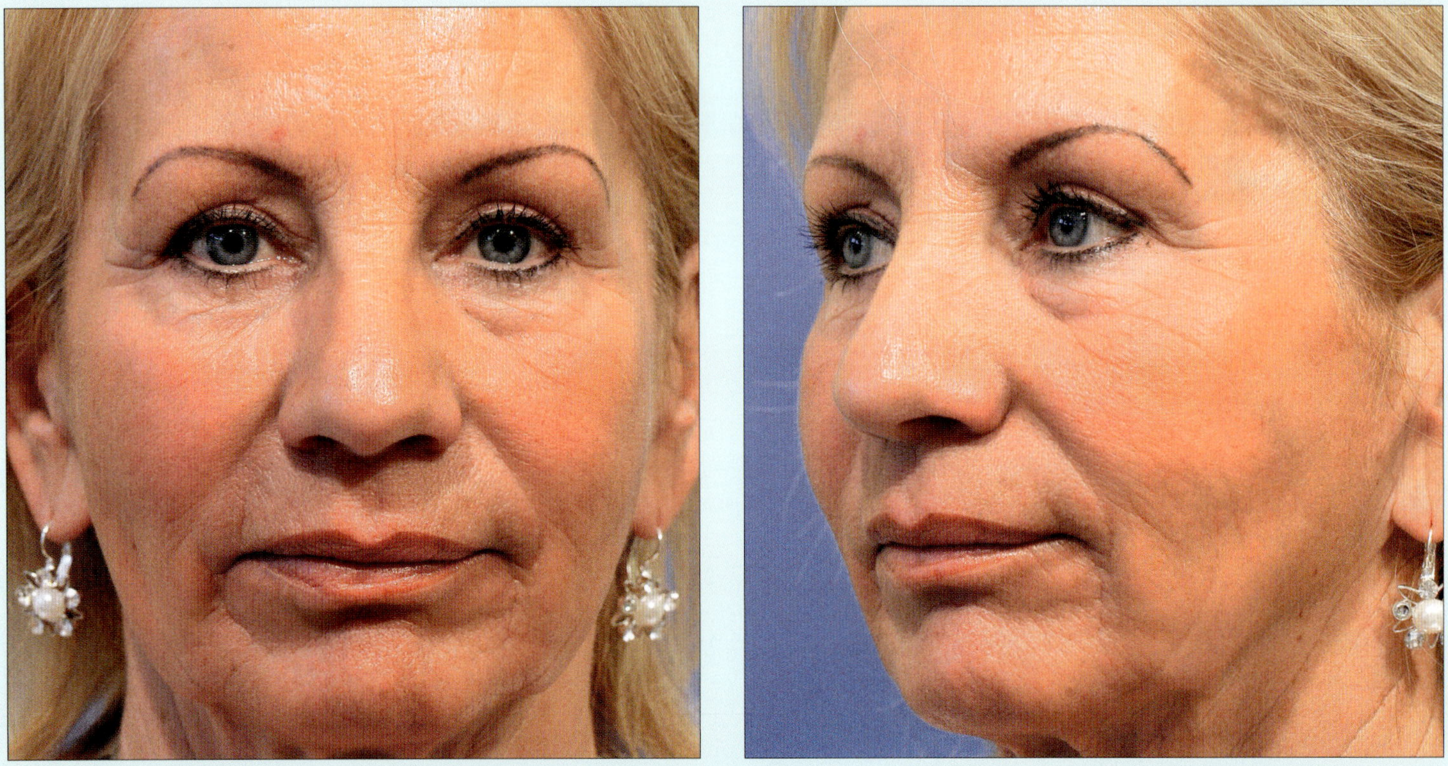

Zustand 6 Monate nach Volumenaugmentation im Bereich der Nasolabial-, Marionettenfalten und der Wangenregion mittels Tower-Technik sowie nach oberflächlicher Faltenaugmentation mittels Dehnungstechnik bei linearer Injektion perioral und im Wangenareal.

Fall 9 – Periorale Falten

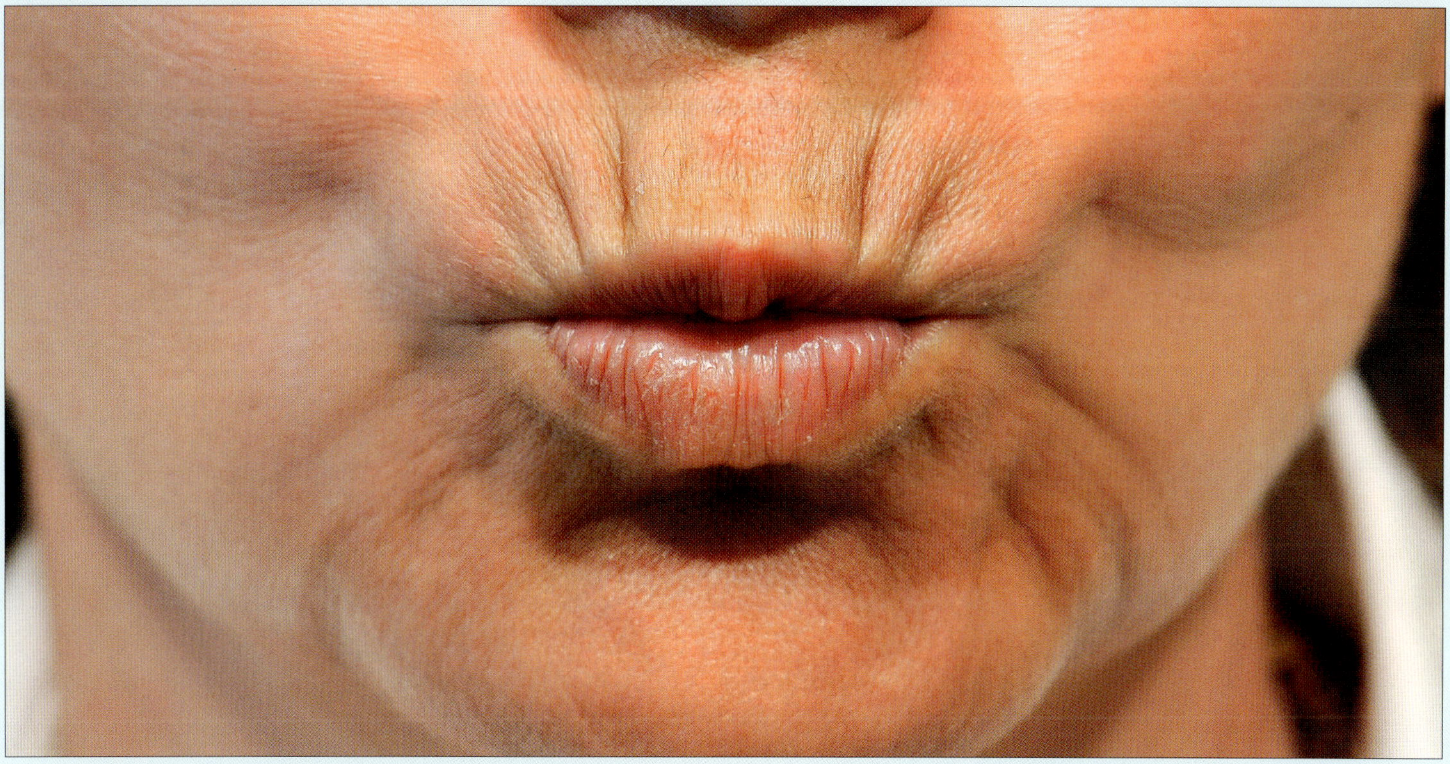

57-jährige Patientin. Ausgangsbefund: ausgeprägte periorale Falten.

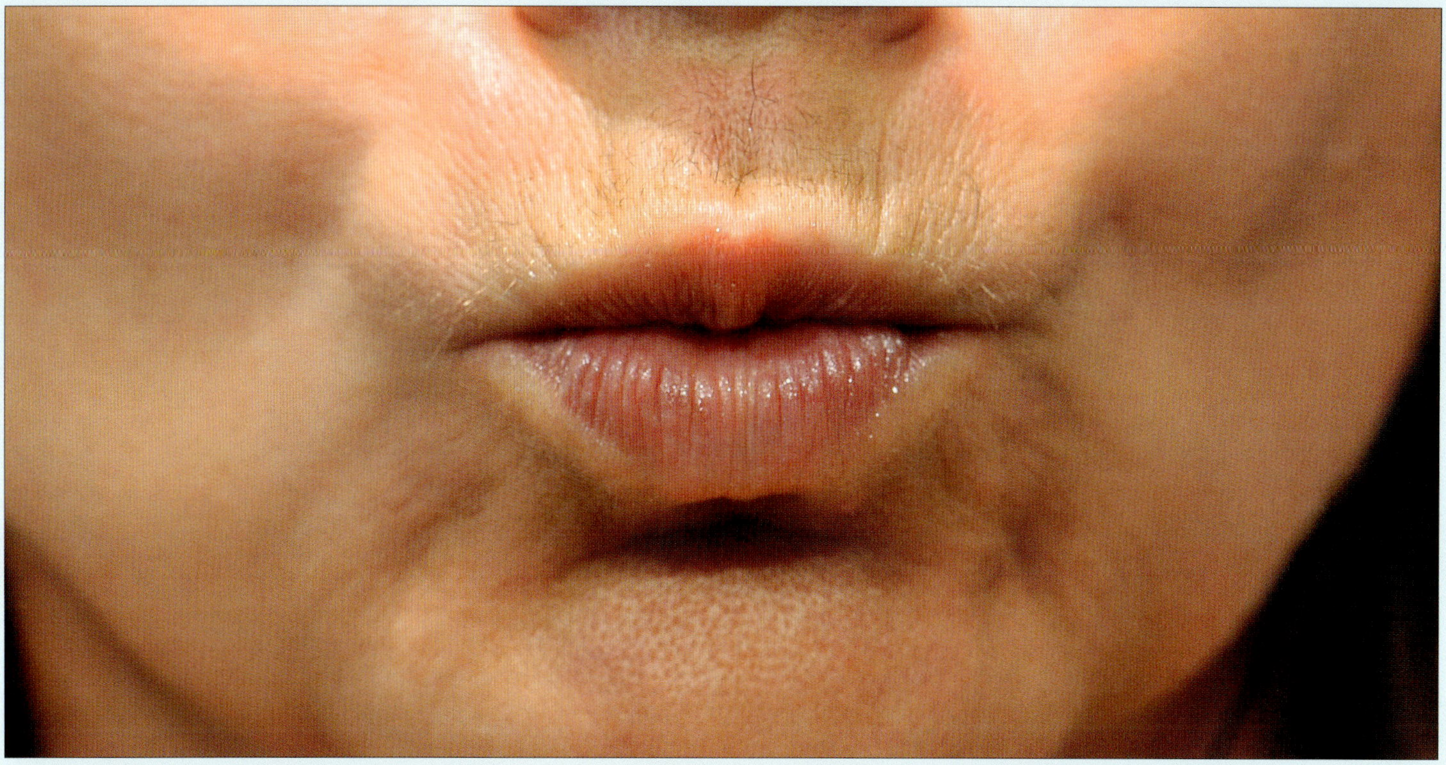

Zustand 8 Wochen nach Augmentation mit 0,6 ml stabilisierter Hyaluronsäure; deutliche Glättung des Hautreliefs. Behandlung mittels forcierter Dehnungstechnik und linearer Injektion. Befund ohne zusätzliche Anwendung von Botulinumtoxin A.

Fall 10 – Periorale Falten

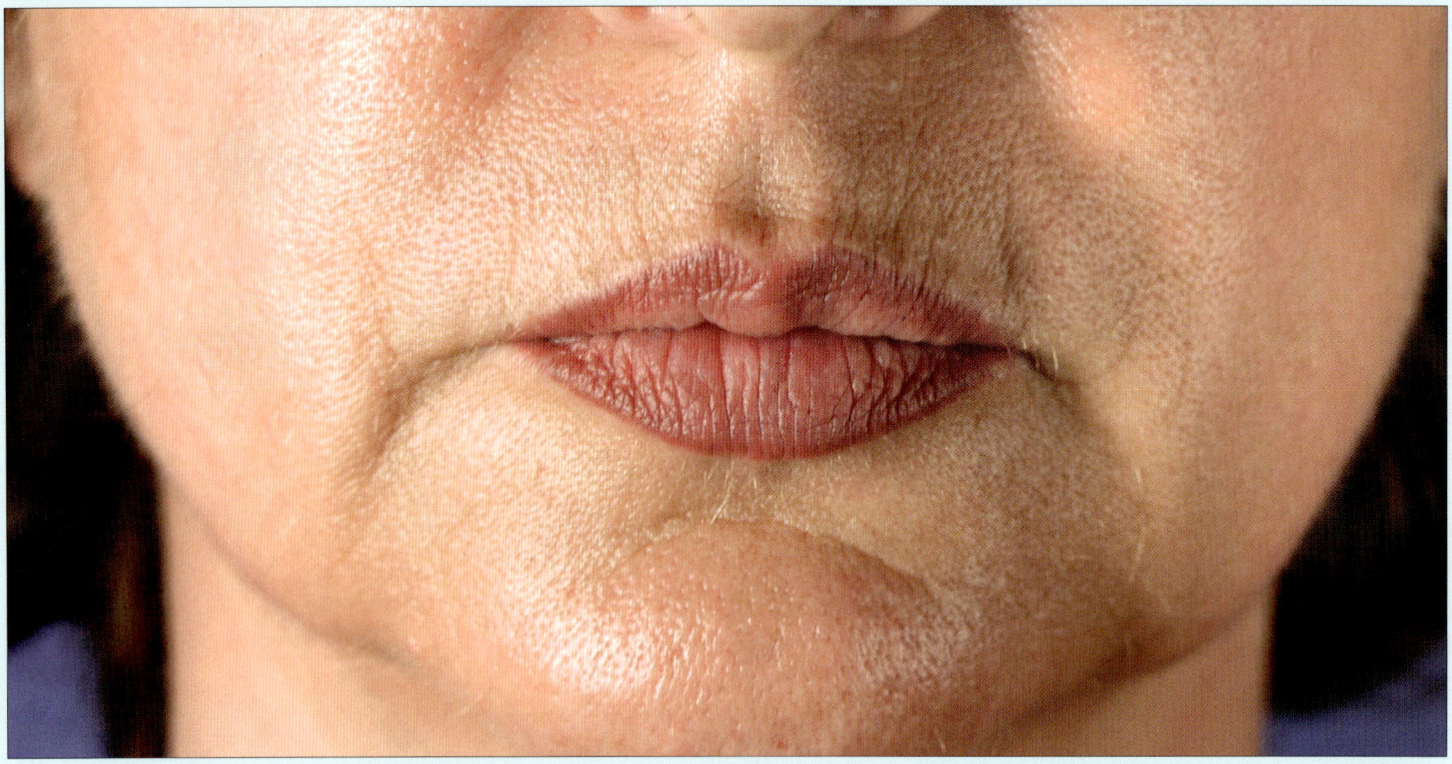

8

54-jährige Patientin. Ausgangsbefund: periorale Falten, Marionettenfalten und beginnendes Defizit des Lippenvolumens.

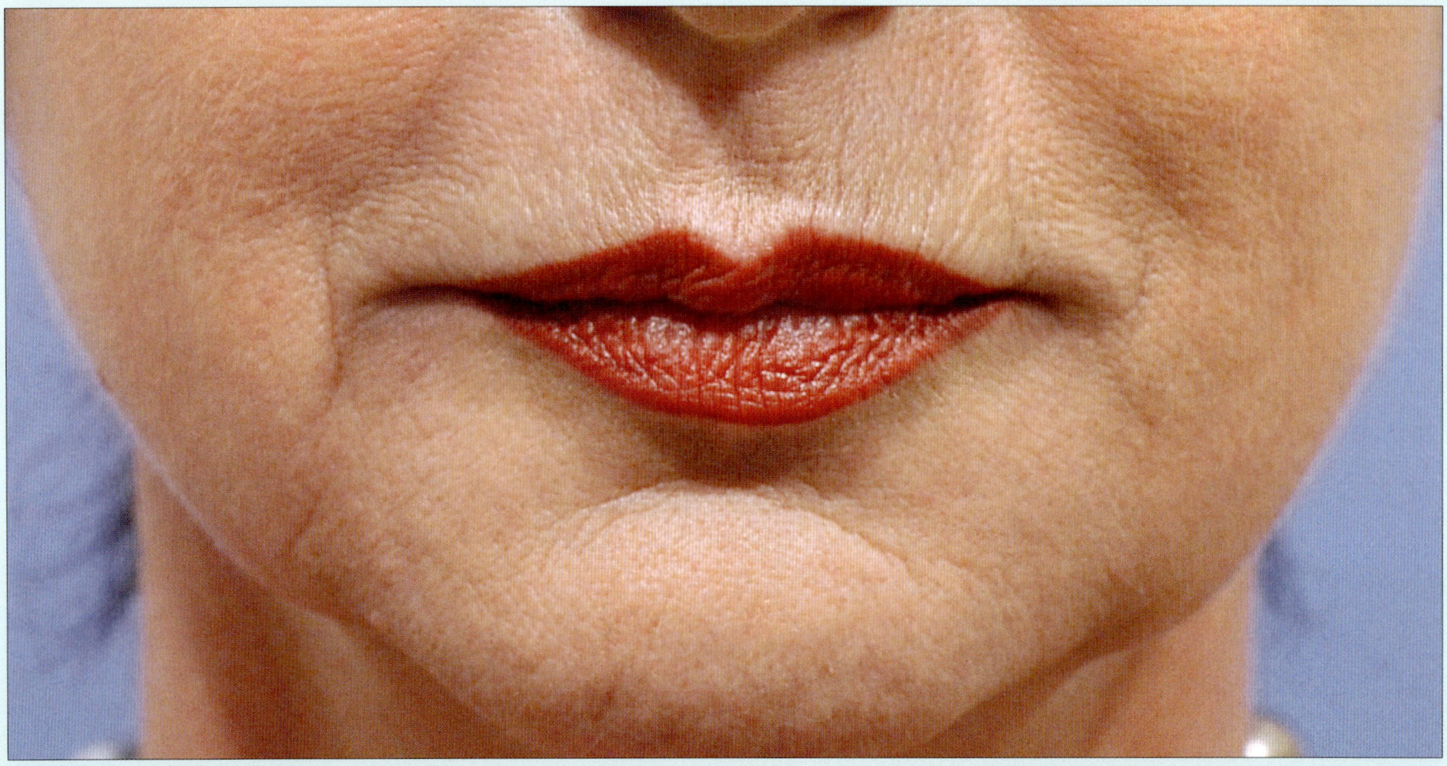

Zustand 8 Jahre später nach insgesamt 4 Behandlungen mit Polymilchsäure im gesamten perioralen Bereich sowie Augmentation der radiären Falten mit Hyaluronsäure mittels Dehnungstechnik; Volumensubstitution mit Hyaluronsäure mit stumpfer Kanülentechnik supramukosal; Augmentation des Lippenrots mittels Hyaluronsäure mit stumpfer Kanülentechnik.

Fall 11 – Alterselastose des Handrückens

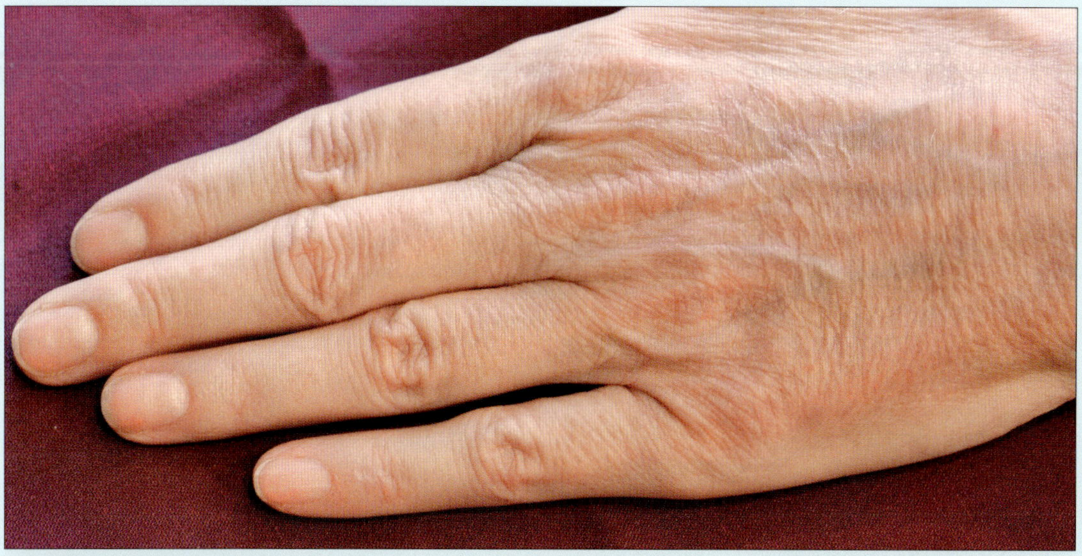

58-jährige Patientin. Ausgangsbefund: ausgeprägte Alterselastose des Handrückens.

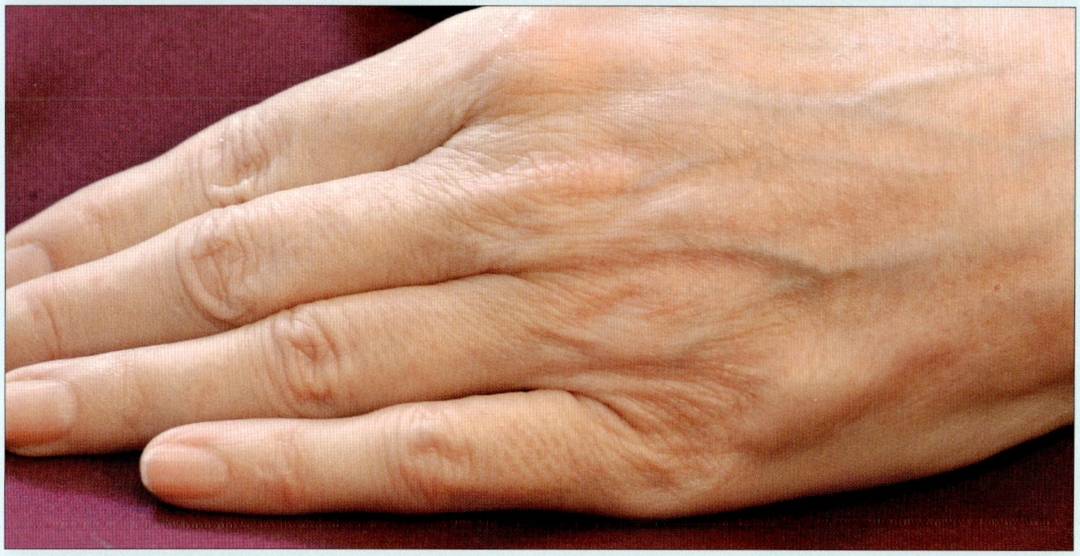

Zustand nach Injektion von 5 ml Hyaluronsäure mit stumpfer, fächerförmiger Kanülentechnik. Adjuvant erfolgte eine fraktionierte CO_2-Lasertherapie mit dem FRAXEL REPAIR® und einer Gesamtenergie von 0,3 kJ.

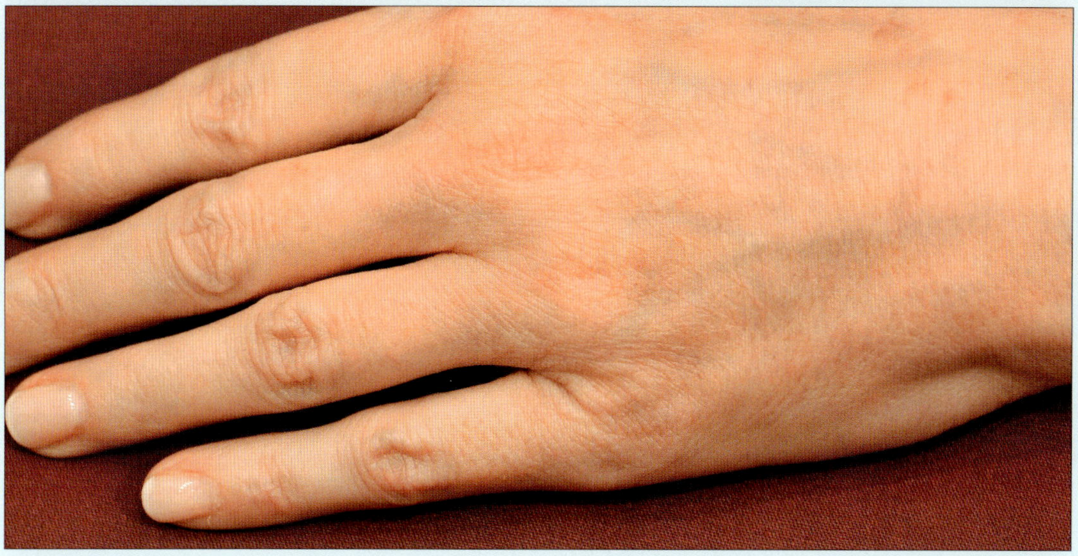

Zustand zwei Monate postoperativ.

Fall 12 – Beginnende Alterselastose

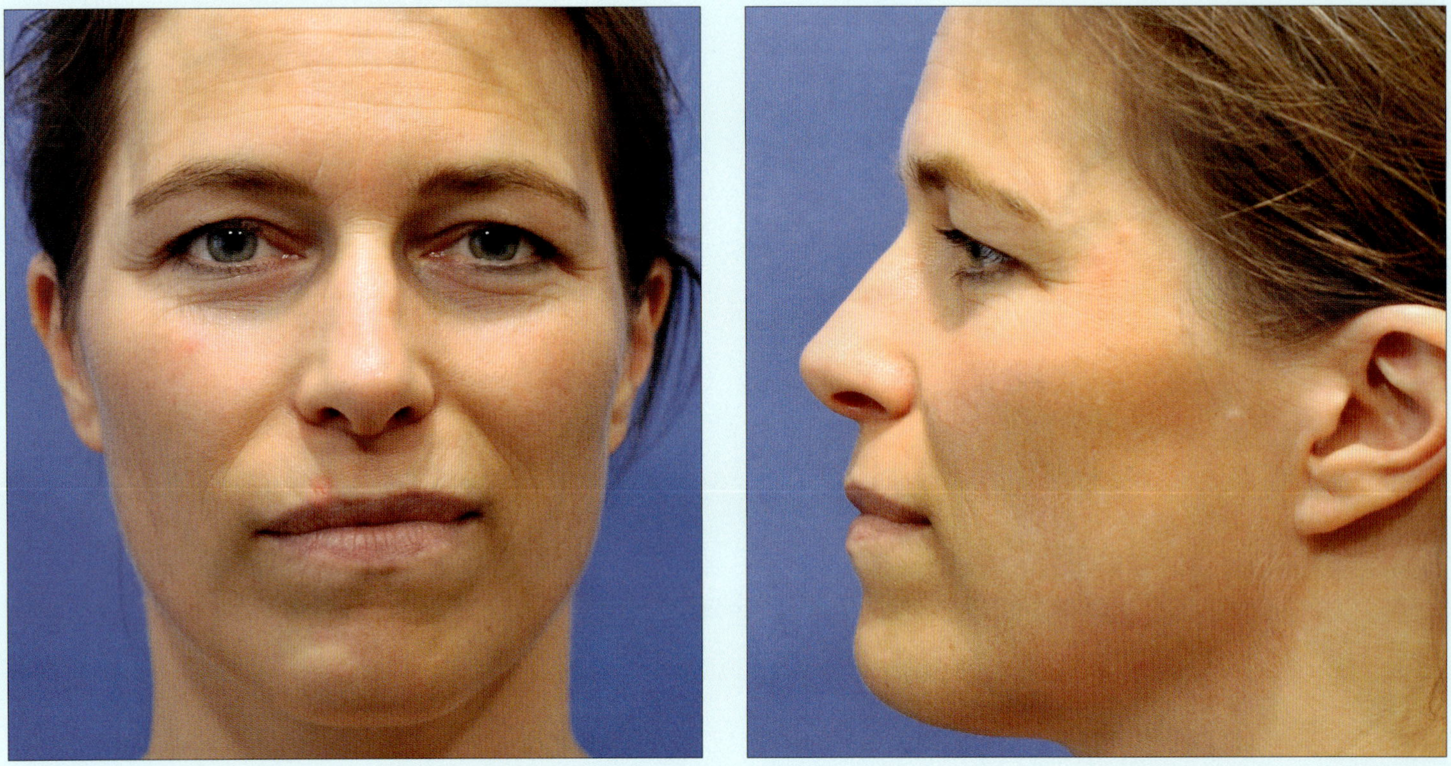

38-jährige Patientin mit beginnender Alterselastose und Volumenverlust im periorbitalen, perioralen und Wangenbereich.

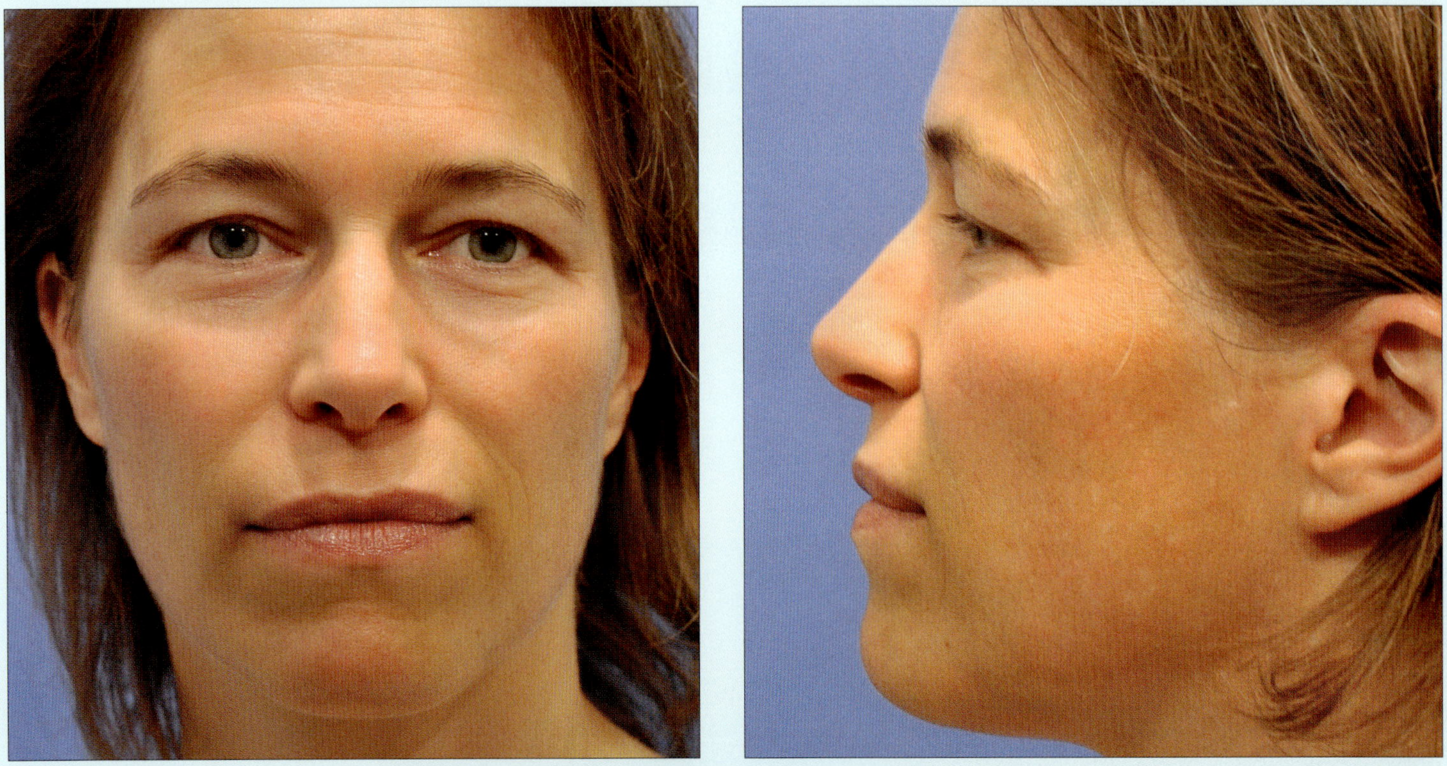

Zustand 4 Monate nach einmaliger Behandlung mit Hyaluronsäure mittels vertikaler Injektionstechnik im Bereich der Unterlidregion, der Wangen und der Perioralregion. Die Lippenrotharmonisierung erfolgte ausschließlich durch die indirekte Augmentation der weißen Ober- und Unterlippe (vgl. Kapitel 7, S. 197). Im Bereich des oberen Gesichtsdrittels erfolgte eine Behandlung mit Botulinumtoxin A.

Fall 13 – Harmonisierung der Lippenform, Volumensubstitution im Bereich der inneren Augenrinne

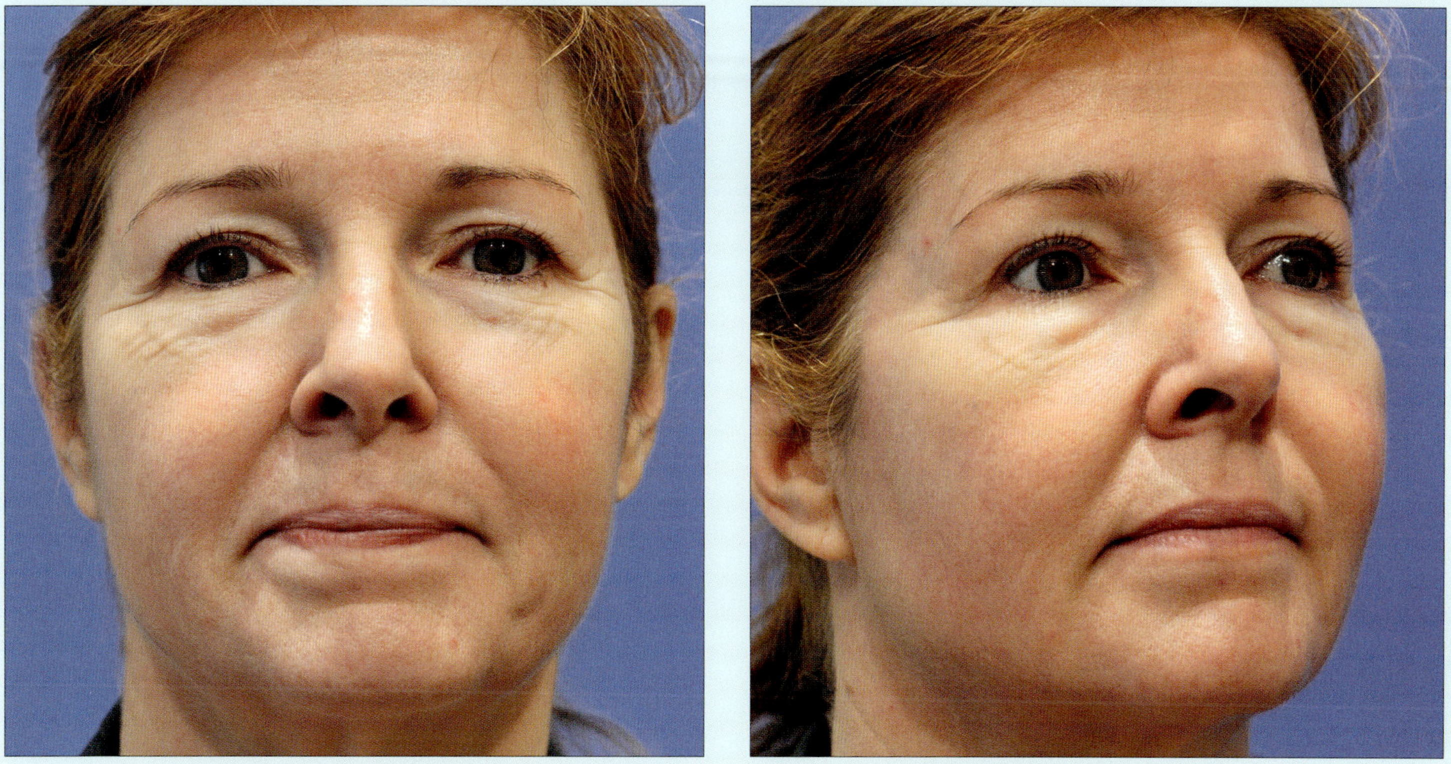

52-jährige Patientin mit beginnender Alterselastose und Volumenverlust im periorbitalen, perioralen und Wangenbereich. Auffällig ist eine in der dynamischen Bewegung verstärkte Asymmetrie des Lippenrots.

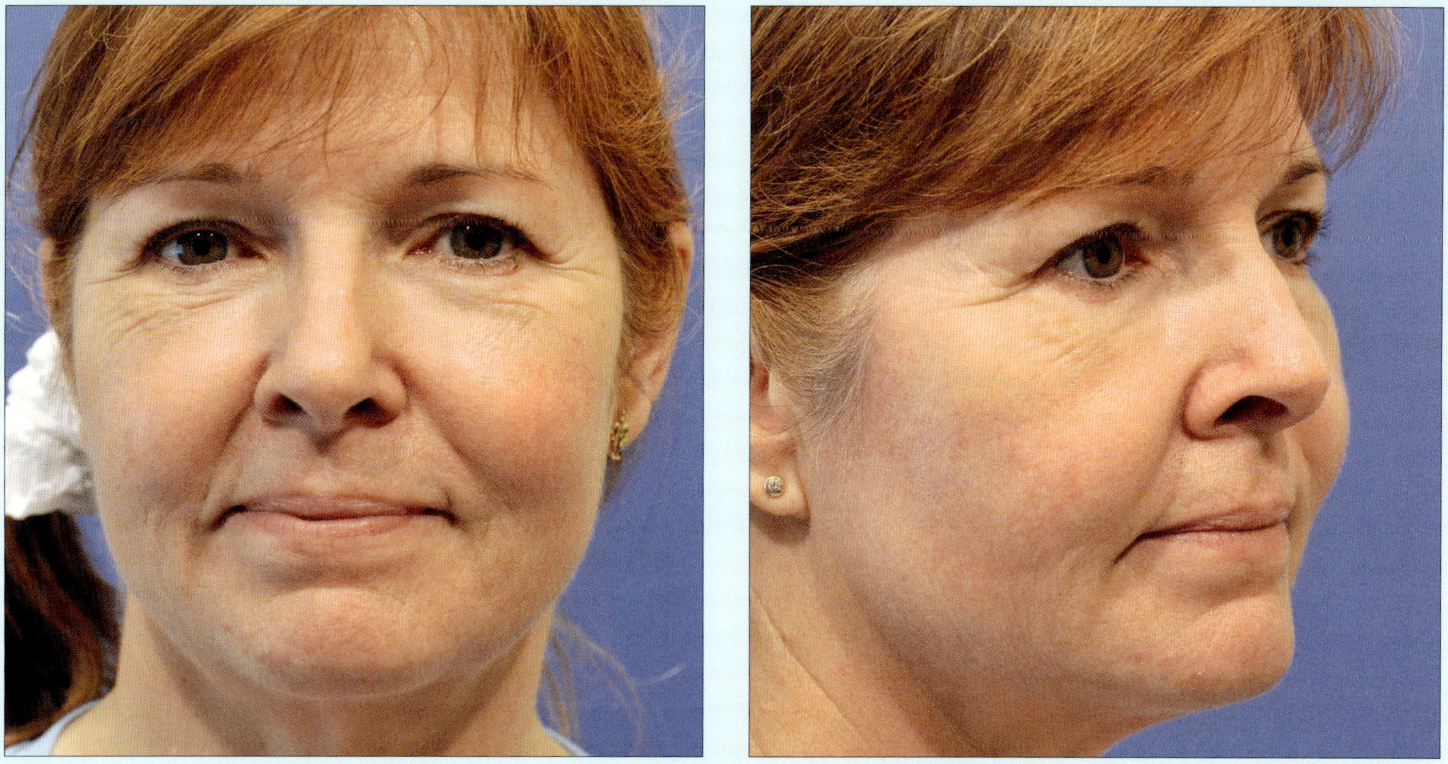

Zustand 6 Monate nach einmaliger Behandlung mit Hyaluronsäure mittels vertikaler Injektionstechnik. Benötigte Gesamtmenge an Hyaluronsäure: 3 ml.

Fall 14 – Ausgeprägte Alterselastose

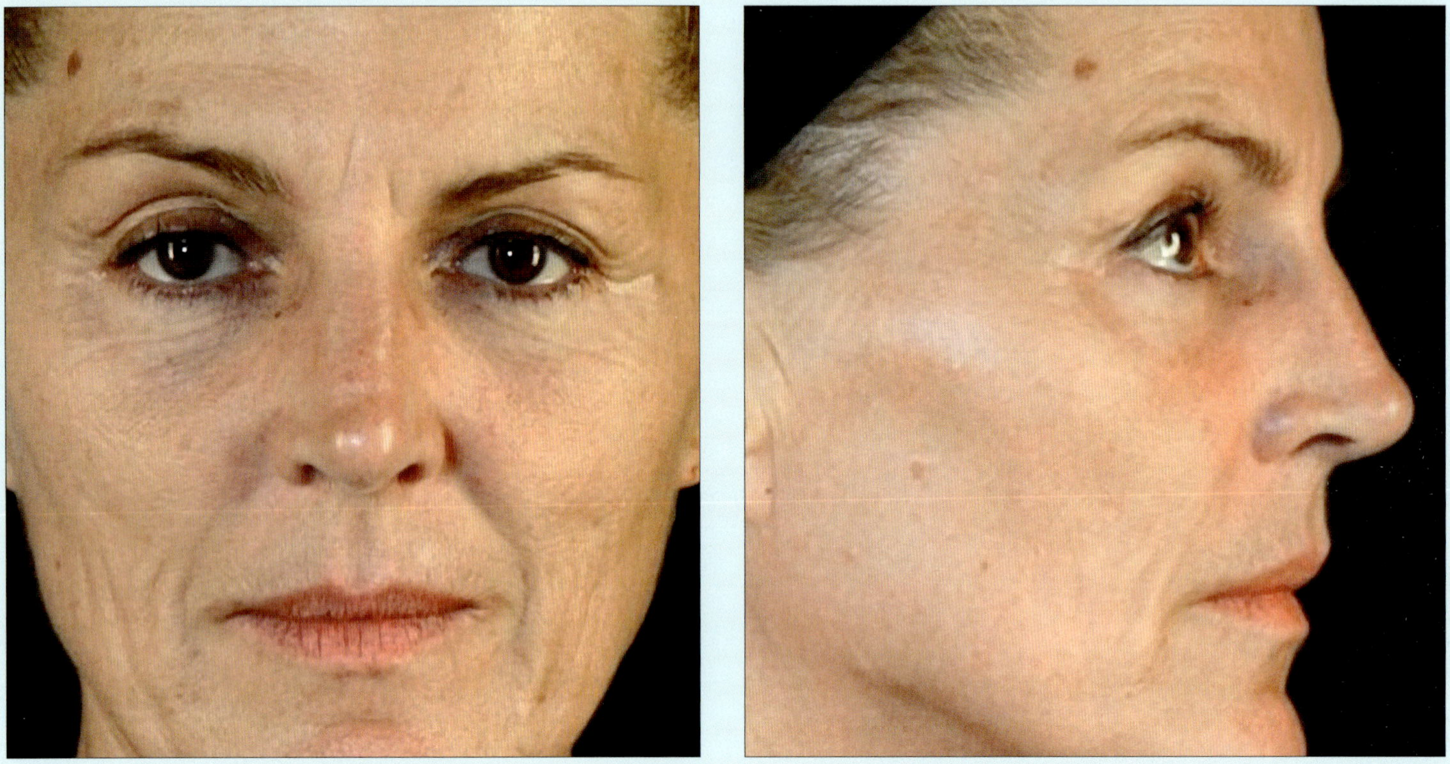

53-jährige Patientin mit globalem Volumenverlust und Alterselastose.

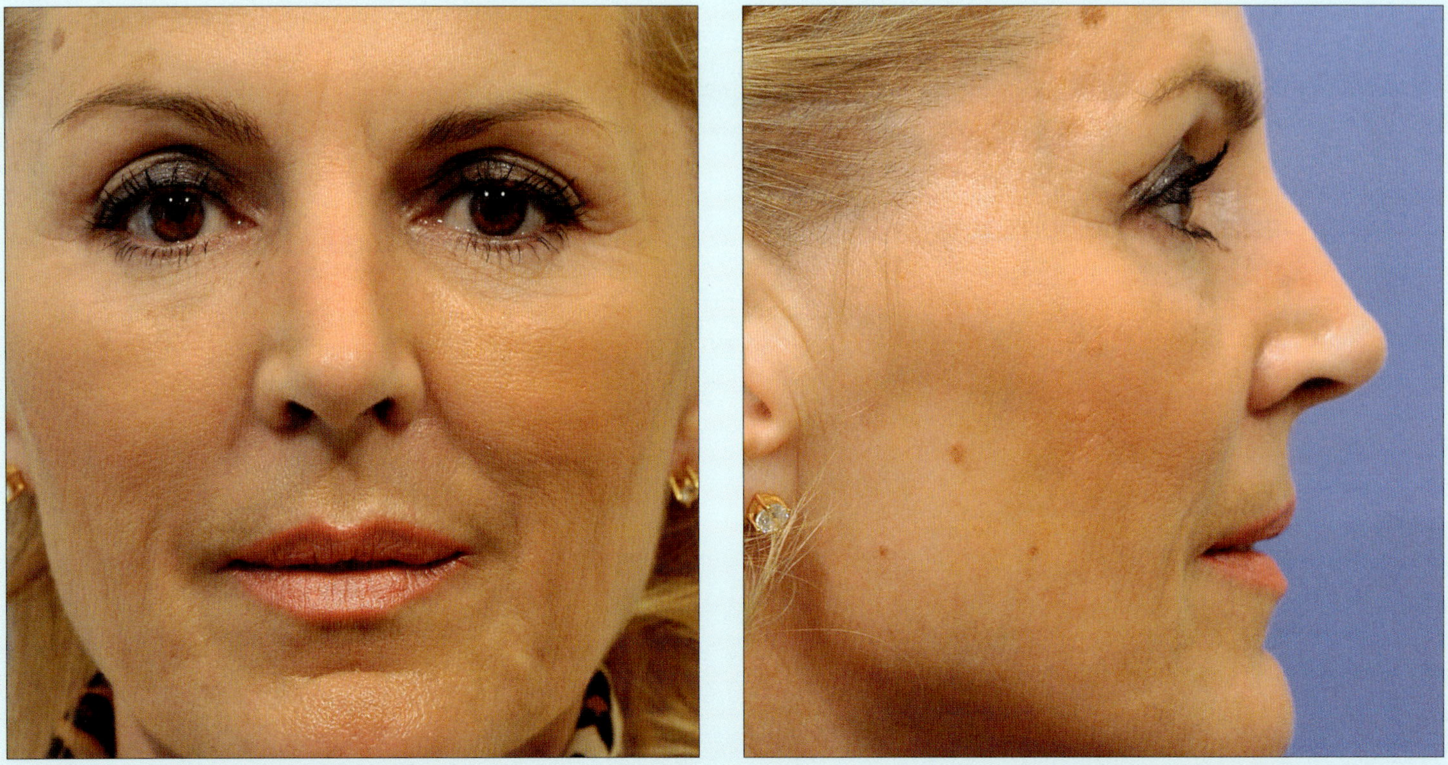

Zustand 3 Jahre später nach erfolgten 3 Behandlungen mit Hyaluronsäure mittels vertikaler Injektionstechnik im Bereich der Unterlidregion und der Perioralregion. Insgesamt wurden 8 ml eines Volumenfillers in vertikaler Augmentationstechnik angewendet. Ebenso insgesamt 4 Behandlungen der Stirn mit Botulinumtoxin A.

Fall 15 – Ausgeprägte Alterselastose mit ausgeprägtem Volumenverlust

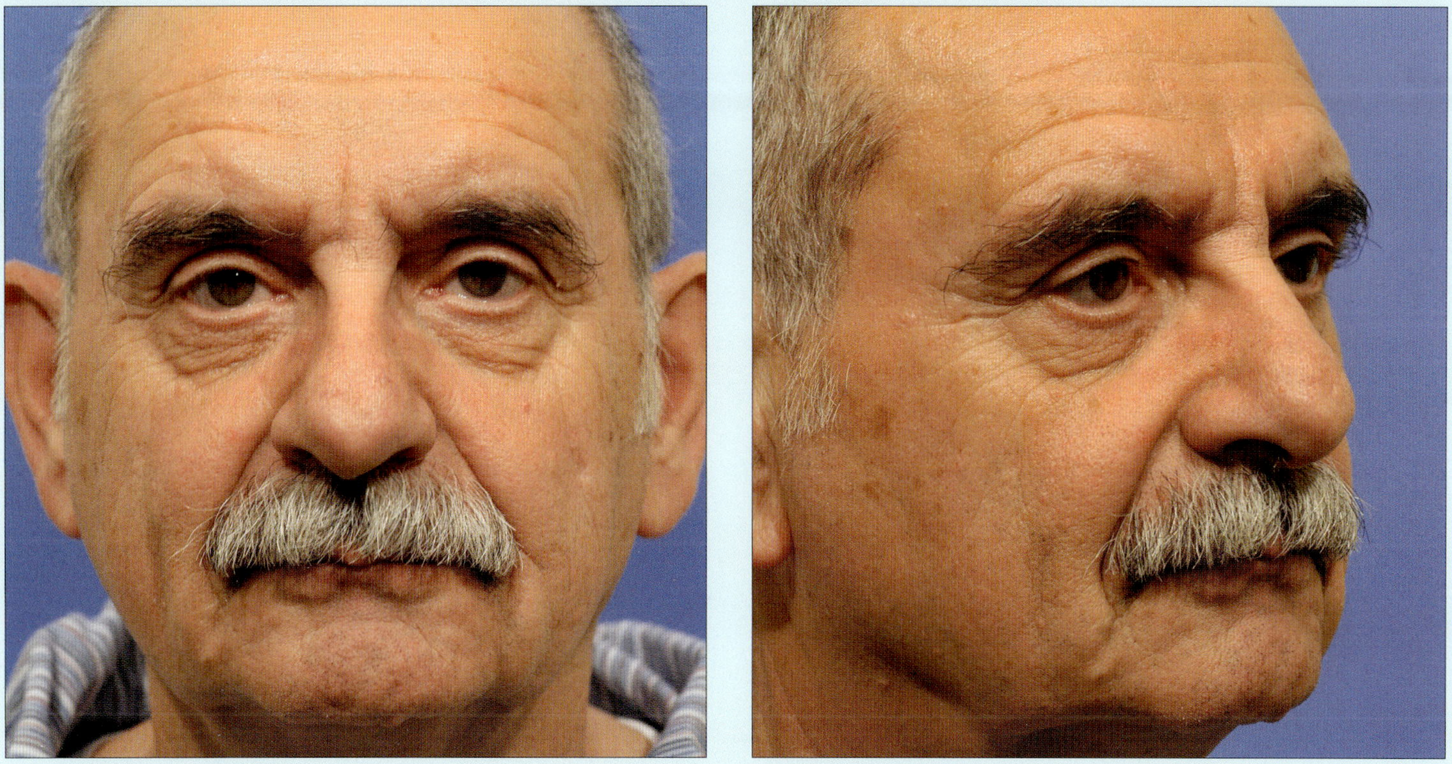

68-jähriger Patient mit ausgeprägter Alterselastose und Volumenverlust im periorbitalen, perioralen und Wangenbereich. Ebenso zeigen sich ausgeprägte Stirn- und Glabellafalten.

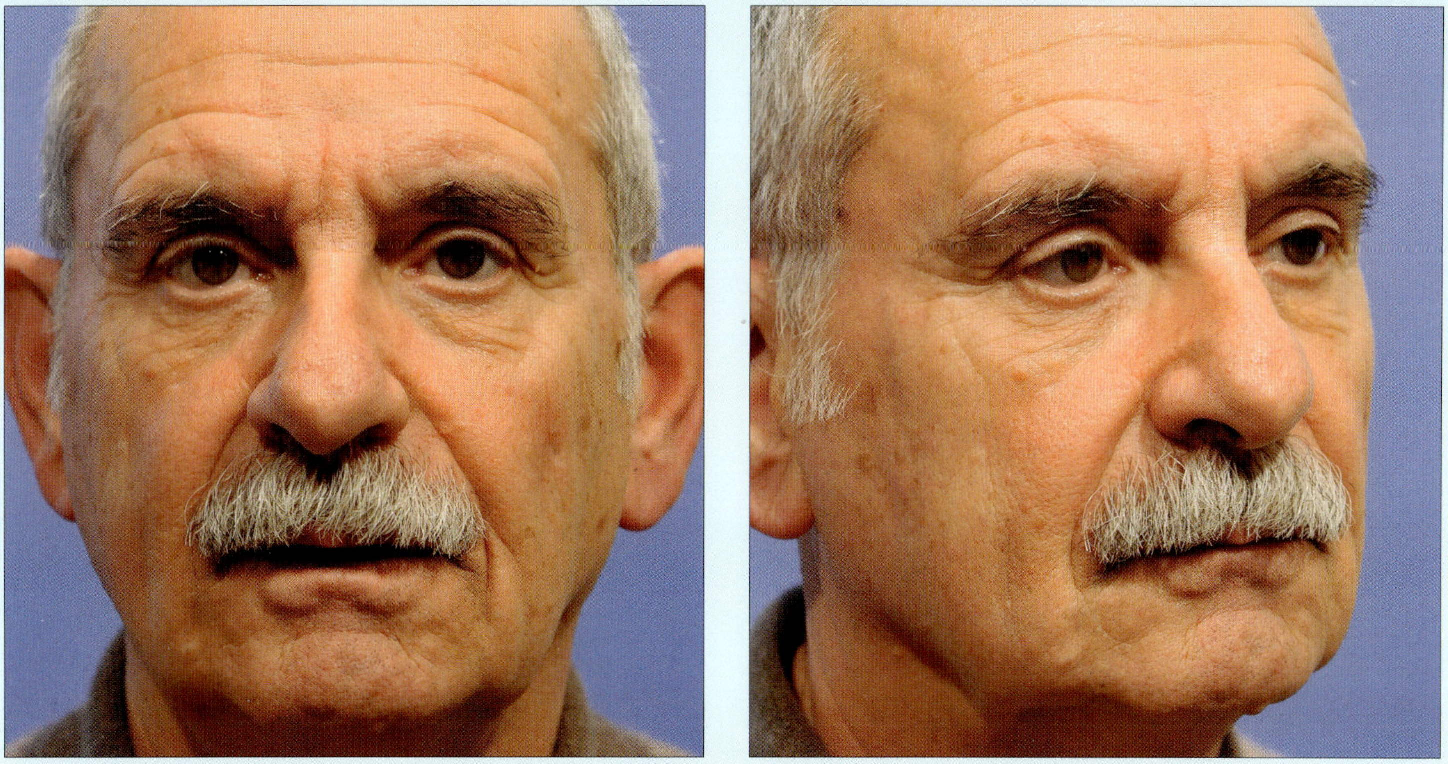

Zustand 2 Jahre nach Behandlungsbeginn. Erfolgt ist eine zweimalige Behandlung mit Hyaluronsäure mittels vertikaler Injektionstechnik. Benötigte Gesamtmenge an Hyaluronsäure: 6 ml. Außerdem ist eine Botulinumtoxin-A-Behandlung im Bereich des oberen Stirndrittels erfolgt.

Fall 16 – Beginnende Alterselastose und Volumenverlust

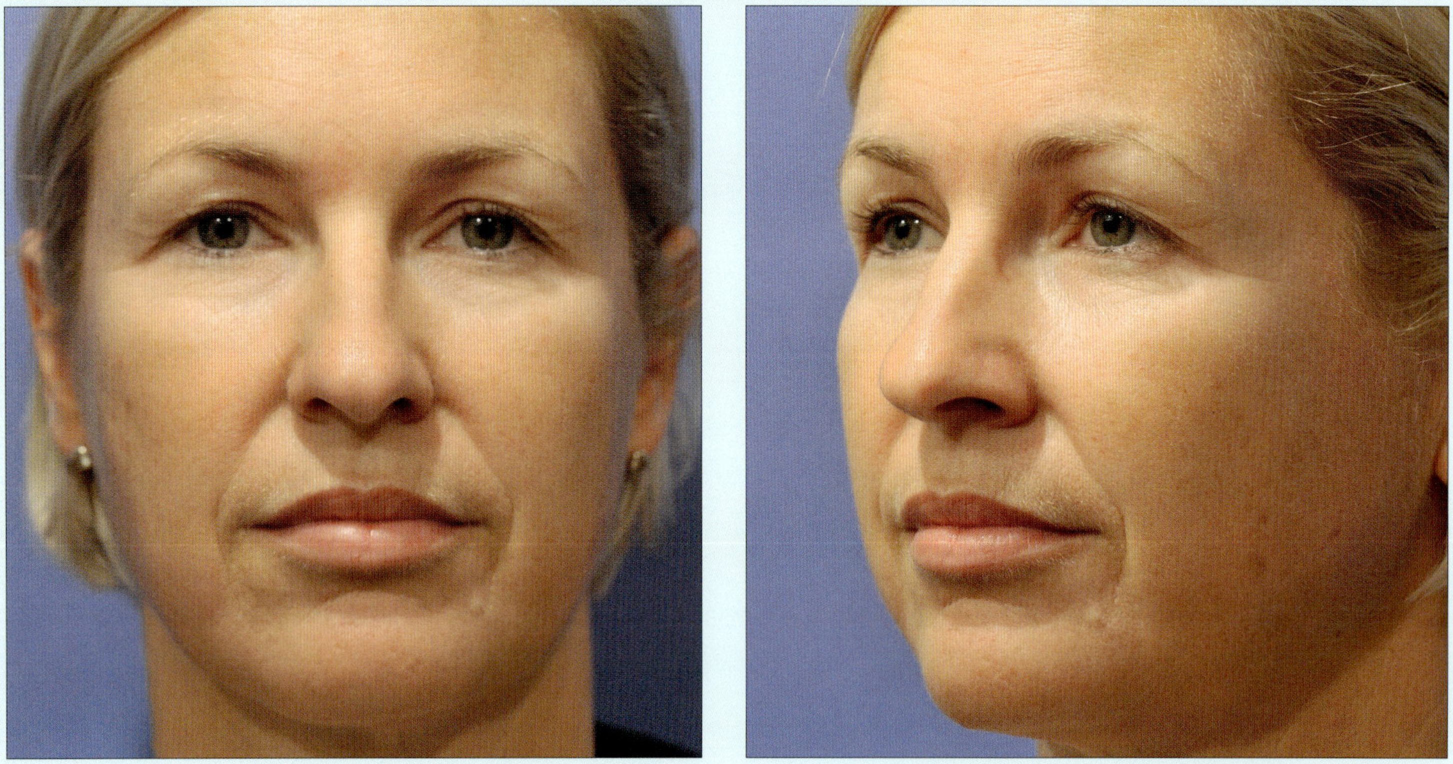

44-jährige Patientin mit beginnender oberflächlicher Alterselastose und Volumenverlust im periorbitalen, perioralen und Wangenbereich.

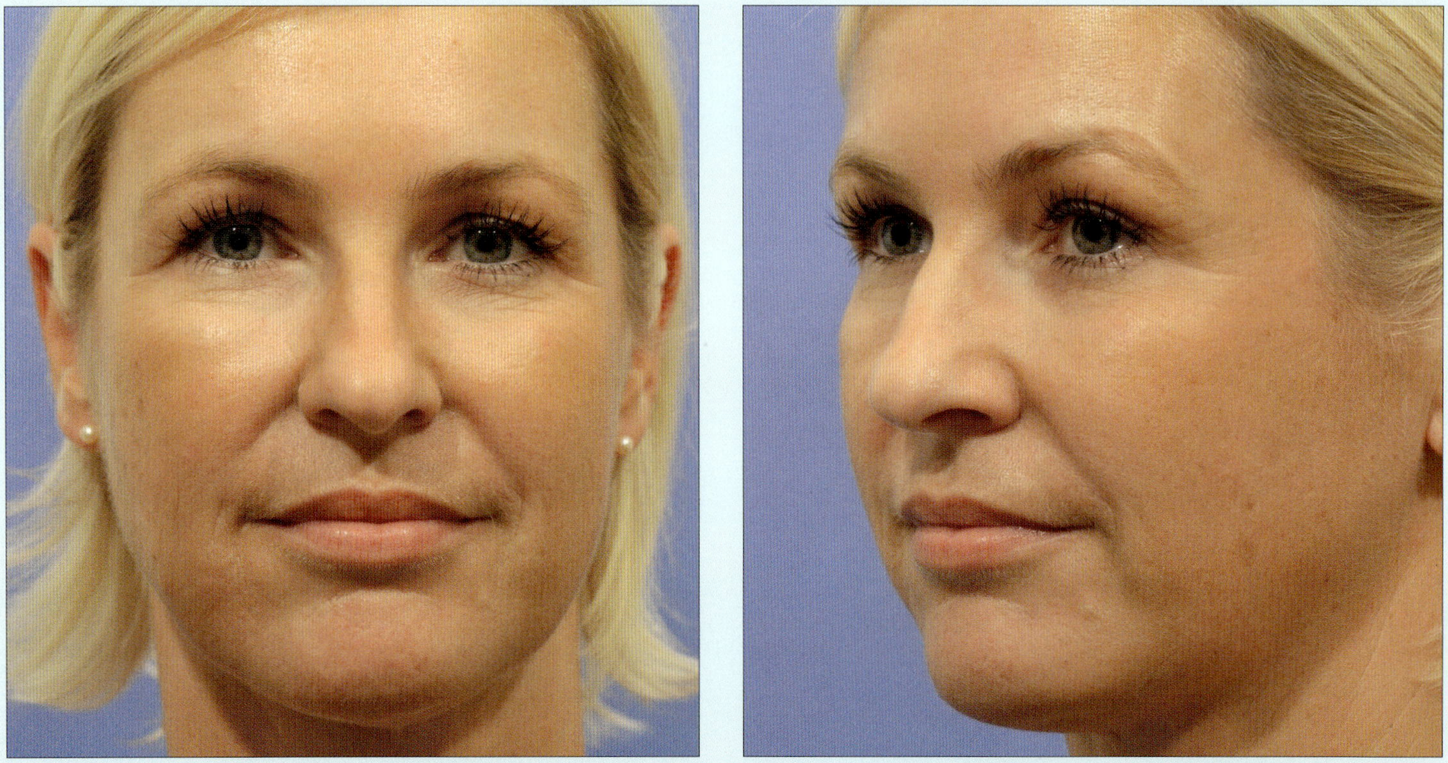

Zustand 12 Monate nach Behandlungsbeginn. Erfolgt ist eine zweimalige Behandlung mit Hyaluronsäure mittels vertikaler Injektionstechnik. Benötigte Gesamtmenge an Hyaluronsäure: 6 ml. Ebenso wurden 2 Behandlungen mit Botulinumtoxin A im Bereich der Stirn durchgeführt.

Fall 17 – Fortgeschrittene Alterselastose und Volumenverlust

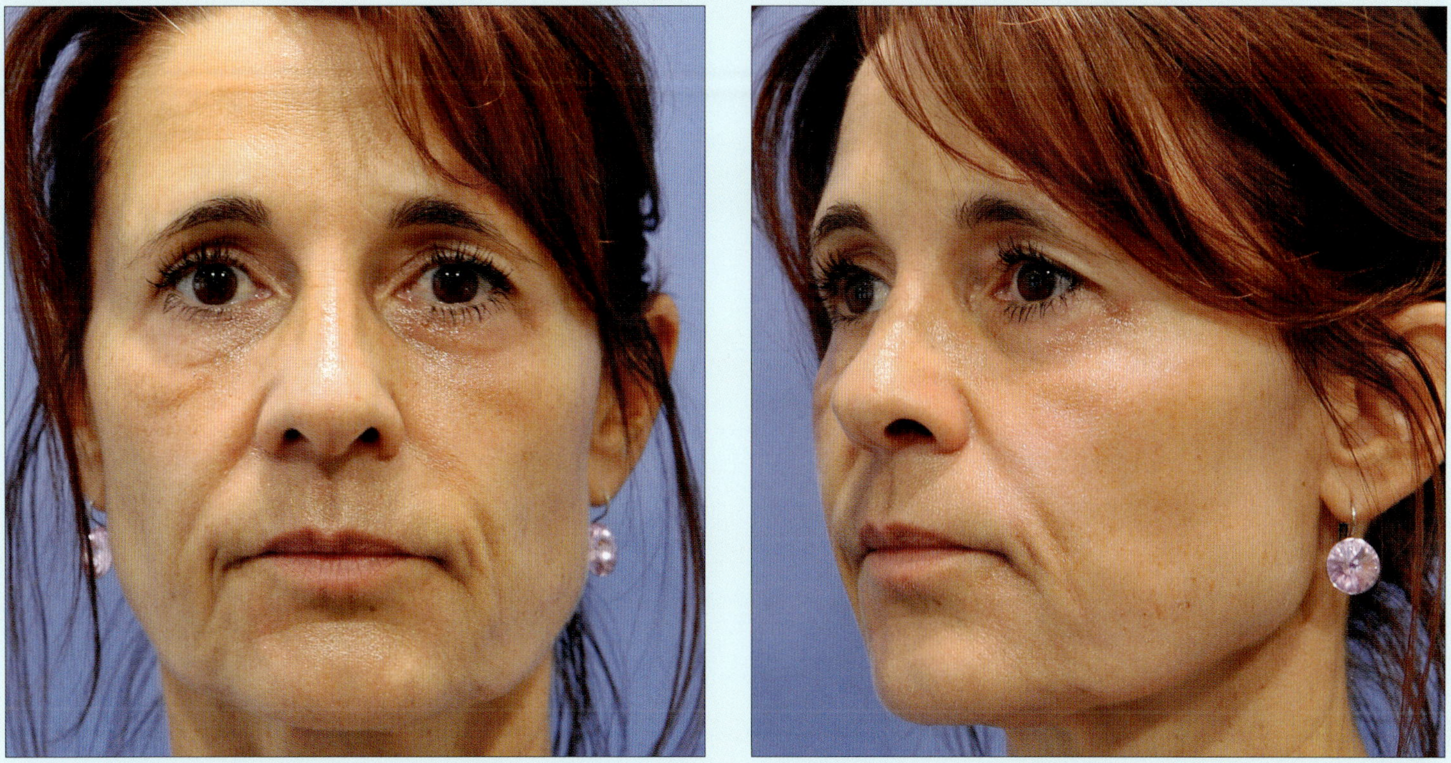

51-jährige Patientin mit fortgeschrittener oberflächlicher Alterselastose und ausgeprägtem Volumenverlust im periorbitalen, perioralen und Wangenbereich.

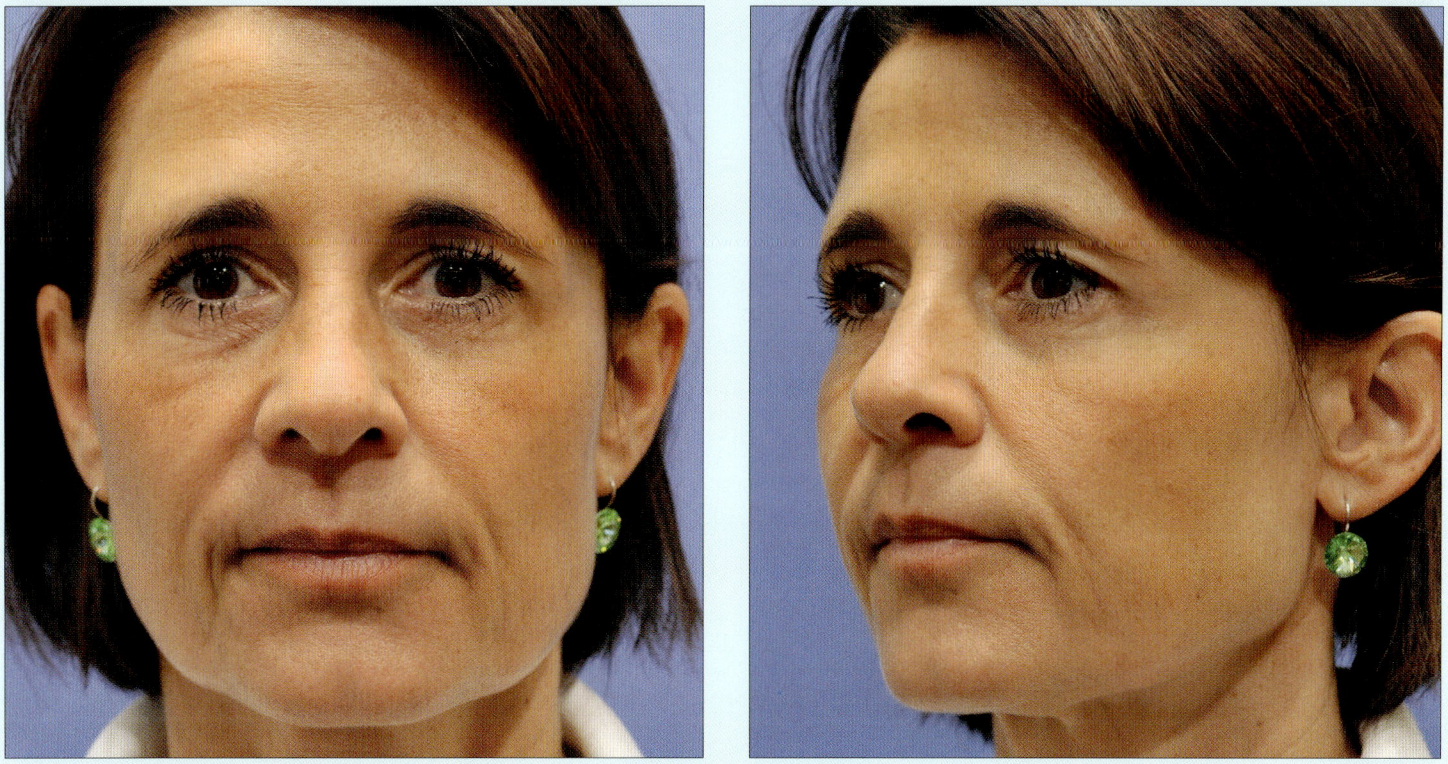

Zustand 6 Monate nach einmaliger Behandlung mit Hyaluronsäure mittels vertikaler Injektionstechnik. Benötigte Gesamtmenge an Hyaluronsäure: 4 ml. Ebenso wurden eine Behandlung mit Botulinumtoxin A im Bereich der Stirn durchgeführt.

Fall 18 – Früher perioraler Volumenverlust

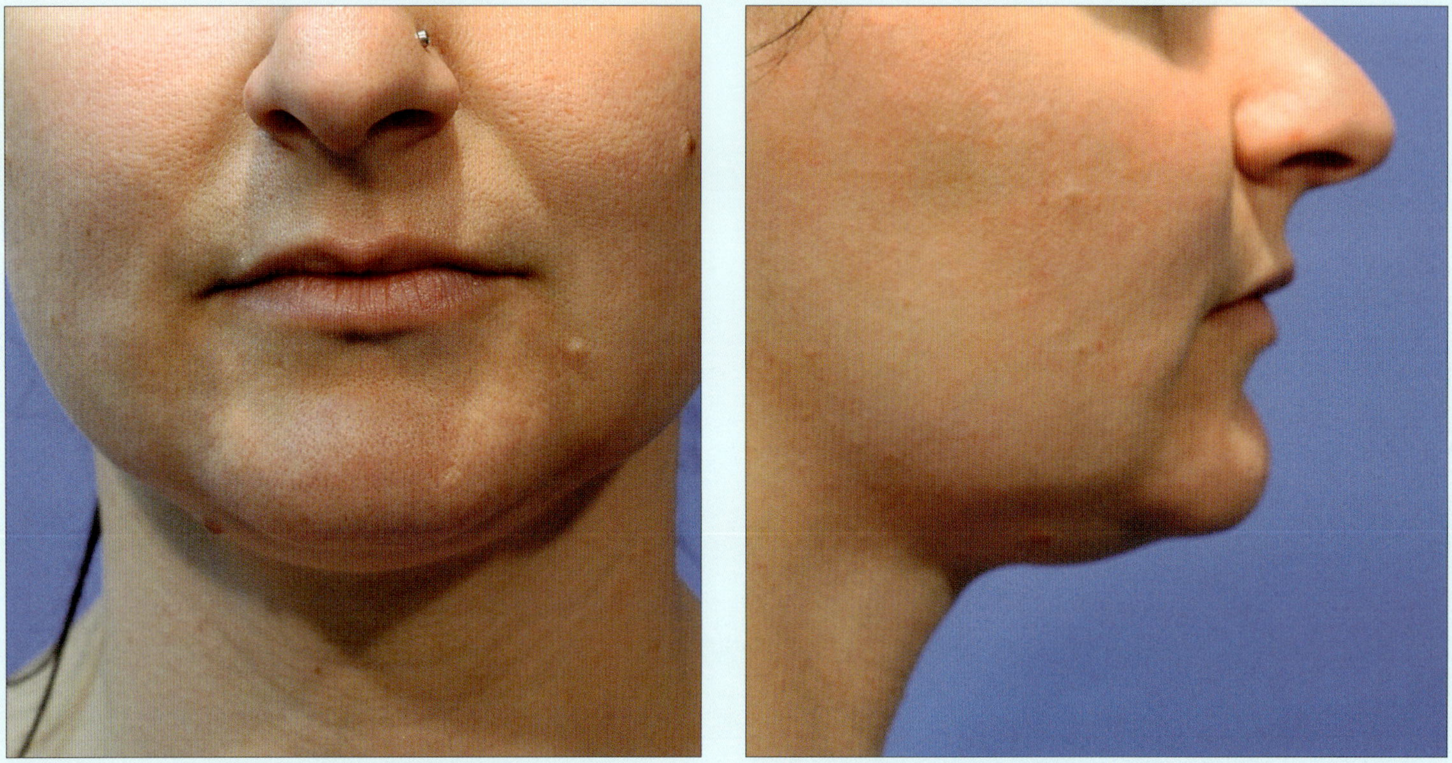

38-jährige Patientin mit fortgeschrittener früher perioraler Volumenatrophie, betont im Bereich der Marionettenfalten und im Bereich des mandibularen Ligaments.

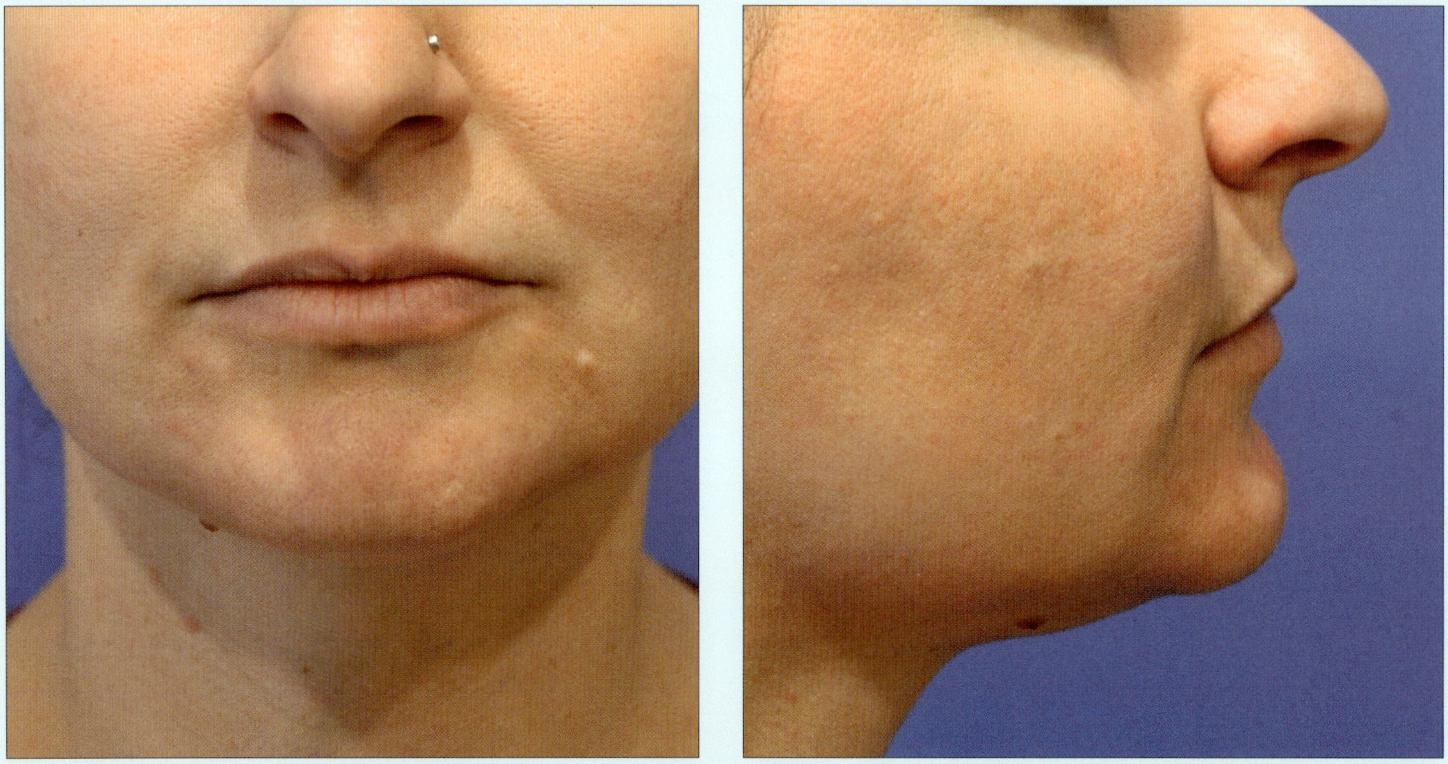

Zustand 18 Monate später nach erfolgter zweimaliger Behandlung mit Hyaluronsäure mittels vertikaler Injektionstechnik und horizontaler Kanülentechnik. Benötigte Gesamtmenge an Hyaluronsäure: 5 ml.

Fall 19 – Ausgeprägte periorbitale Volumenatrophie und Alterselastose

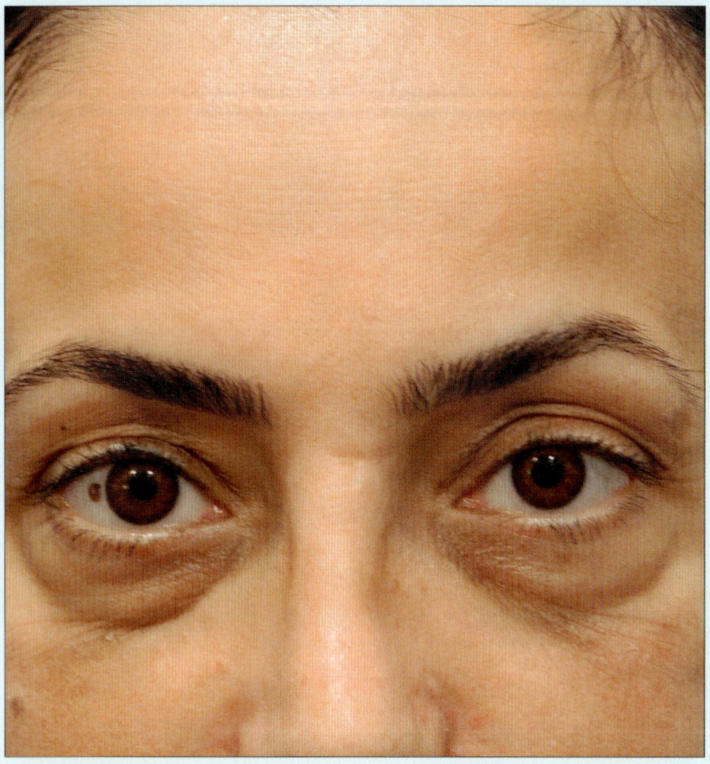

36-jährige Patientin mit fortgeschrittener oberflächlicher Alterselastose und ausgeprägtem Volumenverlust im periorbitalen Bereich.

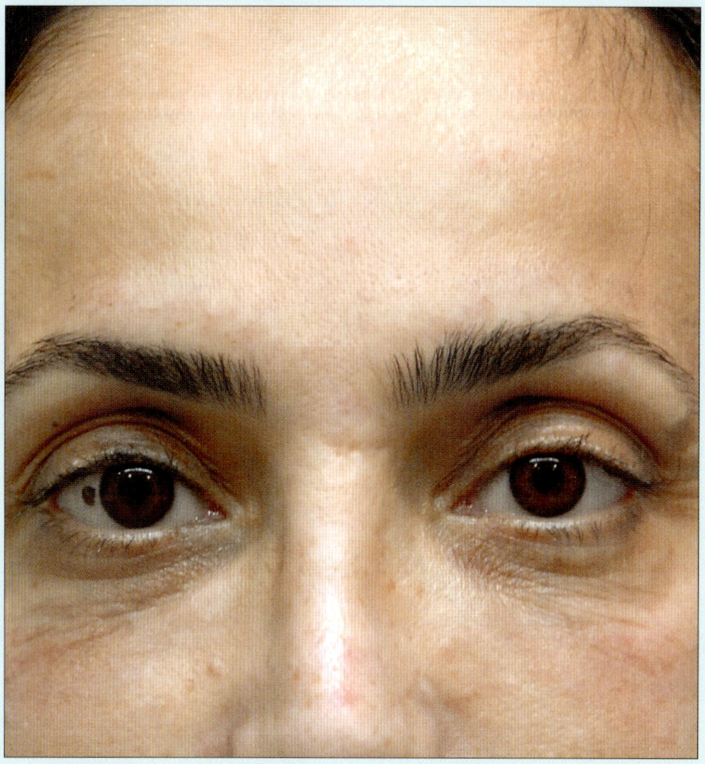

Ansicht 4 Wochen nach einmaliger Injektion von jeweils 1 ml eines Volumenfillers pro Unterlid mittels vertikaler Augmentationstechnik.

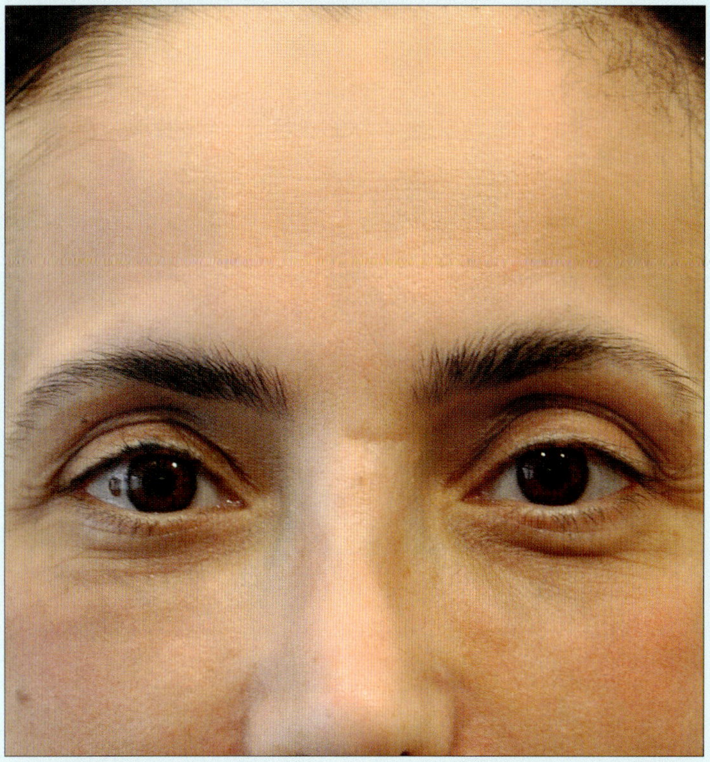

Zustand 6 Monate nach der oben beschriebenen Hyaluronsäurebehandlung. Keine weitere Injektion.

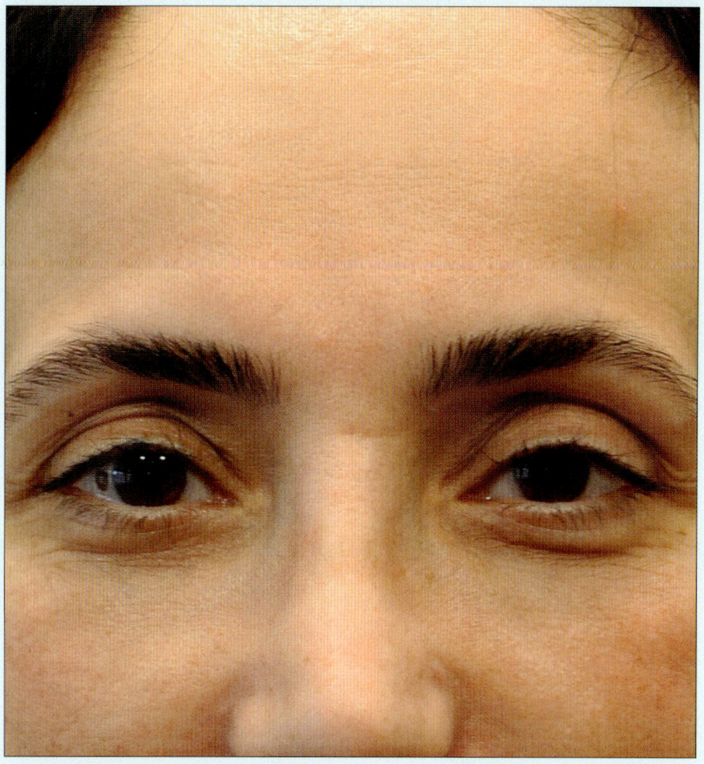

Zustand nach 22 Monaten ohne Nachinjektion bei anhaltender kontinuierlicher Verbesserung des Hautbefundes.

Fall 20 – Beginnende periorbitale Volumenatrophie und Alterselastose

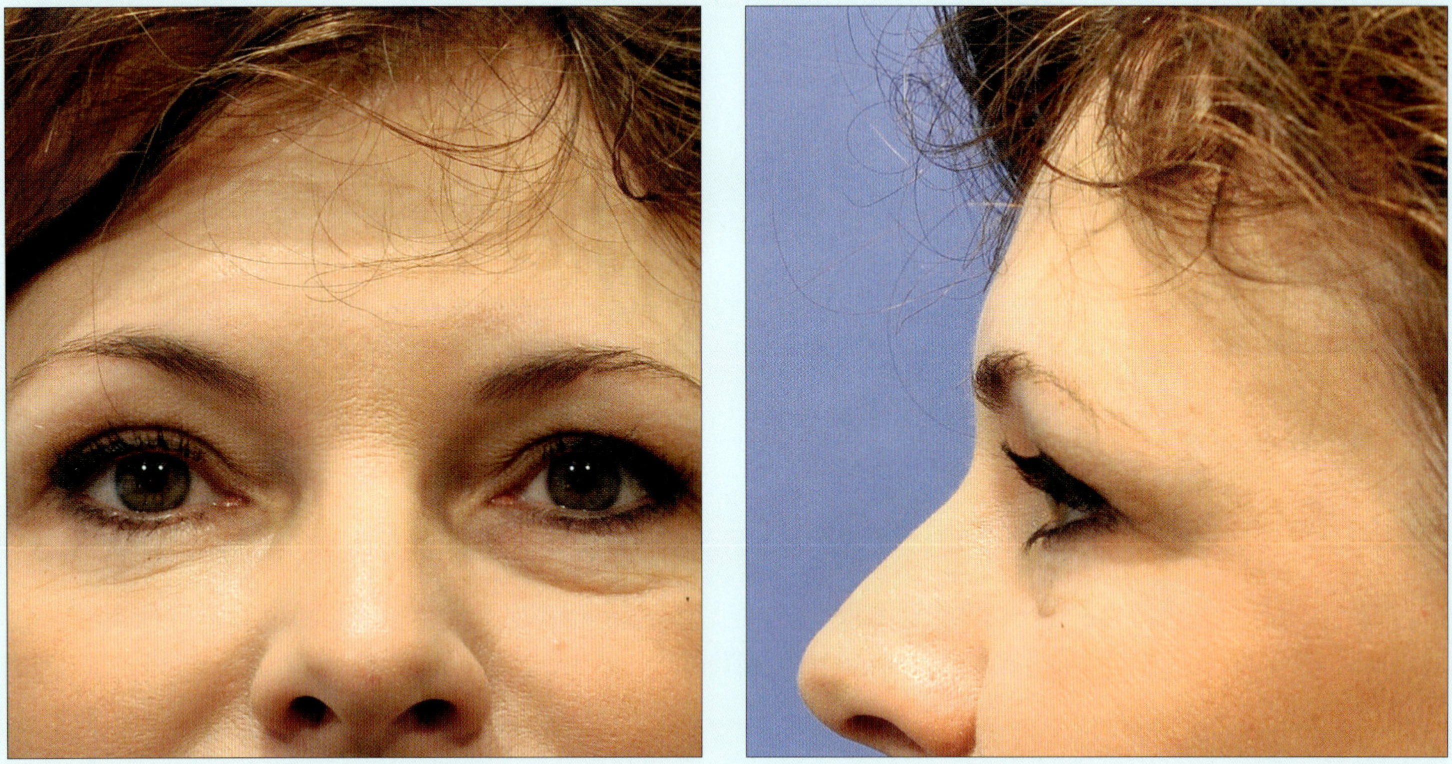

49-jährige Patientin mit oberflächlicher Alterselastose und geringem Volumenverlust im periorbitalen Bereich.

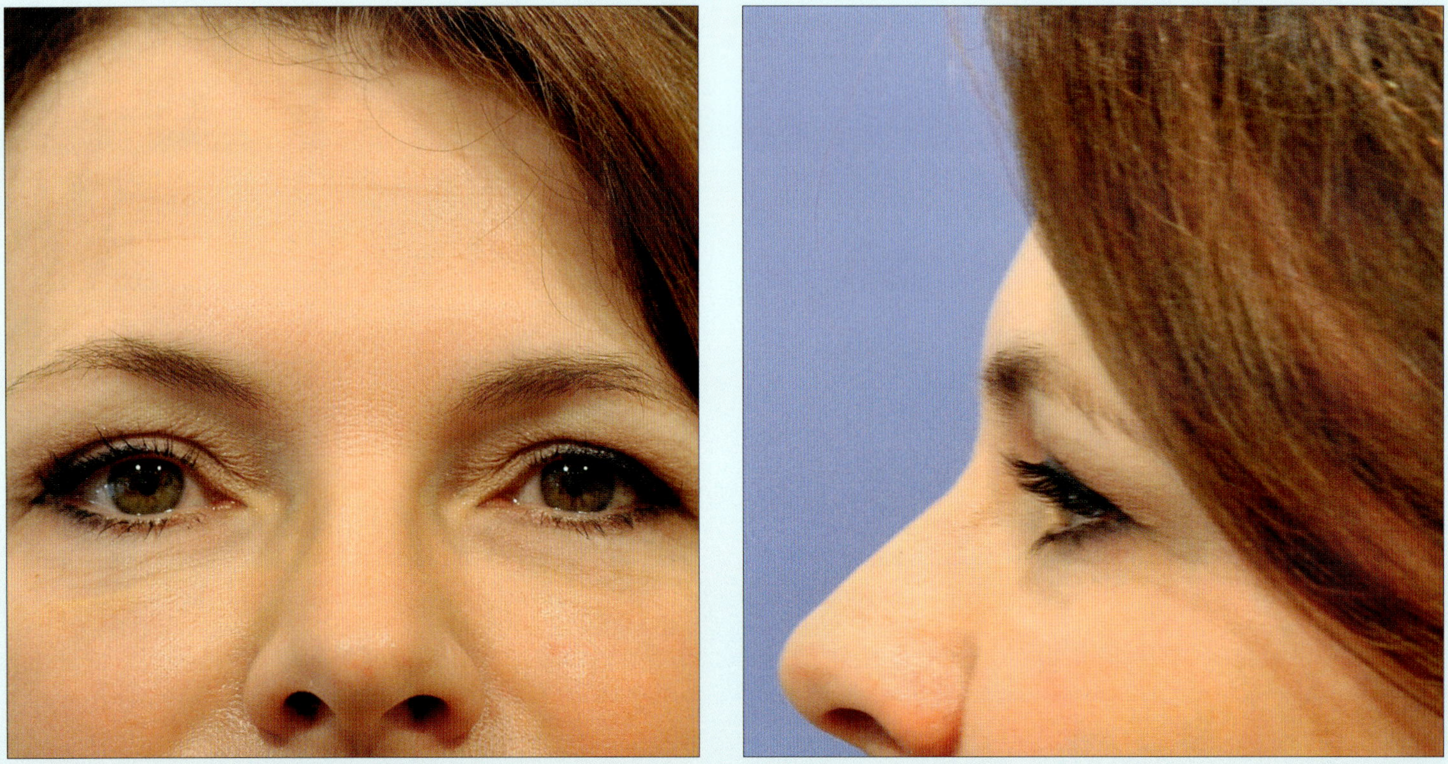

Zustand nach 6 Monaten nach einmaliger Behandlung mit Hyaluronsäure mittels vertikaler Injektionstechnik.
Benötigte Gesamtmenge an Hyaluronsäure: 1,5 ml.

Fall 21 – Frühe Volumenatrophie

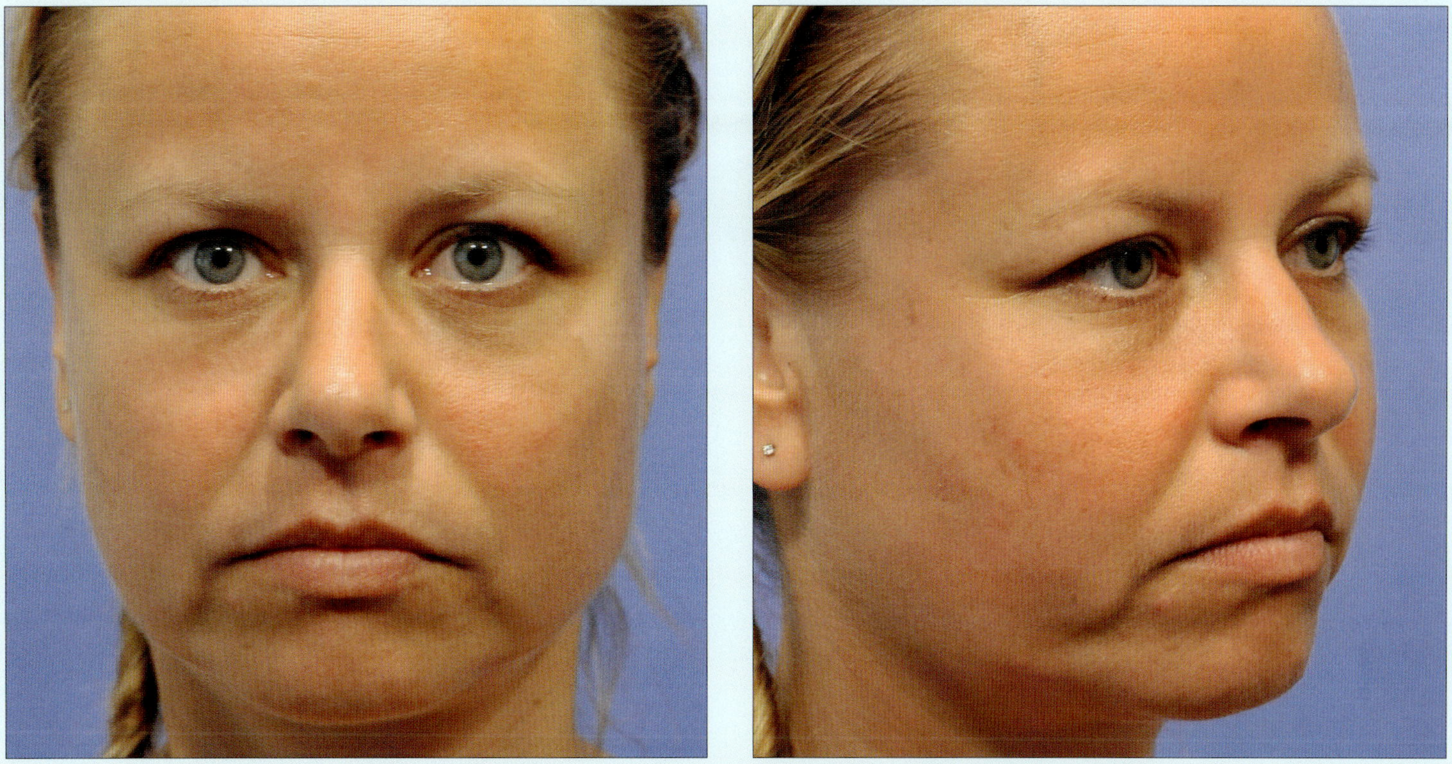

42-jährige, schlanke Patientin mit generalisiertem Volumenmangel (Stirn, Unterlidregion, Wange und gesamtes unteres Gesichtsdrittel).
Weitere Merkmale: Brauenptosis, SOOF-Atrophie, ptotische Mundwinkel mit Fortleitung in die Marionettenfalten, Kinnatrophie.

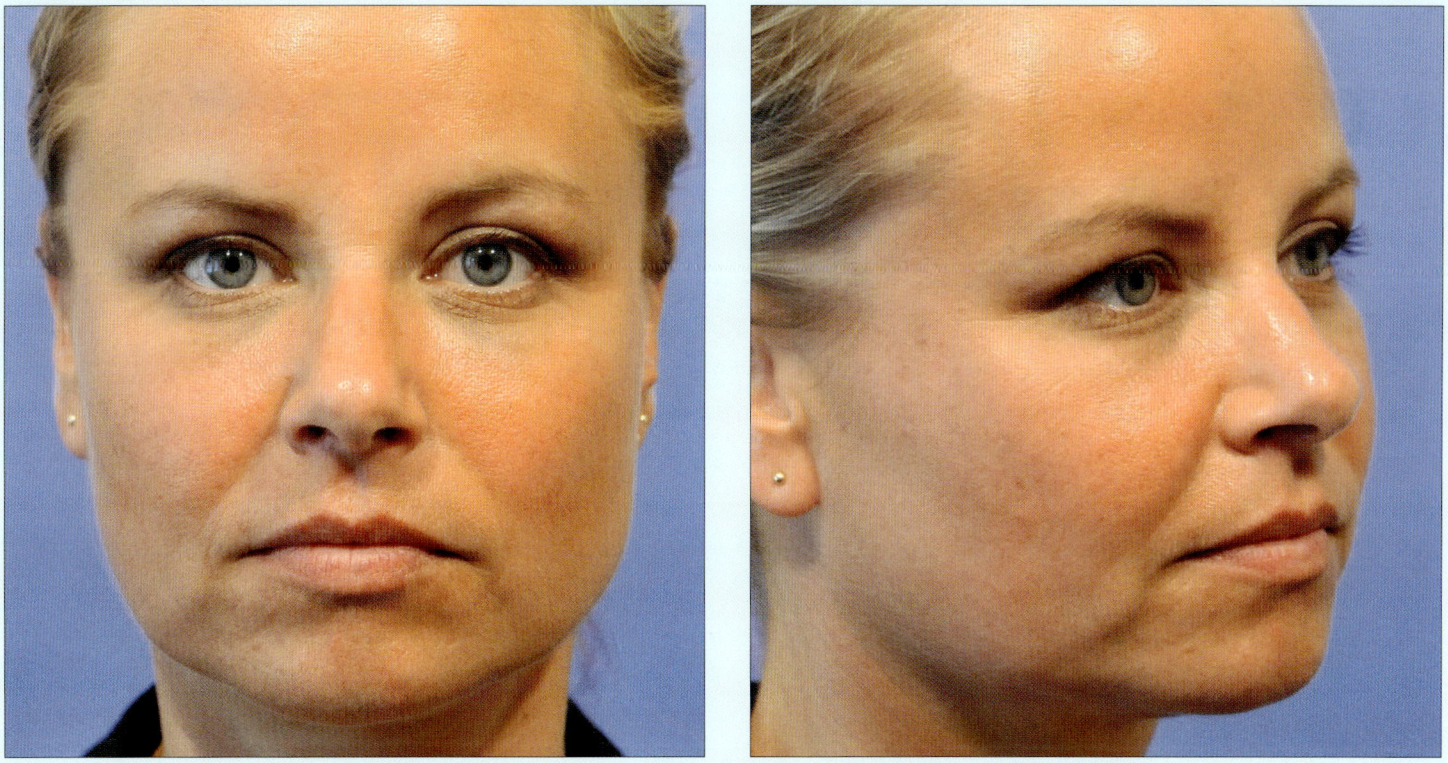

Zustand 6 Monate später nach zweiter Behandlung mit Hyaluronsäure mittels vertikaler Injektionstechnik.
Benötigte Gesamtmenge an Hyaluronsäure: 6 ml. Außerdem erfolgte eine Botulinumtoxin-A-Behandlung im Bereich der Stirn.

9 Arbeitshilfen

9.1 Dokumentationsbogen

Dokumentationsbogen für ästhetische Behandlungen

Name des Patienten

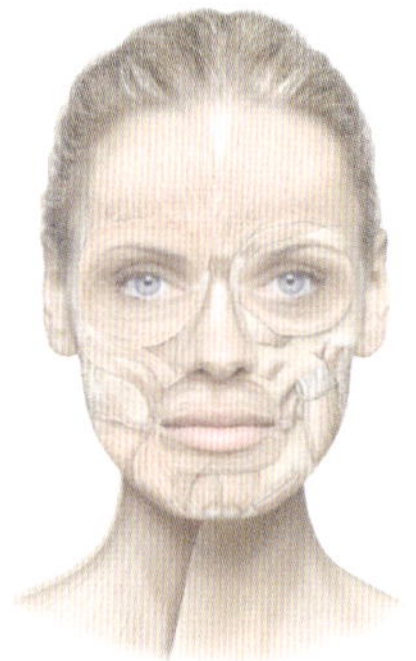

Behandlung mit: ☐ Botulinumtoxin A ☐ Filler

Produkte:

Chargennummern:

Einheiten (ml):

Merz-Skala:	A	B	C	D	E	F	G
Wert:							
Merz-Skala:	H	I	J	K	L	M	N
Wert:							

Datum:

Foto heute: ☐ Ja ☐ Nein

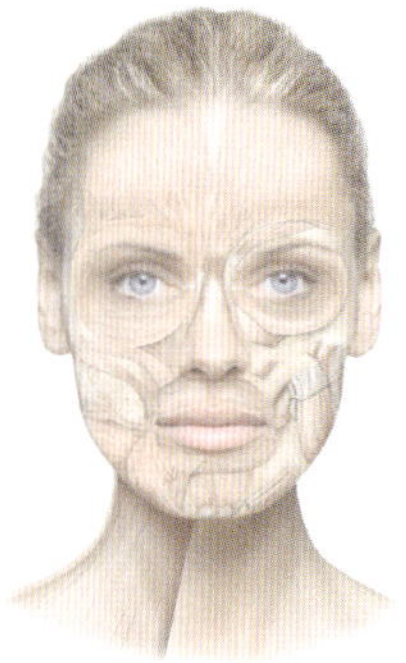

Behandlung mit: ☐ Botulinumtoxin A ☐ Filler

Produkte:

Chargennummern:

Einheiten (ml):

Merz-Skala:	A	B	C	D	E	F	G
Wert:							
Merz-Skala:	H	I	J	K	L	M	N
Wert:							

Datum:

Foto heute: ☐ Ja ☐ Nein

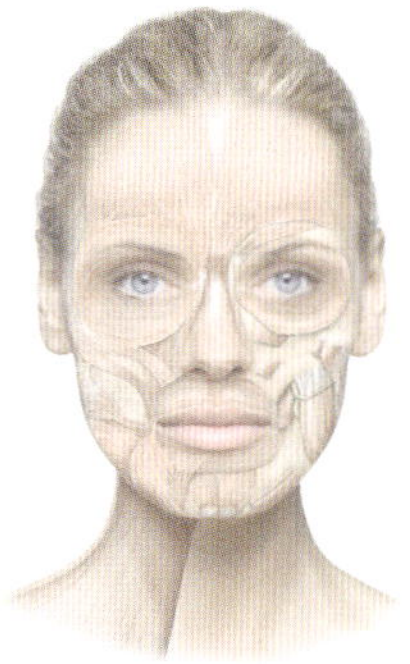

Behandlung mit: ☐ Botulinumtoxin A ☐ Filler

Produkte:

Chargennummern:

Einheiten (ml):

Merz-Skala:	A	B	C	D	E	F	G
Wert:							
Merz-Skala:	H	I	J	K	L	M	N
Wert:							

Datum:

Foto heute: ☐ Ja ☐ Nein

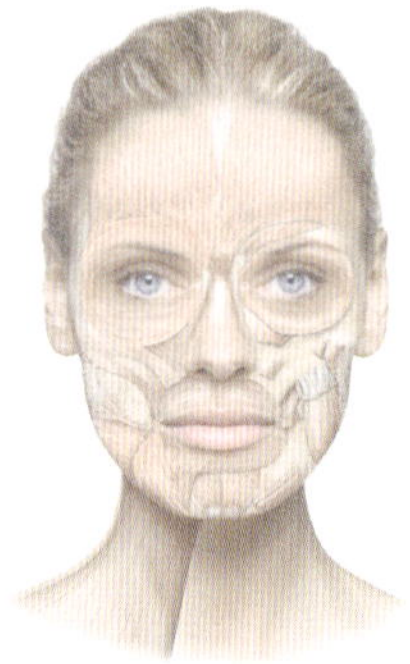

Behandlung mit: ☐ Botulinumtoxin A ☐ Filler

Produkte:

Chargennummern:

Einheiten (ml):

Merz-Skala:	A	B	C	D	E	F	G
Wert:							
Merz-Skala:	H	I	J	K	L	M	N
Wert:							

Datum:

Foto heute: ☐ Ja ☐ Nein

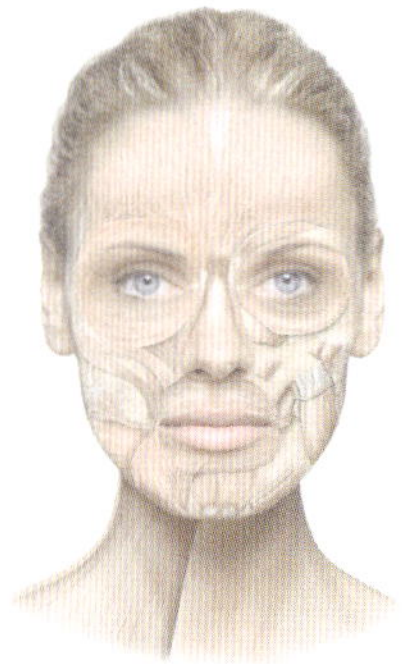

Behandlung mit: ☐ Botulinumtoxin A ☐ Filler

Produkte:

Chargennummern:

Einheiten (ml):

Merz-Skala:	A	B	C	D	E	F	G
Wert:							
Merz-Skala:	H	I	J	K	L	M	N
Wert:							

Datum:

Foto heute: ☐ Ja ☐ Nein

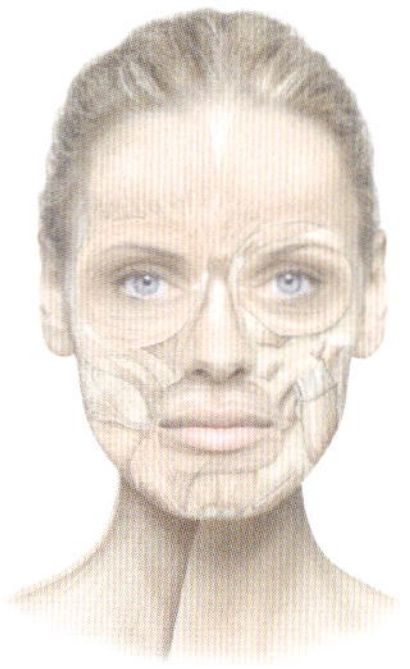

Behandlung mit: ☐ Botulinumtoxin A ☐ Filler

Produkte:

Chargennummern:

Einheiten (ml):

Merz-Skala:	A	B	C	D	E	F	G
Wert:							
Merz-Skala:	H	I	J	K	L	M	N
Wert:							

Datum:

Foto heute: ☐ Ja ☐ Nein

9

9.2 Merz-Skalen

A Stirnfalten – statisch

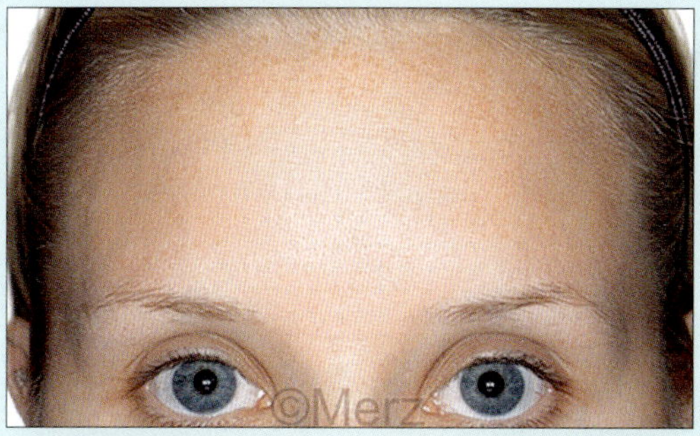

0

Keine Falten

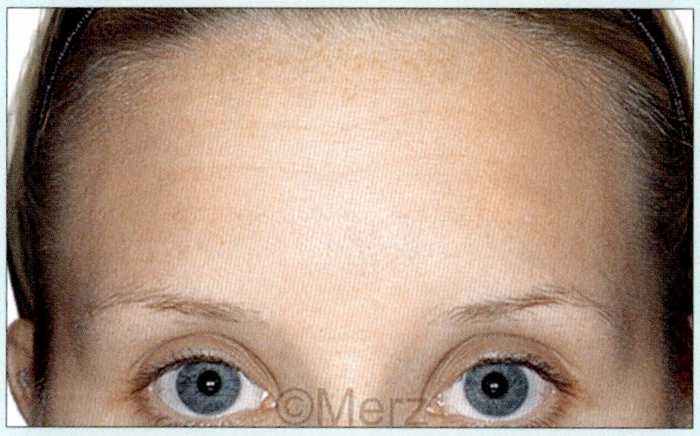

1

Im entspannten Zustand keine Falten, feine Linien bei mimischer Aktivität

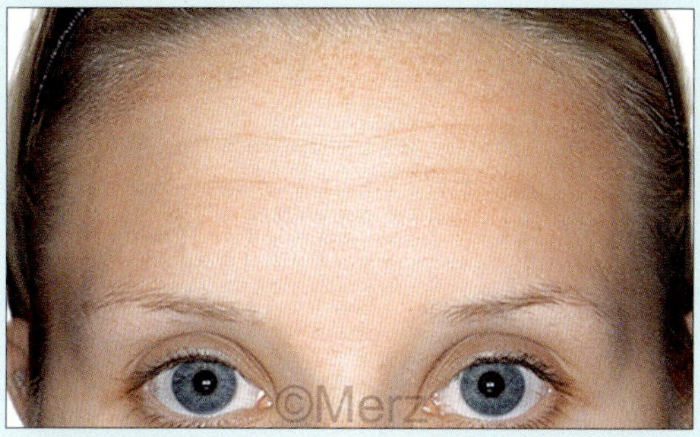

2

Im entspannten Zustand leichte Falten, ausgeprägte Linien bei mimischer Aktivität

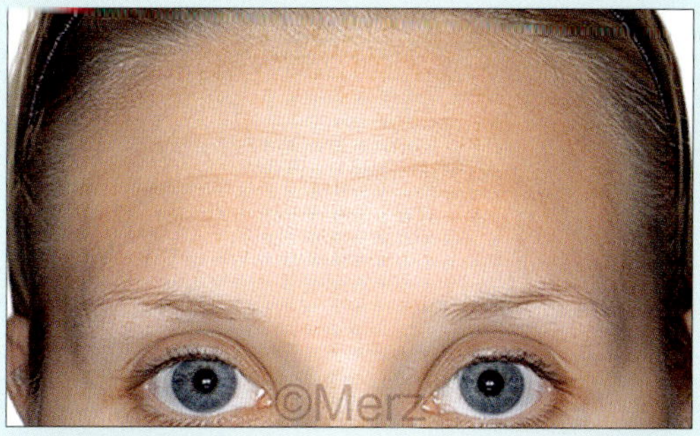

3

Im entspannten Zustand leichte Falten, tiefere Linien bei mimischer Aktivität

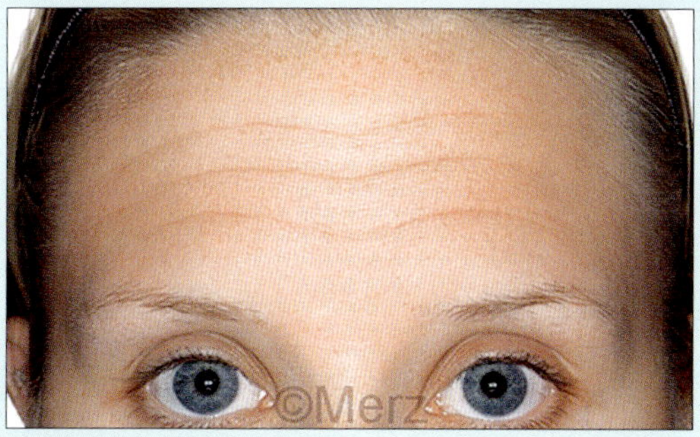

4

Im entspannten Zustand tiefere Falten, tiefe Furchen bei mimischer Aktivität

B Augenbrauenposition

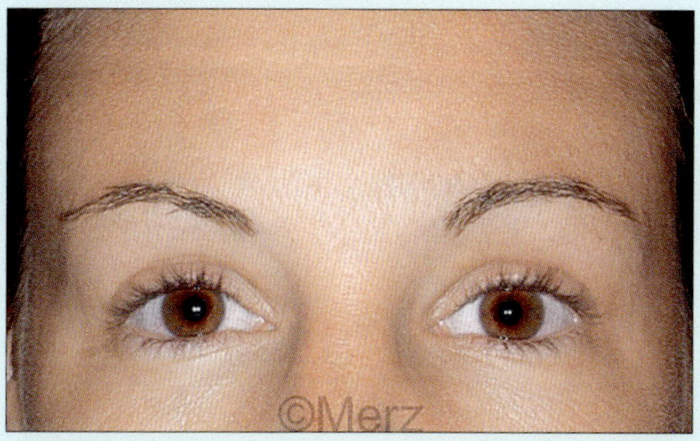

0

Jugendlicher, frischer Blick; hoher Brauenbogen

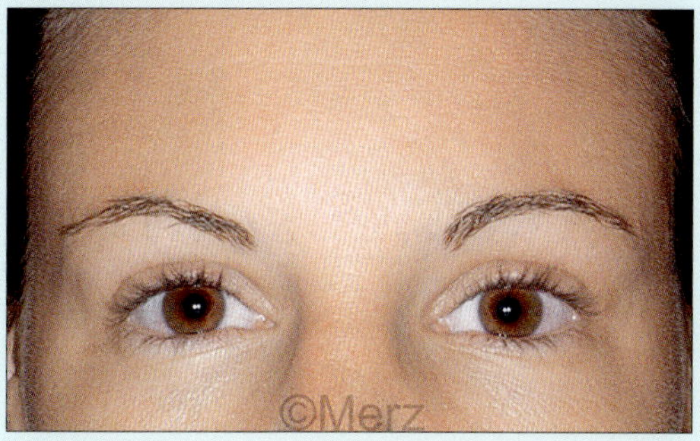

1

Mittelhoher Brauenbogen

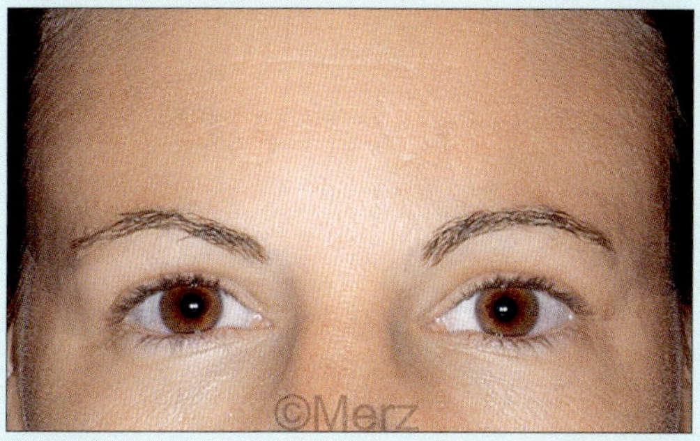

2

Niedriger Brauenbogen

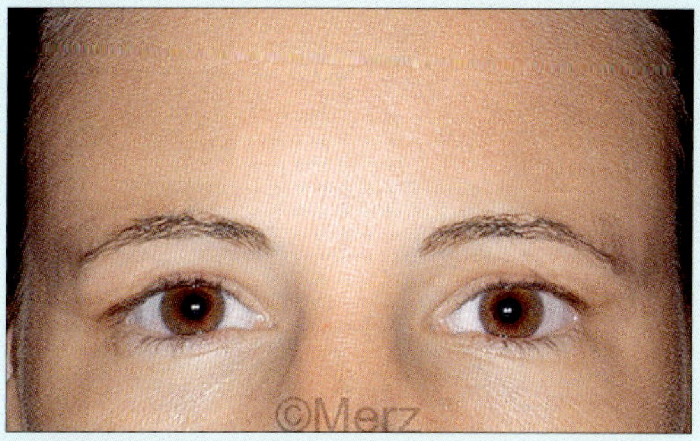

3

Flacher Brauenbogen; sichtbare Falten; müder Blick

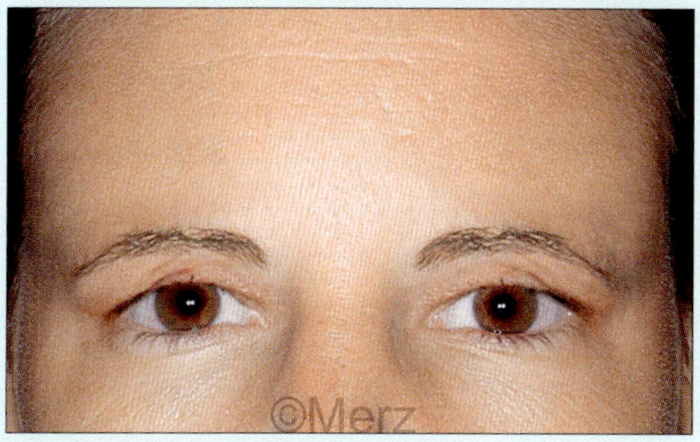

4

Sehr flacher Brauenbogen; ausgeprägte Falten; sehr müder Blick

C „Krähenfüße" – statisch

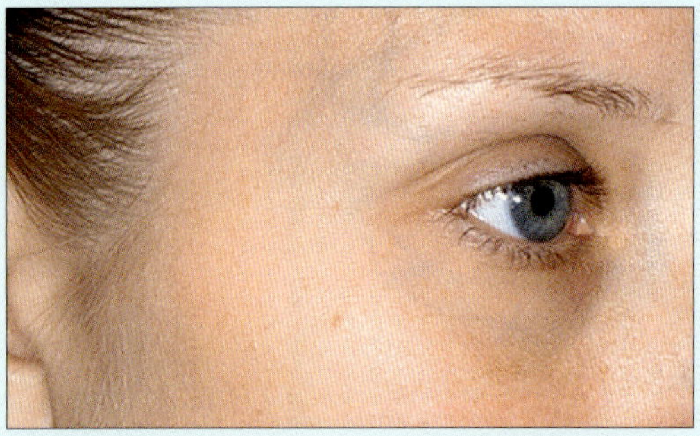

0
Keine Falten

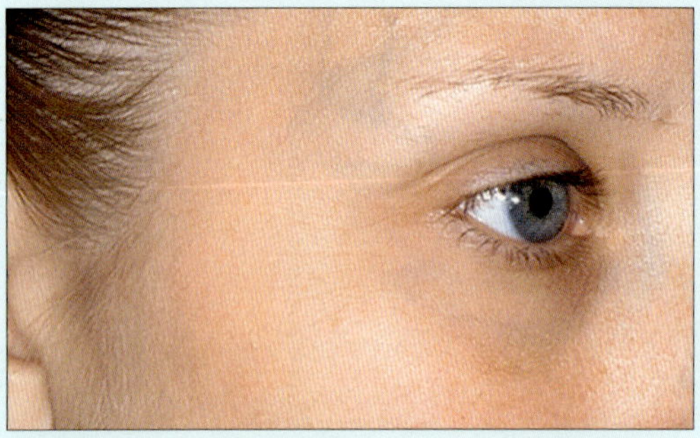

1
Sehr feine Falten

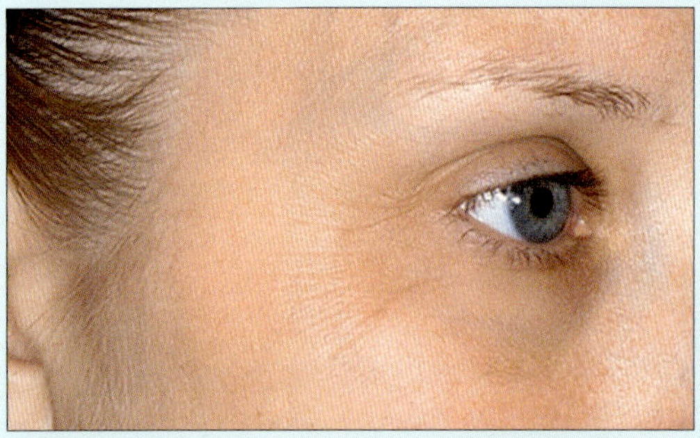

2
Leichte Falten

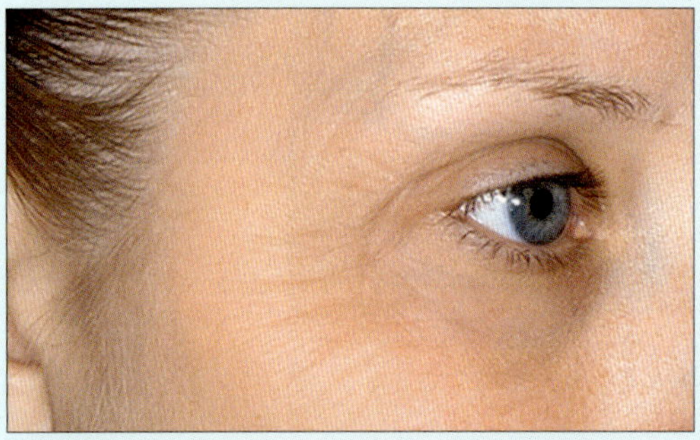

3
Mäßige Falten

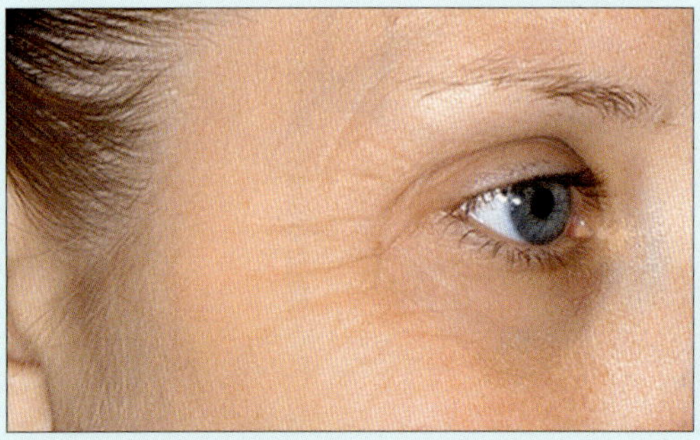

4
Tiefe Falten

D Marionettenfalten

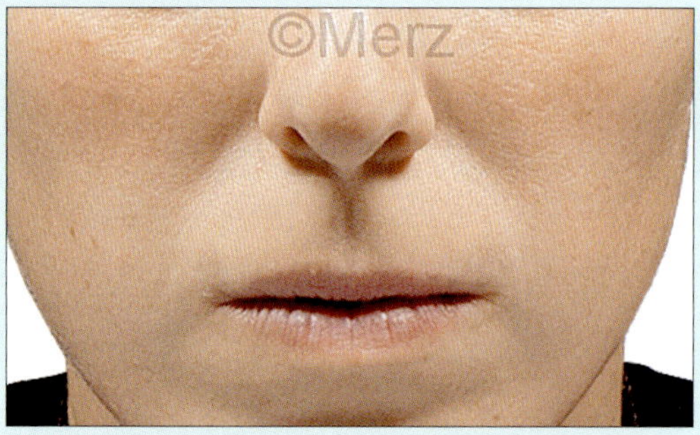

0
Keine sichtbaren Falten, ebenes Hautbild

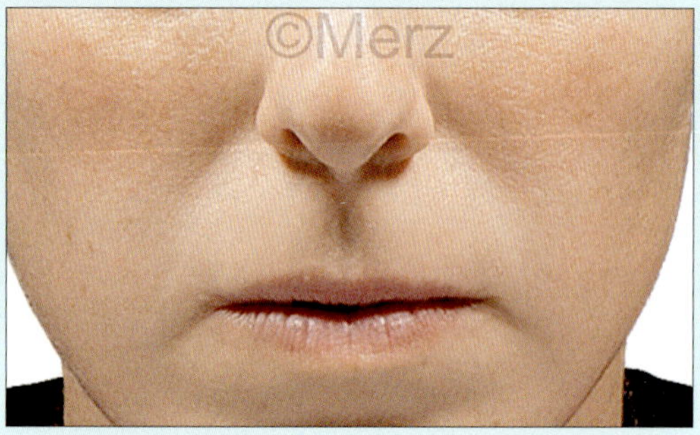

1
Leichte, aber sichtbare Falten mit geringer Tiefe

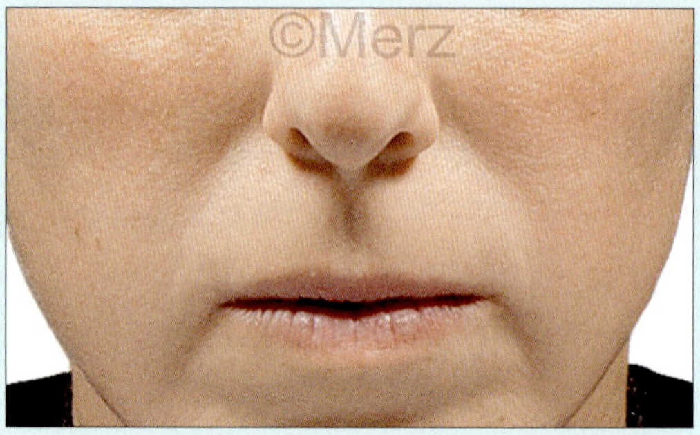

2
Mitteltiefe Falten; im entspannten Zustand deutlich erkennbar, bei Hautstraffung nicht

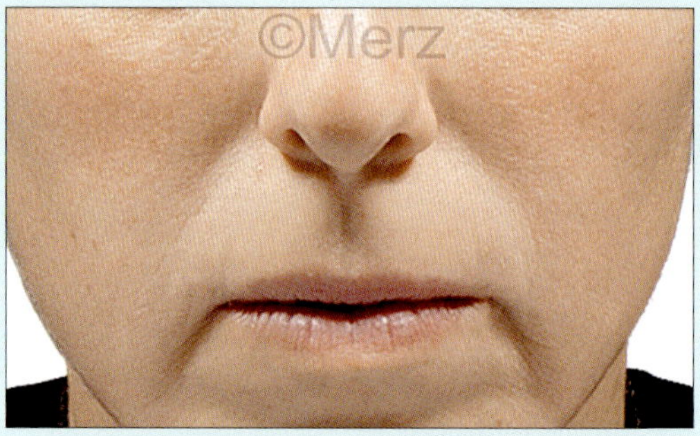

3
Sehr lange und tiefe Falten, auffälliges Gesichtsmerkmal

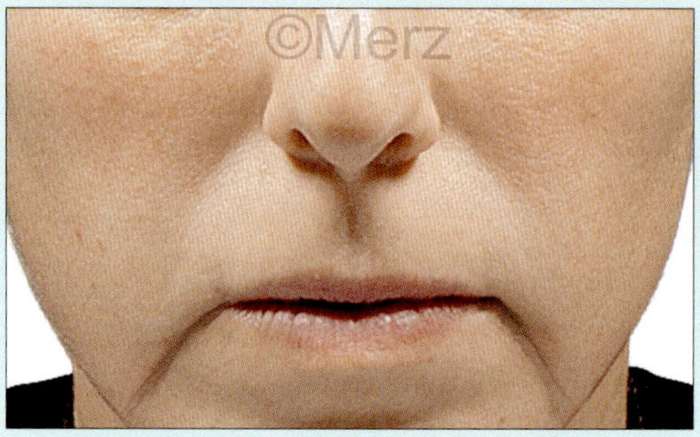

4
Extrem lange und tiefe Falten, Beeinträchtigung des Erscheinungsbildes

E **Oberlippenvolumen**

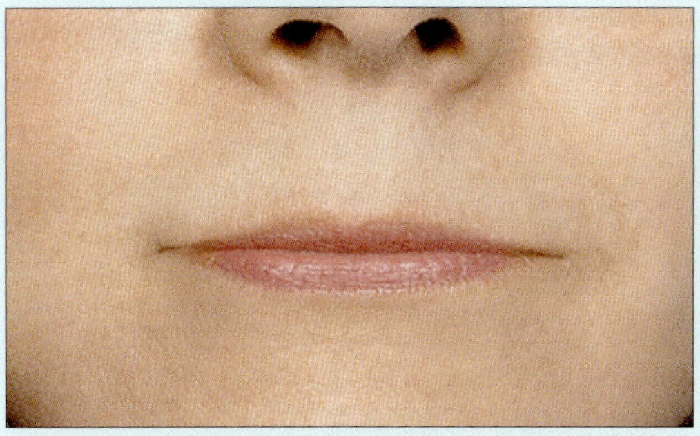

0
Sehr schmal

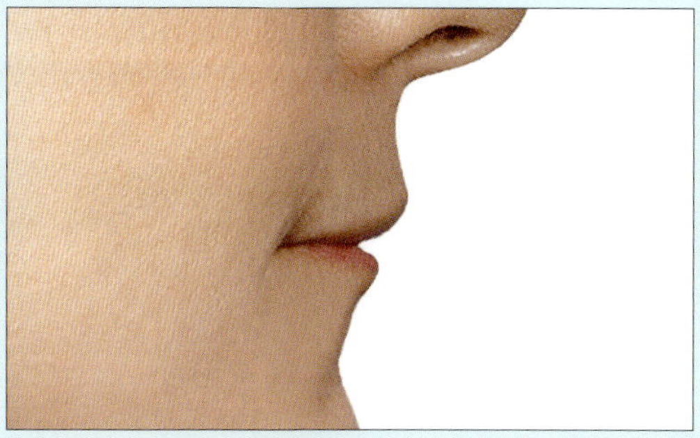

0
Sehr schmal

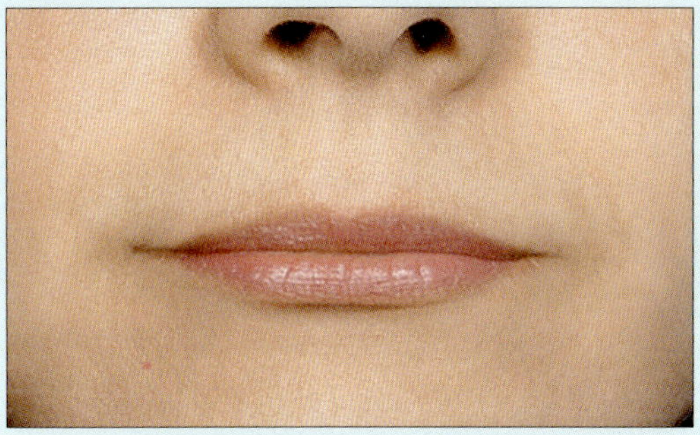

1
Schmal

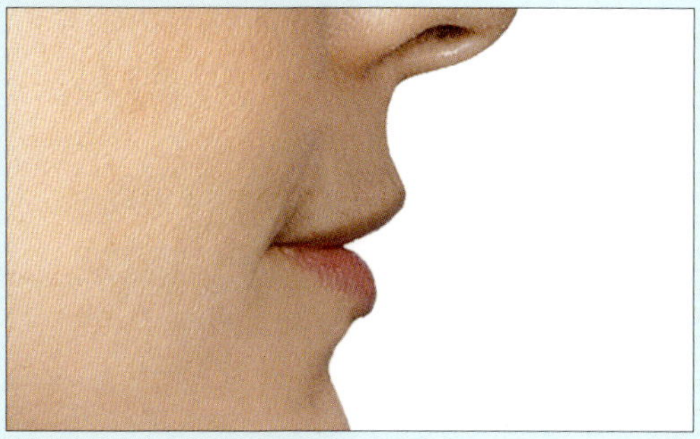

1
Schmal

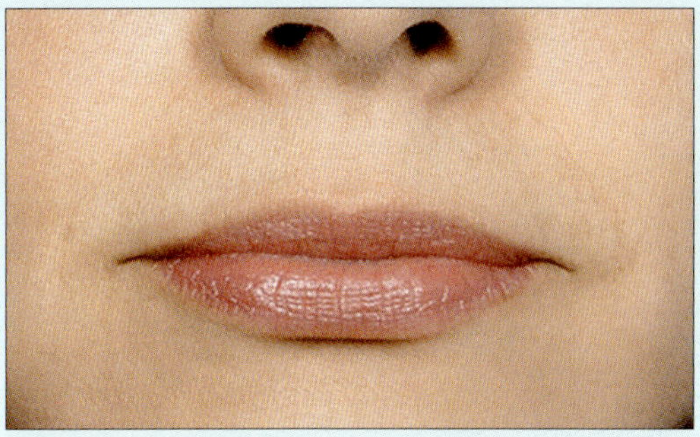

2
Mittleres Volumen

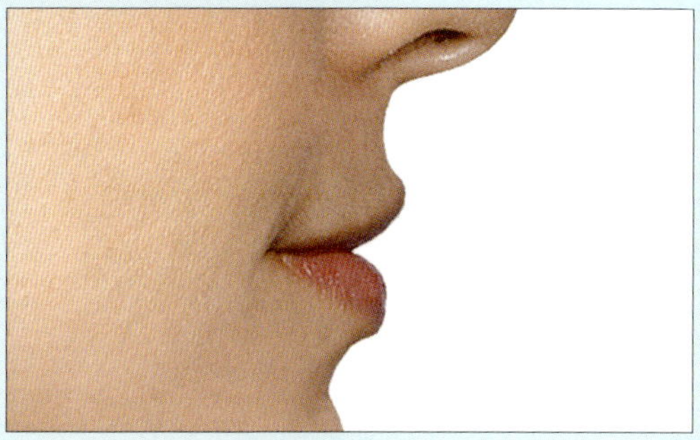

2
Mittleres Volumen

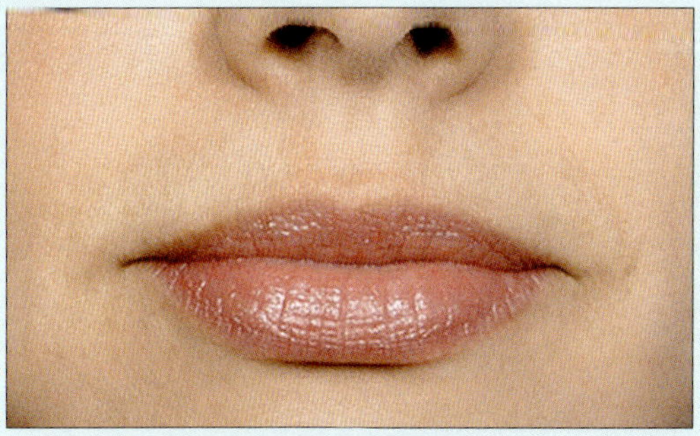

3
Voll

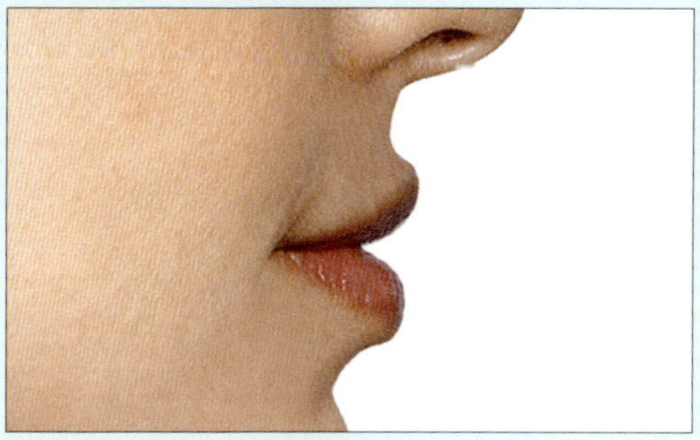

3
Voll

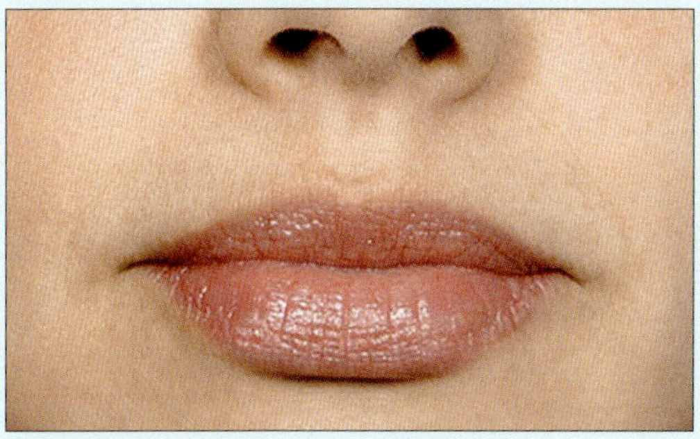

4
Sehr voll

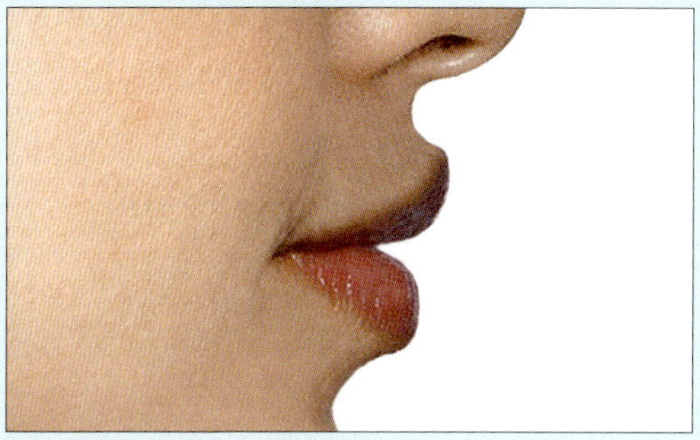

4
Sehr voll

F Unterlippenvolumen

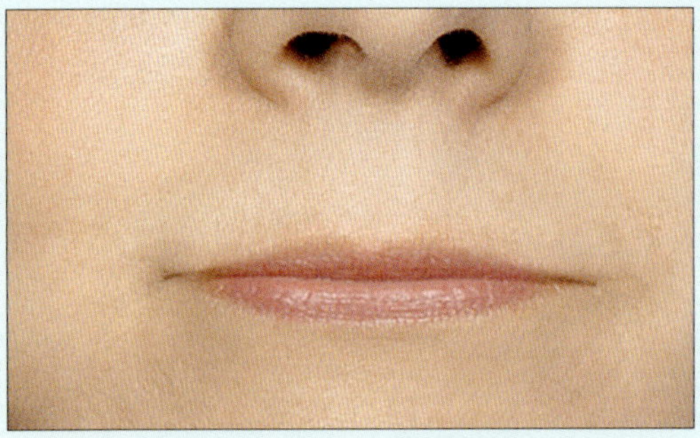

0
Sehr schmal

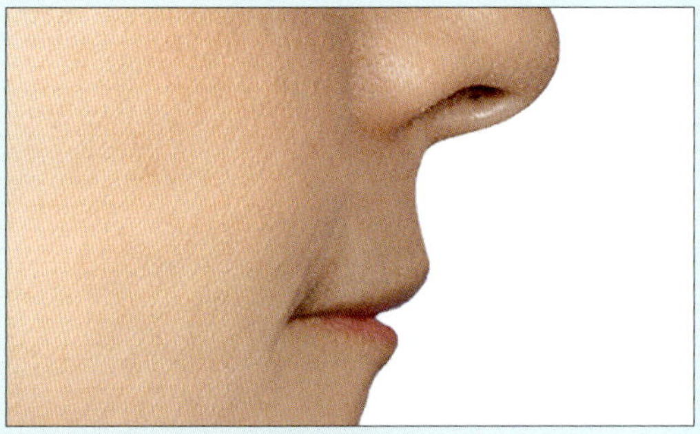

0
Sehr schmal

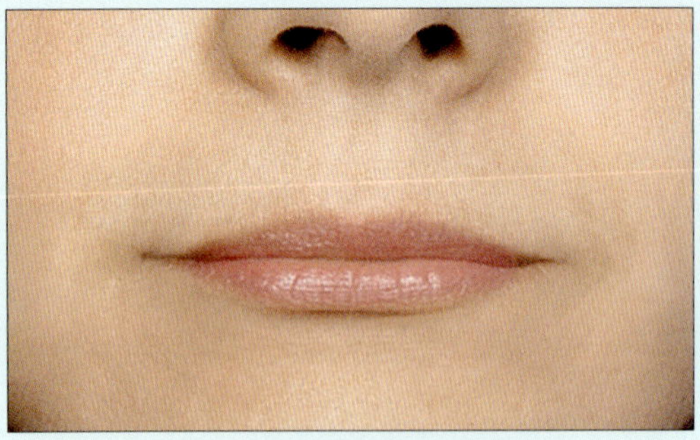

1
Schmal

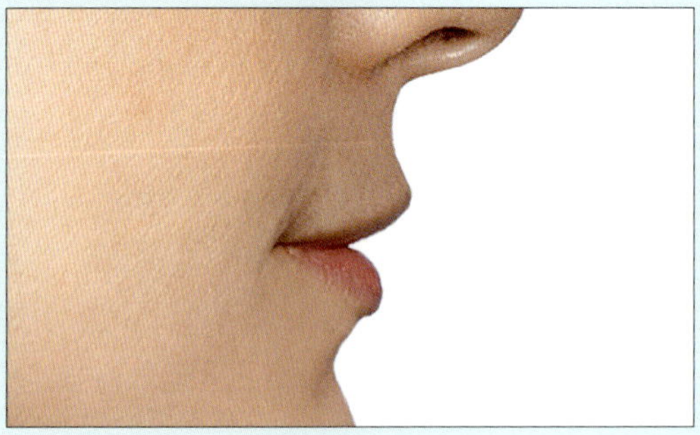

1
Schmal

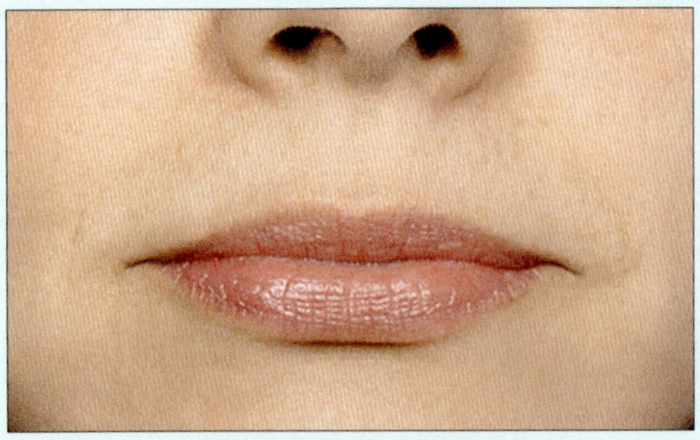

2
Mittleres Volumen

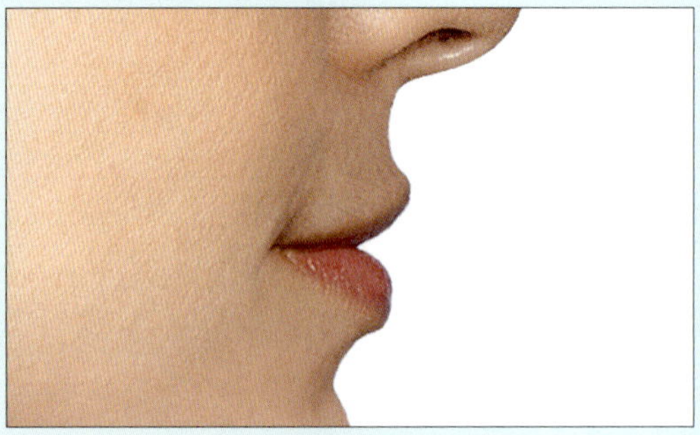

2
Mittleres Volumen

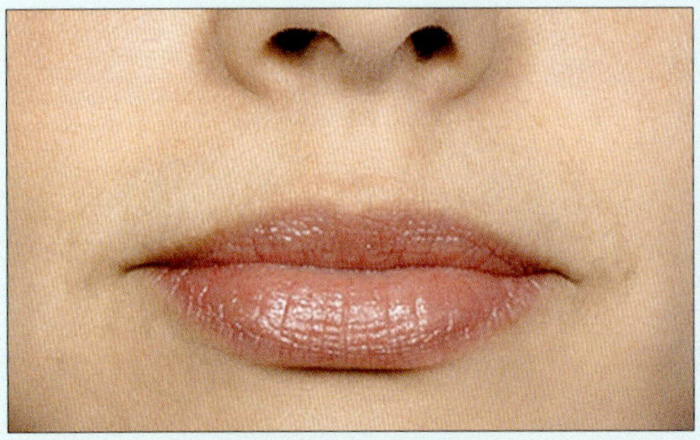

3
Voll

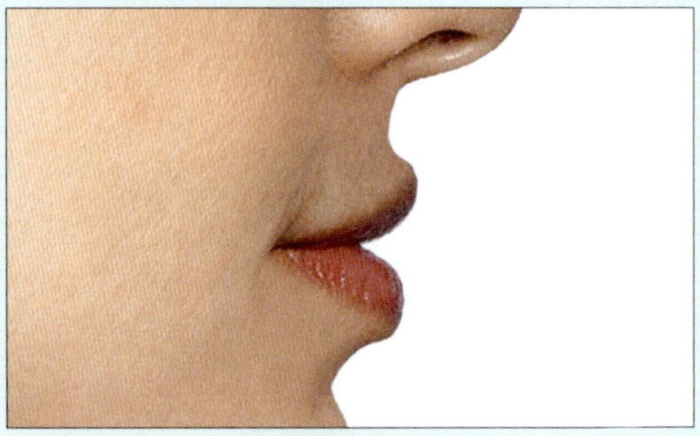

3
Voll

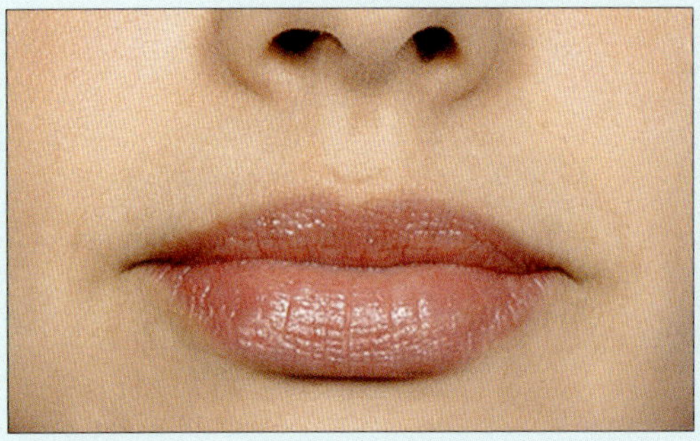

4
Sehr voll

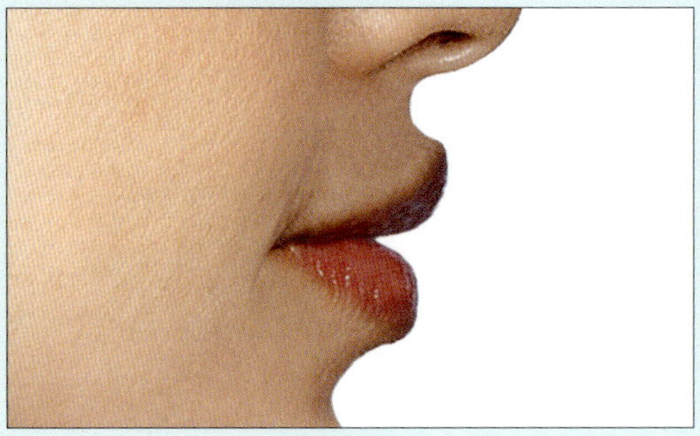

4
Sehr voll

G Glabellafalten – statisch

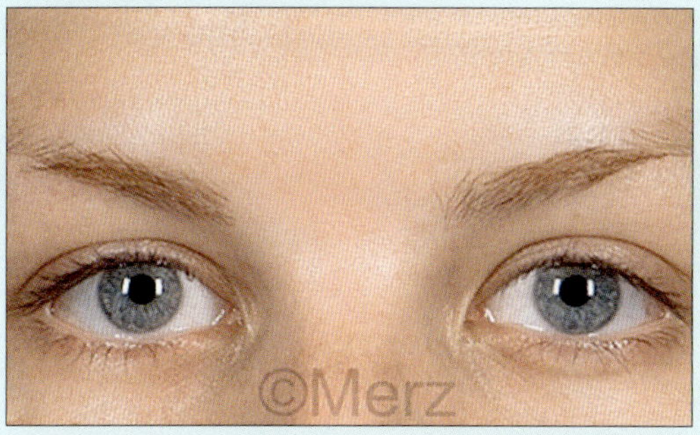

0

Keine Falten

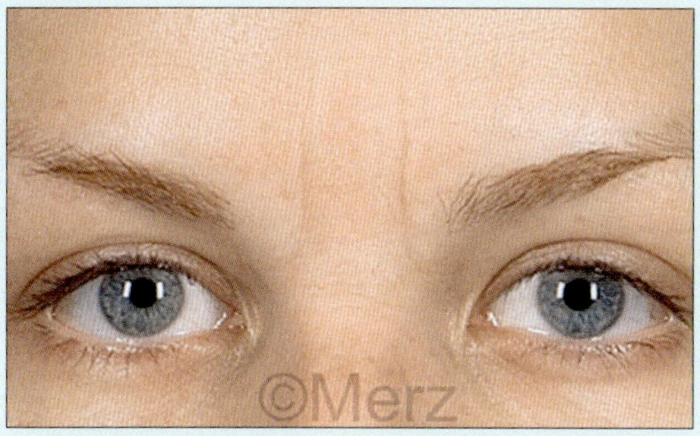

1

Leichte Falten

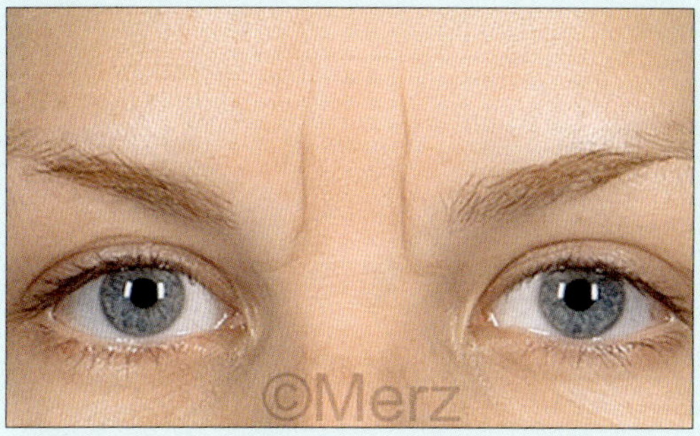

2

Mittelstarke Falten

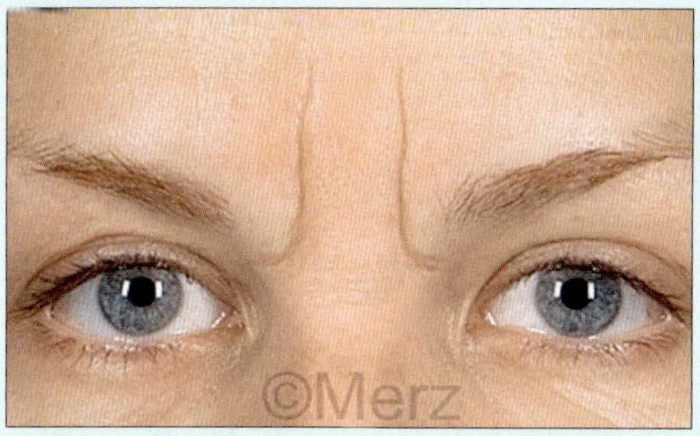

3

Ausgeprägte Falten

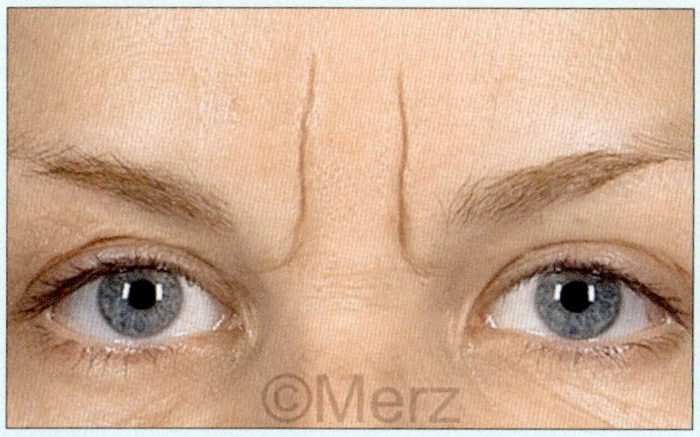

4

Sehr ausgeprägte Falten

H Nasolabialfalten – statisch

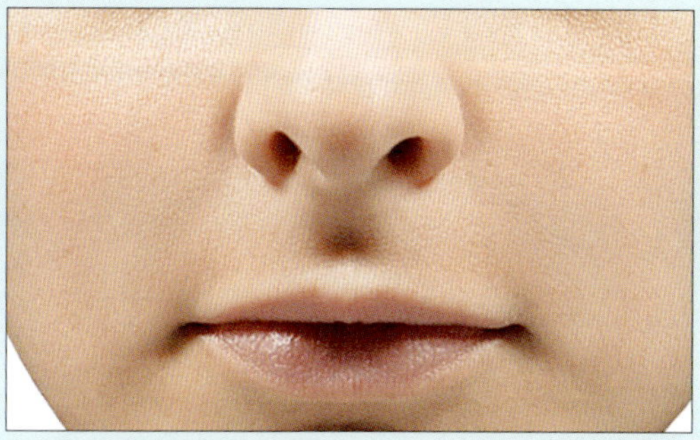

0

Keine Furche

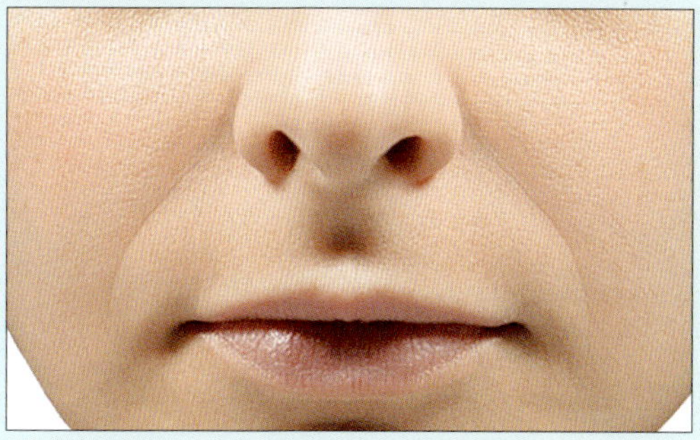

1

Leichte Furche

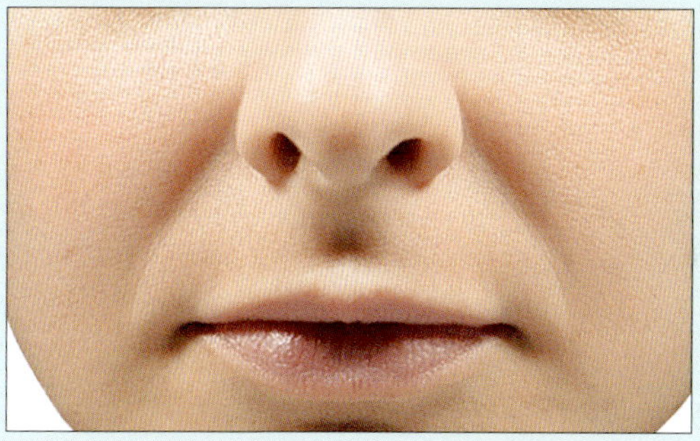

2

Mittelstarke Furche

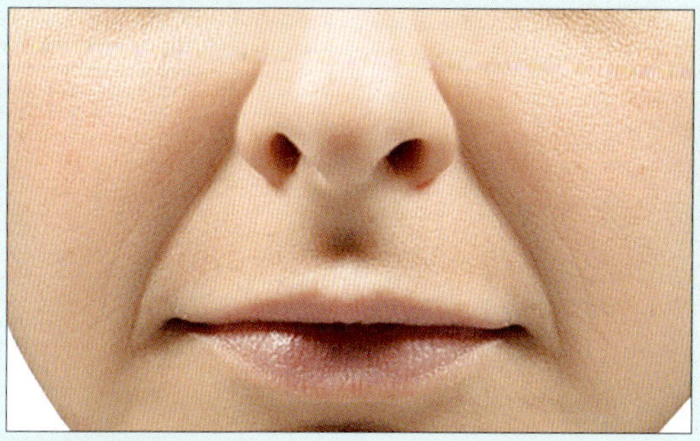

3

Ausgeprägte Furche

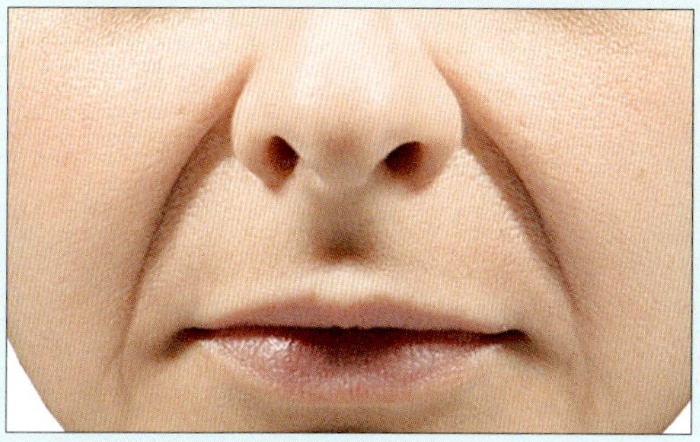

4

Sehr ausgeprägte Furche

I Periorale Falten – statisch

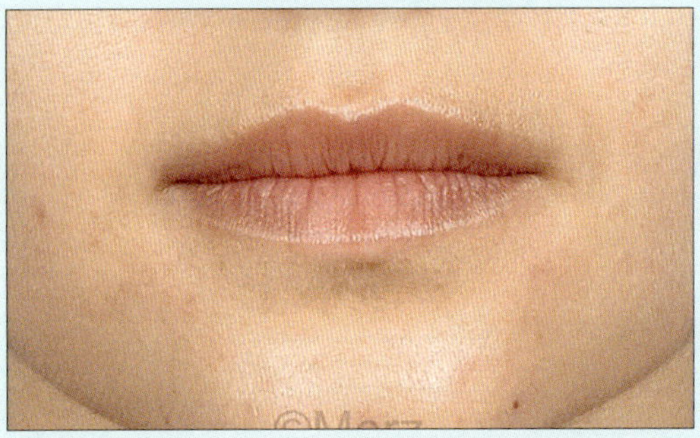

0
Keine Falten

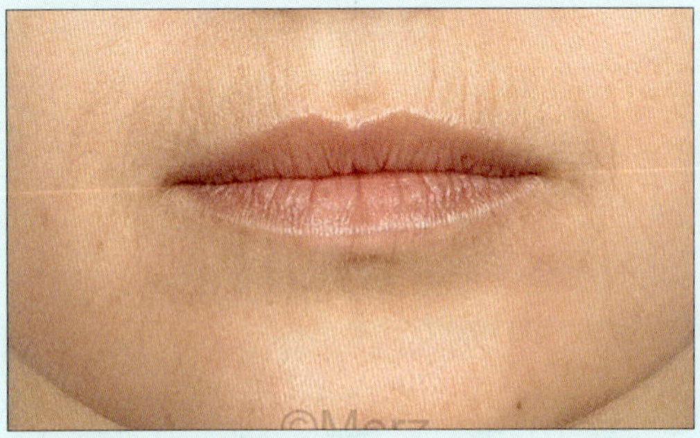

1
Leichte Falten

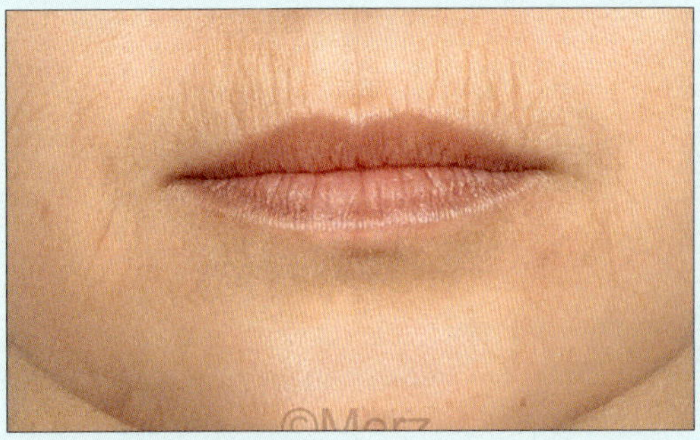

2
Mittelstarke Falten

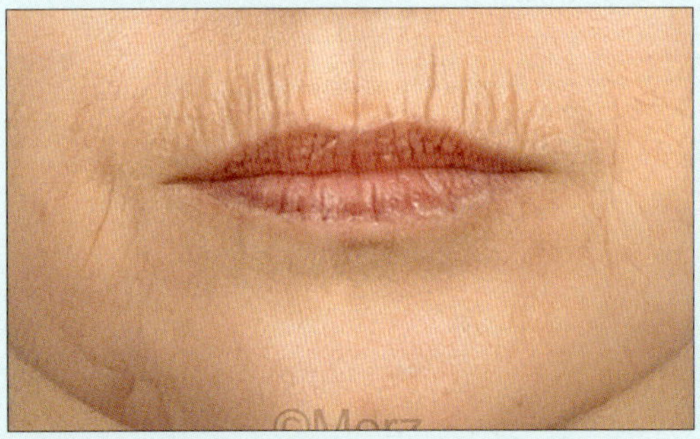

3
Ausgeprägte Falten

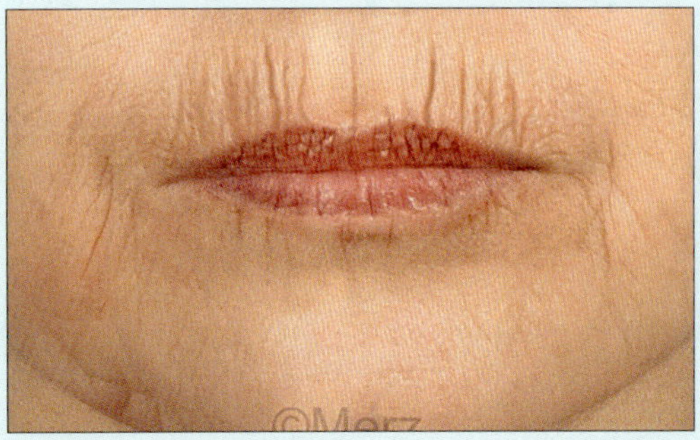

4
Sehr ausgeprägte Falten

J Mundwinkel

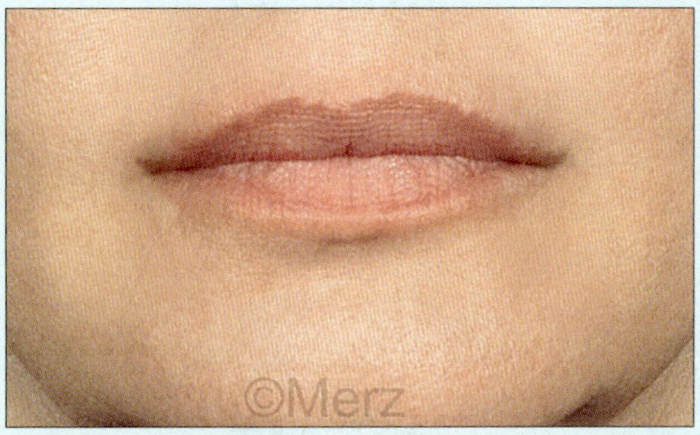

0
Kein Herabhängen

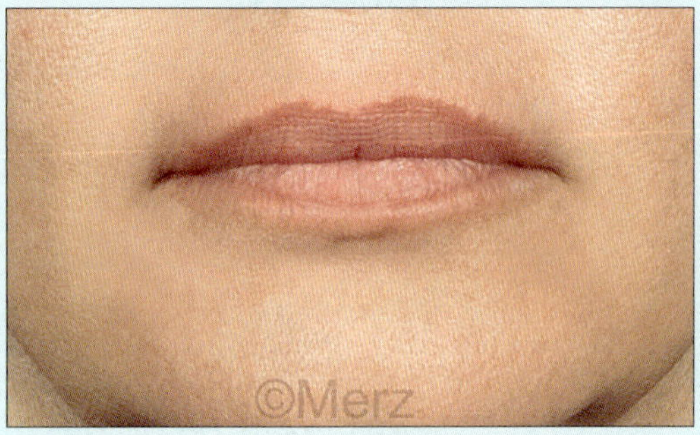

1
Leichtes Herabhängen

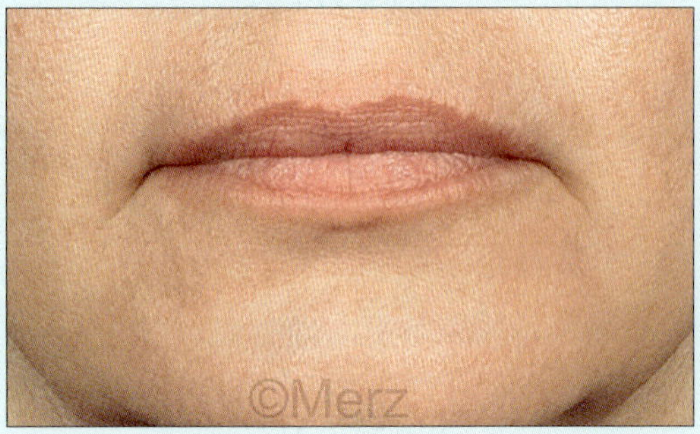

2
Mittelschweres Herabhängen

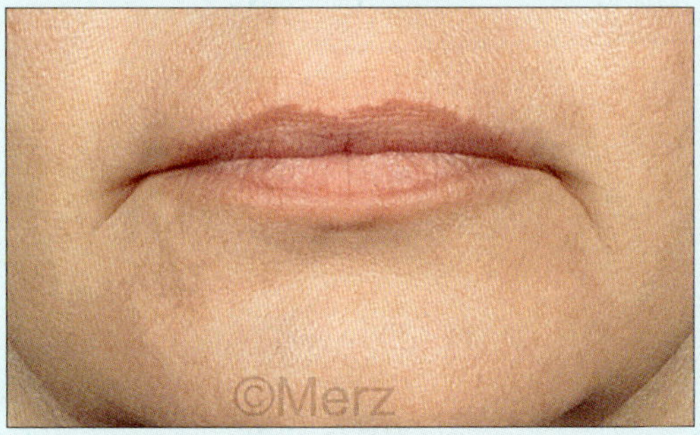

3
Ausgeprägtes Herabhängen

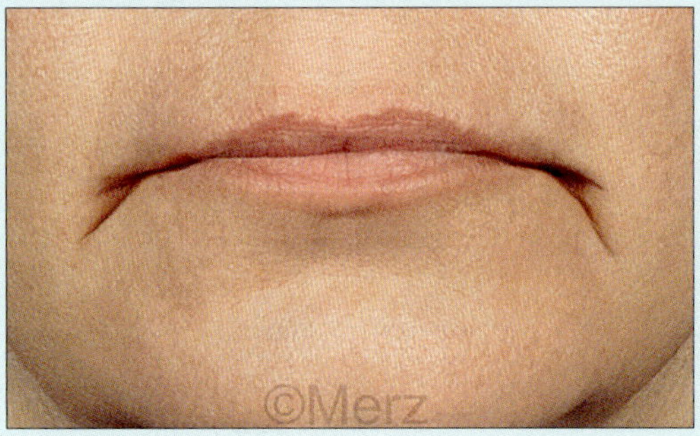

4
Sehr ausgeprägtes Herabhängen

9

K **Kinn-Kiefer-Linie**

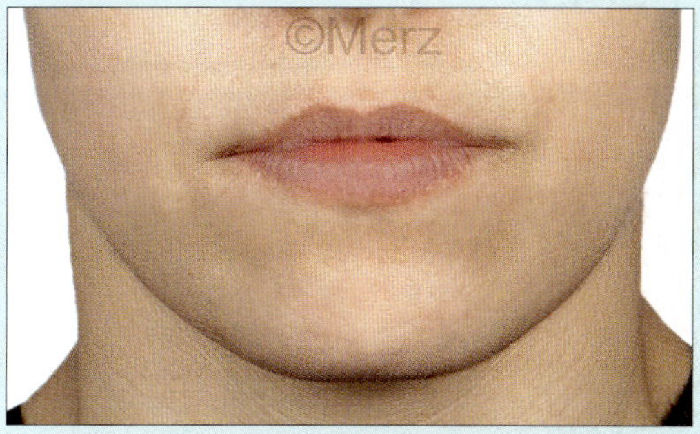

0
Kein relatives Herabhängen

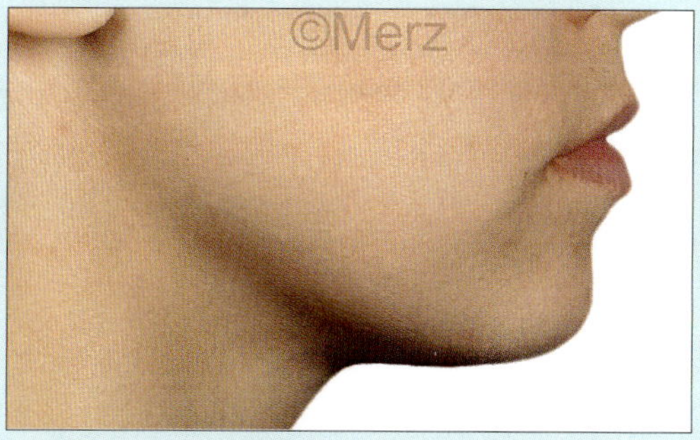

0
Kein relatives Herabhängen

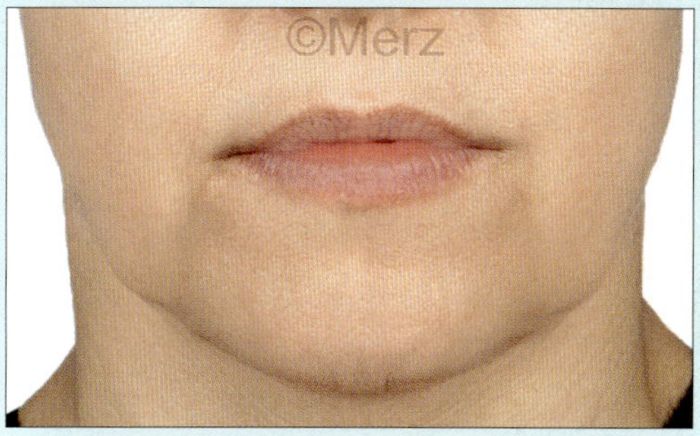

1
Leichtes relatives Herabhängen

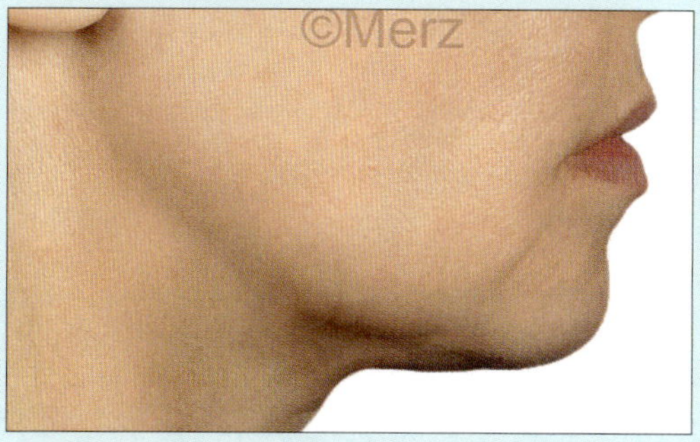

1
Leichtes relatives Herabhängen

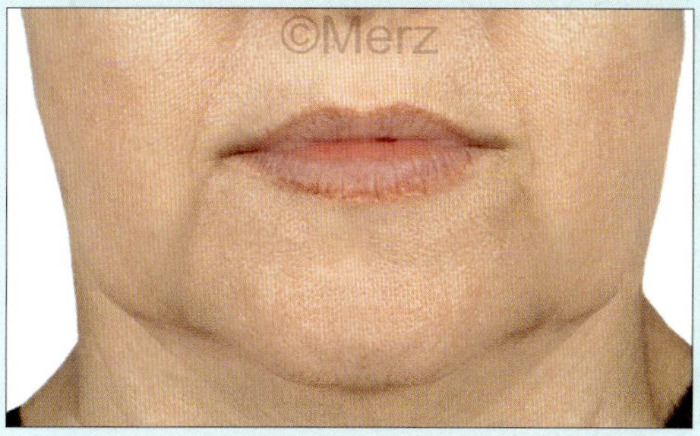

2
Mittelstarkes relatives Herabhängen

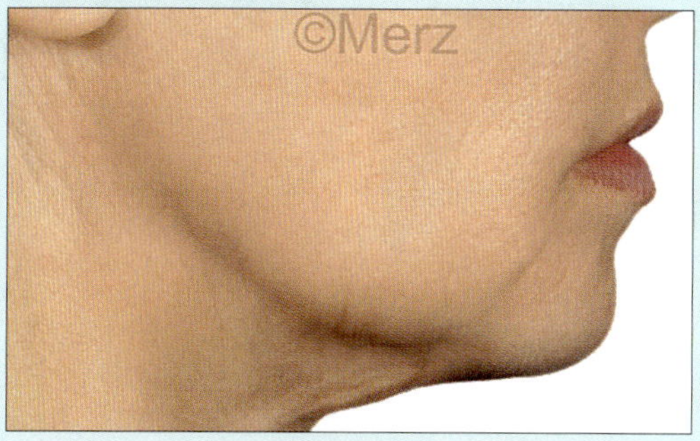

2
Mittelstarkes relatives Herabhängen

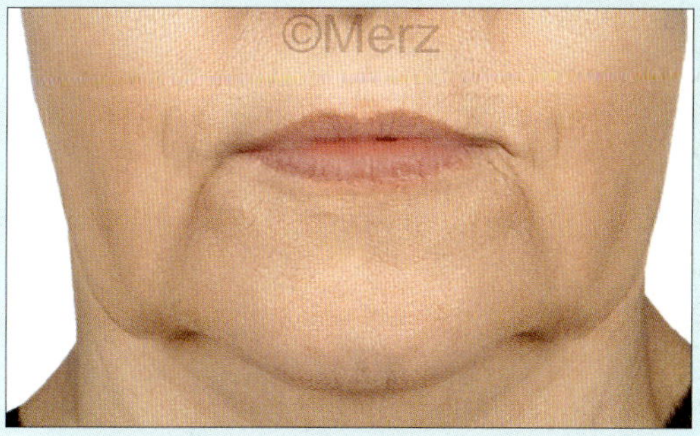

3
Ausgeprägtes relatives Herabhängen

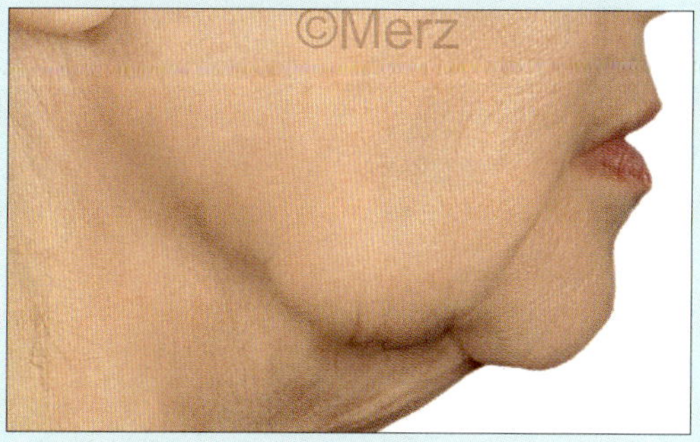

3
Ausgeprägtes relatives Herabhängen

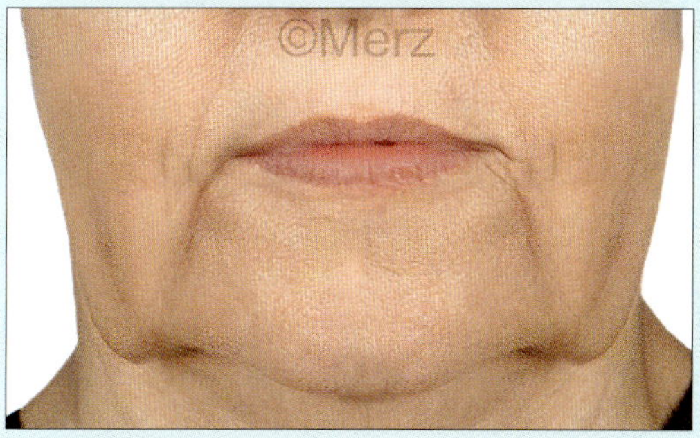

4
Sehr ausgeprägtes relatives Herabhängen

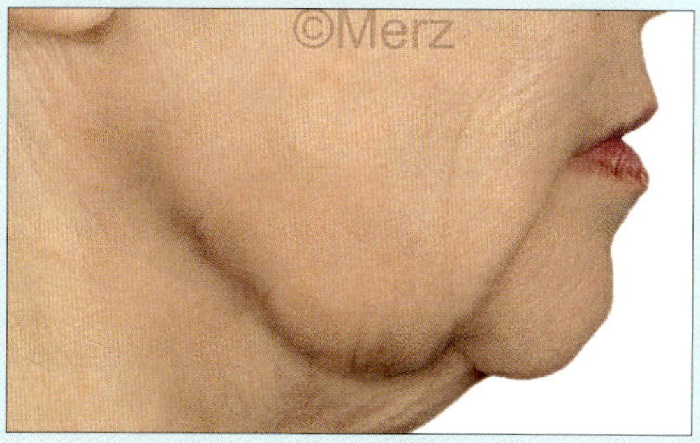

4
Sehr ausgeprägtes relatives Herabhängen

9

L Hals

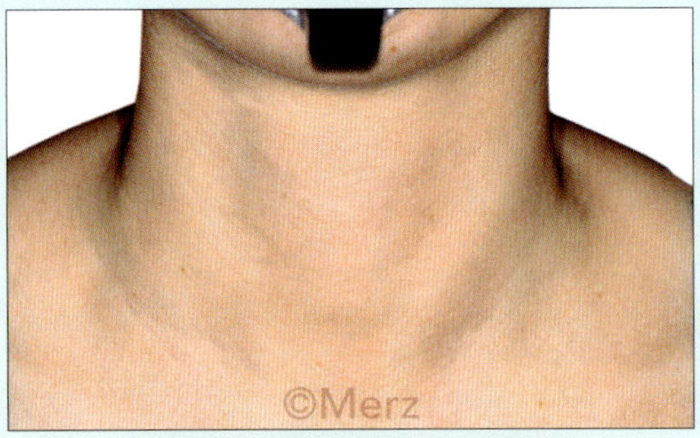

0

Keine sichtbaren horizontalen Linien oder Falten

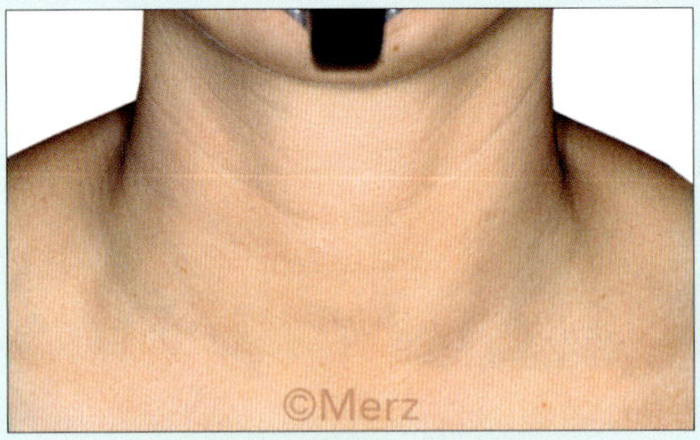

1

Geringfügig sichtbare horizontale Linien und Falten

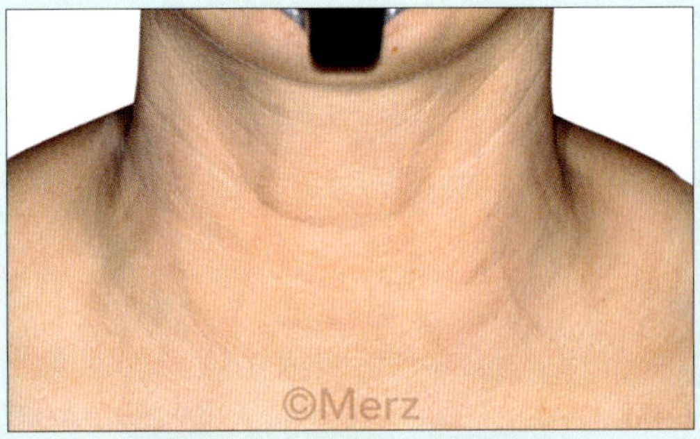

2

Mäßige horizontale Linien und Falten;
leichte Hauterschlaffung und Hervortreten des Platysmas

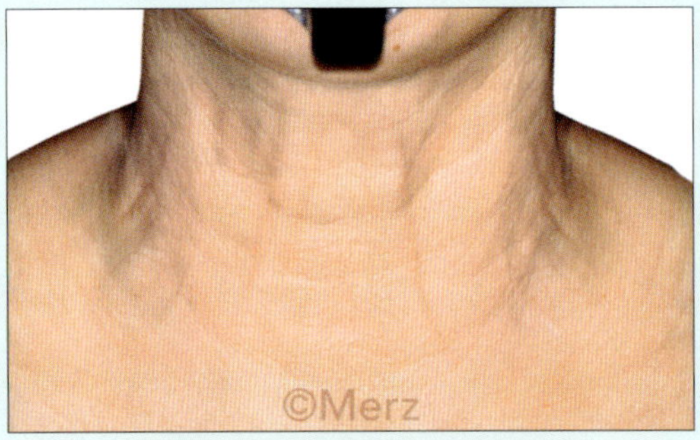

3

Tiefe horizontale Linien und Falten; mäßige Hauterschlaffung und Hervortreten des Platysmas

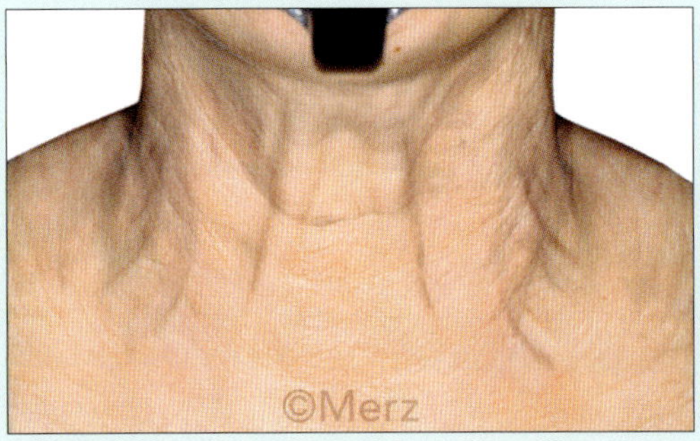

4

Sehr tiefe horizontale Linien und Falten; starke Hauterschlaffung und deutliches Hervortreten des Platysmas

M Hände

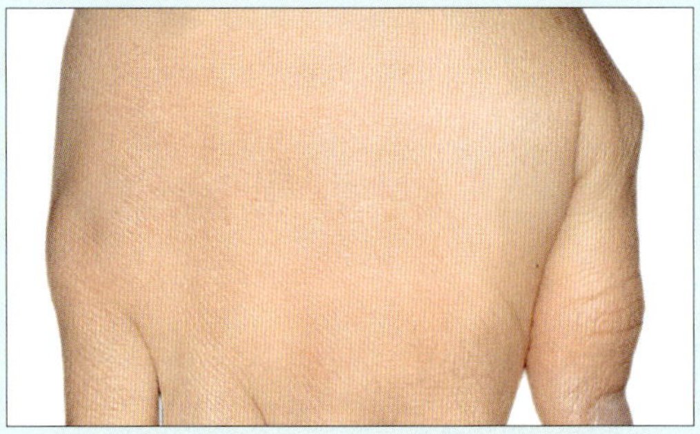

0

Kein Verlust an Fettgewebe

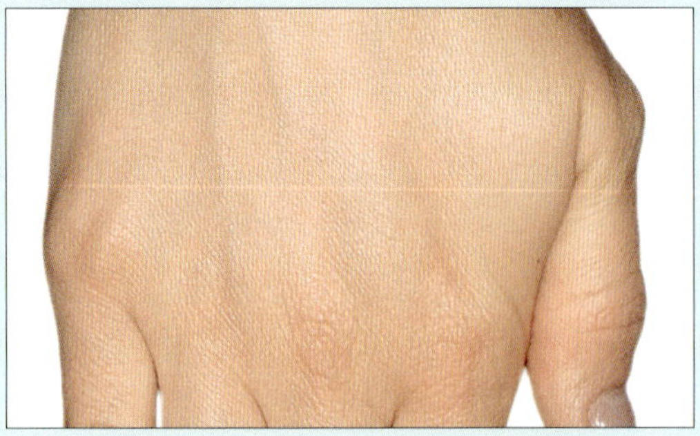

1

Leichter Verlust an Fettgewebe; leicht durchscheinende Venen

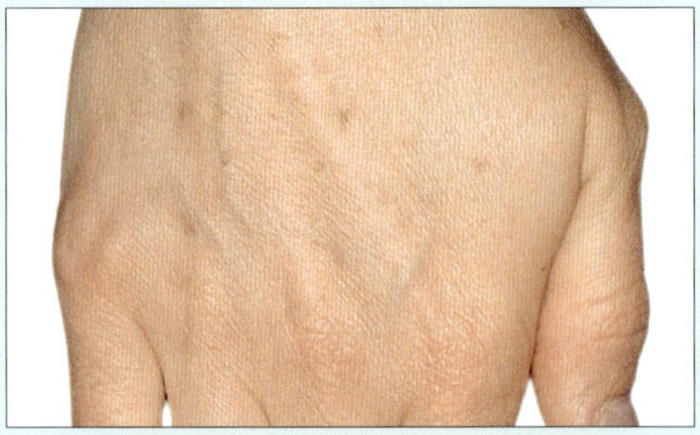

2

Mäßiger Verlust an Fettgewebe; geringfügig sichtbare Venen und Sehnen

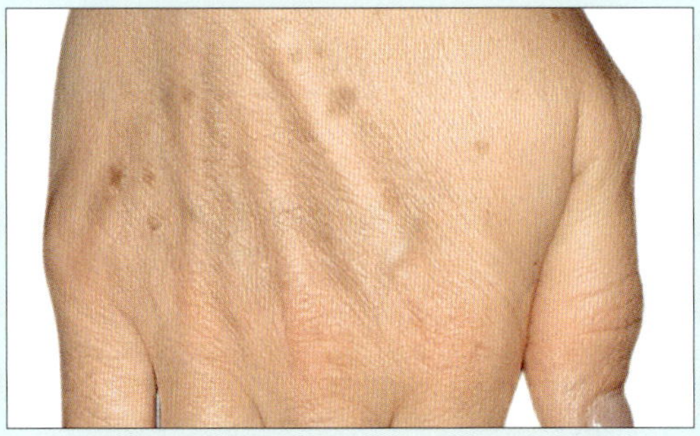

3

Starker Verlust an Fettgewebe; mäßig sichtbare Venen und Sehnen

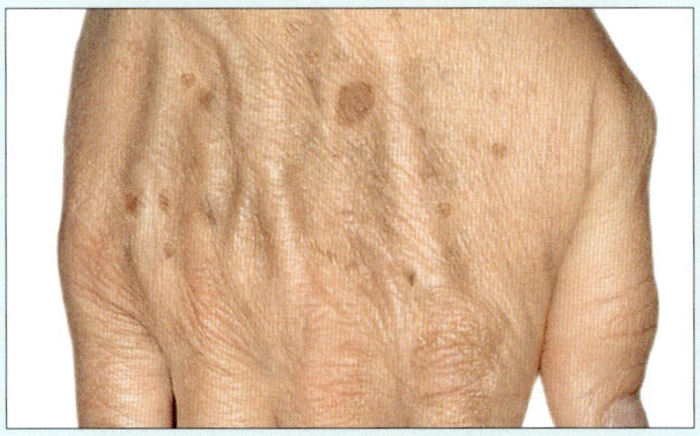

4

Sehr starker Verlust an Fettgewebe;
deutlich sichtbare Venen und Sehnen

N Infraorbitale Leere

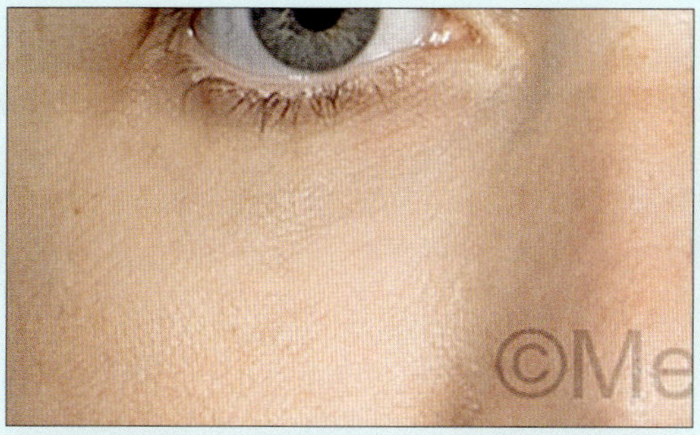

0

Keine Leere

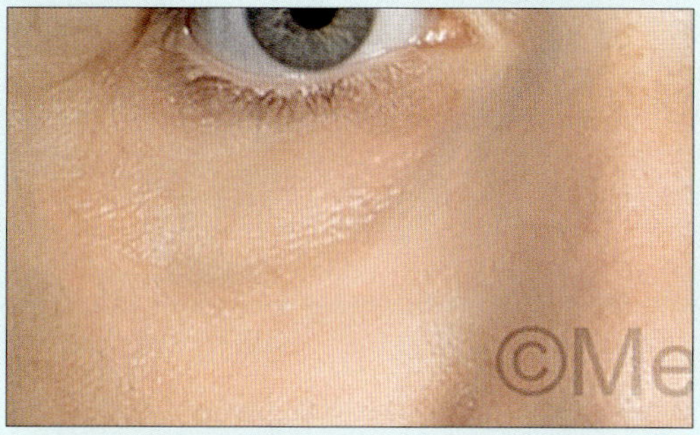

1

Leichte Leere

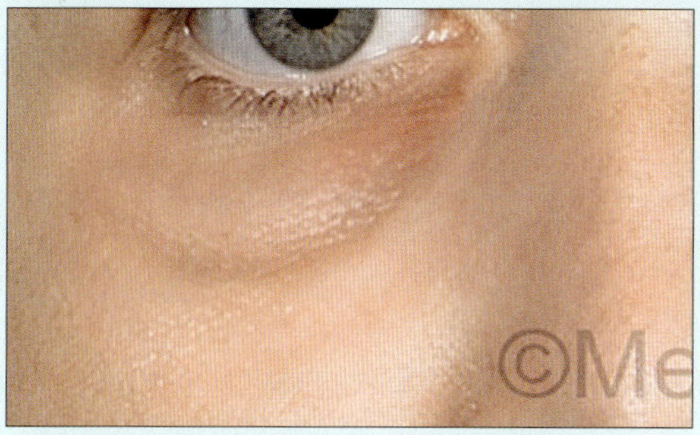

2

Mittelstarke Leere

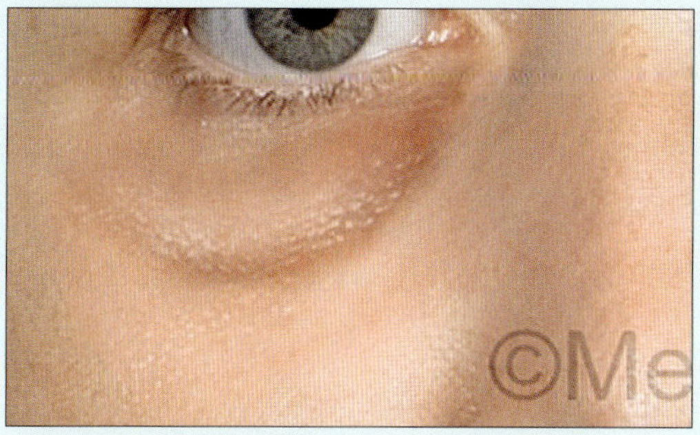

3

Ausgeprägte Leere

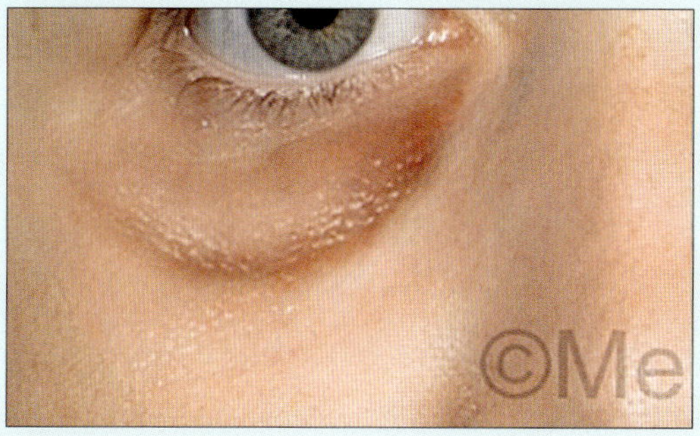

4

Sehr ausgeprägte Leere

10 Anhang

10 Anhang

10.1 Produktübersicht nach Herstellern

Allergan
Juvéderm® Volite
Juvéderm® ULTRA 2
Juvéderm® ULTRA 3
Juvéderm® ULTRA 4
Juvéderm® ULTRA SMILE
Juvéderm® VOLUMA
Juvéderm® VOLBELLA
Juvéderm® VOLIFT
Juvéderm® Volux

HArmonyCa™

Galderma
Restylane® Refyne
Restylane® Kysse
Restylane® Defyne
Restylane® Volyme
Restylane® Eyelight
Restylane® Vital
Restylane® Vital Light
Restylane®
Restylane® Lyft

Sculptra™

Merz
BELOTERO® Revive
BELOTERO® Soft
BELOTERO® Balance
BELOTERO® Intense
BELOTERO® Volume
BELOTERO® Lips Shape
BELOTERO® Lips Contour
BELOTERO® Revive

Radiesse®

Teoxane
TEOSYAL® Global Action
TEOSYAL® Deep Lines
TEOSYAL® Kiss
TEOSYAL® Redensity I
TEOSYAL® Redensity II
TEOSYAL® Ultimate
TEOSYAL® Ultra Deep
TEOSYAL® RHA 1
TEOSYAL® RHA 2
TEOSYAL® RHA 3
TEOSYAL® RHA 4

10.2 Adressen und Internetlinks der Hersteller

Galderma Laboratorium GmbH
Toulouser Allee 23a
40211 Düsseldorf

www.galdermaaesthetics.de

Merz Pharma GmbH & Co. KGaA
Alfred-Wegener-Straße 2
60438 Frankfurt am Main

www.merz.de
www.merz-aesthetics.info
www.radiesse.de

Pharm-Allergan GmbH
AbbVie Deutschland GmbH & Co. KG
Allergan Aesthetics
Mainzer Straße 81
65189 Wiesbaden

www.allerganaesthetics.de
www.juvederm.de

Teoxane Deutschland GmbH
Georg-Muche-Straße 5
80807 München

www.teoxane.com/de

10.3 Herstellernachweise

Omnican® 0,30 × 8 mm, Einmal-Insulinspritze mit integrierter Kanüle: B Braun, Melsungen, Deutschland

1 ml Luer-Lok® Syringe, Spritzen: BD, Franklin Lakes, USA

EMLA® 25 mg/g + 25 mg/g Creme©, Aspen Germany GmbH, München, Deutschland

Pliaglis® 70 mg/g + 70 mg/g Creme, Croma Pharma GmbH, Leobendorf, Österreich

Ultiva® 1 mg/2 mg/5 mg, GlaxoSmithKline, San Polo di Torrile (Parma), Italien

Micro-Fine® 0,30 × 8 mm, Insulinspritzen: BD, Franklin Lakes, USA

Microlance® 0,30 × 13 mm, Kanülen: BD, Franklin Lakes, USA

Sterijeсt 0,25 × 13 mm, Kanülen: TSK, Tochigi, Japan

Anteis Injection System (AIS): Anteis GmbH

VECTRA® M3-System: Canfield Imaging Systems, 253 Passaic Ave., Fairfield, NJ 07004, USA

10.4 Bildquellen

S. 2–20: Archiv Prof. Dr. Uwe Paasch, Leipzig

S. 55, S. 157, S. 263–271: Merz Pharma GmbH, Frankfurt am Main

S. 79–80: Markus Karsten, Leipzig

S. 81: Canon Deutschland GmbH, Krefeld

S. 82–86: Canfield Imaging Systems

S. 101: EMLA® 25 mg/g + 25 mg/g Creme© Aspen Germany GmbH, München

S. 238–260: Archiv Dr. Gerhard Sattler, Darmstadt

10.5 Gesellschaften

www.aadi.de
Arbeitsgemeinschaft Ästhetik und Dermatologische Institute e. V

www.adk-online.org
Arbeitsgemeinschaft Ästhetische Dermatologie und Kosmetologie e. V.

www.dgauf.de
Deutschsprachige Gesellschaft für Aesthetische Medizin und Fortbildung e. V.

www.dgaepc.de
Deutsche Gesellschaft für Ästhetisch-Plastische Chirurgie e. V.

www.dgbt.de
Deutsche Gesellschaft für Ästhetische Botulinum- und Fillertherapie e. V.

www.dgdc.de
Deutsche Gesellschaft für Dermatochirurgie e. V.

www.fillersicherheit.de
Anlaufstelle bei Nebenwirkungen nach Injektionen von Hyaluronsäure

www.gacd.de
Gesellschaft für Ästhetische Chirurgie Deutschland e. V.

www.igaem.de
Internationale Gesellschaft für ästhetische Medizin e. V.

www.vdaepc.de
Vereinigung der Deutschen Ästhetisch-Plastischen Chirurgen

10.6 Videoverzeichnis

Name des Videoclips	Buchseite	QR-Code	URL
Tunneltechnik	**108**		http://media.kvm-verlag.de/FILLER/Tunneltechnik.mp4
Dehnungstechnik	**110**		http://media.kvm-verlag.de/FILLER/Dehnungstechnik.mp4
Kompressionstechnik	**111**		http://media.kvm-verlag.de/FILLER/Kompressionstechnik.mp4
VSDT	**117**		http://media.kvm-verlag.de/FILLER/VSDT.mp4
Tower-Technik	**118**		http://media.kvm-verlag.de/FILLER/Tower_Technik.mp4
HAK	**120**		http://media.kvm-verlag.de/FILLER/HAK.mp4
Stirn VSDT	**140**		http://media.kvm-verlag.de/FILLER/Stirn_VSDT.mp4

Name des Videoclips	Buchseite	QR-Code	URL
Stirn THAK	**140**		http://media.kvm-verlag.de/FILLER/Stirn_THAK.mp4
Glabella VSDT	**146**		http://media.kvm-verlag.de/FILLER/Glabella_VSDT.mp4
Anteriore Schläfe VSDT	**150**		http://media.kvm-verlag.de/FILLER/Anteriore_Schlaefe_VSDT.mp4
Anteriore Schläfe THAK	**150**		http://media.kvm-verlag.de/FILLER/Anteriore_Schlaefe_THAK.mp4
Posterosuperiore Schläfe THAK	**152**		http://media.kvm-verlag.de/FILLER/Posterosuperiore_Schlaefe_THAK.mp4
Lateral canthale Falten Tunneltechnik	**164**		http://media.kvm-verlag.de/FILLER/Lateral_canthale_Falten_Tunneltechnik.mp4
Laterale Unterlidfurche VSDT	**172**		http://media.kvm-verlag.de/FILLER/Laterale_Unterlidfurche_VSDT.mp4
Tränenrinne VSDT	**172**		http://media.kvm-verlag.de/FILLER/Traenenrinne_VSDT.mp4
Tränenrinne THAK	**172**		http://media.kvm-verlag.de/FILLER/Traenenrinne_THAK.mp4
Zygomatico-kutanes Ligament VSDT	**176**		http://media.kvm-verlag.de/FILLER/Zygomatico_kutanes_Ligament_VSDT.mp4
Malares Fettpolster VSDT	**176**		http://media.kvm-verlag.de/FILLER/Malares_Fettpolster_VSDT.mp4

Name des Videoclips	Buchseite	QR-Code	URL
Gesamtharmonisierung Wange THAK	**182**		http://media.kvm-verlag.de/FILLER/Gesamtharmonisierung_Wange_THAK.mp4
Nasolabialfalte THAK	**188**		http://media.kvm-verlag.de/FILLER/Nasolabialfalte_THAK.mp4
Nasolabialfalte Tower-Technik	**188**		http://media.kvm-verlag.de/FILLER/Nasolabialfalte_TT.mp4
Oberlippenfalten Punkttechnik	**194**		http://media.kvm-verlag.de/FILLER/Oberlippenfalten_Punkt-technik.mp4
Lippenweiß VSDT	**196**		http://media.kvm-verlag.de/FILLER/Lippenweiss_VSDT.mp4
Lippenweiß THAK	**196**		http://media.kvm-verlag.de/FILLER/Lippenweiss_THAK.mp4
Lippe vertikal linear	**200**		http://media.kvm-verlag.de/FILLER/Lippe_vertikal_linear.mp4
Lippe THAK	**200**		http://media.kvm-verlag.de/FILLER/Lippe_THAK.mp4
Mundwinkel	**206**		http://media.kvm-verlag.de/FILLER/Mundwinkel.mp4
Marionettenlinie THAK	**212**		http://media.kvm-verlag.de/FILLER/Marionettenlinie_THAK.mp4
Marionettenlinie VSDT	**212**		http://media.kvm-verlag.de/FILLER/Marionettenlinie_VSDT.mp4

Name des Videoclips	Buchseite	QR-Code	URL
Kinn VSDT	**216**		http://media.kvm-verlag.de/FILLER/Kinn_VSDT_Komplett.mp4
Kinn-Kiefer-Linie VSDT	**218**		http://media.kvm-verlag.de/FILLER/Kinn_Kiefer_Linie_VSDT.mp4
Kinn-Kiefer-Linie THAK	**218**		http://media.kvm-verlag.de/FILLER/Kinn_Kiefer_Linie_THAK.mp4
Halsfalten linear oberflächlich	**222**		http://media.kvm-verlag.de/FILLER/Halsfalten_linear_oberflaech-lich.mp4
Halsfalten linear tief	**222**		http://media.kvm-verlag.de/FILLER/Halsfalten_linear_tief.mp4
Handrücken THAK	**232**		http://media.kvm-verlag.de/FILLER/Handruecken_THAK.mp4

10.7 Referenzliteratur

Beleznay K. et al. (2015): Avoiding and Treating Blindness From Fillers: A Review of the World Literature. Dermatol Surg 41: 1097–1117. doi: 10.1097/DSS.0000000000000486. PMID: 26356847.

Benninghoff A., Drenckhahn D. (2008): Anatomie – Makroskopische Anatomie, Histologie, Embryologie und Zellbiologie. Band 1. 17. Aufl. Urban & Fischer Verlag/Elsevier.

Bergeret-Galley C. (2004): Comparison of Resorbable Soft Tissue Fillers. Aesthetic Surg J 24: 33–46. doi: 10.1016/j.asj.2004.01.006. PMID: 193361332.

Berman B. et al. (2017): Keloids and Hypertrophic Scars: Pathophysiology, Classification, and Treatment. Dermatol Surg 43, Suppl 1: S3–S18. doi: 10.1097/DSS.0000000000000819. PMID: 27347634.

Braun C. (2001): Beautycheck – Ursachen und Folgen von Attraktivität. Report. http://www.beautycheck.de/cmsms/index.php/der-ganze-bericht (letzter Abruf: 02.05.23).

Brody H. (2005): Hyaluronidase in the Treatment of Granulomatous Hyaluronic Acid Reactions or Unwanted Hyaluronic Misplacement. Dermatol Surg 31: 893–897. doi: 10.1097/00042728 200508000 00001. PMID: 16042932.

Carruthers A. et al. (2008): A Validated Brow Positioning Grading Scale. Dermatol Surg 34, Suppl 2: S150–S154. doi: 10.1111/j.1524-4725.2008.34363.x. PMID: 19021672.

Carruthers A. et al. (2008): A Validated Hand Grading Scale. Dermatol Surg 34, Suppl 2: S179–S183. doi: 10.1111/j.1524-4725.2008.34368.x. PMID: 19021677.

Carruthers A. et al. (2008): A Validated Lip Fullness Grading Scale. Dermatol Surg 34, Suppl 2: S161–S166. doi: 10.1111/j.1524-4725.2008.34365.x. PMID: 19021674.

Carruthers A. et al. (2008): A Validated Grading Scale für Crow's Feet. Dermatol Surg 34, Suppl 2: S173–S178. doi: 10.1111/j.1524-4725.2008.34367.x. PMID: 19021676.

Carruthers A. et al. (2008): A Validated Grading Scale für Forehead Lines. Dermatol Surg 34, Suppl 2: S155–S160. doi: 10.1111/j.1524-4725.2008.34364.x. PMID: 19021673.

Carruthers A. et al. (2008): A Validated Grading Scale für Marionette Lines. Dermatol Surg 34, Suppl 2: S167–S172. doi: 10.1111/j.1524-4725.2008.34366.x. PMID: 19021675.

Cavallini M. et al. (2013): The role of hyaluronidase in the treatment of complications from hyaluronic acid dermal fillers. Aesthet Surg J 33:1167–1174. doi: 10.1177/1090820X13511970. PMID: 24197934.

Christensen L. (2007): Normal and pathologic tissue reactions to soft tissue gel fillers. Dermatol Surg 33: 168–176. doi: 10.1111/j.1524-4725.2007.33357.x. PMID: 18086055.

Cotofana S., Lachman N. (2019): Arteries of the Face and Their Relevance for Minimally Invasive Facial Procedures: An Anatomical Review. Plast Reconstr Surg 143: 416–426. doi: 10.1097/PRS.0000000000005201. Erratum in: Plast Reconstr Surg 2019; 143: 1282–1283. PMID. 30688884.

Cotofana S. et al. (2016): The Anatomy of the Aging Face: A Review. Facial Plast Surg 32: 253–260. doi: 10.1055/s-0036-1582234. PMID: 27248022.

Cui B. et al. (2022): Resveratrol Treats UVB-Induced Photoaging by Anti-MMP Expression, through Anti-Inflammatory, Antioxidant, and Antiapoptotic Properties, and Treats Photoaging by Upregulating VEGF-B Expression. Oxid Med Cell Longev 2022: 6037303. doi: 10.1155/2022/6037303. PMID: 35028009.

Donath A.S. et al. (2010): Quantitative Evaluation of Volume Augmentation in the Tear Trough with a Hyaluronic Acid-Based Filler: A Three-Dimensional Analysis. Plast Reconstr Surg 125: 1515-1522. doi: 10.1097/PRS.0b013e3181d70317. PMID: 20440170.

Duranti F. et al. (1998): Injectable Hyaluronic gel für Soft Tissue Augmentation. Dermatol Surg 24: 1317–1325. doi: 10.1111/j.1524-4725.1998.tb00007.x. PMID: 9865196.

Gelfer A. et al. (2007): The Natural History of Polymethylmethacrylate Microspheres Granulomas. Dermatol Surg 33: 614–620. doi: 10.1111/j.1524-4725.2007.33123.x. PMID: 17451587.

Goldan O. et al. (2007): Early and Late Complications after a Nonabsorbable Hydrogel Polymer Injection: A Series of 14 Patients and Novel Management. Dermatol Surg 33, Suppl 2: S199–S206. doi: 10.1111/j.1524-4725.2007.33361.x. PMID: 18086059.

Halprin K.M. (1972): Epidermal „turnover time" – a re-examination. Br J Dermatol 86: 14–19. doi: 10.1111/j.1365-2133.1972.tb01886.x. PMID: 4551262.

Jin C. et al. (2010): Reassessing the role of hyaluronidase in yellow jacket venom allergy. J Allergy Clin Immunol 125:184–190.e1. doi: 10.1016/j.jaci.2009.08.037. PMID: 19910026.

Kadouch J.A. (2017): Calcium hydroxylapatite: A review on safety and complications. J Cosmet Dermatol 16: 152–161. doi: 10.1111/jocd.12326. PMID: 28247924.

Klein A.W., Glogau R.G. (2006): Injectable Collagen. In: Klein A.W. (ed.): Tissue Augmentation in Clinical Practice. Taylor and Francis, 63–82.

Lemperle G. et al. (2003): Soft tissue Augmentation with Artecoll®: 10 years History, Indications, Techniques and Complications. Dermatol Surg 29: 573 –587. doi: 10.1046/j.1524–4725.2003.29140.x. PMID: 12786699.

Lowe N.J. et al. (2005): Adverse Reactions to dermal Fillers: Review. Dermatol Surg 31: 1616–1625. PMID: 16416647.

10

De Lustro F. et al. (1988): Reaction to Injectable Collagen in Human Subjects. J Dermatol Surg Oncol 14, Suppl 1: 49–55. doi: 10.1111/j.1524-4725.1988.tb04040.x.

Maytin E.V. (2016): Hyaluronan: More than just a wrinkle filler. Glycobiology 26: 553–559. doi: 10.1093/glycob/cww033. PMID: 26964566.

Montagna W. et al. (1989): Histology of sun-damaged human skin. J Am Acad Dermatol 21: 907–918. doi: 10.1016/s0190-9622(89)70276-0. PMID: 2808826.

Montagna W., Carlisle K. (1991): The architecture of black and white facial skin. J Am Acad Dermatol 24: 929–937. doi: 10.1016/0190-9622(91)70148-u. PMID: 1714469.

Murray G et al. (2021): Guideline for the Management of Hyaluronic Acid Filler-induced Vascular Occlusion. J Clin Aesthet Dermatol 14: E61–E69. PMID: 34188752.

Nouveau-Richard S. et al. (2005): Skin ageing: a comparison between Chinese and European populations. A pilot study. J Dermatol Sci 40: 187–193. doi: 10.1016/j.jdermsci.2005.06.006. PMID: 16154324.

Soames R. et al. (2018): Anatomy and human movement. 7. Aufl. Butterworth-Heinemann/Elsevier.

Radlanski R.J., Wesker K. (2012): Das Gesicht. 2., überarbeitete Auflage. KVM – Der Medizinverlag.

Reisberger E.M. et al. (2003): Foreign body granulomas caused by polymethylmethacrylate microspheres: successful treatment with allopurinol. Arch Dermatol 139: 17–20. doi: 10.1001/archderm.139.1.17. PMID: 12533157.

Rittié L., Fisher G.J. (2015): Natural and sun-induced aging of human skin. Cold Spring Harb Perspect Med 5: a015370. doi:10.1101/cshperspect.a015370. PMID: 25561721.

Rzany B. et al. (2009): Decrease of report-ed adverse events to injectable polylactic acid after recommending an increased dilution: 8-year results from the Injectable Filler Safety Study. J Cosmet Dermatol 8: 14–18. doi: 10.1111/j.1473-2165.2009.00417.x. PMID: 19250160.

Rzany B. et al. (2009): Hyaluronidase in the correction of hyaluronic acid-based fillers: a review and a recommendation for use. J Cosmet Dermatol 8: 317–323. doi: 10.1111/j.1473-2165.2009.00462.x. PMID: 19958438.

Rzany B. et al. (2009): Risk of severe adverse reactions to an injectable filler based on a fixed combination of hydroxyethylmethacrylate and Ethylmethacrylate with hyaluronic acid. Dermatol Surg 35, Suppl 1: 367–374. doi: 10.1111/j.1524-4725.2008.01062.x. PMID: 19207327.

Rzany B. et al. (2009): The spectrum of adverse reactions after treatment with injectable fillers in the glabellar region: results from the Injectable Filler Safety Study. Dermatol Surg 35, Suppl 2: 1629–1634. doi: 10.1111/j.1524-4725.2009.01341.x. PMID: 19807757.

Sasaki G.H. (2010): Quantification of Human Abdominal Tissue Tightening and Contraction After Component Treatments With 1064-nm/1320-nm Laser-Assisted Lipolysis. Clinical Implications. Aesthet Surg J 30: 239–245. doi: 10.1177/1090820X10369373. PMID: 20442102.

Sattler G. (2017): Bildatlas der ästhetischen Botulinumtoxin-Therapie. 2. Aufl. KVM – Der Medizinverlag.

Sawyer R. et al. (2010): Quantitative analysis of normal smile with 3D stereophotogrammetry – an aid to facial reanimation. J Plast Reconstr Aesthet Surg 63: 65–72. doi: 10.1016/j.bjps.2008.08.062. PMID: 19097956.

Schünke M. et al. (2018): Prometheus – Kopf, Hals und Neuroanatomie. 5. Aufl. Thieme.

Sugiyama-Nakagiri Y. et al. (2009): Ethnic differences in the structural properties of facial skin. J Dermatol Sci 53: 135–139. doi: 10.1016/j.jdermsci.2008.08.008. PMID: 18990545.

Taylor A. et al. (2008): Prevalence of pigmentary disorders and their impact on quality of life: a prospective cohort study. J Cosmet Dermatol 7: 164–168. doi: 10.1111/j.1473-2165.2008.00384.x. PMID: 18789050.

Tepper O.M. et al. (2010): Mammometrics: The Standardization of Aesthetic and Reconstructive Breast Surgery. Plast Reconstr Surg 125: 393–400. doi: 10.1097/PRS.0b013e3181c4966e. PMID: 20048631.

Wang F. et al. (2007): In vivo stimulation of de novo collagen production caused by cross-linked hyaluronic acid dermal filler injections in photodamaged human skin. Arch Dermatol 143: 155–163. doi: 10.1001/archderm.143.2.155. PMID: 17309996.

Wesley N.O., Maibach N.I. (2003): Racial (ethnic) differences in skin properties: the objective data. Am J Clin Dermatol 4: 843–860. doi: 10.2165/00128071-200304120-00004. PMID: 14640777.

Wiest L.G. et al. (2009): Electron Microscopic Documentation of Late Changes in Permanent Fillers and Clinical Management of Granulomas in Affected Patients. Dermatol Surg 35, Suppl 2: 1681–1688. doi: 10.1111/j.1524-4725.2009.01347.x. PMID: 19807764.

Wiest L.G. (2009): Spektrum der Komplikationen nach Behandlung mit injizierbaren Füllmaterialien. Der MKG-Chirurg 2: 192–201. doi: 10.1007/s12285-009-0096-z.

Zielke H. et al. (2007): Risk Profiles of Different Ionjectable Fillers: Results from the Injectable Filler Safety Study (IFS Study). Dermatol Surg 34:1–10. doi: 10.1111/j.1524-4725.2007.34066.x. PMID: 18177399.

10.8 Index

10